基础医学概论

（第2版）

蔡青　边育红　主编

清华大学出版社

北京

内 容 简 介

本教材分为上、下两篇。上篇为生命科学基础，介绍了细胞生物学、生物化学、免疫学、病原生物学、药理学和疾病学基础等内容；下篇为基础医学，以人体九大系统为主线，融合解剖学、组织学、生理学、病理学、遗传学等内容。全书增加了思政元素案例，体现了"立德树人"的教育宗旨。本教材在纸质教材基础上融合了多媒体教材，如课件 PPT、动画、视频等。数字资源以二维码的形式随文放置。在编写过程中，我们力争在保证科学准确的前提下，将相关医学知识融合，使同学们易学、易懂，并为同学们开拓一个自主学习的空间，便于自学。本书可作为高等医药院校相关专业本科生教材。

图书在版编目（CIP）数据

基础医学概论 / 蔡青，边育红主编 . —2 版 . —北京：清华大学出版社，2022.10 (2024.8重印)
ISBN 978-7-302-61720-4

Ⅰ. ①基…　Ⅱ. ①蔡…②边…　Ⅲ. ①基础医学 – 医学院校 – 教材　Ⅳ. ① R3

中国版本图书馆 CIP 数据核字（2022）第 155923 号

责任编辑：罗　健
封面设计：常雪影
责任校对：李建庄
责任印制：沈　露

出版发行：清华大学出版社
　　　网　　　址：https://www.tup.com.cn, https://www.wqxuetang.com
　　　地　　　址：北京清华大学学研大厦 A 座　　　　邮　　　编：100084
　　　社 总 机：010-83470000　　　　　　　　　邮　　　购：010-62786544
　　　投稿与读者服务：010-62776969, c-service@tup.tsinghua.edu.cn
　　　质量反馈：010-62772015, zhiliang@tup.tsinghua.edu.cn
印 装 者：北京嘉实印刷有限公司
经　　销：全国新华书店
开　　本：185mm×260mm　　印张：31.25　　插页：16　　字　数：915 千字
版　　次：2014 年 8 月第 1 版　　2022 年 11 月第 2 版　　印　次：2024 年 8 月第 3 次印刷
定　　价：99.80 元

产品编号：092147-01

《基础医学概论》数字增值服务内容编委会

主　编　蔡　青　　　　　天津中医药大学
　　　　　　边育红　　　　　天津中医药大学

副主编　（按姓氏笔画排列）
　　　　　　刘旭东　　　　　辽宁中医药大学
　　　　　　李春深　　　　　天津中医药大学
　　　　　　金昌洙　　　　　滨州医学院
　　　　　　施京红　　　　　陕西中医药大学
　　　　　　姜希娟　　　　　天津中医药大学

编　委　（按姓氏笔画排列）
　　　　　　王怡杨　　　　　天津中医药大学
　　　　　　王　蓉　　　　　海南大学
　　　　　　王　镓　　　　　河南中医药大学
　　　　　　李　丹　　　　　天津中医药大学
　　　　　　杨李旺　　　　　山西中医药大学
　　　　　　张云莎　　　　　天津中医药大学
　　　　　　陈美娟　　　　　南京中医药大学
　　　　　　周　涛　　　　　天津中医药大学
　　　　　　赵　伟　　　　　天津中医药大学
　　　　　　赵舒武　　　　　天津中医药大学
　　　　　　顾志敏　　　　　天津中医药大学
　　　　　　顾晶晶　　　　　浙江中医药大学
　　　　　　谢占峰　　　　　长春中医药大学
　　　　　　谭俊珍　　　　　天津中医药大学

教材编委会秘书　王怡杨

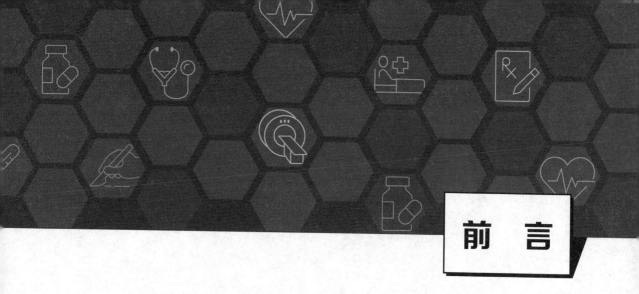

前　言

随着我国高等医学教育的发展，许多医学院校开设了与医疗实践相关的非医学专业，如医疗保险专业、医学心理学专业、劳动与社会保障专业、体育健康专业等。为了使非医学专业同学更好地掌握基础医学知识，我们于2014年编写了《基础医学概论》。该教材在非医学专业教学中已使用7年，反响良好，师生们热切盼望教材再版。此次承蒙清华大学出版社大力支持，并荣幸邀请陕西中医药大学、辽宁中医药大学、南京中医药大学、浙江中医药大学、山西中医药大学、河南中医药大学、长春中医药大学、海南大学、滨州医学院和天津中医药大学十所高等医学院校同仁们共同修订本教材。此次编写力求结合非医学专业同学学习特点，从同学们学习需要出发，尽量使教材内容科学、生动、有趣，并增加了多媒体教材内容，以方便同学们学习。

本教材分为上、下两篇。上篇为生命科学基础，介绍了细胞生物学、生物化学、免疫学、病原生物学、药理学和疾病学基础等内容；下篇为人体结构、功能与疾病，以人体九大系统为主线，融合解剖学、组织学、生理学、病理学、遗传学等内容。全书增加了思政元素，贯彻高等教育"立德树人"的根本方针。本教材在纸质教材基础上融合了多媒体教材，如课件PPT、动画、视频等。数字资源以二维码的形式随文放置。在教材编写过程中，我们力争在保证科学准确的前提下，将相关医学知识融合，使同学们易学、易懂，并为同学们开拓一个自主学习的空间，便于自学。

本教材由十所高等医学院校多年从事教学工作的一线教师联袂编写，几经修稿，最后由天津中医药大学蔡青、边育红负责统稿。由于我们理论水平有限，加之将医学知识融合在一起编写是一种尝试，书中难免存在很多不足，恳请同仁批评指正，以便今后进一步修订完善。

在本教材编写过程中，我们得到了天津中医药大学各级领导的关怀和清华大学出版社罗健编辑的鼎力相助，在此一并致以深深的谢意。

蔡　青　边育红

2022 年 3 月 30 日

目 录

下　篇

人体结构、功能与疾病　/217

上 篇

生命科学基础

21世纪生命科学与技术发展迅猛，与现代医学相互渗透，深刻影响了现代医学的发展。本篇按照生命的层次性和生命活动的共同规律，对生命科学的基础知识和基本原理进行全面概述。本教材将细胞生物学、生物化学、分子生物学、病原生物学、免疫学、药理学和疾病学基础整合成上篇，为非医学专业学生学习现代医学知识打下坚实的基础。

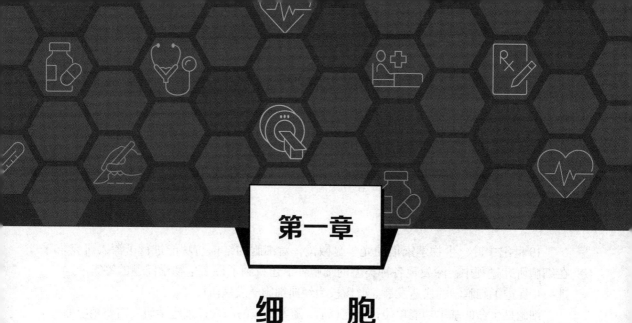

第一章

细　　胞

（1）能够说明细胞的演化过程、细胞生物学技术。

（2）能够说明真核细胞和原核细胞的区别，细胞骨架的分类和功能。

（3）能够叙述细胞膜基本的结构、细胞核主要功能和内质网、高尔基复合体、溶酶体、线粒体的结构和主要功能。

（4）能够叙述生物电现象的记录方法、静息电位和动作电位波形及其产生机制。

细胞是生命的基本功能单位，它被人们认识以后，细胞与细胞之间的关系、细胞发育的谱系、多细胞生物的细胞分化等神秘面纱被一一解开。科学家发现人体是 200 多种细胞巧妙搭配、协同作用的典范，机体内不同细胞相互协同，步调一致，是由于细胞间存在通讯；细胞的生长与分化、分泌、能量代谢等是因为细胞中存在着调节机制。这些现象对科学家们充满诱惑，驱使科学家们乐此不疲、无穷无尽地去探索。

第一节　细胞的发现与研究

一、细胞生物学发展历程

1665 年，一位名叫罗伯特·胡克（Robert Hooke）的英国人，用自己磨制的镜片制成的显微镜观察软木薄片，他发现软木薄片中有大量像小屋的结构，他把这些小屋子称作**细胞（cell）**。尽管他所看到的像小屋的结构实际上是植物死细胞的细胞壁，但细胞这一名词被沿用了下来。后来，一位名叫列文·虎克（Antony van Leeuwenhoek）的荷兰人用其磨制的可以放大更高倍数镜片制成的显微镜观察一位不刷牙的老头的牙垢，他发现其中

第一章 细胞 -1 PPT

有各式各样可以运动的小生物。1838—1839年，德国学者M.J.Schleiden和T.Schwann通过大量的观察和研究发现植物、动物都是由细胞组成的结构。在此基础上，他们建立了细胞学说，即细胞是生物结构和功能的基本单位，细胞的生老病死直接关系着生命，所以细胞研究是生命科学领域中最活跃的热点领域。细胞生物学的发展历程可分为以下几个阶段。

（一）经典细胞学阶段

19世纪中叶，生物学家借助光学显微镜，对细胞的结构与功能进行了深入研究。在细胞研究过程中，除发现各种类型的细胞外，还找到了许多生物学问题的答案。这进一步促进了细胞学的快速发展。此阶段为经典细胞学发展阶段。

细胞是生命的基本功能单位被确定以后，随着研究的深入，细胞学研究需要相应的技术支持，19世纪后半叶，细胞研究技术逐渐发展起来，科学家逐步发明了细胞中的酶、核酸（DNA和RNA）、蛋白质、各种细胞器的定位和检测技术。细胞化学、组织化学成为细胞研究的重要手段。

（二）细胞生物学发展阶段

20世纪50~70年代是以分子遗传学为主的分子生物学形成和发展时期。1953年，J.D.Watson和F.Crick在细胞学、遗传学和生物化学有关研究成果的基础上，根据通过X射线衍射技术获得的数据，提出了DNA双螺旋结构模型，初步揭示了生物的遗传物质复制的分子机制，奠定了分子生物学的基础。其后mRNA、核酸聚合酶、基因结构及基因表达调控、生物遗传中心法则等被逐一揭示。20世纪60年代初，M.W.Nirenberg、J.H.Matthaei等通过研究核糖核酸发现了各种氨基酸的密码。在其推动下，1965年，科学家们正式提出并创立一个从分子水平研究细胞生命现象的学科——细胞生物学。

随着人类基因组计划的完成，持续数百年的生物还原论研究基本完成。细胞生物学将进一步深入研究核酸、蛋白质和其他生物大分子的三维结构和功能，即进入细胞生物学后基因组学时代，它将遗传学、生物化学、分子生物学和细胞生物学的研究成果和相关知识进行整合，研究各种因素对细胞生命活动的影响。

未来的生物信息学也许能把生命现象较完整地模拟出来，不仅器官的功能，甚至生命个体的功能、发育、进化、灭绝等。可见细胞生物学的核心地位是多么重要，它将会在虚拟的生命世界中扮演重要角色。

二、细胞演化

（一）生物的分类

1753年，瑞典科学家Carl von Linné将生物分为动物和植物两大基本类型，分类学上称之为界，即动物界、植物界，从而建立了一个严谨、方便的近代生物分类体系。细胞学研究成果支持这种分类方法，如动物细胞缺乏植物细胞所具有的细胞壁和色素。20世纪40~50年代，人们开始利用电子显微镜（以下简称电镜）观察生物，揭示了原核细胞与真核细胞之间的基本结构差异。按细胞结构复杂程度将细胞分为两类：简单型的原核细胞和复杂型的真核细胞（表1-1），由此奠定了现代生物基本分类的基础，即生物界由原核生物和真核生物两大部分组成。

表1-1　原核细胞和真核细胞

项　　目	原核细胞	真核细胞
典型细胞直径	1μm	10～100μm
典型染色体	单个环状 DNA 分子	多个线状 DNA 分子和基础性蛋白质
核膜	无	有
膜性细胞器	无	有
细胞骨架	无	有

原核细胞体积较小，除有些原核细胞具有类囊体外，生物膜仅局限存在于其表面（质膜），其内部基本是一个混杂的自由分子的乐园。遗传物质主要为单分子 DNA，染色体中无基础性蛋白质，如果有鞭毛的话，鞭毛是亚显微纤维型，不含9+2微管组结构，通常进行简单的二分裂增殖，分裂时无微管纺锤体，为简单型细胞。

真核细胞具有相对大的体积，除表面的细胞膜外，还具有细胞内部的膜系统和细胞骨架结构，遗传物质较多，为多个线状 DNA 分子；染色体中含有规律存在的碱性蛋白质，具有高级螺旋结构，间期细胞具有核仁及核膜包围的核结构；胞浆内有线粒体、叶绿体等复杂的细胞器以及其他以膜为界的细胞器（如内质网、高尔基器等）；如果有鞭毛的话，为含9+2微管组结构型；通常二分裂增殖，分裂时有微管型纺锤体，为复杂型细胞（彩图1-1）。

原核细胞与真核细胞不仅大小、结构、成分明显不同，在其他方面也有着巨大的差异。由原核细胞形成的生物称为原核生物，其基因结构中无内含子，胞浆中合成蛋白质的核糖体较小（70S）。原核生物均为单细胞或其群体，无典型性现象等；由真核细胞构成的生物称为真核生物，其基因结构中有内含子，即非编码 DNA 的插入片段，胞浆中核糖体较大（80S）。真核细胞可构成多细胞、多器官的机体，一般有典型性现象。

20世纪70年代后期，美国学者 C.Woese 仔细分析了200余种原核和真核生物细胞中核糖体的 rRNA 寡核苷酸序列，发现一些适应特殊生态环境的原核生物，如产甲烷菌、嗜盐菌和热支原体与经典原核生物差异巨大，甚至比经典原核与真核细胞有关分子的差异还大。从20世纪80年代起，它们被确立为第三生命类型，并推测其可能较适应原始地球环境而称为古细菌。这形成了目前生物基本分类的新模式：生物可分为真细菌（**Eubacteria**）、古细菌（**Archaeobacteria**）和真核生物（**Eukaryote**）三个基本大类（表1-2）。

表1-2　三大类生物的细胞基本特征

分　　类	真　细　菌	古　细　菌	真核生物
细胞类型	真原核细胞	古原核细胞	真核细胞
核糖体	较小（70S）；16S rRNA 核苷酸序列具典型原核生物特点	较小（70S）；具特殊16S rRNA 核苷酸序列	较大（80S）；具真核型18S rRNA 分子
细胞壁（可无）	含肽聚糖	具醚酯成分	纤维素或甲壳素
基因组中基因	无内含子	可见内含子	有内含子

细胞是生物的基本单位，生命现象是以细胞为舞台展现的，但细胞并不是生命现象的最小载体，一些无细胞结构的亚显微性分子体系也有生命遗传现象，典型代表就是 19 世纪末发现的活细胞内寄生的病毒。它们无细胞结构，基本成分为蛋白质壳和一种核酸（RNA 或 DNA），虽无独立生命特征，但对易感细胞有感染性并可借助宿主细胞的成分（如酶等）复制出新个体。类似的可承载、展现生命遗传现象的自然分子体系到 20 世纪末已发现了数类，某些种类甚至简单到仅含蛋白质或核酸。它们在生物学和医学、农学领域有着重要的意义，故也常被视为生命类型，被称为非细胞生命类。目前已发现的非细胞生命现象载体有朊粒、类病毒、拟病毒、RNA 病毒、DNA 病毒、反转录病毒以及质粒等（表 1-3）。

表 1-3　非细胞生命载体主要类型

名　称	基本组成成分	寄生或感染的宿主	主要生物学意义
朊粒	蛋白质	易感动物细胞	海绵状脑病的病原体
类病毒	RNA	易感植物细胞	病原体
拟病毒	RNA 和非自身编码的辅助蛋白质壳	易感原核或真核细胞	帮凶病原体
RNA 病毒	RNA 和自身编码的病毒蛋白质壳（可有外膜）	易感原核或真核细胞	病原体
DNA 病毒	DNA 和自身编码的病毒蛋白质壳（可有外膜）	易感原核或真核细胞	病原体
反转录病毒	含反转录酶的特殊 RNA 或 DNA 病毒	易感真核细胞	病原体
质粒	DNA	易感细菌	细菌遗传变异

尽管大部分非细胞生命类（除质粒外）在现代生物分类系统中常归为独特的一大类 [附于生物分类三域（古菌域、细菌域、真核生物域）之外单独处理]，但这只是为了描述方便，实际上非细胞生命之间（甚至同类不同成员间）的关系可能远不如其与各自宿主细胞间的关系密切。此类生命类型的严格寄生性 / 共生性表明它们并非前细胞生命类型，一般认为现存的非细胞生命是由某些细胞或细胞成分在长期寄生生活中丧失了大量结构与组分而演化形成的个体，是次生性生命现象的载体。

（二）细胞的诞生

生命起源的核心问题是遗传系统起源问题。这个谜团在 20 世纪 80 年代初，随着美国学者 Cech 发现 RNA 可以像蛋白质一样具有生物催化功能而逐渐打破。目前认为生命起源最初阶段的遗传物质是 RNA，其分子兼有信息存储和催化加工功能，可能形成了最初的类似遗传传递自我复制的 RNA 世界。当今人们在实验室里，可以部分模拟这一过程。RNA 世界可能扩展吸收了其他成员，如用氨基酸或多肽构建结构复杂的蛋白质，蛋白质进一步延伸了它的催化功能；另一方面其遗传信息存储地位被化学上更稳定的 DNA 分子分享并替代，从而开创了生命的新格局：形成了分工更合理的由 DNA、RNA、蛋白质构成的多极世界，为更复杂的生命分子体系的形成奠定了基础。有人认为前细胞的化学进化阶段的分子体系可能与某些非细胞生命类型的结构 / 功能模式有可比性，如类病毒、RNA病毒、RNA反转录病毒、DNA病毒等均可能反映化学进化阶段生命模式或环节的类似轮廓。

（三）细胞的演化

生物间存在着巨大的差异，但也存在着一些共性，如它们均有细胞结构，并以DNA为其遗传物质，具有基本类似的生命机制等。这说明不管是以单细胞形式独立生活的生物，还是集不同功能细胞于一体的复杂生物，它们均来自同一共同的祖先。

今天的细胞均是高度进化的产物，最小的细胞的平均直径仅100nm，最大的细胞的平均直径则可达10cm。而生物则更加复杂，生物分类涉及5个界，100多个门。生物包括真核生物和原核生物，真核生物约有170万种，真核生物占已知生物的99%以上，但已发现和命名的生物只是冰山的一角，自然界存在的生物种数可能要超过命名种的几倍到几十倍。

三、细胞生物学技术概述

（一）显微技术

在17世纪显微镜出现以前，人们无法用肉眼直接看到细胞和微生物。随着光学显微镜、电子显微镜、X线衍射技术、隧道扫描显微术等的出现，人类观测水平已达纳米级，生物科学研究已达到分子水平，这大大加快了现代生命科学的研究进程。

1. 光学显微观察技术

正常人眼的分辨率约为$100\mu m$。光学显微镜（简称光镜）的分辨率约为200nm，它是投射光线的波长（照明光线波长R值等于0.61λ）与镜头数值孔径（一般小于1.5）的商，这使得应用可见光（λ约为400~650nm之间）照明的显微镜最多仅能清晰看到200nm以上的物体。

普通光学显微镜因物体在明亮背景上呈暗像，故被称为明视野显微镜。由于空气中透镜的数值孔径不大于1，物镜的最大放大倍数只能达到40左右，在物体与物镜之间加入比空气折光系数大的无色液体（与玻璃折光系数接近的浸油），可允许应用100倍的物镜，如结合10倍目镜的应用，明视野显微镜可提供倍率为1000的实际放大像。由于分辨率的限制，进一步提高放大倍率意义不大。它们多用于固定染色生物样本的观察。

荧光显微技术是用一种荧光物质直接或通过抗体间接附着生物样品上，荧光物质吸收激发光发出紫外线后发出可见光，所发光的颜色与所采用的荧光物质有关。如荧光素吸收495nm波长的紫外线后发出波长525nm黄绿色的可见光。此技术采用汞弧灯发出紫外光，滤光片系统使紫外光投射在样品上，荧光或可见光进入目镜被观察到。荧光显微镜除可研究被荧光染色的成分分布外，也可直接观察生物样品中天然荧光物质，如叶绿素。

20世纪80年代，在荧光显微镜基础上加装激光扫描设备发展出激光扫描共焦显微镜，其光源改为单色激光束，由载物台的步进马达变换聚焦面及平移，对标本内的不同聚焦平面的各点进行逐层扫描，由检测器逐点收集被激发的荧光图像，通过计算机图像三维重组形成样品的立体结构图像。

2. 电子显微观察技术

电子波像光线一样可以聚焦，只是应用环形电磁线圈而非玻璃透镜，电子的波长是可见光波长的 100000 分之一，在电子显微镜（简称电镜）中，电子冲击在荧光屏上使图像显示或使照相底版曝光。应用透射电子显微镜时，为使不超过 100nm 的样品有足够的支撑强度来承受高度真空条件下的电子束轰击，需将样品固定在一个小铜网上进行观察。应用磷钨酸进行负染后可以直接看到样品的细微结构，此技术使样品在背景中被突显出来。另一种技术是在样品表面覆盖一层铂或者其他贵重金属薄膜：重金属雾以约 45°角的方向喷溅在样品上，并形成投射阴影，此技术特别适用于样品表面结构的研究，可以获得物体的立体图像。此外，可用与免疫荧光技术类似的方式进行免疫标记，用电子显微镜观察，只不过此时所用的抗体是用高电子密度的黄金微粒标记而不是用荧光染料标记。

3. 扫描探针显微观察技术

20 世纪 80 年代，基于探测超导隧道效应，科研人员研发了新型**扫描探针显微镜**（ scanning probe microscopy, SPM ）技术，分子结构研究有了新的手段。这种技术利用一个十分尖细的探针在样品表面做扫描运动，可直接观测细胞器的表面结构细节。目前，扫描探针显微技术通过制作不同类型的探针，除测量样品与探针间电子隧道效应外，也可测量其他特性，如原子力、磁力等。应用有关技术，已在探索分子结构的某些细节方面取得了较大进展。

（二）分离纯化技术

为了深入了解细胞的组成和功能，需对细胞成分及有关分子进行分离、纯化、分析。分离纯化生物大分子、细胞器可应用多种分离技术，较常见的有以下几类。

1. 物理分离

（1）沉淀法：常见有盐析法、有机溶剂沉淀法，多用于蛋白质粗提。盐析所得的蛋白质絮凝物，可溶解成溶液；有机溶剂沉淀法得到的新鲜沉淀，如及时洗去有机溶剂，也可溶解成溶液，但时间一长，可致蛋白质变性。

（2）过滤法：利用多孔性阻挡层或筛从流体（气体或液体）中分离固体物质的方法。利用不同孔径的滤层，可分离或滤除流体中的一定固体成分，如空气和血清除菌等，在电镜发明前，通过过滤技术分离发现病毒。

（3）电泳法：带电颗粒在电场中向其所带电荷相反的电极移动为电泳；在电场中一般使蛋白质带负电荷，向正极移动，由于蛋白质所带电荷数量不同，向正极移动的速度也不同，以及分子量大小不同，移动速度不同，可将不同的蛋白质分离开。

（4）离心法：常用于分离细胞、细胞组分或较大的分子等。离心分离是利用重力作用把悬浮在液体内的颗粒分离。在离心场中由于旋转使生物匀浆受到了向心力（人工重力）作用，其中向心加速度（$r\omega^2$）相当于重力加速度，如加快转速，其值可加大，如每分钟 3000 转时，半径（r）为 10cm，此处向心加速度约为重力加速度的 1000 倍；

习惯上则称 1000g，并用其表示离心强度。在一定条件下离心颗粒按大小及与液体密度差异发生移动的速度不同，通常以**沉降系数**（sedimentation coefficient, S）来表示，一般类似结构的细胞组分或分子较大的组分，S 值也较大，如 80 S 的真核生物核糖体比 70 S 的原核生物核糖体大。

具体分离细胞成分也可采用将样品放入预先制备的具有密度梯度的溶液中离心，使大小颗粒分别在不同密度区带集中。

2. 色谱（层析）技术

现代色谱技术类型很多：按流动相可分为气相色谱和液相色谱等；按吸附剂形式可分为柱色谱、纸色谱和薄层色谱等；按吸附力可分为吸附谱、分配色谱、离子交换色谱和凝胶渗透色谱等；还有按进样方法或终止方法的分类。

气相色谱对很多中小分子化合物分离较理想，但溶质必须有适当的挥发度；中等大小的分子可用液相色谱；更大的分子用凝胶过滤或凝胶渗透色谱，实际为不完全筛。柱色谱有最高的分辨能力，常用葡聚糖、琼脂糖凝胶、聚丙烯酰胺凝胶等制备柱体；但纸色谱和薄层色谱方法速度快、成本低，也常用。

带离子基团物质的分离可用离子交换色谱法，常用有离子交换纤维素、离子交换葡聚糖等。分离抗原或抗体也可用亲和色谱法，常用葡聚糖、琼脂糖凝胶、戊二醛等交联抗体或抗原。

3. 细胞标记技术

活细胞标记方法可用于载体细胞监测研究。

（1）外源性标记基因转染：应用基因重组方法将外源性报道基因和特定的载体连接并导入细胞，该报道基因在细胞中表达的蛋白质具有特殊的生物化学或物理特性，可用于检测。目前，常用的报道基因有**绿色荧光蛋白**（green fluorescent protein，GFP）、**增强绿色荧光蛋白**（enhanced green fluorescent protein，EGFP）基因、**β- 半乳糖苷酶**（β-galactosidase）基因。其中来自水母 GFP 基因的绿色荧光蛋白和增强绿色荧光蛋白，被紫外光和蓝光激发后，能发出绿色荧光，其效果最好，不需要底物或辅因子，可对活体检测，该成果获得 2008 年度诺贝尔化学奖。

（2）荧光染料标记：利用一些能发荧光的物质共价结合或物理吸附在细胞或分子的某个基团上，利用它的荧光特性来检测细胞或分子的相关信息。该方法在示踪研究中有非常重要的地位，但存在假阳性标记的问题。目前，常用的亲脂性碳花青染料有 PKH26 和 DiI，另外，还有 DAPI 和 BrdU。BrdU 主要用来标记分裂细胞。此外，放射性同位素、铁纳米颗粒也可用于干细胞标记。

（3）**流式细胞术**（flow cytometry）：流式细胞术是分选和检测细胞的技术，可用于非染色细胞样品细胞器的分离，并测定其大小等；对染色细胞样品，则可进行**细胞分选**（cell sorting）、成分分析。通常待测样品，可以是细胞、染色体、细菌等，采用荧光染料附染后，使其成单列排列的样品流，通过入射激光和可检测激发荧光的装置测定特定样品的信号，当样品通过高压偏转板时，路径会发生分歧，因而可分别收集、分选。目前，用流式细胞仪可快速测定荧光、光吸收及散射、电阻等变化，可多参数测量分析样品的体积、DNA、蛋白质、特殊分子的含量及活性。

（三）分子检测技术

1. 核酸分子检测技术

近年来，分子生物学技术发展迅猛。核酸检测技术以其样品微量、大规模、高通量的优势，广泛应用于生物研究的各个领域。在此仅简介一些核酸分子检测基础技术。

（1）**DNA 测序技术（DNA sequencing）** 的基本原理：对待测的 DNA 片段一端进行保护并予以标记、分组，而另一端分别随机终止于特定的一种（或两种）残基上，每一组产物都是已知特定残基结尾的寡核苷酸的混合物。然后在可以区分长度仅相差一个核苷酸的不同 DNA 分子的条件下，对各组寡核苷酸进行电泳分析，只要把几组寡核苷酸加样于测序凝胶若干个相邻的泳道中，即可从凝胶的放射自显影片比较中直接读出 DNA 上的核苷酸顺序。如利用荧光染料标记替代放射性标记，电泳后用激光扫描，使不同的核苷酸发不同的荧光，可机读分析，自动测定。

DNA 化学降解法的基本步骤为：①采用放射性同位素 ^{32}P 标记 DNA 的一端；②四组 DNA 链分别进行特定碱基的化学修饰；③采用化学法使 DNA 链在修饰位置断链；④采用聚丙烯酰胺凝胶电泳法将 DNA 链按长短分开；⑤放射自显影显示区带，直接读出 DNA 的核苷酸序列。

脱氧链终止法：采用相同的 DNA 片段（作为模板）、相同的引物以及 dATP、dGTP、dCTP 和 dTTP 四种脱氧核苷酸，平行进行四组反应，每组分别加入一种 ddATP、ddGTP、ddCTP 和 ddTTP 双脱氧核苷酸进行反应，使双脱氧核苷酸随机地接入 DNA 链中，因双脱氧核苷酸 3′ 碳位脱氧，当双脱氧核苷酸接入 DNA 尾端时，无法继续连接下一个核苷酸，使 DNA 链合成终止，分别产生具有特定残基结尾的、不同长短的四组 DNA 链。这四组 DNA 链再经过聚丙烯酰胺凝胶电泳，按链的长短分离开，用放射自显影显示区带，根据碱基配对情况，就可直接读出被测 DNA 的核苷酸序列。

（2）核酸杂交技术：核酸杂交的原理是利用同源 DNA 单链在复性的过程中按照碱基互补原则可成双链的特性，使两个不同来源的 DNA 单链杂交在一起。

分子杂交：不同来源的核酸变性后，只要这些核酸分子的核苷酸序列含有可以形成碱基互补配对的片段，就可合并在一处复性，形成所谓的杂化双链，这个过程称为**杂交（hybridization）**。杂交可以发生于 DNA 与 DNA 之间，RNA 与 RNA 之间，也可以发生于 DNA 与 RNA 之间。核酸杂交反应是一对一的反应，其敏感度主要取决于标记探针的质量和杂交后的检测方法。在优化的条件下，核酸杂交可检测到 pg 水平的靶分子。常用技术有以下两类：

用探针技术（probe technique）制备一段可与待测核酸序列互补的寡核苷酸序列并进行标记，制成探针，再与待测单链核酸杂交，在排除未杂交的探针后，标记信号就可显示待测序列。

核酸印迹杂交可分为 **DNA 印迹杂交（Southern blot hybridization）**、**RNA 印迹杂交（Northern blot hybridization）**、**斑点印迹（dot blot）** 杂交等。杂交可在支持膜上、切片上或液相中进行，如原位（in situ）杂交和液相杂交等。

DNA 印迹杂交技术由美国分子生物学家 E. M. Southern 在 1975 年创立，因而用他的名字 Southern 命名。此项技术是用凝胶电泳分离经限制性内切酶消化的 DNA 片段，再用相应的探针杂交。检测到明确特异性序列的 DNA 片段。

基因芯片（DNA chip）技术：它是一种同步、高通量集成的原位杂交，把已知的不同序列的 DNA 探针有序地固化在同一支持物表面，与待测核酸样品进行分子杂交，然后检测分析杂交信号。此法可对大量样品进行平行、高效、快捷的基因分析。样品通常需纯化、扩增和荧光标记。

聚合酶链式反应（polymerase chain reaction，PCR）是利用 DNA 聚合酶催化反复进行同一 DNA 片段的合成，特异性地增加同一 DNA 片段的技术。

反应时需要以目标 DNA 片段或由 RNA 用反转录酶反转录合成的 cDNA 作为模板，以 DNA 聚合酶和四种脱氧核糖核苷酸 dATP、dGTP、dCTP、dTTP 作为原料。由于半保留复制有方向性（$5' \rightarrow 3'$），故还需制备与待扩增 DNA 片段的两端互补的引物，以便启动双向的 DNA 合成。

聚合酶链式反应可使微量的 DNA 得到扩增，可用于检测或合成特定的 DNA 分子。此技术有重大实用价值，相关技术发展很快，现已拓展出很多新技术，以适应各种实验的需要。因此，Mullis 获得了 1993 年度的诺贝尔化学奖。

（3）蛋白质检测技术：除采用经典的细胞化学技术进行蛋白质检测外，还可用免疫学技术对蛋白质进行定性、定量、定位检测。其原理是抗原与抗体可进行非共价键的可逆结合，抗原表位（决定簇）和抗体分子可变区互补构型，使两分子间有较强的亲和力。利用它们在体外彼此特异结合的特性，可应用已知抗体或抗原对样品中的待测抗原或抗体进行检测。

（4）蛋白质与核酸相互作用的检测技术：检测蛋白质与核酸相互作用，常用 DNA 足迹法、DNA 亲和色谱法或电泳动力漂移试验。采用标记的 DNA 与相关蛋白质反应，观察其结合情况。

DNA 足迹法（DNA foot printing）是检测蛋白质与核酸相互作用的技术，原核 RNA 聚合酶与 DNA 启动子的结合位点就是用该方法探明的。它标记 DNA 片段的一端并将其分为两组，其中一组与结合蛋白混合，另一组为对照组，然后都用 DNA 酶消化，并进行电泳分离；由于蛋白结合的 DNA 部分被保护可免于水解，混合蛋白质组的消化片段少于对照组，通过电泳丢失的区带可确定蛋白质结合序列（位点）。

电泳动力漂移试验（electrophoretic mobility shift assay）：此试验准备过程与足迹法一样，也是将一端标记的 DNA 片段分为两组，其中一组与可结合特异性 DNA 序列的蛋白质混合，另一组为对照组；但不进行酶消化，而直接进行非变性电泳。因蛋白质结合于 DNA，将使电泳位置发生变化（漂移），与未结合的 DNA 电泳区带比较，可明确区分。此试验可用于分析 DNA 片段中是否有功能序列（元件，如启动子、增强子等）。

DNA 亲和色谱法（DNA-affinity chromatography）：在一根玻璃柱中充填交联已知序列 DNA 寡核苷酸的小球，用色谱法分离细胞或蛋白质悬液。其中能与该 DNA 寡核苷酸结合的蛋白质滞留在分离柱内，其他的蛋白质被洗脱，然后可用高盐缓冲液洗柱，使结合的蛋白质脱结合而洗出。此法可用于分离纯化细胞内与特定核酸序列相互作用的蛋白质分子（如转录因子）。

（四）糖的检测技术

由于单糖有多种支链连接方式，使得多糖结构远比蛋白质、核酸复杂。在现代细胞学中，细胞膜表面的糖成分在细胞与细胞、细胞与基质联系识别及信号通信中有重要作用，故检测糖残基有重要的生理及病理学意义。凝集素是主要的天然可识别结合糖成分的蛋白质分子，因它们的相互作用可导致细胞凝集，类似抗体与颗粒性抗原作用形成的凝集现象而得名。

最近已开发一些新技术，较突出的是糖芯片：将寡糖分子固定于聚苯乙烯微量滴定板上制成糖芯片，用带有荧光的标志物追踪凝集素与糖的结合，可以高效、系统、高通量分析、检测蛋白质与糖的相互作用。

第二节　细胞基本结构

细胞是由生物膜包裹着一些原生质的小体，它是生物体生命活动和生长发育的基本结构单位。不同种类的细胞大小差别很大，形态也各不相同。最小的细胞是**支原体（mycoplasma）**，其直径约为 $0.1\sim0.2\mu m$，需要借助于电镜方可观察到；最大的细胞是鸵鸟的卵，直径可达 10cm。细胞的形态和大小虽然差别很大，但基本结构相似。从基本结构上可将其分为两大类，即**原核细胞（prokaryotic cell）**和**真核细胞（eukaryotic cell）**。

原核细胞结构简单，细胞内原生质分化少，没有细胞核膜，遗传物质散落在胞浆中；真核细胞内部结构较复杂，在光镜下可见细胞膜、细胞质和细胞核。在电子显微镜下，除了可见细胞膜外，还可见到其内部有多种由膜性结构组成的重要的亚显微结构。因此，电镜将细胞结构分为**膜相结构（membranous structure）**和**非膜相结构（non-membranous structure）**。膜相结构主要包括细胞膜、内质网、高尔基复合体、线粒体、溶酶体和核膜等，非膜相结构主要包括核糖体、中心体、染色质、核仁、微管和微丝等。

一、细胞表面

（一）生物膜与细胞膜

1. 生物膜

生物膜（biomembrane）是细胞内两个不同区域或细胞与环境之间的屏障。在电镜下各类膜系统均具有相似的结构，可呈现典型的三层结构，即两个电子密度高的致密外层，各厚约 2nm，中间夹的电子密度低的浅色层，平均厚约 3.5nm，三层结构的厚度约 7.5nm，习惯上将这三层结构称为**单位膜（unit membrane）**。虽然各种生物膜的厚度、组成、功能不完全相同，但都是在单位膜的基础上形成的结构。通常将构成细胞外层的界膜，称为细胞膜，而把包围各种细胞器的膜，如内质网膜、高尔基复合体膜、溶酶体膜和核膜等，称细胞内膜。膜不仅具有屏障和支架的功能，而且具有与相应膜的特殊结构有关的特殊功能，生物体内许多代谢过程都是在膜系统中通过酶的催化进行的反应。生物膜是由类脂、蛋白质和少量的碳水化合物组成。类脂在膜中起骨架作用，而各种糖和蛋白质决定着膜的特殊功能。

（1）膜脂：生物膜上的类脂统称为**膜脂（membrane lipid）**，主要由磷脂、糖脂和胆固醇组成，一般约占细胞膜化学组成的 50% 或更多。**磷脂（phospholipid）**是膜脂的最重要成分。单个磷脂分子都是甘油磷脂类双亲性分子，它由一个亲水的头部和两条疏水的尾部组成。其头部由甘油、磷酸和极性基团组成，它们带有不同的电荷，是亲水性的基团；尾部两条脂肪酸链是非极性分子，不能和水分子结合，碳氢链越长，疏水性越强，表现出明显的疏水性质。构成膜脂的磷脂主要有磷脂酰胆碱（卵磷脂）、磷脂酰乙醇胺（脑磷脂）、磷脂酰丝氨酸和鞘磷脂组成。其中含量最高的是磷脂酰胆碱，其次是磷脂酰乙醇胺。磷脂上脂肪酸链的长短与不饱和程度、膜的流动性有密切关系。**胆固醇（cholesterol）**是 4 个碳环相连的化合物，具有稳定刚性的结构特点，是细胞膜内的中性脂类。脊椎动物红细胞、肝细胞和有髓鞘的神经元膜上含有较多的胆固醇。

（2）膜蛋白：生物膜中镶嵌的蛋白质称为膜蛋白，不同膜中的蛋白质含量不同，如神经髓鞘的膜蛋白含量低于 25%，普通细胞的细胞膜蛋白含量在 50% 左右。尽管有的膜中蛋白质成分可占膜重的一半，但由于蛋白质分子远大于脂类分子，膜上的蛋白质分子要比脂类分子少，在普通细胞膜中，蛋白质分子与脂类分子之比约为 1 : 50。膜蛋白可参与多种生命活动，如能量传递、物质转运、信息传递、信号转导等。

一般根据膜蛋白与膜脂相互作用的方式及其在膜中的排列部位不同，将其分为两类：①外周蛋白，又称外在蛋白，主要分布于细胞膜的内表面。②镶嵌蛋白，又称内在蛋白，一般在功能复杂的膜中较多，反之较少。镶嵌蛋白中有些蛋白质横跨膜脂全层，两端或中间部分可暴露于细胞膜的内外环境，称为**跨膜蛋白（transmembrane protein）**；有的则通过糖链锚定在膜表面。

（3）膜碳水化合物：约占细胞膜总重量的 2%~10%，它们都是以低聚糖或多聚糖链形式共价结合于膜的组成分子上，主要以糖脂与糖蛋白的形式存在，糖链伸向细胞膜的外表面，构成细胞外表面的微环境，并与细胞之间的黏着、细胞识别有关。碳水化合物与膜脂共价结合形成**糖脂（glycolipids）**；碳水化合物与膜蛋白共价结合则形成糖蛋白。

2. 细胞膜

细胞膜（cell membrane）特指包围在细胞外表面的一层薄膜，又称为**质膜（plasma membrane）**，是细胞的重要组成部分。在生命进化过程中，细胞膜的出现可视为由非细胞的原始生命演化为细胞生物的一个转折点。细胞膜的形成使生命体具有更大的相对独立性，并由此获得一个相对稳定的内环境。细胞通过质膜有选择地从周围环境摄取养料，排出代谢产物，从而大大提高了原始生命体与周围环境进行物质选择性交换的水平，也推动了细胞内物质向更高级的形态分化，以利于生命体的生存和进一步的发展。

（二）质膜的结构与功能

不同细胞的质膜可有所特化，通常由膜蛋白决定。如动物细胞内表面由蛋白质组分构成的细胞骨架相互作用，使局部质膜出现凹凸。小肠上皮肠腔面的微绒毛、气管上皮气道面的纤毛等就是质膜的特化。一些膜镶嵌蛋白质起着物质的转运、信息的传递、协调整合等重要的生理作用。此外，质膜还具有细胞黏附（cell adhesion）及连接功能。

多细胞生物细胞间的相互作用是通过选择性接触完成的，介导动物体内细胞间选择性黏附的一些跨膜分子，称为**细胞黏附分子**（**cell adhesion molecule，CAM**）。按结构特点可将细胞黏附分子划分为四类：**选择素**（**selectin**）、**整合素**（**integrin**）、**免疫球蛋白超族**（**immunoglobulin superfamily，IgSF**）和**钙黏素**（**cadherin**）。前三类主要介导细胞间的暂时性黏附，也可参与细胞间或与细胞外基质的稳定黏附；钙黏素只能与同种钙黏素分子结合形成稳定的同类细胞间连接，**即嗜同性相互作用**（**homophilic interaction**）。

细胞黏附常表现为动态过程，需多种黏附分子先后参与，常见于炎症发生时白细胞移出血管的过程：嗜中性白细胞表面有白细胞凝集素，借助糖基与细菌成分或毛细血管内皮细胞表面出现的其他凝集素结合，介导一种弱黏附；在相关刺激和其他趋化性因子的作用下，白细胞内预合成的整合素分子转移到膜表面，并与内皮细胞表面的细胞间黏附分子发生较稳定的结合，白细胞与内皮细胞继而与细胞外基质相互作用，最后移出血管。

（三）细胞连接

细胞连接（**cell junction**）指相邻细胞的细胞膜稳定地结合在一起的特化结构，主要起维持组织完整性和协调的作用。多细胞动物中常见三种类型：紧密连接、钙黏素（钙黏蛋白）连接和缝隙连接。

1. 紧密连接

紧密连接（**tight junction**）是相邻细胞已知最密切的连接类型，以至曾被认为是相邻细胞膜外层的融合。典型的紧密连接存在于黏膜上皮间的腔侧边缘附近，由一种被称为**堵塞蛋白**（**occludin**）的跨膜成分与相邻膜区密切连接而成，它像线一样把每个细胞与四周的细胞近腔侧的膜区网状缝合在一起，完全密封了局部的相邻细胞间隙，使腔道（如肠腔）内容物无法由细胞间隙进入机体，并使黏膜上皮细胞膜具有了明确的物质转运极性，如只能由肠腔向体内运送葡萄糖。

2. 钙黏素连接

钙黏素参与两类同种细胞间连接——**黏着连接**（**adherens junction**）（又称锚定连接）和**桥粒**（**desmosome**）。它们在细胞间均由同型钙黏素结合，如相邻上皮细胞间通过钙黏素彼此结合，但细胞内连接结构不同，黏着连接为钙黏素膜内区通过一些连接蛋白与肌动蛋白细丝相连，而在桥粒中，钙黏素膜内区结合在一种附着斑上，由附着斑发出很多中间纤维（角蛋白）伸展到细胞内部。此类连接是稳定性选择连接，在人体中已发现10多型钙黏素，均有自己独特的组织分布，除维持组织结构稳定外，与对应组织发育和肿瘤细胞的浸润和转移也有关。

3. 缝隙连接（gap junction）

在动物组织中可见相邻细胞间细胞质直接相连的管道，它可以使细胞间离子和蛋白质、核酸以外的小分子物质自由扩散，并可协调相邻细胞的代谢和电反应活动。缝隙连接由连接蛋白（4 次跨膜分子）构成，典型的为 6 个连接子环形排列，形成中间有孔的复合颗粒，它可与相邻细胞的同样结构黏合，形成细胞间的开放通道。由于在电子显微镜视野下，连接子的膜外区占据了一定空间，使相邻细胞膜存在缝隙，故名缝隙连接。

（四）细胞壁与细胞外基质

大部分细菌、真菌、植物细胞外均包裹着坚硬的细胞壁，动物细胞表面无细胞壁，多细胞机体的很多细胞均浸在细胞外基质中。

1. 细胞壁（cell wall）

细菌细胞壁按革兰氏染色特性基本可分为两大类：一类被称为革兰氏染色阴性菌（G⁻），具双层单位膜系统的复合外被，一般把内膜视为细胞膜，外膜和两层膜之间的结构视为细胞壁；另一类被称为革兰氏染色阳性菌（G⁺），具非膜性的厚细胞壁。真菌细胞壁的共同主结构成分是**肽聚糖（peptidoglycan）**，由线状多糖链借助短肽交连在一起，形成多层结构，革兰氏染色阴性菌的细胞壁肽聚糖层薄而疏松，革兰氏染色阳性菌的细胞壁肽聚糖层厚而密。肽聚糖也是某些药物作用的靶点，如青霉素可破坏其结构，因而有抗菌疗效。古细菌的细胞壁不含肽聚糖，主要含醚酯成分。

真菌和植物的细胞壁与细菌的结构成分有异，主要由多糖构成。真菌细胞壁的主结构成分是**几丁质（chitin）**，是由乙酰氨基葡萄糖聚合形成，它也是节肢动物外骨骼的基本成分，故习惯上也称壳多糖。

植物细胞壁的主结构成分是**纤维素（cellulose）**，是由葡萄糖以 β-1,4 糖苷键多聚而成的线性分子，它是地球上存量最大的高分子复合物。在植物细胞壁中数十个纤维素分子平行相连组成纤维素微纤维（有时可长达数厘米），它们浸在含果胶和半纤维素等多糖和蛋白质的基质中，它们交联成网状结构。

2. 细胞外基质

细胞外基质（extracellar matrix）充填在多细胞动物细胞间隙中，并把细胞和组织结合在一起。

（1）细胞外基质的组成：动物细胞外基质主要由分泌蛋白质和多糖组成，其中主要的结构蛋白质是**胶原蛋白（collagen）**，它是一类广泛存在的蛋白质家族，目前已明确了约 20 个成员，它们有类似的基础氨基酸序列片段，并形成三条肽链紧密盘在一起的三螺旋绳索样结构。有关蛋白质在细胞内为原胶原蛋白，其两端有抑制装配的片段，当分泌到细胞外后被切除，故仅在细胞外装配；成纤维类胶原蛋白（如 I 型胶原蛋白）装配时，三螺旋交错平行排列交连形成胶原纤维，但不同类型的胶原蛋白可形成不同的高级结构，如可形成薄平层，并有分布上的差异等。

在某些结缔组织中，尤其是有伸缩运动的器官（如肺脏）尚含有**弹性蛋白（elastin）**构成的弹性纤维，它们交联为网状，可像橡皮筋一样在张力作用下延长，而在张力消失后缩回。

细胞外基质的纤维结构蛋白浸在由被称为**葡萄糖胺多糖（glycosaminoglycan）**的多种成分（即透明质酸及同系多糖）组成的胶体中；葡萄糖胺多糖中除透明质酸独立存在外，其他多糖均与一类核心蛋白形成蛋白多糖。

（2）细胞外基质的结构与功能：细胞外基质是多细胞动物机体的重要组成部分，可有一定的结构组织形式，如一种最典型的薄平层结构是**基膜（basal lamina）**。此结构可承载表皮细胞，基膜尚包裹肌细胞和外周神经等；但通常均以不定形状态存在于各种组织中，其中在结缔组织中最为丰富，如疏松结缔组织、骨骼、软骨、韧带等组织中均有大量结构与功能不同的细胞外基质。

二、细胞核

细胞核是真核细胞所独具的普遍的结构特征，真核细胞与原核细胞的最大区别也在于前者出现了核膜，从而把细胞质与细胞核分开，使真核细胞几乎所有的 DNA 都包围在核内，既保护了 DNA 分子，同时又使 DNA 复制、RNA 转录及加工（核内进行）与蛋白质翻译（细胞质内进行）在时间和空间上分隔开，防止彼此干扰。早在细胞学说建立之前，人们就观察到细胞核存在，1831 年，苏格兰人 Brown 第 1 次使用了**细胞核（nucleus）**一词，以后随着观察工具和研究方法的改进，对细胞核的认识越来越全面和深入。所有真核细胞，除高等植物韧皮部成熟的筛管和哺乳动物成熟的红细胞等极少数例外，都含有细胞核。细胞核是贮存遗传信息的场所，调控着细胞增殖、生长、分化和各种代谢活动的功能，一般说来，凡有核细胞一旦失去核，便很快死亡。

细胞核随着细胞生活周期变化，在多数真核生物中，细胞分裂期核膜裂解（开放式有丝分裂），看不到完整的核，只有在细胞间期，才能看到细胞核。细胞核基本上由 4 部分组成，即核被膜、染色质、核仁及核基质。

（一）核被膜

完整的典型核由核被膜包绕，其主要由核膜及其附属或支持定位结构组成。

1. 核膜（nuclear envelope）

核膜由双层单位膜组成，即外核膜和内核膜，两层膜蛋白组成不对称。外核膜面向细胞质，常见与粗面内质网相连，在其表面也附有核糖体颗粒，实际上可被看作是内质网膜的一个特化区域；间期核的外核膜可见附有中间纤维、微管生成的细胞骨架网络，可能与细胞核在细胞内定位有关。

2. 核纤层

核纤层（nuclear lamina）是分布于内核膜与染色质之间，紧贴内核膜的一层蛋白质网络结构，在不同细胞中，其厚度可有较大变化，一般厚 10~20nm，最厚者可达 30~100nm。

3. 核孔复合体（nuclear pore complex）

在真核细胞中，核质之间存在着连续而有选择性的双向物质交流，例如，DNA 聚合酶、RNA 聚合酶、组蛋白以及其他多种核蛋白质均是在细胞质中合成的物质，它们需要转运至细胞核内；而在细胞核中合成的 RNA 和组装的核糖体亚基等则需要输送到细胞质中。

核质之间的物质交流主要通过核孔进行，核孔复合体在功能上可被看作是一种特殊的跨膜运输蛋白复合体，构成核质间双向运输的亲水性通道。

（二）核的内部组成

1. 染色质与染色体

染色质与染色体是同一种物质的不同存在形式。然而，关于染色质如何包装成染色体至今还不完全清楚。现在人们在公认染色质的基本结构单位是核小体。

（1）核小体是染色质的基本组成单位：1974 年，Kornberg 等人根据染色质的酶切降解和电镜观察结果，发现了**核小体（nucleosome）**，明确了染色质的基础结构。用温和方法破坏细胞核，将染色质铺展在铜网上，用电镜观察，可见未经处理的染色质自然结构为 30nm 的纤丝，经盐液处理后解聚的染色质呈现一系列小颗粒相互连接的串珠状结构，每个珠粒的直径为 10nm，即核小体。每个核小体单位由 200bp 左右的 DNA 和 1 个组蛋白八聚体及 1 分子的 H_1 组蛋白组成，其中组蛋白八聚体构成核小体的核心结构，由 4 种组蛋白（H_2A、H_2B、H_3 和 H_4）组成，各 2 分子；约 140bp 的 DNA 在组蛋白八聚体外缠绕 1.75 圈，生成**核小体核心颗粒（nucleosome core）**；在相邻两个核心颗粒之间是约 60bp 的 DNA 连线（linker），组蛋白 H_1 位于连线上，锁住核小体 DNA 的进出口，从而稳定了核小体的结构。

一般认为组蛋白对 DNA 的活性具有一定程度的封闭式保护作用，紧密缠绕在八聚体组蛋白核心上的 DNA 不易被核酸酶水解，而不与组蛋白紧密结合的连线 DNA 容易被核酸酶降解。核小体结构高度保守，不同物种组织来源的核小体 DNA 长度可略有变化，主要是由核小体核心颗粒间的 DNA 连线长度的差异导致的。核小体是染色质的基本结构单位，染色体等高级结构只是在其基础上的进一步组装。

（2）常染色质和异染色质：间期染色质可以按其形态表现和染色性能区分为两种类型：**常染色质（euchromatin）**和**异染色质（heterochromatin）**。

常染色质是指间期核中处于伸展状态，染色质丝折叠压缩程度低，用碱性染料染色时着色浅的那些染色质。构成常染色质的 DNA 主要是单一序列 DNA 和中度重复序列 DNA（如组蛋白基因和酵母 tRNA 基因），是正常情况下经常处于功能活性状态的染色质，大部分位于间期核的中部，一部分介于异染色质之间，如在浆细胞中，常、异染色质相间排列生成典型的车轮状图形，在靠近核仁的染色质中也有一部分常染色质，往往以袢环的方式伸入核仁内。处于常染色质状态只是基因转录的必要条件，而不是充分条件。在细胞分裂期，常染色质包装成染色体的臂。

异染色质是指间期核中折叠压缩程度高、处于凝集状态、碱性染料染色时着色深的那些染色质。异染色质是转录不活跃或无转录活性的染色质。有时可见整条染色体均呈异染色质样，如在人类女性胚胎发育的早期（约 16~18 天），体细胞内有一条 X 染色体随机失活并凝集为异染色质状态，在上皮细胞内，其凝集成核膜边缘的一个可被碱性染料深染的斑块，习惯称其为 X 染色质或巴氏小体。

（3）染色体结构模型：染色体是整条 DNA 与有关结合蛋白组装的高级结构，通常特指主要见于真核有丝分裂阶段的 DNA 高级结构。20 世纪 70 年代后期，Laemmli 等用 NaCl 或硫酸葡聚糖加肝素处理 HeLa 细胞中期染色体，在除去组蛋白和部分非组蛋白后，用电镜观察到由非组蛋白密集纤维网构成的染色体支架，即两条染色单体的非组蛋白支架在着丝粒区域相连，呈现出中期染色体的形态框架，而散开的 DNA 分子围绕在支架周围并生成众多密集的连续的环。目前，已有了染色体多级构建结构模型：首先是直径 2nm 的双螺旋 DNA 与组蛋白八聚体构成连续重复的核小体，其直径约为 11nm；然后以 6 个核小体为单位盘绕成直径 30nm 的螺旋状染色质丝；由染色质丝生成围绕染色体支架的染色质环，有人推测其可能相当于真核细胞 DNA 复制的单位，故也称为复制环；它大体呈放射状平面排列，形成染色体单体上的微带，后者沿纵轴构建成染色单体。

2. 核仁（nucleolus）

核仁是真核细胞间期核中最明显的结构，它是 rRNA 合成、加工和核糖体亚基的装配场所。在细胞周期过程中，是一个与核仁组织区活动有关的动态结构：间期细胞的核仁明显，rRNA 的合成活动旺盛；在有丝分裂前期，随着染色体的包装，rRNA 合成停止，核仁逐渐缩小，最后消失；当细胞进入分裂末期，rRNA 合成又重新开始，核仁又重新出现。

核仁的大小、形状和数目随生物的种类、细胞类型和细胞代谢状态而变化，通常表现为单一或多个球形小体。蛋白质合成旺盛、生长活跃的细胞，如分泌细胞、卵母细胞及恶性肿瘤细胞的核仁大，可占核体积的 25%，不具蛋白质合成能力的细胞，如骨骼肌细胞、淋巴细胞和精子，其核仁很小，甚至看不到。

（1）核仁的结构：在电镜下，核仁是裸露无膜的一种类似海绵的结构。根据电镜观察结果结合各种酶消化试验，判明核仁由 4 个特征性的基本结构部分组成，即核仁内染色质、纤维结构、颗粒结构和基质。

在人体细胞中，核内通常为若干核仁模式结构构成的较大复合核仁。

（2）核仁的功能：核仁的主要功能是合成 rRNA 和装配核糖体的大、小亚基。Miller 及其同事（1964）发明的染色质铺展技术，使人们得到了一些直观的 rRNA 基因转录的证据。根据两栖类卵母细胞和其他细胞的电镜观察结果，发现了如下的共同形态特征：①染色体轴附近转录产物密集，表现出了很高的转录活性；②沿转录方向，新生的 RNA 链逐渐延长，形似"圣诞树"结构；③转录产物的纤维游离端（5′端）首先生成 RNP（rRNA 与蛋白质复合体）颗粒。

真核生物含有 4 种 rRNA，即 5.8S rRNA、18S rRNA、28S rRNA 及 5S rRNA，其中前三者的基因组成一个转录单位。在人类基因组中，此 rRNA 基因成簇分布在 5 条不同的染色体（13、14、15、21 和 22 号）上。它们由专一性的 RNA 聚合酶 I 进行转录：在 DNA 长轴纤维与 rRNA 细丝相连接的部位可以分辨出有直径为 12.5nm 的颗粒附着，此即 RNA 聚合酶 I，它们一边读码一边沿着 DNA 分子由转录起点向转录终点移动，致使转录合成的 rRNA 分子逐渐加长，生成明显的"圣诞树"样结构。每个转录单位产生相同的初始转录产物 rRNA 前体，不同生物的 rRNA 前体大小可不同，如哺乳类为 45S rRNA，酵母则为 37S rRNA。

前体 rRNA 需经过一系列加工剪切过程才能成熟并分别装配为核糖体大亚基，有的 rRNA 前体可自加工（核酶），但一般为 RNA 酶催化。在人类的 45S rRNA 前体上，有 110 多个甲基化的核苷酸序列，全部进入加工后成熟的 rRNA 分子中，这提示甲基化位点可能是加工过程中酶的识别标记。真核生物的 5S rRNA 基因不定位在核仁组织区；人类的 5S rRNA 基因也是成簇串联排列的，中间同样间隔不被转录的片段，由 RNA 聚合酶所转录，5S rRNA 转录后适当加工即参与核糖体大亚基的装配。

核糖体（ribosome） 也称核蛋白体，除哺乳动物成熟红细胞内无核糖体外，核糖体几乎存在于所有的细胞内。核糖体是合成蛋白质的机器，其功能是按照 mRNA 的指令由氨基酸合成蛋白质。哺乳动物核糖体是球形的细胞质颗粒，由两个不等的亚基组成，分别称大、小亚基，大亚基直径 23nm，略呈圆锥形，其锥底可与小亚基相连，锥体的纵轴有一中央管，所合成的蛋白质或多肽通过中央管释放出去；小亚基状似扁平帽，横竖约为 23nm×12nm，其凹面与大亚基相接，在大、小亚基之间有一窄沟，其中贯穿 mRNA，窄沟与大亚基中央管相垂直。

核糖体上存在多个与蛋白质的多肽链形成密切相关的活性部位，主要有：①供体部位是肽酰 -tRNA 结合的位置，也称 P 位；②受体部位是氨酰 -tRNA 结合的位置，也称 A 位；③转肽酶活性部位，其作用是在肽链延长时，催化进入核糖体的氨基酸之间形成肽键；④ GTP 酶活性部位能使肽酰 -tRNA 由 A 位转到 P 位。

核糖体是一种动态结构，通常只有在参与翻译过程时，大、小亚基才结合在一起；蛋白质合成结束，大、小亚基分别游离于胞质溶胶中。

3. 核基质

近年来，运用多种生化抽提技术并结合电镜观察，发现在真核细胞的核内，除染色质、核膜与核仁外，还有一个以蛋白质成分为主的网架结构体系。这一网架体系最初由 Coffey 和 Berezey 等人（1974）从大鼠肝细胞核中分离出来，他们用核酸酶（DNA 酶和 RNA 酶）与高盐溶液对细胞核进行处理，将 DNA、组蛋白和 RNA 抽提后，发现核内仍残留有纤维蛋白的网架结构，并将其称为**核基质（nuclear matrix）**。因为它的基本形态与胞质骨架很相似，又与胞质骨架体系有一定的联系，因此有人称之为**核骨架（nuclear skeleton）**。

（1）核基质的形态结构与基本组分：电镜观察发现核基质是由一些直径 3~30nm 粗细不等的蛋白纤维和一些颗粒状结构相互联系构成的复杂纤维网状结构。核基质的成分较复杂，现已测定出 10 多种蛋白质，分子量为 4~6kD，主要是非组蛋白性质的纤维蛋白，其中相当部分是含硫蛋白。核基质还含有少量的 RNA 和 DNA。一般认为 RNA 和蛋白质结合成核糖核蛋白复合物，它是保持核基质的三维结构所必需的成分；而 DNA 则可能是染色质结构中的残余部分。

（2）核基质的功能：目前的研究表明，核基质除维持细胞核的形态结构外，还可能参与染色体 DNA 的有序包装和构建、真核细胞中 DNA 复制、基因表达以及核内的一系列生命活动。

核基质遍布于核内空间，它与核孔复合体、核纤层相联系，为核内染色质提供了一个支架系统，并将核仁网络其中，为核内物质有序化分布提供了结构基础，同时与细胞骨架的中间纤维配合，起维持细胞核形态结构的作用。

Laemmli 等（1977）观察到的染色体核心支架可能就是核基质的纤维，并于 1984 年证实，间期核基质和染色体支架中均含有一种分子量为 170kD 的蛋白质，表明了两者的联系。

三、细胞的内膜系统及有关结构

（一）内质网

1945 年，K.R.Porter 用电镜观察小鼠成纤维细胞时，发现细胞质中有一些小管和小泡样结构，它们相互吻合连接成网状。由于这些网状结构多位于细胞核附近的细胞质内部区域，故称为**内质网**（endoplasmic reticulum，ER）。它普遍存在于动、植物细胞中。但原核细胞与少数高度分化的真核细胞（如哺乳动物成熟的红细胞）内没有内质网。研究发现，内质网不仅存在于细胞的内质部位，还常常扩展到靠近细胞膜的外质区。

1. 内质网结构特点

内质网是由一层单位膜包围而成的网状细胞器，通常连于外核膜并延伸到细胞各处。内质网膜的结构与细胞膜相似，也由单位膜组成，由其所围成的内腔称为内质网腔，内质网腔可占细胞体积的 10%，故内质网也是细胞中最大的细胞器。

内质网腔有时是很狭窄的腔，两层膜彼此紧贴着，但更常见的情况是膜间有真正的腔，充满着液体、多肽、蛋白质和糖等颗粒。内质网腔的大小随细胞种类和生理状态而不同，如肝细胞、胰腺外分泌细胞的内质网腔很狭窄，成纤维细胞、软骨细胞的内质网腔则较扩张，而浆细胞的则呈中度扩张。

内质网是一种复杂的内膜管囊系统，主要由管状结构和扁囊状结构连接延伸而成，还可见一些泡状结构，为一种过渡型内质网。

2. 内质网的种类及功能

根据电镜下结构和功能的不同，内质网通常分为两类：表面粗糙主要合成蛋白质的粗面内质网和表面光滑主要合成脂质的滑面内质网，有时可见一些变异型。

（1）**粗面内质网**（rough endoplasmic reticulum，RER）：粗面内质网因膜表面富有大量核糖体看上去很粗糙而得名。粗面内质网上所附的核糖体可以单个存在也可以形成多聚体，所附着的核糖体不是一种固定的结构，而是临时性的结构，有的排列较紧密，有的则排列较稀疏；其数量随生理功能活动或病理变化而改变。粗面内质网可以是少数小的、游离的囊泡，也可以形成广泛的相互连通的扁平囊。

粗面内质网是真核细胞内跨膜蛋白和分泌蛋白的合成场所：带定位信号的先导肽链被小胞质 RNA 蛋白体识别，引导有关 mRNA 和核糖体附着在内质网上，后续合成的肽链进入内质网腔，信号肽被切下，可成为分泌蛋白；如肽链含疏水区可镶嵌在膜上成为跨膜蛋白，如肽链含多处间隔疏水区并有使附着内质网的核糖体离解的信号，则可使核糖体在合成蛋白质时反复结合后离开内质网，从而形成多次跨膜蛋白。一些蛋白质的基本加工过程也在粗面内质网腔内进行，如蛋白二硫化物异构酶就定位在内质网腔内，可催化某些蛋白质成熟必需的二硫键。

（2）滑面内质网：滑面内质网又称无颗粒内质网，即表面不附着核糖体。滑面内质网通常为分支小管或圆形小泡构成，在某些部位与粗面内质网相连。滑面内质网与粗面内质网不同，它们很少扩大成小池，膜往往比粗面内质网更薄。其可与粗面内质网、核膜及高尔基复合体相连，偶尔也与细胞膜相连。在某些特化细胞中，滑面内质网很丰富，如在肝细胞中，与脂蛋白生成有关的滑面内质网很多，其膜上有合成脂蛋白脂质部分的全套酶系，还含有催化与药物及有害代谢产物解毒相关的酶。滑面内质网还广泛存在于能合成类固醇的细胞中，如睾丸的间质细胞、肾上腺皮质和其他分泌激素的细胞以及胃壁细胞、皮脂腺细胞、横纹肌细胞等都富含滑面内质网。一般说，细胞内如果有丰富的粗面内质网，滑面内质网则少，反之亦然。

（二）高尔基复合体

1898 年，意大利细胞学家 C.Golgi 采用银染的方法，在光学显微镜下观察猫神经元时，发现细胞核周围黑色网状结构，称其为内网器。研究发现许多真核细胞中都有类似结构，为纪念高尔基的发现，将它称为**高尔基器**（ **Golgi apparatus** ）或**高尔基体**（ **Golgi body** ）。采用电镜观察，发现高尔基器是由许多膜性结构共同构成的器官，所以称之为**高尔基复合体**（ **Golgi complex, GC** ）。

高尔基复合体可还原金属盐，形成黑色沉淀，而不被苏木精 - 伊红染色。在普通光学显微镜下观察标本，常用银盐或锇酸处理标本，从而显示高尔基复合体。

1. 高尔基复合体的形态结构

高尔基复合体常是一较为复杂的膜性细胞器，其典型模式结构由重叠的扁平膜囊和一群分泌液泡、转运小泡三部分组成。

（1）扁平膜囊：扁平膜囊多是圆盘状，横切面弓形，中央部分略窄，边缘部分较为扩张，内部充满中等电子密度的无定形或颗粒状内容物。高尔基复合体主体部分一般由 3~10 层扁平膜囊整齐平行排列构成，称高尔基垛，为高尔基复合体的标志性结构。其凸面向着细胞核或粗面内质网，称为顺面或形成面；凹面面向细胞膜，称为反面或成熟面，也称分泌面。高尔基复合体形成面较薄（约 6nm），与内质网膜厚度相近；由形成面至分泌面，厚度逐渐增加；分泌面膜厚度达到 8nm，与细胞膜厚度相仿，基本对应扁平膜囊由内质网膜向细胞膜的分化情况。

（2）转运小泡：为直径约 40~80nm 的球形小囊泡，膜厚约 6nm。小泡多集中在扁平膜囊形成面与内质网间，内容物较透明；分布于高尔基垛旁边的小泡，其内容物较为致密。一般认为，小泡是由粗面内质网向高尔基垛形成面以及扁平膜囊间物质转运的载体，从而使扁平膜囊膜成分和内容物不断得到补充、替换。

（3）分泌液泡：直径约 100~500nm，膜厚度约为 8nm，多见于扁平膜囊的成熟面和末端。一般认为，液泡是由扁平膜囊局部或周边膨出的泡膜脱落而成的器官，带有分泌物质。液泡内含物较浓缩，其内容物依细胞及目的地不同而异。

2. 高尔基复合体的组成及功能

高尔基复合体是一种联系内质网膜和细胞膜的细胞器，其膜脂类的含量也介于内质网膜和细胞膜之间。高尔基复合体含有催化糖蛋白合成的糖基转移酶，催化糖脂合成的磺基 - 糖基转移酶等，它们能把低寡糖链转移到对应分子上，从生成面到成熟面，高尔基垛中扁平膜囊的多糖分布逐渐增高。高尔基复合体成熟面的膜较生成面的膜含更多的酶，并且种类有区域性分布倾向，在对底物糖基化加工和修饰方面有所分工（表 1-4）。

表 1-4　高尔基复合体的主要糖基化作用分工倾向

高 尔 基 垛	主 要 作 用
生成面扁平膜囊	添加寡糖链，使某些糖残基磷酸化
中部扁平膜囊	添加寡糖链，修饰寡糖链，移除个别糖基
分泌面扁平膜囊	修饰寡糖链，添加唾液酸、半乳糖等

高尔基复合体与细胞膜蛋白、分泌蛋白糖基化及细胞分泌活动等有关，也是内质网与质膜间膜成分转移的中继站。不同类型的细胞高尔基复合体的数量和分布不同，即使在同一种类型的细胞中，由于发育阶段、分化程度以及生理状况的不同也各不相同。

（三）溶酶体（lysosome）

溶酶体是单层膜包裹多种酸性水解酶类的囊泡状细胞器，其主要功能是进行细胞内的消化作用。

1. 溶酶体的结构和类型

（1）溶酶体的一般特征：溶酶体是一种膜包裹的囊状细胞器，有明显的种异质性，即不同的溶酶体的形态大小，甚至内容物都不完全一致。其膜组成与细胞膜或其他内膜不同，含有较多的鞘磷脂和其他一些成分，膜蛋白有特殊功能且高度糖基化，如含质子泵，可以形成和维持酸性的内环境，多种载体蛋白用于水解产物向外运送等，同时也有利于防止自身的降解；内容物电子密度较高，含有多种酸性水解酶。

（2）溶酶体的酶：溶酶体几乎是细胞内水解酶的仓库，溶酶体里的酶都是酸性水解酶，常见的有酸性磷酸酶、酸性 RNA 酶、酸性 DNA 酶、糖苷酶等，它们能够把蛋白质、核酸、多糖、脂类等复杂的大分子分解。目前，已发现 60 余种溶酶体酶，但并不存在在同一个溶酶体内。不同类型细胞溶酶体酶的种类和各种酶的比例不同，即使在同一类型细胞的不同溶酶体中，酶内容物也不一定相同，但酸性磷酸酶则是普遍存在的酶，可作为溶酶体的标志酶，可用组织化学法显示酸性磷酸酶以帮助识别溶酶体。溶酶体内存在的酶多数为可溶性酶，有些整合在溶酶体膜上，它们本身的结构能抵御酸变性作用。

2. 溶酶体的功能

溶酶体有多方面的作用，其中最基本的是溶酶体内酸性水解酶的消化作用，因此，溶酶体可视为细胞内的消化器官，通常根据被消化物的来源不同，可将溶酶体在细胞内的消化作用分为异噬作用和自噬作用两种。前者为溶酶体对外源性异物的消化作用，可为细胞的生存提供营养物质，并参与机体的防御功能；后者为溶酶体消化细胞自身的衰老和损伤的细胞器或细胞器碎片的作用，是细胞结构新陈代谢的重要方式，也参与细胞的自我保护和功能转换，如可选择性消化掉自体的一小部分，以维持细胞的生存；又如，哺乳期母鼠的腺垂体分泌催乳素的细胞功能旺盛，生成许多分泌颗粒，母鼠一旦停止授乳，细胞内多余的分泌颗粒便与溶酶体融合而使催乳素降解，停止刺激乳腺泌乳。溶酶体还参与某些激素的分泌，如甲状腺激素是以其前体甲状腺球蛋白形式合成的激素，在溶酶体酶对这种糖蛋白进行有控制的水解后，甲状腺激素才释放进入血液。

（四）分裂增殖的膜性细胞器

真核细胞内尚有一些特殊的膜性细胞器，如线粒体、叶绿体和过氧化酶体，它们数量的增加依赖原有细胞器或前体的存在，不能在无该种细胞器的细胞内自发或由其他膜性结构转化形成。此类细胞器可有自身的遗传系统（线粒体和叶绿体），但均无法完全合成自身所需的组成成分，其蛋白质组分全部或部分由游离的核糖体在胞质中合成，并通过转运定位在细胞器上。

1. 线粒体

1894年，德国生物学家Altmenn首先在光学显微镜下观察到动物细胞内存在的杆状和颗粒状结构，称其为"bioblast"（生命小体），并认为这些颗粒在细胞内能独立自主生活，对细胞遗传和代谢产生影响。1898年，Benda重新将其首次命名为**线粒体（mitochondria）**。其后有人在植物细胞中也发现了线粒体。1900年，Michaelis用Janus green B染料对线粒体进行活体染色，证明线粒体可进行氧化还原反应。到20世纪50年代，线粒体作为细胞能量代谢中心的观念已初步建立。后来的研究，不仅证明了三羧酸循环、氧化磷酸化反应是在线粒体的不同部位上进行的反应，而且还证明线粒体中存在着DNA基因组，有自己独立的蛋白质合成体系。

（1）线粒体的形态大小和分布：线粒体是细胞内较大的细胞器，一般直径为0.5~1.0μm，长1.5~3.0μm。但其大小并不固定，与外界环境中溶液渗透压、温度变化、pH值密切相关，并可随代谢条件的不同而变化。在一些细胞中可见一些极端类型，如在骨骼肌细胞中可见到"巨大线粒体"（长7~10μm），大鼠肝细胞中的线粒体长5μm等。

动物细胞内线粒体的数目一般为数百到数千，不同种类的细胞中差异很大。如利什曼原虫中只有一个巨大的线粒体，而一种单细胞巨大变形虫的线粒体数量甚至可高达50万个；多细胞生物的不同细胞间的线粒体数目也不同，如人体肝细胞内约有1000个，卵母细胞中可高达30万个，精子中的线粒体约为25个，而成熟的红细胞内无线粒体。一般来讲，线粒体数目与细胞的生理功能及需求有关：如飞翔的鸟类胸肌细胞线粒体数目高于不飞翔的鸟类；运动员的肌细胞中线粒体比不常运动的人多；植物细胞的线粒体数量比动物细胞的少等。

（2）结构与化学组成：在电镜下观察，线粒体是一个由内、外两层单位膜构成的封闭囊状结构，内膜与外膜不相连，故可将其分为外膜、内膜、膜间腔和基质几部分。

① **外膜（outer membrane）**是包围在线粒体最外面的一层单位膜，厚约6nm，光滑平整。外膜较近似于细胞其他膜结构，与内质网较为相似，提示外膜与内质网可能有同样的进化起源。外膜上可见排列整齐的由孔蛋白（porin）形成的贯穿双脂层的筒状圆柱体，其中央有孔径2~3nm的小孔，可能是小分子物质经外膜进入膜间腔的通道；一般相对分子质量在10000以下的物质均可自由通过，较大的分子和离子则需要借助膜上特殊的运载系统进行交换。外膜中含有脂类及其他多种酶类，其主要标志酶是单胺氧化酶。

② **内膜（inner membrane）**由特殊的脂类组成。心磷脂是内膜的主要组成成分（比任何膜的都高），胆固醇含量低，这造成了内膜的高度疏水性；内膜的脂类与蛋白质的比值低（0.3:1），是能量转换发生的主要场所。内膜中含有执行呼吸链氧化反应的酶系和ATP合成酶系，其主要标志酶是细胞色素氧化酶。

③ **膜间腔（intermembrane space）**是线粒体内、外膜之间的腔隙，内充满无定形物质，含有多种可溶性酶、底物和辅助因子，其主要标志酶是腺苷酸激酶。在能量转换过程中，膜间腔是质子库，由电子传递释出的能量将质子泵入膜间腔，形成高质子电化学梯度，它通过F_0F_1ATP酶复合体回流合成ATP。

④ **基质（matrix）**是内膜（包括嵴）围成的腔隙。基质中有高浓度的多种酶的混合物，如参与三羧酸循环反应、丙酮酸与脂肪酸氧化的酶系，主要的标志性酶为苹果酸脱氢酶。此外，还含有线粒体基因组DNA、线粒体核糖体、tRNA、rRNA、DNA聚合酶、氨基酸活化酶等，均为线粒体基因组表达和有关蛋白质合成的必需成分。基质中还含有纤维丝和电子密度较大的颗粒状物质，即**基质颗粒（matrix granule）**，内含Ca^{2+}、Mg^{2+}、Zn^{2+}等二价离子，可能具有调节线粒体内部离子环境的功能。

（3）线粒体的主要功能及遗传系统：线粒体是细胞有氧呼吸和能量转换的场所。能量是线粒体上的酶将细胞内的各种供能物质氧化而释放出来的过程，这一过程叫**细胞的氧化作用（cellular oxidation）**。细胞氧化作用的基本过程分为四个阶段：酵解、乙酰辅酶A生成、三羧酸循环、电子传递偶联氧化磷酸化。其中酵解是在细胞质中进行，反应时不需要氧，故称无氧酵解。其他三个阶段都在线粒体内进行。

线粒体有自己的遗传系统，线粒体基质（有时与内膜结合）含有双链闭合环状基因组，通常有多个拷贝基因存在，如人体细胞每个线粒体中有2~3个DNA分子。线粒体基因组DNA（mtDNA）多较简单，如大多数动物细胞线粒体长度约为5μm，约含16000碱基对，编码几十个基因；尽管有的生物mtDNA分子较大，如真菌的为80kb，植物的甚至可达200~2000kb，但似乎并不编码较多的基因。mtDNA具有自我复制能力，以自身为模板，半保留复制。mtDNA复制时间不同于细胞核DNA复制，不局限于S期，而是贯穿于整个细胞周期，其复制的周期与线粒体增殖平行，保证了线粒体本身的DNA在生命过程中的连续性。

2. 叶绿体（chloroplast）

叶绿体在很多方面与线粒体类似，如也是细胞的某种原核类内共生体，有自己独立的基因组和蛋白质合成体系，以分裂方式增殖，也是能量代谢的细胞器等，但叶绿体与线粒体也有不同，除了较大、较复杂，并承担一些非生产能量功能（如抗病、免疫、抗逆功能），叶绿体可由光合途径把 CO_2 转化为糖，还可以自行合成自身膜脂成分。

（1）叶绿体的结构与功能：叶绿体长 $5\sim10\mu m$，外面围着两层单位膜并构成被膜；其内还有一套内膜系统，称类囊体膜（thylakoid membrane），形成扁平的囊，通常叠在一起组成很多的类囊体垛。

叶绿体含有 3 种不同的膜（外膜、内膜、类囊体膜）和 3 种彼此分开的腔（膜间隙、基质和类囊体腔）。

叶绿体的外膜和内膜与线粒体的外膜和内膜在功能上很相似，也由质子电化学梯度产生 ATP。叶绿体外膜也有通道蛋白，允许小分子物质自由通过；内膜也是对离子和代谢产物不通透的膜，它们需借助膜上特殊的运载系统进行转运。

（2）**质体**（plastid）：是含有叶绿体基因组，但形态、功能可大不相同的所有有关细胞器的总称。质体通常按其所含色素进行分类：叶绿体实际只是植物质体家族的一种，因其含叶绿素而得名；其他如**色素体**（chromoplastid），不含叶绿素而含类胡萝卜素等，与某些植物花和果实呈黄色、橙色和红色有关；一些**白色体**（leucoplastid）则不含色素。

四、细胞骨架系统

鉴于真核细胞不仅具有特定的形状和高度复杂的内部结构，而且还能为适应功能的需要而改变性状，如重新安排其内部细胞器的位置，某些具有特殊功能的细胞还能自主运动等，早就有人推测细胞内存在着支撑结构，如 1928 年 Koltzoff 就指出原生质中存在着一种不易看到的由纤维骨架组成的体系，从而提出了细胞骨架的原始概念。但当时由于受到技术条件的限制，并没有真正看到这种结构，直到 20 世纪 60 年代（在此之前，制作电镜标本的固定剂为锇酸和高锰酸钾，而且是在 $0\sim4℃$ 低温下处理，细胞骨架大多被破坏），才真正确认细胞中有细胞骨架系统的存在。1963 年，Slauterback 采用戊二醛常温固定方法，首先在水螅刺细胞中发现了微管，随后学者们又发现了组成细胞骨架的其他纤维成分——微丝和中间纤维。它们组成复杂的纤维网，并广泛存在于真核细胞的细胞质中，在细胞形态的改变和维持、细胞的运动（如从一个地方移动到另一个地方）、细胞内的物质运输、内吞和外吐、免疫行为和细胞分裂活动以及细胞器的空间分布等方面起着基础的作用。通常把这些纤维网的结构归为一类细胞器，称其为**细胞骨架**（cytoskeleton）。20 世纪 70 年代初，Berezney 和 Coffeg 从大鼠肝细胞核中分离出一种非染色质蛋白纤维，称其为核骨架。此外，在细胞的其他部位也发现类似的纤维结构。目前，已有人提出广义的细胞骨架应包括细胞核骨架、细胞质骨架、细胞膜骨架和细胞外基质。有关研究也成为当今生命科学中最为活跃的领域之一。这里主要介绍细胞质骨架。

（一）微管

微管（microtubule）是存在于真核细胞的细胞质内最容易看到的骨架纤维。不同类型细胞中的微管，都有相同的结构，仅其排列方式和长度随着细胞的生理状况不同而动态变化。根据其在细胞中存在时间的长短，微管又可分为稳定和不稳定两种类型。微管在细胞分裂、形态发生、运动、运输和支持，甚至感觉功能等方面均发挥重要作用。

1. 微管的结构与分布

微管是一中空的管柱状结构，内径约 15nm，直径约 25nm。在大多数细胞中，它们仅有几个微米长，但是在某些特化的细胞（如中枢神经系统的运动神经元）中，它们可长达几厘米。

微管的管壁由 13 根**原纤维（protofilament）**纵向包围而成。原纤维由微管蛋白组成。微管蛋白有 α、β 两种，它们在构成原纤维时首尾相接，交替排列（αβ-αβ-αβ-αβ……），所以微管具有极性。参与微管组成的还有一些与微管结合的辅助蛋白质，这些蛋白质称为微管相关蛋白，它们在微管蛋白组装成微管之后结合在微管的表面，主要起稳定、连接等作用。微管可以三种形式（单管、二联管和三联管）存在于细胞中，例如，纤毛、鞭毛和中心粒就是由二联管和三联管组成的器官。这些结构中的微管起稳定的作用。

2. 微管的功能

（1）稳定微管组成细胞特殊的细胞器，如动物细胞的中心粒、鞭毛和纤毛等，其功能与运动有关，前者承担动物细胞分裂的某种启动性运动，后者则是真核细胞的运动器官，一般认为，鞭毛和纤毛的摆动式运动是一组二联管受到动力蛋白臂向邻组二联管基体方向牵拉的结果。

（2）不稳定微管（不断地组装和去组装）的主要功能是为细胞提供某种动态刚性支撑结构和给特殊成分（如染色体）运动定位。支撑作用主要表现在维持动物细胞形态方面，这也是最早被证实的微管功能，如用秋水仙素处理培养细胞，可影响微管的组装，细胞将丧失原有的形态而变圆，实际上细胞突起部分，如伪足、神经轴突的生成和维持，都是微管在起关键作用。在有丝分裂中，微管组成有丝分裂器，并牵引染色体移向两极，如此时干扰微管的组装和去组装或结构，细胞无法继续进行有丝分裂。除秋水仙素外，也可利用重水（D_2O）和紫杉醇等促进微管的组装、抑制去组装并使微管聚集成束的药物，使染色体无法移动，获得抑制细胞增殖（有丝分裂）的效果。

（3）微管在细胞内物质运输方面也有重要作用，它可以作为"轨道"快速运送一些膜性颗粒，其中最典型的情况见于与微管有关的神经元的轴突定向转运。有关细胞中存在两种利用 ATP 水解释放的能量推动运输的蛋白质（被称为分子马达），一种是驱动蛋白质，它能向微管的正极（＋）运输，另一种称为动力蛋白质，它可向微管的负极（－）运输，使一些膜性颗粒（如线粒体、突触小泡、内吞小泡，转运小泡等）快速到达目的地。除了神经元的轴突运输外，很多细胞也都有微管运输机制，如内分泌细胞的分泌颗粒和色素细胞中的色素颗粒的运输等。

（二）微丝

1. 微丝的结构与分布

微丝（microfilament）是真核细胞中由肌动蛋白组成的细丝，直径为 5~6 nm。细胞内有多种**微丝相关（结合）蛋白质（microfilament associated protein）**，有的可控制微丝的结构和功能，有的连接或锚定蛋白质可把微丝固着在细胞膜或细胞成分上。目前发现的微丝相关（结合）蛋白质已超过 40 种，其中有些是特定的细胞类型所特有的蛋白质。在细胞中，微丝因结合不同的微丝相关蛋白，可表现不同的稳定性和排列情况，如小肠上皮细胞微绒毛中含有稳定结构的微丝，与其长轴平行排列，呈束状；而在一般肌细胞中，微丝常分布在细胞膜下方，大多呈现一种网状不稳定结构，即其形态分布可随细胞活动的需要而变化。

2. 微丝的功能

微丝与微丝结合蛋白的协同可形成多种结构，除参与组成细胞的骨架，维持细胞的形状外，还参与细胞中许多重要的功能活动，如肌肉收缩、变形运动，并对细胞内信号传递有影响。

（1）肌肉收缩：微丝参与组成的肌节是动物肌肉收缩的基础结构。肌节两端彼此连接组成肌原纤维。横纹肌（也称骨骼肌）细胞内充满着纵行排列的肌原纤维。肌节中粗细肌丝相间排列，它们位置滑动，就会引起肌节长度的变化，出现肌肉收缩伸展。

（2）细胞的变形运动：微丝还可通过微丝的聚合和解聚产生运动，此方式一般并不直接产生整个细胞的运动，而是首先引起细胞的局部变化，而后引发细胞移动，如变形运动。

（3）维持细胞形态：细胞形状的维持除与微管有关外，微丝也起重要作用。存在于细胞膜下微丝网中的微丝与微丝相关蛋白协同作用，可为细胞膜提供一定的强度和韧性，抵抗细胞内外的压力，维持细胞的形状。一些特殊细胞因其细胞膜下微丝独特的网络方式，使之具有特别的形态，如哺乳类红细胞多为可变形的扁盘状。

（4）信息传递：微丝也可以传递某些细胞内信号或影响信息传递，如用细胞松弛素 B 使质膜下的微丝解聚后，多种生长因子与膜受体作用就不再能引起 DNA 的合成，失去了促细胞分裂的作用。

第三节 细胞的生物电现象

一切活的细胞或组织，不论是在安静还是在活动状态，都具有电的变化，称为**生物电现象**（bioelectricity phenomenon）。生物电活动的本质是细胞膜内、外两侧带电离子的跨膜移动，表现为细胞膜两侧存在一定的跨膜电位，称为**膜电位**（membrane potential）。细胞的膜电位主要有两种表现形式，即在安静时具有的静息电位和受刺激后产生的动作电位。本节重点介绍神经和骨骼肌细胞的生物电变化及产生机制。

第一章 细胞生物电

一、生物电现象的观察记录方法和静息电位

（一）静息电位

安静状态下存在于细胞膜内、外两侧的电位差，称为**静息电位**（resting potential，

上篇 · 生命科学基础

RP）。其测定原理如图 1-2 所示，在细胞水平研究生物电现象采用细胞内记录法。将参考电极置于细胞外液，并将细胞外液接地，使其参考电极保持在零电位水平，测量电极是尖端极细的玻璃微电极，可插入细胞内而不明显损伤细胞。当测量电极处于细胞外液时，示波器荧屏上的光点在零电位水平扫描，表示参考电极和测量电极之间没有电位差；在将测量电极插入细胞的瞬间，示波器荧屏上的扫描线立即下移，表示电位立即降到零电位水平以下，之后保持基本稳定。这种结果提示安静状态下细胞膜两侧存在着电位差，即静息电位。当细胞外液固定于零电位时，膜内电位为稳定的负值。静息电位的数值也是以膜外为零，膜内为负值来表示。如神经元约为 $-70mV$，骨骼肌细胞约为 $-90mV$，红细胞约为 $-10mV$。20 世纪 70 年代中期，Neher 和 Sakmann 建立的膜片钳技术（patch clamp technique），可以记录细胞膜结构中单一离子通道的电流和电导，为从分子水平了解生物电现象提供了直接的手段。

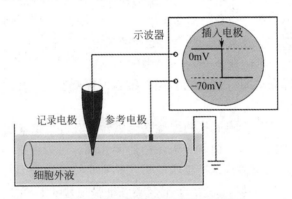

图1-2　神经纤维静息电位测定示意图

（二）静息电位及其产生机制

1. 有关生物电的基本概念

细胞膜内外两侧的电位差称为**跨膜电位**（transmembrane potential），简称**膜电位**（membrane potential），包括静息电位和动作电位。细胞膜安静时，膜电位外正内负的状态称为膜的**极化**（polarization）；静息电位（绝对值）增大的变化过程称为**超极化**（hyperpolarization）；静息电位（绝对值）减小的变化过程称为去极化或**除极化**（depolarization）；去极化至零电位后膜电位如进一步变为正值，则称为反极化或称**超射**（overshoot）；细胞膜去极化后再向静息电位方向恢复的过程称为**复极化**（repolarization）。

2. 静息电位产生的机制

细胞膜内外两侧的离子分布不均，即细胞内 K^+ 浓度高于膜外，而 Na^+ 浓度膜内低于膜外。在这种膜内外离子分布不均状态下，K^+ 和 Na^+ 分别有顺浓度差向膜外和膜内扩散的趋势，但是，它们能否在浓度差的驱使下移动，还取决于膜对各种离子它们的通透性。在安静状态下细胞膜只对 K^+ 有选择通透性，K^+ 通道开放。因此，K^+ 可以顺浓度差向膜外扩散，随着 K^+ 的外移，膜内外的浓度差（K^+ 外流动力）逐渐减小；同时，膜外正电荷数逐渐增多，而带负电荷的有机负离子因细胞膜对它们几乎不通透而聚积于膜内侧，膜的两侧就产生了电位差，即膜外带正电，膜内带负电，该电位差成为 K^+ 外流的阻力（同性电荷相斥）。随着 K^+ 外流的持续进行，细胞膜内外的电位差逐渐增大，而浓度差逐渐减小，当使 K^+ 移动的浓度差和电位差达到平衡时，K^+ 的跨膜净通量为零。于是，由于 K^+ 外流所造成的膜两侧的电位差也稳定于某一数值不变，此时的跨膜电位称为 **K^+ 平衡电位（K^+ equilibrium potential, E_k）**。大多数细胞的静息电位主要由细胞内 K^+ 的外流所产生。通常实际观察到的静息电位绝对值要比 K^+ 平衡电位的理论值要小一些。这是由于在安静时膜不仅对 K^+ 有通透性，而且对 Na^+、Cl^- 也有较小的通透性，造成极少量的 Na^+ 内流、Cl^- 外流，一定程度上中和了 K^+ 外流的形成的电位变化。

二、动作电位及其产生机制

（一）细胞的动作电位的概念和特性

1. 动作电位产生

在静息电位的基础上，如果细胞受到一个适当的刺激，其膜电位会发生一次迅速而短暂的电位波动，这种膜电位的波动称为**动作电位（action potential）**。动作电位的曲线分为上升支和下降支。上升支又称去极相，包括膜电位的去极化和反极化两个过程；下降支又称复极相，即膜电位的复极化过程。以哺乳动物神经纤维的动作电位为例（图 1-3），当细胞受到足够强度的刺激时，膜内外的电位差由安静

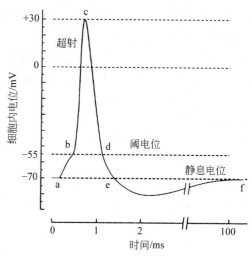

图1-3　神经纤维动作电位

时的 $-70mV$ 迅速减小直至消失，而且可进一步出现膜两侧电位极性的倒转现象，即膜内正电位，膜外负电位，形成动作电位的上升支；之后又迅速恢复至静息电位水平，形成动作电位的下降支，两者共同形成尖峰状电位变化，因此称为**峰电位（spike potential）**。峰电位是由去极相陡峭的上升支和复极相快速下降的部分共同构成。峰电位是产生动作电位的象征，是动作电位最主要部分。在锋电位的下降支恢复到静息电位水平以前约相当于动作电位幅度 70% 左右处，膜电位还要经历一段微小而缓慢的波动，称为**后电位（after-potential）**。

2. 动作电位特性

①"全或无"定律：当给予可兴奋细胞的刺激强度太小时，不能引起动作电位；一旦刺激强度达到阈值时，就能引起一个动作电位，并且其幅度不会因刺激强度增加而增加，这一特性称为**"全或无"（all or none）定律**。②可扩播性：动作电位产生后并不局限于受刺激部位，而是迅速向周围扩播，直至整个细胞膜都依次产生动作电位。③不衰减传导：动作电位在扩播过程中其幅度不因传导距离增加而减小，这种特性称为不衰减性传导。

（二）动作电位产生的机制

当细胞受刺激产生兴奋时，膜电位发生迅速而短暂的波动。这一过程中膜电位可由 -70mV 迅速变为 +30 mV。其机制主要与由于细胞膜上 Na^+ 的通道开放，大量 Na^+ 由细胞外流入细胞内而形成动作电位。在静息状态下，K^+ 移动达平衡后，细胞内仍高 K^+，而细胞外高 Na^+，由于浓度差的存在，Na^+ 有顺浓度梯度向膜内扩散的趋势，同时细胞在静息状态下外正内负的电场力也促使 Na^+ 向膜内移动。但是，由于细胞膜在静息状态下对 Na^+ 几乎不通透，因此 Na^+ 不可能大量内流。当给细胞一个有效刺激时，细胞膜上的钠通道因该刺激而开放，膜对 Na^+ 的通透性增大，导致 Na^+ 顺浓度、顺电位梯度迅速流入膜内。由于 Na^+ 的大量内流，膜内的负电位逐渐被 Na^+ 的正电荷所中和，甚至使膜内出现正电位，形成动作电位上升支。在 Na^+ 内流的过程中，膜两侧 Na^+ 的浓度差以及由静息时细胞膜外正内负的电位差是 Na^+ 内流的动力，而 Na^+ 内流所造成的膜内正电位，则是 Na^+ 内流的阻力。随着 Na^+ 内流的增加，Na^+ 内流的动力逐渐减小，阻力逐渐增大，当动力与阻力达平衡时，膜上 Na^+ 的净通量为零，这时膜两侧的电位差达到了一个新的平衡点，即 Na^+ 平衡电位。当动作电位达到峰值，出现细胞膜内正外负电位后，并不停留在该状态，而是很快出现复极化。这是因为膜上电位的变化导致钠通道关闭，从而使膜对 Na^+ 的通透性变小；而此时，膜上相应的 K^+ 通道通透性反而进一步增大，于是膜内 K^+ 又因浓度差和电位差（膜内带正电）的推动而向膜外扩散，使膜内电位由正值向负值发展，直至恢复静息电位水平，形成动作电位的下降支。而后电位的产生与离子流动的速度及 Na^+-K^+ 泵的生电作用有关。试验结果已证明动作电位的形成与 Na^+ 的内流有关。如果用不能透过细胞膜的葡萄糖溶液代替细胞浸浴液中的 NaCl 后，动作电位的幅度、去极化速度和动作电位的传导速度都降低，而且降低的程度和 NaCl 被替代的程度一致。

复极后膜电位及膜对 Na^+、K^+ 的通透性均已恢复到静息水平，但是膜内、外的离子分布尚未恢复。在动作电位过程中，大量 Na^+ 进入细胞而大量 K^+ 出细胞，使膜内 Na^+ 增多，膜外 K^+ 增多，这一变化使细胞膜上的钠泵激活，将进入细胞内的 Na^+ 运至细胞外，将进入细胞外的 K^+ 摄入细胞内，使细胞膜内外的离子分布恢复到原初安静时的水平。

（三）动作电位在同一细胞上的传导

动作电位可以沿着细胞膜进行不衰减性传播，即细胞膜上任何一处发生兴奋而产生的动作电位，都可沿着细胞膜传播，使整个细胞膜都依次产生一个与原先被刺激部位同样的动作电位。兴奋在同一细胞是通过局部电流的方式进行传导的。其原理是细胞膜发生动作电位的部位，膜电位由外正内负变为内正外负的状态，而邻旁的安静部位膜电位仍然是外正内负的状态。这样，在膜的兴奋部位与邻旁的静息部位之间存在着电位差。由于细胞内液和细胞外液都是导电的膜，在电位差的驱动下，膜外正电荷由静息部位向兴奋部位移动，膜内的正电荷由兴奋部位向静息部位移动，形成**局部电流（local current）**。由于电荷的移动，邻近静息部位膜外电位下降，而膜内电位上升，使静息膜电位绝对值减小，当减小到阈电位时，该静息部位即可产生动作电位，于是兴奋由原先部位传导到邻近部位。这样的过程在膜上连续进行下去，使整个细胞膜都依次发生兴奋，完成兴奋在整个细胞上的传导。

学习小结

（1）细胞学研究成果支持将生物分为动物界和植物界两大类的分类方法，如动物细胞缺乏植物细胞所具有的细胞壁和色素。20 世纪 40~50 年代，人们开始利用电镜观察生物，揭示了细胞与细胞之间的基本结构差异。按细胞结构复杂程度将细胞分为两类：简单型的原核细胞和复杂型的真核细胞。不同的细胞学检查技术可以进一步认识细胞的结构和功能。

（2）细胞核是真核细胞所独具的普遍的结构特征，真核细胞与原核细胞的最大区别也在于前者出现了核膜，从而把细胞质与细胞核分开，使真核细胞几乎所有的 DNA 都包围在核内，即保护 DNA 分子，同时又使 DNA 复制、RNA 转录及加工（核内进行）与蛋白质翻译（细胞质内进行）在时间和空间上分隔开，防止彼此干扰。

（3）细胞的内膜系统及有关结构，包括内质网、高尔基复合体、溶酶体、线粒体、叶绿体。细胞骨架系统包括微管、微丝、中间纤维。

（4）细胞膜内外两侧的电位差称为跨膜电位，简称膜电位，包括静息电位和动作电位。大多数细胞的静息电位主要是由细胞内 K^+ 的外流产生。在静息电位的基础上，如果细胞受到一个适当的刺激，其膜电位会发生一次迅速而短暂的电位波动，这种膜电位的波动称为动作电位。由于细胞膜上 Na^+ 的通道开放，大量 Na^+ 由细胞外流入细胞内而形成动作电位。动作电位特性：①"全或无"定律；②可扩播性；③不衰减传导。

复习思考题

（1）比较原核细胞和真核细胞异同。

（2）线粒体遗传有何特点？

（3）动作电位有哪些特点？

第一章 复习思考题答案　　第一章 单元测试题　　第一章 单元测试题答案

第二章

新陈代谢与体温

学习目标

（1）能够叙述酶的可逆性抑制剂的动力学特点，酶在医学上的应用，维生素的功能及缺乏病，细胞质中的NADH的氧化方式，糖原合成与分解及糖异生过程对血糖的调节，胆固醇的合成过程与蛋白质的消化与吸收，关键酶的特点，体温调节，遗传密码的特点。

（2）能够说明酶的动力学特点、酶抑制剂的类型，维生素的分类，体内两条重要呼吸链的构成、ATP合成的方式，糖酵解、三羧酸循环过程的生理意义，脂肪酸的分解及合成过程的主要特点及能量代谢情况、胆固醇的体内转化去向，氨的代谢，高等动物三个水平代谢调节，能量代谢的影响因素，复制、转录与翻译的基本过程。

（3）能够解释酶的化学组成及结构特点，维生素的概念及特点，生物氧化的概念及特点，血糖的体内来源和去路，血浆脂蛋白的分类及功能、酮体的类型及体内意义，蛋白质的营养价值、氮平衡的概念和分类，痛风症的发病机制，物质代谢的相互联系，遗传信息传递的中心法则。

第一节 酶

一、酶的概念

酶（enzyme）是由活细胞所产生，能在体内或体外发挥相同催化作用的一类生物大分子（包括蛋白质和核酸），也称"生物催化剂"。其中，蛋白质类酶是体内最主要的生物催化剂形式。

（一）酶的化学组成

第二章 1-5 节 PPT

按照酶的化学组成，可将其分为单纯酶和结合酶两大类。**单纯酶**（simple enzyme）是指单纯由蛋白质构成的酶，而**结合酶**（conjugated enzyme）中除了蛋白质类成分外，还具有非蛋白质成分，如金属离子、有机小分子等。结合酶中的蛋白质部分称为**酶蛋白**（apoenzyme），非蛋白质部分统称为**辅助因子**（cofactor），二者对于全酶的催化活性缺一不可。其中辅助因子按照与酶蛋白结合的方式又分为**辅酶**（coenzyme）与**辅基**（prostheticgroup）。辅酶是指与酶蛋白结合疏松，可以通过透析、超滤等方法去除的部分。辅基是指与酶蛋白结合紧密（共价键结合），不能通过透析或超滤等方法将其与酶蛋白分开的部分。辅基与辅酶在催化反应中通常作为氢（H^+ 和 e）或某些化学基团的载体。体内酶的种类很多，但辅助因子的种类并不多。酶催化反应的特异性取决于酶蛋白部分，而辅助因子可决定反应的类型。

（二）酶的活性中心

组成活性中心的氨基酸残基的侧链存在不同的功能基团，如 $-NH_2$、$-COOH$、$-SH$、$-OH$ 和咪唑基等，它们来自酶分子多肽链的不同部位。与酶的活性密切相关的功能基团统称为**必需基团**（essential group）。酶的必需基团形成一个特定的空间结构，以结合底物并催化底物，这个区域即**酶的活性中心**（active center）。

酶活性中心以外的功能基团在形成并维持酶的空间结构上也是必需的基团，故称为活性中心以外的必需基团。对需要辅助因子的酶来说，辅助因子也是活性中心的组成部分。

二、酶促反应的特点及酶促反应动力学

（一）酶促反应的特点

1. 高效性

酶是高效生物催化剂，比一般催化剂的效率高 10^7~10^{13} 倍。酶能改变化学反应的速度，但不能改变化学反应的平衡点。

2. 高度特异性

体内的化学反应除了个别自发进行外，绝大多数都由专一的酶催化，一种酶能从成千上万种反应物中找出自己作用的底物，这就是酶的特异性。酶催化的特异性根据程度上的差别，分为绝对特异性、相对特异性和立体异构特异性三类。绝对特异性是指一种酶只催化一种底物进行反应，如脲酶只能水解尿素使其分解为二氧化碳和氨；相对特异性是指一种酶能催化一类化合物或一类化学键进行反应，如酯酶既能催化三酰甘油水解，又能水解其他酯键；而具有立体异构特异性的酶对底物分子的立体构型有严格要求，如 L-乳酸脱氢酶只催化 L-乳酸脱氢，对 D-乳酸无作用。

• 上篇 • 生命科学基础

3. 可调节性

有些酶的催化活性可受许多因素的影响，如内外环境改变时，人体分泌激素，激素可通过调节酶活力使人体适应环境；各种类型的激活剂与抑制剂也会在不同条件下对酶的活性造成影响，这也成为人们对酶能够进行充分探索的一个重要前提。

4. 不稳定性

酶的本质为蛋白质，因此，在多种理化因素影响下容易变性而失活，因而，在储存和使用酶的时候要特别注意环境因素的干扰。

（二）酶促反应动力学

酶促反应动力学（kinetics of enzyme-catalyzed reactions）是研究酶促反应速度及其影响因素的学科。酶促反应受到酶浓度和底物浓度的影响，也受温度、pH、激活剂和抑制剂的影响。

1. 酶浓度

在一定的温度和 pH 条件下，当底物浓度远大于酶浓度时，反应速度与酶浓度成正比。即 $V=K[E]$，式中 V 为反应速度，K 为反应速度常数，$[E]$ 代表酶浓度。

2. 底物浓度

在酶浓度不变的情况下，底物浓度对反应速度的影响呈矩形双曲线。

米 - 曼氏（Michaelis-Menten）方程式：Michaelis 和 Menten 两人在前人工作的基础上提出酶与底物首先形成中间复合物的学说，即：$E + S \leftrightarrow ES \rightarrow E + P$

通过推导得出米氏方程：$V=V_{max}[S]/(K_m+[S])$

米氏方程中**米氏常数 K_m（Michaelis constant）**的意义：当反应速度为最大速度一半时，米氏方程式可进一步整理得到 $K_m=[S]$。由此可见，K_m 值等于酶促反应速度为最大速度一半时的底物浓度。

K_m 值是酶的特征性常数之一，只与酶的结构、酶所催化的底物和反应环境（如温度、pH、离子强度）有关，与酶的浓度无关。

K_m 值可用来表示酶与底物的亲和性，二者成反比关系。对于同一底物，不同的酶有不同的 K_m 值；多底物反应的酶对于不同底物也有不同的 K_m 值，因此一般可选择 K_m 值较小的酶来催化反应。

3. 温度

化学反应速度随温度升高而加速，酶促反应在一定温度范围内也遵循这规律。但由于酶是蛋白质，温度升高到一定程度可使其变性失活，故以酶反应速度（V）对温度作图，可得一条钟罩形曲线。达到最大反应速度时的温度称为该酶的**最适温度**（**optimum temperature**）。若酶促反应持续时间短，则温度促使化学反应加速的影响大于对酶变性的影响，此条件下测得的最适温度往往偏高；反之若反应时间长，温度导致酶失活的影响变为明显，此时测得的最适温度偏低。因此，酶的最适温度不是酶的特征性常数。人体内酶的最适温度为 37℃，因而当人发热时，食欲会有所下降。

4. 酸碱度（pH）

酶促反应速度受环境 pH 的影响，一种酶在几种 pH 环境中测其活力，可看到在某一 pH 时酶促效率最高，这个 pH 称为该酶的**最适 pH（optimum pH）**。但酶的最适 pH 也不是酶的特征性常数，如缓冲液的种类与浓度，底物浓度等均可改变酶作用的最适 pH。

大多数酶的反应速度对 pH 的变化呈钟罩形曲线。多数植物和微生物来源的酶，最适 pH 为 4.5~6.5；多数动物酶的最适 pH 在 6.5~8.0 左右。个别也有例外，如胃蛋白酶的最适 pH 为 1.5~2.5，精氨酸酶的最适 pH 为 9.8~10.0。

5. 激活剂

凡能提高酶活性，加速酶促反应进行的物质都称为该酶的**激活剂（activator）**。如唾液淀粉酶的激活剂为氯离子。因此，在吃富含淀粉的食物时，应多进行咀嚼，同时吃一些带咸味的食物，以促进其在口腔中的消化。

6. 抑制剂

能使酶活力降低的物质称为酶的**抑制剂（inhibitor）**，但强酸、强碱等造成酶变性失活不属酶的抑制作用。可见酶的抑制作用是指抑制剂作用下，酶活性中心或必需基团发生性质的改变并导致酶活性降低或丧失的过程。

按抑制剂作用方式分，抑制剂可分为不可逆性抑制和可逆性抑制两类。

（1）不可逆性抑制：不可逆性抑制是指抑制剂通过共价键与酶的必需基团结合，不能用透析或超滤将其与酶蛋白分开。如重金属离子 Pb^{2+}、Cu^{2+} 等，可与酶分子的巯基进行不可逆结合。又如化学毒剂"路易士气"是一种含砷的化合物，它也能抑制含巯基酶的活性。

有机磷农药能使昆虫胆碱酯酶磷酰化，而胆碱酯酶与胆碱能神经系统传导有关。正常机体在胆碱能神经兴奋时，神经末梢释放出乙酰胆碱，直接激动 M 受体和 N 受体，兼有 M 样作用和 N 样作用。而其发挥作用后，被胆碱酯酶水解。若胆碱酯酶被抑制，神经末梢分泌的乙酰胆碱不能及时地分解掉，造成突触间隙的积累，引起一系列胆碱能神经过度兴奋的症状，如抽搐等症状，最后导致昆虫死亡。同样的机制也可使人畜受害，因此，这类物质又称神经毒剂。解磷定等药物可以置换结合于胆碱酯酶上的磷酰基而恢复酶活力，故可用于抢救有机磷农药中毒病人。

氰化物和一氧化碳等物质能与金属离子结合，从而使一些含金属离子的酶的活性受到抑制，如可抑制呼吸链中的酶，从而致人快速死亡。

（2）可逆性抑制：可逆性抑制是指抑制剂以非共价键与酶结合，可通过透析等物理方法将其与酶分开。

根据作用机制，可逆性抑制又可分为竞争性抑制、非竞争性抑制和反竞争性抑制三种。

① 竞争性抑制作用：抑制剂（I）的化学结构与酶作用的底物（S）十分类似，它们都能与酶的活性中心结合，二者对酶的结合有竞争作用，因而与二者的相对浓度有一定的关系。经典的例子是丙二酸竞争性地抑制琥珀酸脱氢酶。酶的竞争性抑制有重要的实际应用，很多药物是酶的竞争性抑制剂，如磺胺类药物的抑菌作用就基于这一原理。

② 非竞争性抑制作用：抑制剂可逆地与酶结合在活性中心以外，故酶与抑制剂形成 EI 后，还可结合底物形成 EIS。由于抑制剂不与底物竞争酶的活性中心，故称为非竞争性抑制作用。非竞争性抑制作用中增加底物浓度不能解除非竞争性抑制剂的抑制作用。

③ 反竞争性抑制作用：抑制剂不直接与酶结合，而是与 ES 复合物结合，生成 ESI 后酶失去催化活性，造成酶的抑制，因其促进 ES 的合成而称为反竞争性抑制作用。

三、酶在医学上的应用

临床上经常要对酶的活性进行测定，一般在规定的温度、pH 和底物浓度条件下，测定单位时间内底物消耗量或产物的生成量作为酶活性单位。

酶与疾病的发生：体内物质代谢过程多为酶促反应，因而不论是遗传缺陷或外界因素造成的对酶活性的抑制或破坏均可引起疾病甚至危及生命。酶缺陷引起的疾病多为先天性或遗传性疾病，如酪氨酸酶缺乏导致的白化病等。

酶与疾病的诊断：许多遗传性疾病是由于先天性缺乏某种有活性的酶所致，故在出生前，从羊水或绒毛中检出该酶的缺陷或其基因表达的异常，从而可采取早期流产，防患于未然。通过对血、尿等体液和分泌液中某些酶活性的测定，可以反映某些组织器官的病变情况，有助于疾病的诊断。

酶与疾病的治疗：抗菌治疗中凡能抑制或阻断细菌代谢途径中的重要酶的活性，即可达到杀菌或抑菌的目的。如磺胺药即是通过竞争性抑制细菌中的二氢叶酸合成酶活性而使细菌的核酸代谢产生障碍，进而阻遏其生长、繁殖。但由于酶是蛋白质，具有很强的抗原性，故体内用酶治疗疾病还受到一定的限制。

第二节　维生素及其缺乏病

维生素（vitamin）又名维他命，是人体代谢中需求量很低却必不可少的有机化合物。人体犹如一座极为复杂的化工厂，不断进行着各种生化反应，其反应与酶的催化作用有密切关系，而大多数酶的活性都必须有辅酶的加入，已知的很多维生素与辅酶形成有密切关系。因此，维生素是维持和调节机体正常代谢的重要物质。维生素是以"生物活性物质"的形式存在于人体组织中的。

维生素按其溶解性可分为两大类：脂溶性维生素，包括维生素 A、D、E 和 K；水溶性维生素，包括维生素 B 族和维生素 C。脂溶性维生素因其难溶于水，不能从尿液排出，因而不容易流失而导致缺乏，却容易在体内积累而引起中毒；水溶性维生素正好相反，因其能从尿液排出而不容易中毒，却容易缺乏。

一、脂溶性维生素

（一）维生素 A

维生素 A 包括维生素 A_1（视黄醇）、维生素 A_2（脱氢视黄醇）两种，多存在于哺乳动物及鱼的肝脏中，植物中不含有维生素 A，但含有维生素 A 的前体物质—α、β、γ

类胡萝卜素，这些物质均可在动物的肠壁细胞及肝脏中转化为维生素 A，故其称为维生素 A 原，其中 β- 胡萝卜素的转化效率最高。因此，夜盲症患者可通过食用动物肝脏或胡萝卜治疗。

维生素 A 的功能有很多，如维持视觉细胞的感光功能；维持上皮细胞的完整性；维持正常的繁殖功能；维持骨骼正常发育；促进生长发育；增强免疫功能等。如果人体长期缺乏维生素 A，可导致夜盲症、上皮组织干燥或过分角质化，或出现生殖功能障碍、骨骼、神经系统异常等。但若长期超量摄入维生素 A，则可出现慢性中毒。维生素 A 的来源主要有动物性食物，如鱼肝油、鸡蛋等；植物性食物，主要有深绿色或红黄色的蔬菜、水果，如胡萝卜、红心红薯、芒果、辣椒和柿子等。

（二）维生素 D

1921 年，美国科学家 Elmer McCollum 发现鱼肝油中的一种特殊物质可治疗佝偻病，他将其命名为维生素 D，即第四种维生素。维生素 D 的形成与紫外线照射有密切的关系，因而幼儿时期应多晒太阳以预防佝偻病的发生。维生素 D 可提高血浆中钙、磷水平，从而维持骨骼的正常矿物质化和机体的其他功能。因此，维生素 D 缺乏症的特征表现为幼儿的佝偻症、成年人的骨质疏松症。补钙时应同时补充维生素 D，鱼肝油、动物肝脏中含量丰富，体内也可通过胆固醇进行转化。

（三）维生素 E

维生素 E 又称生育酚，是最主要的抗氧化剂之一。生育酚能促进性激素分泌，使男子精子活力和数量增加；同时能使女子雌激素浓度增高，提高生育能力，预防流产。另外，还可用于防治男性不育症、更年期综合征以及美容等。富含维生素 E 的食物主要有果蔬、坚果、瘦肉、乳类、蛋类等。果蔬类包括猕猴桃、菠菜、卷心菜、菜花、羽衣甘蓝、莴苣、甘薯、山药等；坚果类包括杏仁、榛子和胡桃等。维生素 E 最丰富的来源主要是谷物种子的胚芽和大多数油料种子。

（四）维生素 K

维生素 K 包括 K_1~K_7 多种形式，其中最重要的是维生素 K_1、K_2 和 K_3。维生素 K 的生理功能主要为催化肝脏中凝血酶原和凝血活素的合成，参与蛋白质、多肽的代谢，利尿，强化肝脏解毒以及降低血压等。如果体内缺乏维生素 K，会出现血中凝血酶原含量下降，从而引发多种组织器官的出血倾向或出血，严重者导致贫血甚至死亡。通常，每 100g 绿叶蔬菜可以提供 50~800μg 维生素 K，因而是维生素 K 最好的食物来源。少量维生素 K（1~50μg/100g）也存在于牛奶、奶制品、肉类、蛋类、谷类、水果或其他蔬菜中。

二、水溶性维生素

（一）维生素 B_1（硫胺素）

维生素 B_1 广泛存在于各类谷物中，但其在碱性高温环境中易被破坏，因而煮粥时不宜加碱。维生素 B_1 可参与糖的中间代谢；维持神经组织及心肌的正常功能；调节胆碱酯酶的活性；并参与氨基酸代谢。当它缺乏时，可引起末梢神经炎和脚气病。

（二）维生素 B_2（核黄素）

维生素 B_2 为橘黄色结晶，味苦，微溶于水。维生素 B_2 有三种存在形式，即游离的核黄素、黄素单核苷酸和黄素腺嘌呤二核苷酸。后二者在体内可作为各种黄酶或黄素蛋白的辅基参与生物氧化。维生素 B_2 的缺乏症主要表现为皮肤、黏膜、神经系统的变化，如发生口腔溃疡等。动物性食物，特别是动物内脏，如肝脏、肾脏、心脏，以及鳝鱼、蛋、奶等含有丰富的核黄素；植物性食物中以豆类及绿叶蔬菜含量较多。谷类、一般蔬菜和水果含核黄素较少。

（三）泛酸

泛酸属于酰胺类物质，是辅酶 A 及酰基载体蛋白的组成成分。泛酸可参与多种物质代谢，如以酰基载体蛋白的形式参与脂肪酸、胆固醇及固醇类的合成和脂肪酸、丙酮酸等物质的酰基化；或通过促进氨基酸与血液中清蛋白的结合来刺激体内抗体的形成，从而提高对病原体的抵抗力。泛酸缺乏可引起疲倦、忧郁、失眠、低血糖等症状。另外，有试验证明，黑鼠如果长期食用缺乏泛酸等维生素的饲料，鼠毛就会变成灰白色，因此，有人甚至将它叫作"抗白发维生素"。在黄豆中泛酸含量尤其丰富。

（四）烟酸

烟酸是所有维生素中结构最简单、理化性质最稳定的一种维生素，不易受酸、碱、水、金属离子、热、光、氧化剂及加工储存等因素的影响。烟酸以辅酶（辅酶Ⅰ，烟酰胺腺嘌呤二核苷酸）和（辅酶Ⅱ，烟酰胺腺嘌呤二核苷酸磷酸）的形式参与碳水化合物、脂肪、蛋白质的代谢，是多种脱氢酶的辅酶；烟酸的缺乏症主要表现在三个方面：皮肤病变、消化道及其黏膜损伤、神经系统的变化。烟酸广泛存在于各种食物中。

（五）维生素 B_6

维生素 B_6 是吡啶衍生物，其存在形式为吡哆醇、吡哆醛、吡哆胺。维生素 B_6 以磷酸吡哆醛的形式构成转氨酶和脱羧酶的辅酶，参与动物体内碳水化合物、脂肪、氨基酸、维生素、矿物质的代谢。其主要与神经系统的正常功能有关，还可增强免疫功能。维生素 B_6 在瘦肉、动物肝脏与肾脏、稻糠、麦麸、燕麦、坚果（如向日葵子、花生、胡桃等）以及大豆中含量最高，人奶、牛奶及谷类中都含有适量的维生素 B_6。另外，香蕉、玉米、鱼、啤酒酵母、麦芽、蛋、绿叶蔬菜中也含有一定量的维生素 B_6，全麦食品也是其良好的来源。

（六）叶酸

叶酸最初是从菠菜叶中提取纯化的物质，故而命名为叶酸，是维生素中已知生物学活性形式最多的一种。叶酸在中性溶液中较稳定，酸、碱、氧化剂、还原剂对叶酸均有破坏作用。叶酸是细胞形成、核酸的生物合成所必需的营养物质，一旦缺乏则红细胞无法成熟，导致巨幼红细胞性贫血。叶酸广泛存在于自然界的动物体、植物体及微生物中，如动物的肝脏、肾脏及奶类是叶酸的良好来源，深绿色多叶植物、豆科植物、小麦胚芽中也含有丰富的叶酸，但谷物中叶酸的含量较少。叶酸是胎儿生长发育不可缺少的营养素，孕妇缺乏叶酸有可能导致胎儿出生时出现低体重质量、唇腭裂、心脏缺陷等，如果妊娠头 3 个月内缺乏叶酸，可引起胎儿神经管发育缺陷，而导致畸形。因此，准备妊娠的女性，可在妊娠前就开始每天服用 100~300μg 叶酸。

（七）维生素 B$_{12}$（钴胺素）

维生素 B$_{12}$ 的人体需要量是所有维生素中最低的一种，但其作用强度却是最大的种类。它是唯一含有金属元素的维生素，因含钴而呈红色，又称红色维生素，是少数有色的维生素。维生素 B$_{12}$ 的主要生理功能是参与制造骨髓红细胞，防止恶性贫血，防止大脑神经细胞受到破坏。其缺乏也可引起巨幼红细胞性贫血症。维生素 B$_{12}$ 在肝脏中含量最丰富，它在植物性食物中几乎不存在，可通过食用动物肝脏、肾脏、牛肉、猪肉、鸡肉、鱼类、蛤类、蛋、牛奶、乳酪、乳制品等进行补充。

（八）维生素 C（抗坏血酸）

维生素 C 有很强的还原性，极易被氧化剂氧化而失活，尤以碱性或中性水溶液环境中易被氧化；在微量重金属离子存在时，易被氧化分解，受热、潮、光破坏。维生素 C 的生理功能有很多，如可参与结缔组织的生成；促进体内物质的氧化还原反应；可以增强机体解毒及抗病能力；甚至有一定的保护精子免受氧化作用损害的功能。当营养成分不平衡时，可导致维生素 C 缺乏，胶原蛋白不能合成，毛细血管壁脆性增加、易破裂，出血不止而引起"坏血病"，症状主要表现为：食欲不振、疲乏无力、精神烦躁；牙龈疼痛红肿、出血，严重者牙床溃烂、牙齿松动，甚至脱落；皮肤干燥，皮肤淤点、瘀斑，甚至皮下大片青肿；下肢骨膜下出血、腿肿、疼痛；患儿两腿外展、小腿内弯呈"蛙腿状"；眼结膜出血、眼窝骨膜下出血可致眼球突出；骨膜下出血、骨萎缩、易骨折；面色苍白、呼吸急促等贫血表现；免疫功能低下、易患各种感染性疾病。维生素 C 广泛存在于新鲜的水果、蔬菜中，如辣椒、菠菜、西红柿、橘、橙、酸枣等；动物性食物仅肝脏和肾脏含有少量的维生素 C。

第三节　生 物 氧 化

生物氧化（biology oxidation）指糖、脂肪、蛋白质在体内彻底分解并逐步释放能量，生成水和二氧化碳的过程，又称细胞呼吸或组织呼吸。生物氧化和有机物质体外燃烧在化学本质上是相同的事件，遵循氧化还原反应的一般规律，所耗的氧量、最终产物和释放的能量均相同。但生物氧化过程中每一步反应都由酶催化，因此，反应在体温及接近中性的 pH 环境中即可进行，反应中逐步释放的能量可使 ADP 磷酸化生成 ATP 而储存，

生物氧化　视频

以供生命活动之需。

失电子、脱氢、加氧都是常见的体内氧化的方式。碳水化合物、脂类和蛋白质在体内氧化过程中产生大量的有机酸，它们经过脱羧基后会生成大量的二氧化碳，因此与吸入氧气呼出二氧化碳的过程密切相关。

一、呼吸链

位于线粒体内膜上的一系列酶与辅酶形成有序排列，传递氢和电子，使之生成水，这样的特殊体系，过程与细胞呼吸有关，将此传递链称为呼吸链或电子传递链。在呼吸链中，酶和辅酶按一定顺序排列在线粒体内膜上。其中传递氢的酶或辅酶称为递氢体，传递电子的酶或辅酶称为电子传递体。递氢体和电子传递体都起着传递电子的作用。

（一）呼吸链的组成

呼吸链由四种具有传递电子功能的复合体组成。

（1）复合体 I：NADH- 泛醌还原酶，将电子从 NADH 传递给泛醌。此复合体包括以 FMN 为辅基的黄素蛋白和以 Fe-S 簇为辅基的铁硫蛋白。通过 FMN 和 Fe-S 簇中的 Fe 离子将电子传给泛醌，即辅酶 Q（CoQ）。

（2）复合体 II：琥珀酸 - 泛醌还原酶，将电子从琥珀酸传递给泛醌。此复合体由以 FAD 为辅基的黄素蛋白和铁硫蛋白、细胞色素 b_{560} 组成。

（3）复合体 III：泛醌 - 细胞色素 c（Cytc）还原酶，将电子从泛醌传递给细胞色素 c。此复合体由细胞色素 b_{562}、细胞色素 b_{566}、细胞色素 c_1 和铁硫蛋白组成。

（4）复合体 IV：细胞色素 c 氧化酶，将电子从细胞色素 c 传递给氧，由细胞色素 a、细胞色素 a_3 组成，通过其中所含的铜离子传递电子。

（二）两条氧化呼吸链成分的排列顺序

人体细胞线粒体内最重要的氧化呼吸链有两条，即 NADH 氧化呼吸链和琥珀酸氧化呼吸链（$FADH_2$ 氧化呼吸链）。它们的初始受氢体、生成 ATP 的数量及应用有差别，其中 NADH 氧化呼吸链应用最为广泛。

1. NADH 氧化呼吸链

$$NADH \rightarrow FMN, Fe\text{-}S \rightarrow CoQ \rightarrow Cyt（b\text{-}c_1\text{-}c\text{-}aa_3）\rightarrow O_2$$

$NADH+H^+$ 脱下的氢经复合体 I、复合体 III、复合体 IV，最后将电子传递给氧。体内大多数脱氢酶，如乳酸脱氢酶、苹果酸脱氢酶催化脱下的氢都是以此呼吸链顺序被氧化的过程。

2. $FADH_2$ 氧化呼吸链

$$FADH_2, Fe\text{-}S \rightarrow CoQ \rightarrow Cyt（b\text{-}c_1\text{-}c\text{-}aa_3）\rightarrow O_2$$

琥珀酸脱氢酶催化脱下氢经复合体 II、III、IV 传递给氧。α- 磷酸甘油脱氢酶及脂肪酸 β 氧化过程中脂酰 CoA 脱氢酶催化反应脱下的氢也经此呼吸链被氧化。

二、生物氧化过程中 ATP 的生成

体内常见的高能化合物有磷酸肌酸、磷酸烯醇式丙酮酸、乙酰磷酸、乙酰 CoA、ATP 等。其中，ATP 是体内能量的主要储存和利用形式。机体经底物水平磷酸化和氧化磷酸化生成 ATP，ATP 又为机体各种生理活动提供能量。

（一）底物水平磷酸化

物质在生物氧化过程中，常生成一些含有高能键的化合物，而这些化合物可直接将底物分子中能量转移至 ADP 生成 ATP，这种产生 ATP 等高能分子的方式称为底物水平磷酸化，与呼吸链的电子传递无关。

（二）氧化磷酸化

代谢物氧化脱氢经呼吸链传递给氧的同时，释放能量使 ADP 磷酸化成为 ATP，由于代谢物的氧化反应与 ADP 的磷酸化反应耦联发生，故称为氧化磷酸化，这是体内生成 ATP 的主要方式。

根据 P/O 比值（物质氧化时，消耗 1moL 氧原子所消耗的无机磷的摩尔数）的测定，确定在复合体 I、III、IV 皆存在氧化磷酸化的耦联部位，故代谢物脱下的氢经 NADH 呼吸链传递可生成 2.5 ATP，而若经 $FADH_2$ 呼吸链传递，生成 1.5 ATP。

氧化磷酸化主要受细胞对能量需求的调节，当细胞氧化速度加快，ADP 增加时，氧化磷酸化加快，使机体能量的产生适应生理需要。甲状腺素、呼吸链抑制剂、解偶联剂等均可调节 ATP 的生成。

三、线粒体外 NADH 的氧化磷酸化

在细胞质中产生的 NADH 要通过穿梭系统使 NADH 的氢进入线粒体内膜氧化，但 NADH 自身不能自由通过线粒体内膜，须经某种转运机制才能进入线粒体，然后再经呼吸链进行氧化磷酸化，转运机制主要有以下两种：

1. α-磷酸甘油穿梭

该穿梭机制主要发生在脑和骨骼肌细胞。$NADH+H^+$ 的氢最终进入琥珀酸氧化呼吸链，生成 1.5 ATP。

2. 苹果酸-天冬氨酸穿梭

该穿梭机制主要发生在肝脏、肾脏及心肌细胞。$NADH+H^+$ 的氢最终进入 NADH 氧化呼吸链，生成 2.5 ATP。

第四节　糖　代　谢

糖是一类化学本质为多羟醛或多羟酮及其衍生物的有机化合物。在人体内糖的主要形式是葡萄糖及糖原。糖原是葡萄糖的多聚体，包括肝糖原、肌糖原等，是糖在体

内的储存形式。葡萄糖与糖原都能在体内氧化提供能量。机体内糖的代谢途径主要有葡萄糖的无氧酵解、有氧氧化、磷酸戊糖途径、糖原合成与糖原分解、糖异生以及其他己糖代谢等。

一、血糖

（一）碳水化合物的消化和吸收

食物中的糖是机体中糖的主要来源，被人体摄入经消化成单糖，被吸收后，经血液运输到各组织细胞进行合成代谢和分解代谢。多糖中的淀粉是食物摄入糖的常见方式，经唾液中的淀粉酶作用进行初步的水解，由于食物在口腔中停留时间短，它的主要消化吸收部位是小肠。淀粉在消化道中经体内各种消化酶的作用而分解为葡萄糖，后者经门静脉吸收入血。

（二）血糖的来源和去路

血液中的葡萄糖称为血糖。体内血糖浓度是反映机体内糖代谢状况的一项重要指标，正常情况下，血糖浓度是相对恒定的水平。正常人空腹血糖浓度为 3.89~6.11 mmol/L。

1. 血糖的来源
（1）食物淀粉的消化吸收；
（2）贮存的肝糖原分解；
（3）甘油、乳酸、氨基酸等非糖物质的糖异生。

2. 血糖的去路
（1）氧化分解供能；
（2）在肝脏、肌肉等组织合成糖原；
（3）转变为非糖物质，如脂肪、非必需氨基酸等；
（4）转变成其他碳水化合物及衍生物如核糖、糖蛋白等；
（5）血糖过高时可由尿排出。

（三）血糖浓度的调节

正常人体血糖浓度维持在一个相对恒定的水平，这对保证人体各组织器官的功能非常重要。尤其是脑组织，几乎完全依赖葡萄糖供能进行神经活动，血糖供应不足会使神经功能受损，因此，血糖浓度维持在相对稳定的正常水平是极为重要的条件。一般情况下，血糖浓度 >7.0mmol/L 称高血糖；血糖浓度 <3.9mmol/L 称低血糖。在整体情况下，维持血糖浓度恒定是器官、激素和神经系统共同调节的结果。

肝脏是调节血糖浓度最主要的器官。当血糖浓度升高时，肝脏通过糖原合成以降低血糖；相反，当血糖偏低时，肝脏通过糖原分解及糖异生作用以补充血糖。肾脏可通过重吸收作用来调节血糖水平，当超过肾糖阈时则出现尿糖。

调节血糖的激素主要有降血糖作用的胰岛素，和升血糖作用的肠高血糖素、肾上腺素、糖皮质激素及生长激素等。在整体情况下，这两组激素相互协同以维持血糖浓度的恒定。

　　糖尿病已成为全世界流行性疾病，而中国目前已成为全世界第一大糖尿病国。据不完全统计，目前全球约 25% 的糖尿病患者来自中国，每 10 名成人中约有 1 人患有糖尿病，每 2 名糖尿病患者中有 1 人不知自己患病，每 4 名糖尿病患者中仅有 1 人得到治疗，每 5 名接受治疗的患者中约 1 人有效控制血糖，每 7 名产妇中就有 1 人患有妊娠期糖尿病，每 24 秒就有 1 人死于糖尿病。这一连的数字让人触目惊心。据临床研究发现，血糖有记忆效应，对血糖进行干预越早，越容易从中获益。自 2003 年版《中国 2 型糖尿病防治指南》发布开始，就有了指导方针，而 2017 年版《中国 2 型糖尿病防治指南》更是强调中国指南、中国证据及中国实践，同时指出要尽可能采用国内最新研究资料，要运用流行病学反映民族差异，并将国内新上市药物纳入指南，对高血糖治疗流程与国际接轨。2020 年版《中国 2 型糖尿病防治指南》指出中国 2 型糖尿病患病率呈上升趋势，高达 11.2%（世界卫生组织标准），把生活方式干预作为一线治疗。2022 年 3 月，《国家基层糖尿病防治管理指南(2022)》发布，首次增加"糖尿病的中医药防治"章节，且明确中医药防治糖尿病的功效，支持中医药融入糖尿病综合防治体系，中西医协同综合防治糖尿病。作为医学生，学好、用好医学知识，将来服务于人民大众健康事业是我们义不容辞、不可推卸的责任，同时积极开展医学知识科普宣传，提高全民的健康意识，将疾病防患于未然，也是我们应担负的社会责任！

二、糖的氧化分解

　　糖在体内的主要分解途径包括糖酵解、糖的有氧氧化和磷酸戊糖途径。

（一）糖酵解

　　糖的无氧分解是指葡萄糖或糖原在无氧条件下，分解成乳酸并释放少量能量的过程。因其反应过程与酵母的发酵过程相似，故又称**糖酵解（glycolysis）**。

　　参与糖酵解反应的一系列酶存在于细胞质中，因而无氧分解的部位为细胞质，为便于理解，将其反应过程划分为四个阶段（图 2-1）：

　　第一阶段：1,6- 二磷酸果糖（FDP）的生成。

　　此阶段涉及葡萄糖（G）活化的过程，需消耗能量，从 G → FDP，要消耗 2 分子 ATP：从糖原→ FDP，消耗 1 分子 ATP。有两步不可逆反应，分别由关键酶己糖激酶和磷酸果糖激酶 -1 催化。

　　第二阶段：FDP 裂解成 2 分子 3- 磷酸甘油醛。

　　第三阶段：生成丙酮酸，产生 ATP。

　　此阶段中生成的 1,3- 二磷酸甘油酸和磷酸烯醇式丙酮酸分子中均含有 1 个高能磷酸键，这种高能磷酸基可转移到 ADP 分子上形成 ATP，这种直接将作用物分子中高能磷酸基转移给 ADP 使其磷酸化为 ATP 的过程称作用水平磷酸化。1 分子葡萄糖生成 2 分子丙酮酸时可产生 4 分子 ATP。丙酮酸激酶催化的反应是糖酵解过程中第三个不可逆反应，是第三个关键酶。

第四阶段：丙酮酸还原成乳酸。

丙酮酸在无氧时加氢还原成乳酸，其中的 NADH 由 3- 磷酸甘油醛脱氢而来。通过两次底物水平磷酸化，1 分子葡萄糖通过糖酵解途径可净生成 2 分子 ATP。

糖酵解最重要的生理意义在于缺氧调节下迅速提供能量，这对于肌肉收缩更为重要。当剧烈运动时，肌肉内 ATP 只要收缩几秒即可耗尽，此时即使不缺氧，葡萄糖有氧氧化反应时间长，来不及满足需要，而通过糖酵解则可迅速获得能量。此外，成熟红细胞完全靠糖酵解供能，神经元、白细胞等也依赖其提供部分能量。

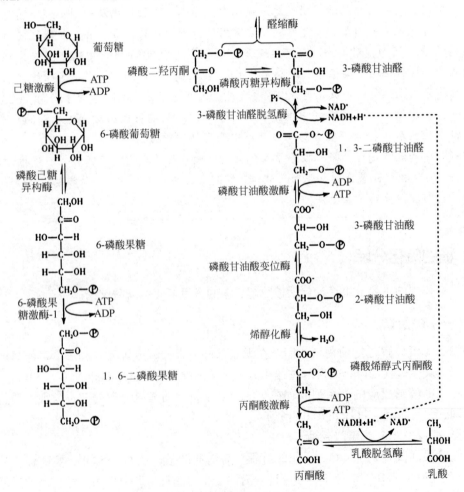

图2-1 糖酵解过程示意图

（二）糖的有氧氧化

有氧氧化（aerobic oxidation）是指葡萄糖在有氧条件下，彻底氧化成 H_2O 和 CO_2

并释放大量能量的过程，这是糖氧化的主要方式，也是机体获得能量的主要途径。

分为三个阶段：第一阶段，葡萄糖循糖酵解途径分解成丙酮酸，在细胞质中进行；第二阶段，丙酮酸进入线粒体，氧化脱羧生成乙酰 CoA；第三阶段，乙酰 CoA 进行三羧酸循环及氧化磷酸化。

第一阶段：糖酵解生成丙酮酸的过程。其中 NADH+H$^+$ 可进入呼吸链产生能量。

第二阶段：丙酮酸氧化脱羧。

此过程为不可逆反应，催化此反应的多酶复合体由丙酮酸脱氢酶、二氢硫辛酰胺转乙酰酶、二氢硫辛酰胺脱氢酶组成，相应的辅酶分别是 TPP、硫辛酸、FAD 及 NAD$^+$。

第三阶段：**三羧酸循环（tricarboxylic acid cycle，TAC）**（图 2-2）。

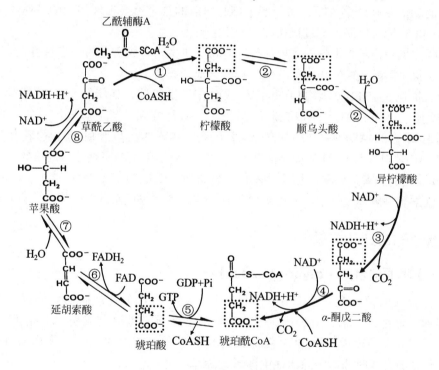

图2-2　三羧酸循环过程示意图

乙酰 CoA+ 草酰乙酸→柠檬酸→ α - 酮戊二酸→琥珀酸→草酰乙酸

从反应过程，可获得如下结论：

三羧酸循环有三步不可逆反应：催化这三步的酶分别是柠檬酸合酶、异柠檬酸脱氢酶、α - 酮戊二酸脱氢酶系，它们是三羧酸循环的限速酶，也是反应的调节点。通过一次底物水平磷酸化生成 GTP，这也是三羧酸循环中惟一一个直接生成高能磷酸键的反应。1 分子乙酰 CoA 进入三羧酸循环，共通过 4 次脱氢，2 次脱羧，净生成 10 分子 ATP。

葡萄糖进行有氧氧化的能量计算分三个阶段：①1 分子葡萄糖糖酵解成丙酮酸，净生成 2 分子 ATP；其中 2 分子 NADH+H$^+$ 进入线粒体进行氧化磷酸化，可生成 5 或 3 分子 ATP；②2 分子丙酮酸氧化脱羧生成 2 分子乙酰 CoA 及 2 分子 NADH+H$^+$，后者经氧化磷酸化生成 5 分子 ATP；③2 分子乙酰 CoA 进入三羧酸循环：底物水平磷酸化生成 2 分子 ATP；6 分子 NADH+H$^+$ 氧化磷酸化生成 15 分子 ATP；2 分子 FADH$_2$ 氧化磷酸化生成 3 分子 ATP。合计为 30 或 32 分子 ATP。

有氧氧化的意义在于：①它是生理情况下，机体获得能量的主要途径；②三羧酸循环是糖、脂、蛋白质在体内氧化供能的最终共同通路；③三羧酸循环是糖、脂、蛋白质在体内相互转变的联系枢纽。

巴斯德效应：糖的有氧氧化抑制糖酵解的现象。因此，在酿酒或制酱时应做好密封，防止氧气进入抑制发酵过程。

（三）磷酸戊糖途径

磷酸戊糖途径（pentose phosphate pathway）是葡萄糖氧化分解的另一条重要途径，它的功能不是产生 ATP，而是产生细胞所需的具有重要生理作用的特殊物质，如 NADPH 和 5- 磷酸核糖，全过程在细胞质中进行。

磷酸戊糖途径不是供能的主要途径，它可提供生物合成所需的一些原料。

（1）提供磷酸核糖，作为核苷酸、核酸合成的原料。

（2）提供 NADPH+H$^+$，可在物质合成时作为供氢体，如脂肪酸、类固醇等生物合成时均需 NADPH+H$^+$，所以在脂肪组织、肝脏、乳腺、肾上腺皮质等组织中，此代谢过程旺盛；NADPH+H$^+$ 是加单氧酶体系的供氢体，与肝脏的生物转化有关；NADPH+H$^+$ 还可作为 GSH 还原酶的辅酶，对维持红细胞膜的完整性特别重要。遗传性 G–6–PD 缺乏的患者，磷酸戊糖途径不能正常进行，造成 NADPH+H$^+$ 减少，GSH 含量低下，红细胞易破坏而发生溶血性黄疸。它们常因食用蚕豆而诱发，故称为蚕豆病。

三、糖原的合成和分解

（一）糖原的合成（glycogenesis）

机体摄入的糖只有一小部分转变为糖原贮存，大部分变成脂肪后储存，肌糖原可满足肌肉收缩的急需，肝糖原则是血糖的重要来源。糖原合成是一个耗能的过程，贮存一分子葡萄糖，需消耗 2 个高能键，其中一个由 ATP 供给，一个由 UTP 供给，UDPG 是糖原合成时葡萄糖的活性供体形式。

（二）糖原的分解（glycogenolysis）

其生理意义就在于当机体需要葡萄糖时它可以迅速被分解以供急需，其中肝糖原可迅速补充血糖。

磷酸化酶只对 α-1,4 糖苷键起作用，生成 1- 磷酸葡萄糖，分支处的 α-1,6 糖苷键通过 α-1,6- 葡萄糖苷酶直接水解成葡萄糖。

由于肌肉内没有葡萄糖 -6- 磷酸酶，所以肌糖原不能通过分解成葡萄糖调节血糖浓度。

四、糖异生

由非糖物质转变为葡萄糖或糖原的过程称为**糖异生（gluconeogenesis）**作用。能转变成糖的非糖物质主要有甘油、乳酸、丙酮酸及生糖氨基酸、生糖兼生酮氨基酸等。

其发生的部位以肝脏为主，肾皮质中也有糖异生作用。

糖异生的反应过程基本上是糖酵解的逆过程（图2-3），但酵解中由三个关键酶催化的单向反应，必须由另外的酶催化。它们对应的关系为：

（1）与己糖激酶对应的糖异生酶为葡萄糖-6-磷酸酶，其主要存在于肝脏、肾脏。

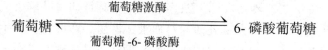

$$葡萄糖 \underset{\text{葡萄糖-6-磷酸酶}}{\overset{\text{葡萄糖激酶}}{\rightleftharpoons}} 6\text{-磷酸葡萄糖}$$

（2）与磷酸果糖激酶-1对应的是果糖1,6二磷酸酶。

$$6\text{-磷酸果糖} \underset{\text{果糖1，6二磷酸酶}}{\overset{\text{磷酸果糖激酶-1}}{\rightleftharpoons}} 1,6\text{-二磷酸果糖}$$

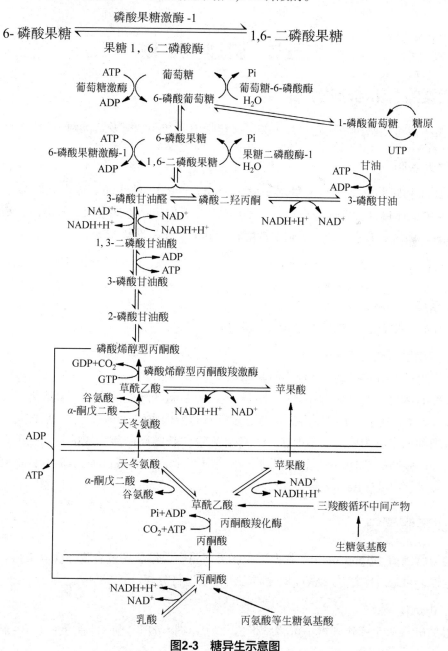

图2-3　糖异生示意图

（3）与丙酮酸激酶对应的有两个酶，即丙酮酸羧化酶和磷酸烯醇式丙酮酸羧激酶，它们催化丙酮酸逆向转变为磷酸烯醇式丙酮酸。此过程称丙酮酸羧化支路。

糖异生的主要生理意义是在体内糖来源不足的情况下利用非糖物质转化为糖，维持血糖浓度的恒定；有利于乳酸的进一步利用；协助氨基酸的分解代谢。

乳酸循环（lactic acid cycle）：当剧烈运动时，肌肉收缩是葡萄糖通过酵解生成乳酸（尤其是氧供不足时）来供能，产生的大量乳酸通过血液入肝脏，在肝脏内异生成葡萄糖，葡萄糖释放入血后又被肌肉摄取，这就构成了乳酸循环，其生理意义在于避免损失乳酸及防止因乳酸堆积引起的酸中毒。

第五节 脂 类 代 谢

一、脂类的消化与吸收

脂类主要包括脂肪和类脂，其中类脂又包括磷脂和胆固醇及其酯两大类。

（一）脂肪

由甘油和脂肪酸结合构成**甘油三酯（triglyceride）**，即脂肪。体内脂肪酸来源有二：一是由机体自身合成；二是为生命活动所必需，但机体不能合成，只能由食物供给的脂肪酸，称为必需脂肪酸，包括亚油酸、亚麻酸、花生四烯酸等。

（二）类脂

1. 磷脂（phospholipids）
由甘油、脂肪酸、磷酸及含氮化合物构成。

2. 胆固醇（cholesterol）
胆固醇可与脂肪酸结合生成胆固醇酯。

脂类的消化主要发生在小肠上段，经各种酶及胆汁酸盐的作用，水解为甘油、脂肪酸等。脂类的吸收含两种情况：中链、短链脂肪酸构成的甘油三酯乳化后即可吸收→肠黏膜细胞内水解为脂肪酸及甘油→门静脉入血。长链脂肪酸构成的甘油三酯在肠道分解为长链脂肪酸和甘油一酯，再吸收→肠黏膜细胞内再合成甘油三酯，与载脂蛋白、胆固醇等结合成乳糜微粒→淋巴入血。

二、血浆脂蛋白

血浆脂蛋白（lipoprotein）是血浆中脂类与蛋白质结合的复合物，使脂类得以在血液中运输，可通过电泳法和密度梯度离心法对之进行分离。

1. 电泳法
根据电泳速度由快到慢，可将脂蛋白分为 α-脂蛋白、前 β-脂蛋白、β-脂蛋白及乳糜微粒。

2. 超速离心法（密度法）

按照密度由低到高，可将脂蛋白分为乳糜微粒（chylomicron，CM）、极低密度脂蛋白（very low density lipoprotein，VLDL）、低密度脂蛋白（low density lipoprotein，LDL）和高密度脂蛋白（high density lipoprotein，HDL）。

血浆脂蛋白主要由载脂蛋白、甘油三酯、磷脂、胆固醇及其酯组成。游离脂肪酸与清蛋白结合而运输不属于血浆脂蛋白之列。CM 含甘油三酯最多，蛋白质最少，故密度最小；VLDL 含甘油三酯亦多，但其蛋白质含量高于 CM；LDL 含胆固醇及胆固醇酯最多；HDL 含蛋白质的量最多。

血浆各种脂蛋白具有大致相似的基本结构，即疏水性较强的甘油三酯及胆固醇酯位于脂蛋白的内核，而载脂蛋白、磷脂及游离胆固醇等双性分子则以单分子层覆盖于脂蛋白表面，其非极性基团朝内，与内部疏水性内核相连，其极性基团朝外，脂蛋白分子呈球状。

3. 血浆脂蛋白的功能（表2-1）

（1）乳糜微粒（CM）：运输外源性甘油三酯；

（2）极低密度脂蛋白（VLDL）：运输内源性甘油三酯；

（3）低密度脂蛋白（LDL）：人血浆中的 LDL 是由 VLDL 转变而来的，它是运输肝合成的内源性胆固醇至肝外组织的主要形式；

（4）高密度脂蛋白（HDL）：主要作用是逆向转运胆固醇，将胆固醇从肝外组织转运到肝代谢。HDL 与冠心病的发病率呈负相关，能有效对抗动脉粥样硬化斑的形成，有降低血脂的作用。

表 2-1　血浆脂蛋白的分类、性质、组成及功能

项　　目		CM	VLDL	LDL	HDL
相 对 密 度		<0.95	0.95~1.006	1.006~1.063	1.063~1.210
组成	脂　类	含 TG 最多，80%~90%	含 TG50%~70%	含胆固醇及其酯最多，40%~50%	含脂类 50%
	蛋白质	最少，1%	5%~10%	20%~50%	最多，约 50%
合成部位		小肠黏膜细胞	肝细胞	血浆	肝、肠、血浆
功　　能		转运外源性甘油三酯及胆固醇	转运内源性甘油三酯及胆固醇	转运内源性胆固醇	逆向转运胆固醇

三、甘油三酯的中间代谢

（一）分解代谢

脂肪动员：在脂肪细胞内激素敏感性甘油三酯脂肪酶作用下，将脂肪分解为脂肪酸及甘油并释放入血供其他组织氧化。

甘油代谢：甘油→ 3- 磷酸甘油 → 磷酸二羟丙酮→ 糖酵解或有氧氧化供能，也可转变成糖。因此，甘油是脂肪与糖代谢建立联系的重要环节。

1. 脂肪酸的分解代谢：β-氧化

在氧供充足条件下，脂肪酸可分解为乙酰 CoA，彻底氧化成 CO_2 和 H_2O 并释放出大量能量，大多数组织均能氧化脂肪酸，但脑组织例外，因为脂肪酸不能通过血脑屏障。

其氧化具体步骤如下：

（1）脂肪酸活化：生成脂酰 CoA，消耗 2 个分子 ATP。反应在细胞质进行。

（2）脂酰 CoA 进入线粒体：因为脂肪酸的 β - 氧化在线粒体中进行。这一步需要肉碱的转运。肉碱脂酰转移酶 I 是脂肪酸 β - 氧化的限速酶，脂酰 CoA 进入线粒体是脂肪酸 β - 氧化的主要限速步骤，如饥饿时，糖供应不足，此酶活性增强，脂肪酸氧化增强，机体靠脂肪酸来供能。

（3）脂肪酸的 β - 氧化：基本过程包括四步连续反应：脱氢、加水、脱氢、硫解（图 2-4）。

每次 β 氧化 1 分子脂酰 CoA 生成 1 分子 FADH2，1 分子 NADH+H$^+$，1 分子乙酰 CoA，通过呼吸链氧化前者生成 1.5 分子 ATP，后者生成 2.5 分子 ATP。每次 β 氧化过程将产生少 2 个碳的脂酰 CoA，因此，需要经历（$\frac{n}{2}$ –1）次 β 氧化，转化为 $\frac{n}{2}$ 个乙酰 CoA。

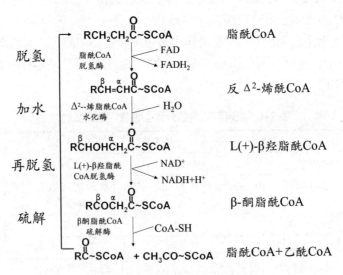

图2-4 脂肪酸 β 氧化过程示意图

（4）脂肪酸氧化的能量生成：脂肪酸与葡萄糖不同，其能量生成多少与其所含碳原子数有关，因每种脂肪酸分子大小不同其生成 ATP 的量不同，以软脂酸为例：1 分子软脂酸含 16 个碳原子，靠 7 次 β 氧化生成 7 分子 NADH+H$^+$，7 分子 FADH$_2$，8 分子乙酰 CoA，而所有脂肪酸活化均需耗去 2 分子 ATP。故 1 分子软脂酸彻底氧化共生成 106 分子 ATP。因此，对于 n 个碳的脂肪酸彻底氧化分解共产生 ATP：$-2+4 \times$（$\frac{n}{2}$ –1）+ $10 \times \frac{n}{2}$。

2. 酮体的生成及利用

脂肪酸在线粒体中 β 氧化生成的大量乙酰 CoA 除氧化磷酸化提供能量外，也可合成酮体。**酮体（ketone bodies）**包括乙酰乙酸、β - 羟丁酸、丙酮。酮体是脂肪酸在肝分解氧化时特有的中间代谢物。但是，肝脏却不能利用酮体，因为其缺乏利用酮体的酶系。

肝脏生成的酮体经血运输到肝外组织进一步分解氧化。肝脏是生成酮体的器官，但不能利用酮体，肝外组织不能生成酮体，却可以利用酮体。

长期饥饿，糖供应不足时，脂肪酸被大量动用，生成乙酰 CoA 氧化供能，但脑组织不能利用脂肪酸，因其不能通过血脑屏障，而酮体溶于水，分子小，可通过血脑屏障，故此时肝脏中合成酮体增加，转运至脑组织为其供能。因此，酮体是糖缺乏情况下脑组织的主要能源物质。

严重糖尿病患者，葡萄糖得不到有效利用，脂肪酸大量氧化生成过量酮体，超过肝外组织利用的能力，引起血中酮体升高，可致酮症酸中毒。

（二）合成代谢

甘油三酯是机体储存能量及氧化供能的重要形式。肝脏、脂肪组织、小肠是合成甘油三酯的重要场所，以肝脏的合成能力最强，肝细胞能合成脂肪，但不能储存脂肪。合成后要与载脂蛋白、胆固醇等结合成极低密度脂蛋白，入血运到肝外组织储存或加以利用。若肝合成的甘油三酯不能及时转运，会形成脂肪肝。脂肪细胞是机体合成及储存脂肪的仓库。

合成甘油三酯所需的甘油及脂肪酸主要由葡萄糖代谢提供。其中甘油由糖酵解生成的磷酸二羟丙酮转化而成，脂肪酸可由糖而来。

脂肪酸合成的基本原料是糖代谢产生的乙酰 CoA，合成的主要场所在肝脏，合成酶系存在于线粒体外细胞质中。由于乙酰 CoA 不易透过线粒体膜，所以需要通过柠檬酸 - 丙酮酸循环将乙酰 CoA 从线粒体转运至细胞质中。脂肪酸的合成还需 ATP、NADPH 等，所需氢全部由 $NADPH+H^+$ 提供，$NADPH+H^+$ 主要来自磷酸戊糖通路。

从乙酰 CoA 和丙二酰 CoA 合成长链脂肪酸，实际上是一个重复加长的过程，每次延长 2 个碳原子，由脂肪酸合成多酶体系催化。通过第一轮乙酰 CoA 和丙二酰 CoA 之间缩合、还原、脱水、还原等步骤，碳原子增加 2 个，此后再以丙二酰 CoA 为碳源继续前述反应，每次增加 2 个碳原子，经过 7 次循环之后，即可生成 16 个碳原子的软脂酸。碳链延长在肝细胞的内质网或线粒体中进行，在软脂酸的基础上，生成更长碳链的脂肪酸（图 2-5）。

体内甘油三酯的合成主要包括以下两种方式：甘油一酯途径是小肠黏膜细胞合成脂肪的途径；甘油二酯途径是发生在肝细胞和脂肪细胞的主要合成途径。

四、胆固醇代谢

（一）胆固醇的合成

几乎全身各组织均可合成胆固醇，肝脏是胆固醇合成的主要场所，合成主要在细胞质及内质网中进行。乙酰 CoA 是合成胆固醇的原料，因为乙酰 CoA 是在线粒体中产生，与前述脂肪酸合成相似，它须通过柠檬酸 - 丙酮酸循环进入细胞质，另外，反应还需大量的 NADPH+H$^+$ 及 ATP。乙酰 CoA 及 ATP 多来自线粒体中糖的有氧氧化，而 NADPH 则主要来自细胞质中糖的磷酸戊糖途径。

简单来说，胆固醇的合成可划分为三个阶段（图 2-6）。

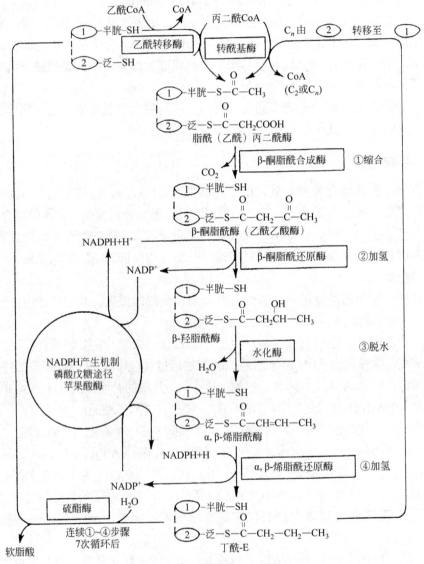

图中半胱指半胱氨酸，泛指泛酸

图中半胱指半胱氨酸，泛指泛酸

图2-5 软脂酸生物合成过程示意图

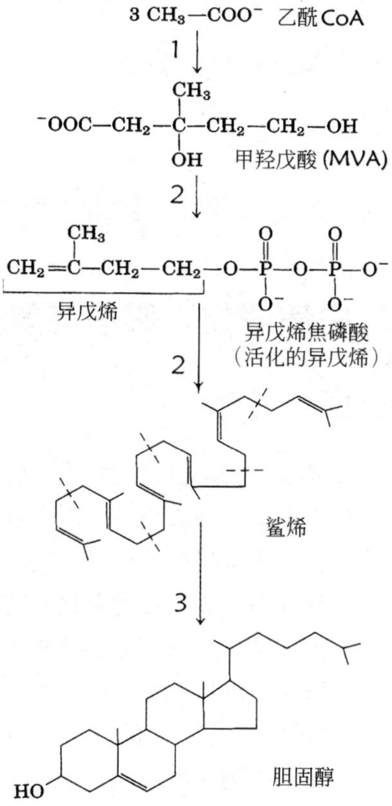

图2-6 胆固醇合成过程示意图

1. 甲羟戊酸（MVA）的合成

首先在细胞质中合成HMGCoA，与酮体生成HMGCoA的生成过程相同。但在线粒体中，HMGCoA在HMGCoA裂解酶催化下生成酮体，而在细胞质中生成的HMGCoA则在内质网HMGCoA还原酶的催化下，由NADPH+H⁺供氢，还原生成MVA。HMGCoA还原酶是合成胆固醇的限速酶。

2. 鲨烯的合成

MVA经15碳化合物转变成30碳鲨烯。

3. 胆固醇的最终生成

鲨烯经多步反应，脱去3个甲基生成27碳的胆固醇。

（二）胆固醇的体内转化

胆固醇在体内不能被降解，但侧链可以被氧化、还原或降解，可以转化为某些重要的活性物质参与体内的代谢和调节；直接排送出体外。其转化主要包括以下三条途径：

1. 转化为胆汁酸

作为脂类分解的乳化剂，促进脂类的消化和吸收。这是胆固醇在肝内代谢的主要去路。

2. 转化为类固醇激素

胆固醇是肾上腺皮质、卵巢等合成类固醇激素的原料，此种激素包括肾上腺皮质激素及性激素。

3. 转化为7-脱氢胆固醇

在皮肤，胆固醇被氧化为 7- 脱氢胆固醇，再经紫外线照射转变为维生素 D。

第六节　蛋白质消化、吸收与氨基酸代谢

一、蛋白质的消化与吸收

蛋白质是构成组织细胞的重要成分，是生命的物质基础。蛋白质大多存在于瘦肉、鸡蛋、大豆等食物中，其合成与分解需由食物来补充才能维持正常的生命活动，因此，先应了解蛋白质在营养上的作用。蛋白质在维持组织生长发育、更新、修补和合成重要含氮化合物中是必不可少的营养素。蛋白质这种功能不仅重要，而且不能为糖或脂肪所代替。

第二章 6-10 节 PPT

人体每日需摄入足够的蛋白质才能维持机体的生理需求，可通过**氮平衡**（nitrogen balance）来推测蛋白质的需要量。人和动物食物中的含氮物质绝大部分是蛋白质，非蛋白质的含氮物质含量很少，可以忽略不计。因此，由测定食物的含氮量，可以估算出所含蛋白质的量。通过测定每日食物中的含氮量（摄入氮），以及尿和粪便中的含氮量（排出氮）就可以了解氮平衡的状态，从而估计蛋白质在体内的代谢量和人体的生长、营养等情况。因此，我们把通过摄入氮与排出氮的比较，来了解体内蛋白质的合成和分解代谢情况，称为**氮平衡**，包括氮总平衡、氮正平衡、氮负平衡三种常见情况。

蛋白质的分解代谢 -1 视频

氮总平衡：机体总氮量不改变，摄入氮等于排出氮，蛋白质分解与合成代谢处于动态平衡，常见于健康成人。

蛋白质的分解代谢 -2 视频

氮正平衡：摄入氮大于排出氮，蛋白质合成代谢占据优势，常见于儿童、孕妇和康复期的病人，在这类人群的饮食中，应该尽量多给些含蛋白质丰富的食物。

氮负平衡：摄入氮小于排出氮，蛋白质分解代谢占优势，一般见于严重饥饿、大量失血、大面积烧伤和消耗性疾病的患者。

根据氮平衡试验推算，成人每日最低需要 30~50g 蛋白质，我国营养学会推荐成人每日蛋白质需要量为 80g。仅注意蛋白质的数量并不能满足机体对蛋白质的需要，还应重视蛋白质的营养价值。人体内有 8 种必需氨基酸，为人体营养所必需，不能合成只能从食物摄取，它们是缬氨酸、异亮氨酸、亮氨酸、甲硫氨酸、赖氨酸、苏氨酸、苯丙氨酸、色氨酸。含有必需氨基酸种类多、数量足、量质比高的蛋白质，营养价值更高。

一般来说，评定食物蛋白质的营养价值从食物蛋白质含量、蛋白质的消化率、蛋白质的利用率三个方面来进行。有些氨基酸是体内需要而又不能自身合成，必须由食物供给的氨基酸，它们被称为必需氨基酸。某种食物所含必需氨基酸的量和比例与人体需要越相近，在体内被利用的程度就越高，其营养价值就越高。除此之外，蛋白质的消化率也会直接影响其利用率。有时利用加工或烹调方法能使蛋白质消化率提高，如大豆，加工为豆腐时蛋白质消化率高达 90%，整粒进食时仅有 60%。另外，如果几种营养价值较低的蛋白质混合食用，可互相补充必需氨基酸的种类和数量，提高蛋白质在体内的整体利用率，称为蛋白质的互补作用。例如小米中赖氨酸含量低，色氨酸含量较多，大豆则相反，两者单独食用的营养价值都不太高，若混合食用可互相补充所需氨基酸之不足，提高总体营养价值。蛋白质首先水解为氨基酸，再进一步进行复杂的体内代谢。食物蛋白质消化可消除食物蛋白质的种属特异性或抗原性，能够让大分子蛋白质变为小分子肽和氨基酸，便于被机体吸收利用。蛋白质的消化从胃中开始，主要在小肠中进行吸收。

氨基酸吸收是伴随 Na^+ 转运的主动吸收过程，消耗能量，与葡萄糖吸收过程相似，吸收的氨基酸是人体氨基酸的主要来源。

蛋白质的腐败作用主要是肠道细菌对未消化吸收的蛋白质所起的作用，即腐败作用。肠道细菌分泌的蛋白酶使蛋白质水解为氨基酸，再经脱羧基作用，生成氨和胺类。胺类腐败产物大多有毒性。有些胺类会形成假神经递质如苯乙醇胺化学结构与儿茶酚胺类似，抑制神经冲动的传导，使大脑发生抑制。腐败作用还可生成苯酚、吲哚等有害物质。正常情况下，绝大多数腐败产物能够随粪便排出体外，只有小部分被吸收后经肝脏转化而解毒，因此，一般来说不会发生中毒现象。

二、氨基酸的一般代谢

食物蛋白质经消化而被吸收的氨基酸（外源性氨基酸）与体内组织蛋白质降解产生的氨基酸（内源性氨基酸）混在一起，分布于体内各处，参与代谢，称为**氨基酸代谢库（metabolic pool）**。一般情况下，体内氨基酸的来源和去路处于动态平衡。不同氨基酸在体内的分解代谢过程虽各有其特点，但也有共同的代谢途径。我们在这里主要讨论 α - 氨基分解代谢的一般规律，同时也介绍一些特殊氨基酸的代谢特点。

（一）氨基酸的脱氨基作用

氨基酸分解代谢的最主要反应是脱氨基作用，氨基酸可以通过多种方式脱去氨基，主要有转氨基、氧化脱氨基、联合脱氨基、嘌呤核苷酸循环和其他脱氨基等方式，其中以联合脱氨基最为重要。

1. 转氨基作用

由转氨酶催化，将某一氨基酸的 α - 氨基转移到另一种 α - 酮酸的酮基上，生成相应的氨基酸，原来的氨基酸则变为 α - 酮酸。除 α - 氨基外，氨基酸侧链末端的氨基酸也可发生转氨基作用。

$$H-\overset{\overset{\displaystyle R_1}{|}}{\underset{\underset{\displaystyle COOH}{|}}{C}}-NH_2 + \overset{\overset{\displaystyle R_2}{|}}{\underset{\underset{\displaystyle COOH}{|}}{C}}=O \underset{\text{转氨酶}}{\rightleftharpoons} \overset{\overset{\displaystyle R_1}{|}}{\underset{\underset{\displaystyle COOH}{|}}{C}}=O + H-\overset{\overset{\displaystyle R_2}{|}}{\underset{\underset{\displaystyle COOH}{|}}{C}}-NH_2$$

转氨酶的辅酶都是维生素 B_6 的磷酸酯，即磷酸吡哆醛，不同反应由专一的转氨酶催化，最常见的是丙氨酸氨基转氨酶（ALT）和天冬氨酸氨基转氨酶（AST），因为转氨酶主要存在于细胞中，尤其是心脏和肝脏，而血清中的活性很低。若因某些特殊疾病使细胞膜通透性增加、组织坏死或细胞破裂等，大量转氨酶从细胞释放入血，从而使血清中的转氨酶活性增高。如心肌梗死患者，血清 AST 异常增高；肝脏病患者，血清 ALT 和 AST 常出现急剧升高，所以，可通过测血清中某一转氨酶含量来判断某一类细胞受损程度，以此作为疾病诊断指标之一。丙氨酸氨基转氨酶和天冬氨酸氨基转氨酶常作为肝脏功能损伤的重要指标。

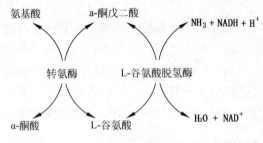

2. 氧化脱氨基作用

肝脏、肾脏、脑等组织中广泛存在着谷氨酸脱氢酶，催化谷氨酸氧化脱氨生成 α-酮戊二酸和氨，辅酶是 NAD^+ 或 $NADP^+$。

3. 联合脱氨基作用

联合脱氨基全过程是可逆的反应，因此，这一过程是体内合成非必需氨基酸的主要途径（图 2-7）。

```
      氨基酸        a-酮戊二酸           NH₃ + NADH + H⁺

        转氨酶        L-谷氨酸脱氢酶

      α-酮酸        L-谷氨酸            H₂O + NAD⁺
```

图2-7 联合脱氨基

4. 嘌呤核苷酸循环

骨骼肌、心肌中谷氨酸脱氢酶的活性弱，难于进行上述方式的转氨基作用。肌肉中通过嘌呤核苷酸循环脱去氨基。

（二）α-酮酸的代谢

氨基酸脱氨基后，生成的 α-酮酸主要有以下三方面的代谢途径。

1. 合成非必需氨基酸

联合脱氨基逆过程，可重新生成氨基酸。

2. 转变为糖、酮体

在体内可转变成糖的氨基酸称为生糖氨基酸，如甘氨酸。能转变为酮体者称为生酮氨基酸，如亮氨酸。两者兼有者称为生糖兼生酮氨基酸，如苯丙氨酸、酪氨酸等。

3. 氧化供能

α - 酮酸在体内可以通过三羧酸循环与和生物氧化体系彻底氧化成 CO_2 和 H_2O，同时释放能量。可见，氨基酸也是一类重要的能源物质，可参与供能。

（三）氨的代谢

机体由代谢产生的氨以及消化道吸收来的氨进入血液，形成血氨，氨是体内正常代谢的产物同时也具有毒性，正常情况，机体不会发生氨的堆积而导致氨中毒，因为氨在体内有较为完善的解毒机制，主要可通过在肝合成尿素而解毒，少部分氨在肾脏以铵盐形式由尿排出。因此，氨的代谢实际上是对氨的解毒过程。

体内氨的来源主要有三条途径：氨基酸脱氨基作用产生的氨是体内氨的主要来源；肠道吸收的氨有两个来源，即蛋白质腐败产生的氨和肠道尿素经肠道尿素酶水解产生的氨，临床上对高血氨病人采用弱酸性透析液做结肠透析，就是为了减少氨的吸收；机体中部分由谷氨酰胺分解产生的氨分泌到肾小管中与尿中的 H^+ 结合成 NH_4^+，以铵盐的形式由尿排出体外，但碱性尿可妨碍肾小管细胞中氨的分泌，此时氨被吸收入血，成为血氨的一个来源。因此，对于肝昏迷、肝硬化腹腔积液患者，应禁用碱性肥皂水灌肠、避免使用碱性利尿药，以免加重高血氨症状。

肝脏是尿素合成的主要器官，肾脏及脑等其他组织也能合成尿素，但合成量甚微。机体通过鸟氨酸循环，利用 2 分子氨及 1 分子二氧化碳历经一系列反应最终生成 1 分子尿素。

尿素合成称为鸟氨酸循环，也称尿素循环，其步骤如下：

（1）氨甲酰磷酸的合成：由 NH_3、H_2O、CO_2 结合产生，此反应在线粒体进行。

（2）瓜氨酸的合成：鸟氨酸与氨甲酰磷酸缩合生成瓜氨酸。此步也在线粒体中进行。

（3）精氨酸的合成：此反应在细胞质进行，天冬氨酸起着供给尿素合成第 2 个 NH3 分子的作用，而天冬氨酸又可由其他氨基酸通过转氨基作用而生成，故尿素合成需要的第 2 个 NH3 分子也可以来自于其他多种氨基酸，不过是以天冬氨酸的形式参与尿素合成。此步要消耗 1 分子 ATP，2 个高能磷酸键。

（4）精氨酸水解生成尿素：在细胞质中，精氨酸受精氨酸酶的作用，水解生成尿素和鸟氨酸。鸟氨酸再转运进入线粒体，参与瓜氨酸合成。如此反复，完成尿素循环。尿素分子中 2 个氮原子，一个来自氨，一个直接来源为天冬氨酸。

鸟氨酸循环总过程（图 2-8）为：一次循环生成 1 分子尿素，消耗 2 分子氨、3 分子 ATP、4 个高能磷酸键。

$$2NH_3 + CO_2 + 3ATP \xrightarrow{\text{酶}} \underset{NH_2}{\overset{NH_2}{C{=}O}} + 2ADP + AMP + 4Pi$$

当肝功能严重损伤时，尿素合成障碍，血氨浓度升高，即为高氨血症。氨进入脑组织中，与 α-酮戊二酸结合生成谷氨酸，谷氨酸再与氨结合生成谷氨酰胺，因此，脑中氨的增加使脑细胞的 α-酮戊二酸减少，三羧酸循环减弱，ATP 生成减少，引起大脑功能障碍，严重时可昏迷。

精氨酸可激活乙酰谷氨酸合成酶，故精氨酸浓度增高时，尿素合成增加，临床上治疗血氨增高，肝性昏迷患者常需补充精氨酸，促进尿素合成，降低血氨。

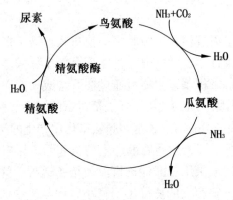

图2-8 鸟氨酸循环

（四）氨基酸的脱羧基作用

体内部分氨基酸可进行脱羧基作用，生成相应的胺，这里介绍几种重要的胺类物质。

（1）γ-氨基丁酸：由谷氨酸脱羧基生成，是一种重要的抑制性神经递质，合成不足可引起中枢神经系统过度兴奋。

$$\underset{\text{谷氨酸}}{\overset{\displaystyle COOH}{\underset{\displaystyle COOH}{\overset{\displaystyle |}{\underset{\displaystyle |}{(CH_2)_2 \atop CHNH_2}}}}} \xrightarrow[\ \ CO_2\ \ ]{\text{L-谷氨酸脱羧酶}} \underset{\gamma\text{-氨基丁酸}}{\overset{\displaystyle COOH}{\underset{\displaystyle CH_2NH_2}{\overset{\displaystyle |}{\underset{\displaystyle |}{(CH_2)_2}}}}}$$

（2）牛磺酸：由半胱氨酸代谢转变而来，是结合胆汁酸的重要成分。

（3）组胺：由组氨酸生成，是一种强烈的血管扩张剂，并能增加毛细血管的通透性，在炎性反应和创伤性休克中是重要的活性物质。

（4）5-羟色胺：由色氨酸经羟化、脱羧作用生成，可作为抑制性神经递质，与调节睡眠、体温和镇痛有关。

（5）多胺：如鸟氨酸脱羧基生成腐胺，然后再转变成精脒和精胺，是重要的多胺类物质。

催化此反应的限速酶是鸟氨酸脱羧酶，凡生长旺盛的组织（如再生肝脏、癌组织等）

此酶活性强，多胺含量高，故临床上测癌症患者血尿中多胺含量作为观察病情的指标之一。

三、氨基酸的特殊代谢

除了氨基酸共有的代谢途径外，有些氨基酸有其特殊的代谢途径。

（一）一碳单位的代谢

某些氨基酸在分解代谢过程中可以产生只含有一个碳原子的活性基团，称**一碳单位**（**one carbon unit**）。体内常见的"一碳单位"有：

甲　基：—CH_3　　　　　　亚甲基：—CH_2—

次甲基：—CH ＝　　　　　　甲酰基：—CHO

羟甲基：—CH_2OH　　　　　亚氨甲基：—CH ＝ NH

CO_2 不属于一碳单位，四氢叶酸是一碳单位的载体。

5,6,7,8-四氢叶酸(FH_4)

一碳单位主要来源于丝氨酸、甘氨酸、组氨酸及色氨酸的代谢。

一碳单位的主要生理功能是作为合成嘌呤及嘧啶的原料，故在核酸生物合成中占有重要地位。因为一碳单位可由氨基酸转变而来，而其又可作为核酸合成的原料，故一碳单位将氨基酸和核酸代谢密切联系起来。一碳单位代谢障碍，可造成某些疾病，因为其会影响核酸合成，使细胞分裂受到阻碍，如巨幼红细胞贫血。磺胺类药物即是通过干扰细菌四氢叶酸合成，影响一碳单位代谢，进而影响细菌核酸合成而起到抑制细菌生长增殖的作用。

（二）含硫氨基酸代谢

体内含硫氨基酸有三种：甲硫氨酸、半胱氨酸、胱氨酸。

1. 甲硫氨酸的代谢

代谢可产生 S- 腺苷甲硫氨酸（S-adenosylmethionine，SAM），是体内甲基的活性供体，在甲基转移酶的作用下，将甲基转移给其他物质，生成多种含甲基的重要生理活性物质，如肾上腺素、肌酸、肉毒碱、胆碱等，包括 DNA、RNA 合成过程中的甲基化，其甲基也是由 SAM 提供的甲基。甲基化作用是体内重要的代谢反应。

2. 半胱氨酸与胱氨酸代谢

体内许多重要酶的活性与其分子中所含半胱氨酸残基上的巯基有关，而两个半胱氨酸残基之间形成的二硫键对维持蛋白质结构有重要作用。半胱氨酸代谢过程中产生 3′- 磷酸腺苷 -5′- 磷酰硫酸（3′- phosphoadenosine -5′- phosphosulfate，PAPS），为体内硫酸根的活性供体。

（三）芳香族氨基酸代谢

苯丙氨酸是必需氨基酸，在苯丙氨酸羟化酶作用下可转变为酪氨酸。而酪氨酸是合成甲状腺素、肾上腺素和去甲肾上腺素、黑色素等物质的原料。多巴胺生成减少可致帕金森氏症。多巴胺、去甲肾上腺素、肾上腺素统称儿茶酚胺，是体内重要的活性物质。在黑色素细胞中，若酪氨酸酶缺乏，酪氨酸生成黑色素减少，可致白化病。苯丙酮酸尿症是当苯丙氨酸羟化酶缺乏时，苯丙氨酸不能转化为酪氨酸，在体内累积，经转氨基作用生成苯丙酮酸，此时尿中可出现大量苯丙酮酸，称苯丙酮酸尿症，苯丙酮酸对中枢神经系统有毒性，影响患儿智力发育，故这是一种严重的疾病。色氨酸可生成 5- 羟色胺、一碳单位、尼克酸。

第七节　核苷酸的代谢

核苷酸是构成核酸的基本结构单位，在体内发挥重要的生物学功能。不属于营养必需物质，人或动物无须依赖外界的核苷酸供应，能在各组织细胞内进行核苷酸的自身合成。核苷酸的分解或合成异常与某些疾病的发生和治疗密切相关。

一、核苷酸的合成代谢

核苷酸的合成具有两条途径从头合成途径（de novo pathway）和补救合成途径（salvage pathway）。

从头合成途径是机体利用磷酸核糖、氨基酸、一碳单位和二氧化碳等简单分子合成核苷酸的过程。肝脏组织主要进行从头合成途径。

补救合成途径是直接用现有的核苷或嘌呤、嘧啶合成，可以节省从头合成所需的能量和氨基酸的消耗。脑、骨髓则只能进行补救合成。

$$腺嘌呤 + PRPP \xrightarrow{\text{腺嘌呤磷酸核糖转移酶}} AMP + PPi$$

脱氧核苷酸包括嘧啶、嘌呤脱氧核苷酸，并非先形成脱氧核糖，再与碱基相连的过程，而是在二磷酸核苷的水平上，由核糖核苷酸还原酶催化生成的脱氧核苷酸。

二、核苷酸的分解代谢

人类嘌呤核苷酸的分解终产物为**尿酸（uric acid）**，尿酸水溶性差，若其生成过多或排泄障碍，可沉积于关节及软骨，导致**痛风症（gout）**，可以用次黄嘌呤的结构类似物别嘌呤醇治疗，抑制尿酸的进一步生成。

次黄嘌呤　　　　　　别嘌呤醇　　　　　　尿酸

嘧啶核苷酸分解产物是 β- 氨基酸、氨和二氧化碳。嘧啶碱的代谢产物易溶于水，可直接随尿排出或进行进一步分解。

三、核苷酸的抗代谢物

核苷酸的抗代谢物是一些碱基、氨基酸或叶酸等的结构类似物，它们以多种方式干扰或阻断核苷酸的合成代谢，从而进一步阻止核酸及蛋白质的生物合成，这些代谢物具有抗肿瘤作用。临床常用的抗代谢药 6- 巯基嘌呤、5- 氟尿嘧啶、氮杂丝氨酸、氨基蝶呤和甲氨蝶呤、阿糖胞苷、环胞苷等。

5-氟尿嘧啶（5-FU）　　　　阿糖胞苷　　　　　　环胞苷

第八节　物质代谢的联系与调节

体内代谢过程非常复杂，代谢是一个高度统一、协调的系统，各代谢途径不是孤立存在、单独进行的反应，而是相互联系、相互制约的过程，从而形成统一而和谐的整体。机体有一整套代谢调节机制，对各代谢途径进行的速度和方向严格控制，使其随着体内外环境的变化而不断调整，即代谢在整体上必须保持动态平衡。代谢调节是维持细胞功能、保证机体正常生长发育的重要条件。调节机制出现障碍，是许多疾病发生的原因。

一、糖代谢、脂代谢、蛋白质代谢的相互联系

（一）能量代谢的相互协作关系

糖、脂类、蛋白质这三大营养物质都可以彻底氧化，为细胞提供能量。三羧酸循环是它们共同的分解代谢途径，氧化磷酸化是产生 ATP 的主要方式。从整体看，供能以糖和脂肪的氧化分解为主，特别是糖，可提供总能量的 50%~70%，脂肪则提供 25% 左右。在糖、脂肪供应充足时，机体尽量节约蛋白质，但三种物质在供能方面可以互相替代，弥补不足。

（二）物质代谢的相互转变关系

1. 糖与脂类之间的转变

糖代谢与脂代谢的交汇点主要在乙酰 CoA 和磷酸二羟丙酮。糖可经乙酰 CoA 生成脂肪酸及胆固醇，经磷酸二羟丙酮生成 3- 磷酸甘油，所以在糖供应较多时，可生成脂肪酸及 3- 磷酸甘油，进而形成脂肪储存。填鸭的体内脂肪储存很丰富，但是它们的饲料中少有脂肪，而是以糖（多为淀粉）为主，这也是因为动物完全可以将糖转变成脂肪。

脂肪分解产生甘油和脂肪酸。甘油先磷酸化生成 3- 磷酸甘油，再转变成磷酸二羟丙酮。后者沿糖异生途径即可生成糖。脂肪酸通过 β- 氧化产生乙酰 CoA，在动物体内主要经三羧酸循环彻底氧化或在肝脏形成酮体。所以，体内脂肪可完全由糖转变而来，而脂肪却只有甘油部分可以转变为糖。

2. 糖与氨基酸之间的转变

转氨酶催化的氨基酸转氨基作用是氨基酸与糖代谢的重要联系点。糖代谢产生的 α- 酮酸经氨基化后生成非必需氨基酸。如丙酮酸生成丙氨酸，α- 酮戊二酸生成谷氨酸，草酰乙酸生成天冬氨酸。氨基酸脱氨基后生成的 α- 酮酸，大部分可以经糖异生作用转变为糖。

3. 氨基酸与脂类之间的转变

氨基酸可分解为乙酰 CoA，再由乙酰 CoA 合成脂肪酸或胆固醇。因此，氨基酸可转变成脂类，而脂类中除少量甘油可生成非必需氨基酸的碳骨架外，单纯依靠脂肪酸来合成氨基酸是极其有限的量。

各物质间不仅有相互转变关系还有相互制约关系。当糖来源很少或糖代谢障碍时，脂肪动员加强，酮体生成增加，最终导致酮症酸中毒。因此，一般认为成年人每天至少应有 100g 葡萄糖来源才能保证体内各代谢的正常进行。

4. 三大营养物质与核苷酸代谢间的联系

核苷酸在体内主要由糖、氨基酸转变而成。葡萄糖经磷酸戊糖途径提供 5- 磷酸核糖，丝氨酸、色氨酸等经一碳单位代谢为碱基合成提供原料，甘氨酸、天冬氨酸及谷氨酰胺直接参与合成碱基。核苷酸合成所需能量由糖、脂肪的氧化分解供应。而核苷酸的分解代谢与糖、氨基酸的分解代谢也有密切联系。

综上所述，各代谢途径之间通过相互联系形成纵横交错的网络（图 2-9）。机体必

须合理调节物质代谢，使其有条不紊地进行，以保证各种生理功能的正常。

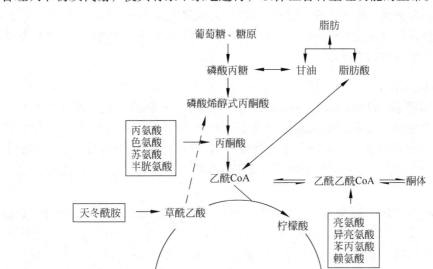

图2-9　营养物质代谢的相互转换关系

二、代谢调节

代谢调节在生物界是普遍存在的现象，它是生物在长期进化过程中，为适应环境的改变而形成的机制。进化层次越高的生物类群，其代谢调节机制就越复杂。最原始的调节方式为细胞代谢调节，它是通过影响细胞内酶活力或酶含量的变化，改变代谢过程的速率，这类调节是其他调节的基础。内分泌腺随着生物的进化而出现，它所分泌的激素作用于靶细胞，通过改变酶活性或表达水平，继而调节细胞内代谢反应的方向和速率，称为激素水平的调节。高等生物则不仅有完整的内分泌系统，还有功能复杂的神经系统。在中枢神经控制下，对整体的代谢进行综合调节。细胞水平调节是整个代谢调节的基础，三个层次互相协作发挥作用。

（一）细胞水平的代谢调节

细胞以细胞膜与外界相隔，细胞内部被广泛的膜系统分隔成许多区域，每个代谢途径中相互关联的一系列酶分布在细胞内不同的部位，使得各代谢都在固定区域内进行。

细胞水平的调节主要是酶活性的调节。通过改变酶活性而改变代谢速度和方向是代谢调节的重要方式。调节酶活性时只需调节其中的**关键酶**（key enzyme）即可，每个代谢途径都有1个或几个关键酶。这些酶往往催化不可逆反应，位于反应过程的前几步或交叉部位，关键酶也常是代谢途径中的限速酶，细胞水平的代谢调节就是通过调节关键酶的活性实现的调节。具体方式有两种：一是改变酶的结构而改变其活性；二是改变酶生物合成或降解的速度，控制酶的数量而调节酶的总活力。前一种方式速度快，数秒或数分钟即可发挥调节作用，又称快速调节；后一种方式又称迟缓调节，一般需数小时或数天才能发挥调节作用。

1. 酶结构调节

（1）**变构调节（allosteric regulation）**：一定的小分子化合物能与酶分子活性中心以外的某一部位特异结合，引起酶蛋白分子构象变化，从而改变酶的活性，这种调节方式即为酶的变构调节。能使酶发生这种变构调节的物质称为变构效应剂。若引起酶活性增加则为变构激活剂；若引起酶活性降低则为变构抑制剂。受到变构调节的酶称为变构酶。

各代谢途径中的关键酶多属于变构酶。而关键酶的底物、代谢途径的终产物或某些中间产物以及 ATP、ADP、AMP 等一些小分子化合物，常可以作为变构效应剂。

变构调节机制：变构酶有两种构象状态，一种是适宜与底物结合的高活性状态，一种则相反，是低活性或无活性状态。变构剂通过与酶分子结合或分离引发两种构象的互变，从而起到调节酶活性的作用。

变构调节的生理意义：变构调节是生物界普遍存在的一种快速调节方式，通过变构调节可以防止代谢终产物积累；使代谢物得到合理调配和有效利用；改变代谢的方向。

（2）**酶促化学修饰调节（chemical modification）**：酶蛋白在另一种酶催化下，通过共价键结合或脱去某个特定基团，导致酶活性变化，这种调节方式称为化学修饰调节。磷酸化和脱磷酸是体内最常见的化学修饰类型。

酶促化学修饰调节的特点及生理意义：①酶的激活和抑制两种状态互变是通过共价键变化实现的调节，需其他相关酶的催化才能完成。蛋白激酶催化酶蛋白磷酸化反应，磷蛋白磷酸酶催化脱磷酸反应（图 2-10）。②整个化学修饰过程是一个级联反应，有放大效应。肾上腺素、肠高血糖素对磷酸化酶的调控作用，就是通过此模式实现的调节。③化学修饰是酶结构调节的又一种重要方式，效率高但耗能却很少。④化学修饰与变构调节相辅相成共同维持代谢顺利进行。许多关键酶可受变构及化学修饰双重调节。

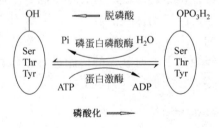

图2-10　磷酸化与脱磷酸

2. 酶数量的调节

由于酶蛋白合成和降解所需时间较长，其调节效应通常要数小时甚至数日才能表现出来，因此，酶数量的调节是一种慢调节方式。

（1）酶蛋白合成的诱导与阻遏：一般将促进酶合成的化合物称为酶的**诱导剂**

（inducer），减少酶合成的化合物称为酶的**阻遏剂**（repressor）。诱导剂和阻遏剂主要通过控制酶蛋白基因的转录而发挥调节作用。如，糖皮质激素通过诱导肝中糖异生相关的几个关键酶，从而起到促进糖异生、升高血糖的作用。

（2）酶降解的调节：改变酶分子的降解速度，也是控制细胞内酶含量的方式，但通过酶蛋白的降解，调节酶含量的方式远不如酶的诱导和阻遏更为重要。

（二）激素水平的代谢调节

随着生物的进化，高等生物出现了内分泌腺，它所分泌的激素通过体液转运到靶细胞并对其代谢进行调节，被称为激素水平的代谢调节。每种激素只对具有其特异受体的靶细胞起作用。根据受体的定位，可将激素分为两大类：一类激素的受体存在于靶细胞的细胞质膜上，其化学本质是蛋白质或肽类以及儿茶酚胺类；另一类激素，包括类固醇激素、甲状腺素，它们的受体存在于靶细胞内部。受体存在的部位不同，信息传递过程也不同。

1. 激素通过细胞膜受体的调节作用

这类激素与靶细胞的细胞质膜上的受体结合后，可以通过至少 4 条途径将激素信息传递到细胞内，即 cAMP- 蛋白激酶途径、Ca^{2+}- 依赖性蛋白激酶途径、cGMP- 蛋白激酶途径和酪氨酸蛋白激酶途径。

cAMP- 蛋白激酶途径：其信息传递的过程有多个环节，可简要表示为：激素→膜受体→ G 蛋白→ AC → cAMP → PKA →关键酶或功能蛋白质磷酸化→生物效应（图 2-11）。

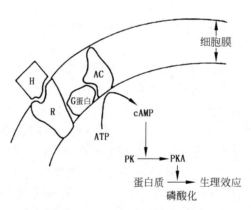

图2-11 cAMP-蛋白激酶途径

在细胞质膜细胞质面有一种蛋白质，因可与 GTP 或 GDP 结合而被称为鸟苷酸结合蛋白，简称 G 蛋白。它有两种状态：无活性状态和活性状态。活性状态的 G 蛋白可激活腺苷酸环化酶，产生 cAMP。

cAMP 是蛋白激酶 A 的变构激活剂，蛋白激酶 A（protein kinase, PKA）被激活后，使代谢途径的关键酶磷酸化，代谢受到调节，激素的信息表现出生物学效应。

激素本身不进入细胞，通过 cAMP 将激素信息传递至胞内。在信息传递过程中，cAMP 处于承上启下的关键环节，具有这种作用的物质称为第二信使。目前已知的第二信使有很多，包括 cGMP、甘油二酯、三磷酸肌醇、N- 脂酰鞘氨醇、Ca^{2+} 等。

Ca^{2+}- 依赖性蛋白激酶途径：Ca^{2+} 也是细胞内重要的第二信使，通过在细胞质中浓度变化而传递信息。

cGMP- 蛋白激酶途径：激素→受体→鸟苷酸环化酶→ cGMP →蛋白激酶 G →关键酶或功能蛋白磷酸化→生物效应。

酪氨酸蛋白激酶途径：胞外生长因子→受体→胞内酪氨酸蛋白激酶→特定蛋白分子→核内转录因子→基因表达。

2. 激素通过细胞内受体的调节作用

类固醇激素、1,25-（OH）$_2$-D$_3$ 和甲状腺素的受体存在于细胞内。这类激素发挥作用时先要穿过细胞膜，糖皮质激素先与在细胞质中的受体结合，后进入核内，其他激素先进入核内，后与受体结合，形成的激素 - 受体复合物与 DNA 的特定位置结合，通过改变相关的基因表达而发挥代谢调节作用。

（三）整体水平的代谢调节

中枢神经系统调节机体全身的代谢过程，一方面通过神经活动直接影响体内各器官的功能；另一方面通过神经 - 体液途径控制内分泌腺，使激素的分泌保持协调和相对平衡。神经和内分泌系统形成一个整体，当机体内外条件改变时，两方面共同发挥作用，从整体上调节代谢，使各组织器官之间和各不同物质间的代谢协调变化以满足生理需要。

第九节 能 量 代 谢

生命体为维持生命必须进行新陈代谢。**新陈代谢（metabolism）**是机体与外界环境不断进行物质交换的过程。它是通过消化、吸收、中间代谢和排泄四个阶段来完成的过程。物质在机体内进行化学变化的过程，必然伴随能量转移（生成与消耗利用）的过程，即物质代谢和与之相伴的能量代谢。营养物质分解代谢过程中，释放出能量，它包括热能和化学能（ATP）。它为机体各种生命活动提供能源；而合成代谢为机体合成生命活动所需要的物质，它是消耗能量的过程。**能量代谢（energy metabolism）**是指在物质代谢过程中所伴随着的能量的贮存、释放、转移和利用过程。

基础代谢（basal metabolism）是指人体处在清醒而又非常安静、不受肌肉活动、环境温度、食物及精神紧张等因素的影响时的状态下的能量代谢。**基础代谢率（basal metabolic rate BMR）**是指单位时间内的基础代谢，即在基础状态下，单位时间内的能量代谢。**能量代谢率（energy metabolic rate EMR）**：单位时间内所消耗的能量。

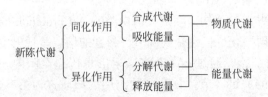

一、能量的生成与利用

糖、脂肪、蛋白质三大营养物质，在分解代谢过程中，生成 CO_2、H_2O 和能量。这是机体能量的主要来源。机体产生的能量大部分迅速生成热能，用于维持体温；另一些能量以高能磷酸键的形式贮存，供机体利用。高能物质主要有三磷腺苷（ATP）等。一切生命活动需要能量，体内能量的直接利用形式是 ATP。机体需要能量时，ATP 水解成 ADP 并释放能量，供各种生命活动的需要，例如，各种生物合成、肌肉收缩、物质的主动转运、生物电乃至体温的维持等。

细胞利用 ATP 进行物质的主动转运；利用 ATP 使肌肉进行收缩和舒张形成机械能，利用 ATP 使机体合成各种细胞组织成分、生物活性物质和其他物质；利用 ATP 使细菌纤毛、鞭毛运动、细胞分裂；利用 ATP 神经元可将化学能转换成电能；利用 ATP 使生物发光体可将化学能转换成光能等等；许多能量形式再转化的过程中都会形成热能。例如心肌收缩所产生动脉血压与血流，使血液在血管内流动过程中，因克服血流阻力而转化为热能。通常用热量单位**焦耳**来衡量能量的大小。

二、能量代谢的测定

能量守恒是指能量由一种形式转化为另一种形式的过程中，既不增加，也不减少。所有形式的能量转化都遵循此原则，如动能、热能、电能和化学能的互相转化。在机体的能量代谢、转化过程中，糖、脂肪、蛋白质三大营养物质所蕴含的能量形式是一样的形式，即化学能、热能和其所作的功完全相等。因此，可采用直接测热法和间接测热法，检测机体单位时间内发散的总热量与所做的功或检测单位时间内机体所消耗的营养物质，均可计算出机体的能量代谢率。

（1）直接测热法：是检测单位时间内，机体向外界环境发散的总热量。如果在测定时还做一定的外功，也应将外功折算为热量一并计入。它是在隔热密封房间中建一个铜制的受试者居室。控制隔热壁与居室之间空气的温度，使之与居室内的温度相等，以防热量损失。这样，受试者机体所散发的大部分热量便被居室内管道中流动的水所吸收。根据流过管道的水量和温度差，就可测出水所吸收的热量。由于，直接测热法的设备复杂，操作繁琐，使用不方便，一般很少采用应用。

（2）间接测热法：在化学反应中，底物的量与产物量之间呈一定的比例关系，此为定比定律。例如，氧化 1 moL 葡萄糖，需要 6 moL 氧，同时产生 6 moL CO_2 和 6 moL H_2O，并释放一定量的能。同一种化学反应，其反应条件和中间步骤的差异不影响这种定比关系。按照定比关系,检测单位时间内整个人体中氧化分解的糖、脂肪、蛋白质的量，即可计算出该段时间内整个机体所释放出来的热量。这需要我们了解食物的热价即每种营养物质氧化分解时产生的能量有多少和三种营养物质氧化的比例，这样，我们就可以用间接测热法计算出机体的能量代谢率。

食物中的热价可采用热量计测定，一定量的糖、脂肪和蛋白质在体外燃烧时所释放的热量与这些物质在动物体内氧化生成 CO_2 和水时所产生的热量相等。将 1g 食物氧化（或在体外燃烧）时所释放出来的能量称为食物的热价。食物的热价分为物理热价和生物热价。食物的物理热价是指食物在体外燃烧时释放的热量。食物的生物热价系食物经过生物氧化所产生的热量。糖或脂肪的物理热价和生物热价是相等的值，而蛋白质的生物热价则小于它的物理热价。因为蛋白质在体内不能被彻底氧化分解，其中一部分以尿素形式从尿中排泄没能产生能量。

呼吸商：单位时间内机体的 CO_2 产量与耗氧量的比值称为呼吸商。各种营养物质在细胞内氧化产生能量与细胞呼吸过程有关。由于在同一温度和气压条件下，容积相等的不同气体，其分子数都是相等的值，所以通常都用容积数（mL 或 L）来计算 CO_2 与 O_2 的比值。从理论上讲任何一种营养物质的呼吸商都可以根据它的氧化生成 CO_2 和 H_2O 化学反应式计算出来。

糖、脂肪和蛋白质氧化时，它们的 CO_2 产量与耗 O_2 量各不相同，三者的呼吸商也不一样。糖、脂肪和蛋白质的呼吸商分别为 1.0、0.7 和 0.8。人们摄入的营养物质常是糖、脂肪和蛋白质的混合体。所以，呼吸商在 0.71~1.00 之间。高糖饮食时呼吸商升高，高脂饮食或高蛋白质饮食时呼吸商则降低。

三、影响能量代谢的因素

影响能量代谢的主要因素：①肌肉活动，它对能量代谢的影响最为显著。主要以增加肌肉耗氧量而做外功，使能量代谢率升高；②精神活动，脑的能量来源主要靠糖氧化释放能量，安静思考时影响不大，但精神紧张情绪激动时，可使肌紧张加强，并引起肾上腺素、去甲肾上腺素、糖皮质激素、甲状腺激素等激素的释放，使产热量增多，能量代谢率增高；③食物的特殊动力效应，进食之后的一段时间内，机体内可以产生额外热量的作用。食物中的蛋白质的特殊动力作用较大，脂肪次之，碳水化合物最少；④环境温度，人在安静状态下，20~30℃的环境中，能量代谢最为稳定，环境温度过低可使肌肉紧张性增强，能量代谢增高。环境温度过高，可使体内物质代谢加强，能量代谢也会增高。

（1）肌肉活动对能量代谢的影响最为显著。机体任何轻微的活动都可提高代谢率。人在运动或劳动时，肌肉活动需要耗能，而能量来自营养物质的氧化，导致机体耗氧量的增加。其耗氧量与肌肉活动的强度成正比关系。

（2）食物的特殊动力作用：食物能使机体产生"额外"热量的现象。在安静状态下摄入食物后，人体释放的热量比摄入的食物本身氧化后所产生的热量要多。例如摄入能产 100 kJ 热量的蛋白质后，人体实际产热量为 130 kJ，表明机体产热量超过了蛋白质氧化后产热量的 30%。碳水化合物或脂肪的食物的特殊动力作用为其产热量的4%~6%，而混合食物可使产热量增加 10% 左右。这种额外增加的热量，只能用于维持体温。

（3）环境温度：在平静状态下 20~30℃环境中，机体能量代谢最为稳定。当环境温度低于 20℃时，代谢率开始上升，在 10℃以下，代谢率明显增加。这主要是低温引起寒战和肌肉紧张造成的影响。当环境温度为 30~45℃时，代谢率又会逐渐增加。这可能是因为体内化学反应速度有所增加，还伴有发汗、呼吸、循环功能增强等因素的作用。

正常人的基础代谢率是相当稳定的值。基础代谢率随性别、年龄等不同而有生理变化。在相同情况下，男子基础代谢率平均比女子高；幼年人比成年人高；年龄越大，代谢率越低。

激素分泌的异常可改变基础代谢率。甲状腺功能低下时，基础代谢率将比正常值低 20%~40%；甲状腺功能亢进时的基础代谢率将比正常值高出 25%~80%。基础代谢率的测量是临床诊断甲状腺疾病的重要辅助方法。

当人体发热时，基础代谢率将升高。一般说来，体温每升高 1℃，基础代谢率可升高 13%。再如糖尿病、红细胞增多症、白细胞以及伴有呼吸困难的心脏病等，也伴有基础代谢率升高。当机体处于病理性饥饿、阿狄森病、肾病综合征以及垂体肥胖症时常伴有基础代谢率降低。

四、体温与体温调节

1. 正常体温

体温是指机体内部的温度，正常人体体温一般为 36~37℃。当体温高于 41℃或低于 25℃时将严重影响身体功能活动，甚至危害生命。

体温相对稳定是保证机体新陈代谢和生命活动之必需。基础代谢是机体产热的基础。机体内营养物质代谢释放出来的化学能有 1/2 是用于维持体温的热能，其余的能量才形成 ATP。ATP 经过能量转化与利用，最终也形成热能，所有热量将由血液携带循环传导到机体表皮散发。调节体温的基本中枢在下丘脑，在其调控下，机体产热和散热处于相对平衡，维持正常的体温。

人体的温度是相对恒定的值，一般波动相差不超过 1℃。体温也会受到社会因素、体内代谢、生理变化以及疾病的影响。如女性基础体温随月经周期而发生变化。在排卵后体温升高，这种现象与孕激素的分泌及其代谢产物的变化有关；妊娠期体温稍高。再如体温也与年龄有关，新生儿发育还不完善，体温调节能力差；肌肉运动时，机体代谢增强，产热量增加，体温上升。情绪激动、精神紧张、进食、服药物等情况对体温都会有影响；环境温度的变化对体温也有影响。人在寒冷环境中，主要依靠寒战来增加产热量，提高体温。临床上观察病人体温变化对诊断疾病或判断某些疾病的预后有重要意义。

2. 发热

由于致热原的作用使体温调定点上移而引起的调节性体温升高超过 0.5℃即称为发热。发热与机体能量代谢、激素分泌、免疫机制以及疾病有关，可以是体内白细胞为了吞噬细菌而迅速增加，引起耗氧增加而发烧，也可以是致热原直接作用于体温调节中枢，使体温中枢功能紊乱而发烧，或由各种原因引起的机体产热过多、散热减少，导致体温升高超过恒定范围等。

发热对人体有利也有害，发热本身不是疾病，而是一种症状。它是体内抵抗感染的机制之一。发热使机体免疫功能增强，有利于清除机体中的病原体，促进机体的恢复。发热甚至可能缩短疾病时间、增强抗生素的效果、使感染降低传染性。但如果成人体温超过40℃；小儿体温超过39℃，就可能引起惊厥、昏迷，严重的会造成中枢神经系统的损伤，留下后遗症，所以应及时降温。

物理降温作用迅速、安全，适用于高热。①冷敷降温：高烧时可以采用冷敷帮助降低体温。在额头、手腕、小腿上各放一块湿冷毛巾，身体其他部位可以用衣物遮盖，反复更换冷敷毛巾，直到烧退为止。②热敷降温：如果体温在39℃以下，可采用热敷来降体温。③酒精擦浴：蒸发有助降温，用60%冷酒精擦拭病人额头、四肢，来帮助皮肤驱散过多的热量。④药物降温：如果儿童体温超过39℃应服用退热药及镇静药降低体温，以免引起惊厥、昏迷，甚至严重时造成中枢神经系统损伤留下后遗症。

第十节　分子生物学基础

分子生物学不仅研究基因的结构和功能，更重要是研究DNA复制、基因转录、蛋白质生物合成的规律和信息传递过程及分子生物学常用技术等，这些领域是当前研究的热点。遗传信息传递的基本法则为中心法则，1958年Crick最初提出的中心法则是：DNA→RNA→蛋白质。它说明遗传信息在不同的大分子之间的转移都是单向的进行，不可逆的方向，只能从DNA到RNA（转录），从RNA到蛋白质（翻译）。后来人们发现病毒的RNA分子可作为模板合成一个DNA分子（反转录），因此，Crick在1970年重新修改了中心法则并沿用至今（图2-12）。

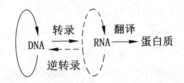

图2-12　遗传信息传递的中心法则

基因（gene）是指编码蛋白质多肽链或各种RNA的DNA功能片段（某些病毒是RNA），以及该片段上下游的调控序列。那么，一个细胞或病毒颗粒中所含的全部遗传信息的总和，称为基因组。生物体的遗传信息储存在DNA分子上，表现为特定的核苷酸排列顺序，并通过复制将遗传信息由亲代传递给子代。

一、DNA 复制

DNA 复制（replication）：是以亲代DNA为模板合成子代DNA，将遗传信息准确地传递到子代的过程。

（一）DNA 复制的特点

1. 半保留复制（semiconservation replication）

亲代DNA双链解开，形成两条单链，两条单链各自作为模板指导子代DNA分子的形成。每个子代DNA分子中一条链来自亲代，另一条链是以亲代DNA为模板指导合成的新互补链，新合成的两个子代 DNA 分子与原来亲代 DNA 分子的碱基序列完全一样。这种复制方式就称为半保留复制。

2. 高保真性

由于 DNA 的半保留复制，新合成的两个子代 DNA 分子与原来亲代 DNA 分子的碱基序列完全一样，所以具有高度保真性。

3. 双向复制

双向复制是指从复制起点开始向两侧同时进行复制。

4. 半不连续复制（semidiscontinuous replication）

DNA 双螺旋结构中的两条链是反向平行的走行，亲代 DNA 中一条母链的解链方向为 5′→3′，另一条母链的解链方向为 3′→5′，而形成的复制叉合成方向只有一个。这样，一条子链合成方向与解链方向一致，复制时合成的互补链方向则对应为 5′→3′，DNA 聚合酶只能催化 5′→3′ 方向合成，合成能连续进行，此链称为领头链。另一条子链的合成方向与解链方向相反，合成不能连续进行的链，这条链称为随从链。它必须等待模板链解开至一定长度后才能以 5′→3′ 方向合成一段，然后等待下一段模板暴露出来再合成。先合成的许多 DNA 片段，称为冈崎片段，最后各片段再连接为一条长链。由于领头链的合成是连续进行的过程，而随从链的合成是不连续的进行，所以 DNA 的复制是半不连续复制（图 2-13）。

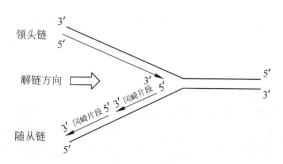

图2-13 半不连续复制

（二）参与 DNA 复制的主要酶类

复制过程中需要相关的酶催化，协同完成 DNA 复制过程。解链酶、DNA 拓扑异构酶和单链 DNA 结合蛋白。它们共同起着解开、理顺 DNA 双链，维持 DNA 解链状态的作用。引物为一段 RNA 序列，引物酶是指合成 RNA 引物的酶。DNA 连接酶可以在切口处形成 3′，5′- 磷酸二酯键，从而可以链接 DNA 片段。DNA 聚合酶是一种模板指导的酶，称为 DNA 指导的 DNA 聚合酶。*E.coli* DNA 聚合酶分为Ⅰ、Ⅱ、Ⅲ型。Pol Ⅰ 和 Pol Ⅲ 都具有 DNA 聚合酶活性，Pol Ⅲ 是 DNA 链延长的主要聚合酶。DNA 聚合酶只能使新合成的 DNA 链按 5′→3′ 方向延长。Pol Ⅰ 和 Pol Ⅲ 都具有 3′→5′ 核酸外切酶活性，但 Pol Ⅰ 活性较强。Pol Ⅰ 还具有 5′→3′ 核酸外切酶活性，故 Pol Ⅰ 可切除引物 RNA。

（三）DNA 的复制过程

1. 解链

在拓扑酶的作用下，DNA 的拓扑构象变化；在解链酶的作用下，DNA 的双链解开为两条单链，SSB 结合在解开的单链上维持模板单链状态并保护其不被核酸酶水解。

2. 引发

领头链在引物酶催化下，有一个短的 RNA 引物合成，继而在 RNA 引物的 3′ 末端开始连续地进行 DNA 链的合成。随从链的合成是不连续的合成，有多种蛋白因子参与构成引发前体，与引物酶联合装配成引发体，引发前体沿随从链的模板向复制叉的行进方向移动，它连续地与引物酶联合并解离，从而在不同部位引导引物酶催化合成 RNA 引物，为随从链的不连续合成准备了条件。

3. 延长

在 RNA 引物的 3′-OH 端，Pol Ⅲ 催化 4 种 dNTP，在模板的指导下合成随从链的冈崎片段或领头链，直至另一个 RNA 引物的 5′ 末端为止。此时在 Pol Ⅰ 的作用下，水解去除引物，同时填充缺口，然后在连接酶的催化下，形成完整的 DNA 分子。

4. 终止

E.coli DNA 复制的终止发生在距离复制起始点约 70 kb 区的中心，称之为终止区。解链酶在此停止发挥作用，终止复制。形成两条与亲代 DNA 完全一样的子代 DNA。

二、转录

转录（transcription）也称 RNA 的生物合成，是指生物体在 RNA 聚合酶作用下，按碱基互补原则，以 DNA 为模板，合成与其互补的 RNA 单链的过程。

转录是有选择性的过程，不同组织在不同发育阶段按条件和需要发生转录。因此，同一组织细胞同一时期只是部分 DNA 区段进行转录。能转录出 RNA 的 DNA 区段称为结构基因。结构基因的两条 DNA 链只有一条链可作为模板转录，这条链叫**模板链**（**template strand**），另一条不能作为模板转录的链称作**编码链**（**coding strand**）。因此，转录的上述特点为不对称转录（图 2-14）。

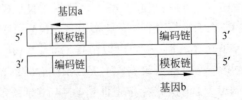

图2-14 不对称转录

E.coli 的 RNA 聚合酶是一个由 α、β、β′、ω 和 σ 因子 5 种亚基组成六聚体

（α₂ββ′ωσ），其中 α₂ββ′ω 称核心酶，σ 因子与核心酶松散结合，构成全酶。σ
因子负责辨认转录的起始位点，促使酶与模板的启动部位结合，转录起始后，σ 因子
在延伸阶段开始与核心酶分离。转录过程可分为起始、延长和终止三个阶段。

　　转录起始，首先 RNA 聚合酶需要辨认和结合模板，**启动子（promoter）**是启动
转录的特异序列。*E.coli* 在转录起始点上游 10bp 附近有保守序列 TATAAT（Pribnow
盒），–35bp 附近有 TTGACA，都是启动子的调节组件。RNA 聚合酶的 σ 因子识别起
始点，带动全酶与启动子结合，向下游移动到达 Pribnow 盒，可形成稳定的酶 -DNA
复合物。由于此处 AT 含量较高，利于解链，RNA 聚合酶把 DNA 双链局部解开，接着
酶跨入转录起始点。

　　进入延长阶段时，σ 因子脱落，核心酶构象发生改变，与模板的结合较为松弛，
有利于核心酶向前滑动。RNA 延伸方式与复制基本相同，区别只是底物 A 与 U 碱
基互补也是两个氢键链接，稳定性低于 G ≡ C、A=T。RNA 聚合酶覆盖着 DNA 双
链、DNA：RNA 杂化链，形成的复合物称转录复合物，也形象地称为转录空泡，模板
DNA 只打开一定长度，由于 A=U 稳定性低，不断延长的 RNA 链向外伸出空泡。解开
的 DNA 双链在酶通过后马上关闭，重新形成双螺旋。

　　转录完成后，无论原核生物还是真核细胞，模板链 5′ 端都有转录终止信号。RNA
聚合酶进行到这一终止信号部位时停止，聚合作用也停止。原核细胞由于没有细胞核，
其结构基因是连续的核苷酸序列，转录产生的 RNA 很少经过加工处理就转运到核糖体
上参与蛋白质合成。真核细胞则不同，它有细胞核，基因断裂现象普遍，转录生成的
各种 RNA 都必须经过加工处理，才能生成有功能的活性 RNA 分子。

三、翻译

　　以 mRNA 为模板指导蛋白质的生物合成过程称为**翻译（translation）**。

（一）参与蛋白质合成的主要物质

1. mRNA是蛋白质合成的直接模板

　　mRNA 分子中的碱基排列顺序决定了蛋白质分子中氨基酸的排列顺序。每一种蛋
白质都有各自不同的 mRNA。在 mRNA 编码区，每 3 个相邻的碱基组成 1 个**密码子
（codon）**，代表一种氨基酸，mRNA 分子中的 4 种碱基一共可以组成 64 个密码子。其
中 AUG 除代表甲硫氨酸外，当第一次出现在 5′ 端时还代表启动信号，称为起始密码
子。UAA、UAG 和 UGA 三个密码子为终止信号，不代表任何氨基酸，称为终止密码子。
因此，代表氨基酸的密码子只有 61 个。

　　遗传密码的特点：①通用性。整个生物界，不管是植物、动物，还是微生物，都基
本使用同一套密码子,这表明各种生物可能是从同一祖先进化而来的。但近来研究发现，
动物细胞的线粒体及植物细胞的叶绿体内所使用的遗传密码与"通用密码"有一定的
差别。②方向性。翻译时从 mRNA 开放阅读框区 5′→3′ 方向阅读模板 mRNA。③连续性。
开放阅读框区内的各个三联体密码连续阅读，两个密码子之间既无间断也无交叉，从
AUG 开始,mRNA 的密码子每 3 个碱基代表一个氨基酸,需连续不断向下游阅读,因此,

遗传密码阅读是连续的过程。如果插入或缺失的碱基不是3的整倍数，会引起移码突变，导致氨基酸的排列顺序改变。④简并性。除了三个终止密码子外，余下61个密码子编码20种氨基酸，因此，同一种氨基酸可以有多个密码子，或不同的密码子可以代表同一种氨基酸，称为遗传密码的简并性。

2. tRNA是转运工具

tRNA将氨基酸转移到蛋白质合成的场所——核蛋白体上。tRNA通过自身反密码子识别模版mRNA上的密码子，将核酸分子中的遗传信息准确地转换成蛋白质多肽链上的氨基酸排列顺序。氨基酰 -tRNA合成酶具有绝对专一性，每种氨基酸都只有一种氨基酰 -tRNA合成酶，催化生成特定的氨基酰 -tRNA。组成蛋白质的20种氨基酸都有特定的tRNA来转运，而一种氨基酸常有数种tRNA来携带。

3. 核糖体是蛋白质合成的场所

核糖体（ribosome）均由大、小两个亚基组成，是蛋白质合成的场所。小亚基上有mRNA结合位点。大亚基上有肽酰 -tRNA和氨基酰 -tRNA结合的部位，简称P位和A位。

（二）蛋白质合成的过程

蛋白质生物合成过程包括肽链合成的起始、延长和终止阶段，原核细胞和真核细胞在翻译起始的方式上差别比较大。肽链合成的起始，是指在多种**起始因子（initiation factor, F）**协助下，带有甲硫氨酸的起始tRNA连同mRNA结合到核蛋白体上，形成翻译起始复合物。

肽链延长需要**延长因子（elongation factor, F）**参与，包括进位、成肽、转位3个步骤。

（1）进位：氨基酰 -tRNA进入A位，需要GTP、EF-T的参与。

（2）成肽：在转肽酶催化下，P位上的tRNA所携带的甲硫氨酸与A位新进入的氨基酸脱水缩合形成肽键。此时，空载的tRNA脱离P位，P位空出。

（3）转位：在EF-G和GTP的作用下，核糖体沿mRNA链由$5' \rightarrow 3'$方向移动1个密码子的距离。终止肽链合成的终止需**释放因子（release factor, F）**参与。RF能辨认终止密码子，激活转肽酶，使其构象改变，表现出酯酶活性，将肽酰 -tRNA上合成的多肽水解下来。

核蛋白体从$5' \rightarrow 3'$方向阅读mRNA遗传密码，连续进行进位、成肽、转位的循环过程，每次循环从氨基末端向羧基末端延长一个氨基酸，直至肽链完成其合成。

四、常用分子生物学技术

（一）核酸的分离与纯化

核酸包括DNA、RNA两种分子，在细胞中都以与蛋白质结合的状态存在。分离纯化核酸应保证核酸一级结构的完整性，核酸一级结构的完整将保证核酸结构与功能研究的可靠性；排除蛋白质、脂类、碳水化合物等其他分子的污染，纯化的核酸样品不应存在对酶有抑制作用的有机溶剂或过高浓度的金属离子，降低蛋白质、脂类、多糖分子的污染，清除其他核酸分子的污染。例如提取 DNA 分子时应去除 RNA 分子；简化操作步骤，缩短操作时间，以便保证分离核酸的完整性及纯度，减少各种不利因素对核酸的破坏。

（二）核酸分子杂交技术

核酸分子杂交技术（hybridization）是利用具有一定同源性的两条核酸单链在适宜的温度及离子强度等条件下，按碱基互补原则形成双链的原理而建立的核酸分析方法。杂交的是待测核酸序列及探针。待测核酸序列可以是克隆的基因片段，也可是未克隆化的基因组 DNA 和细胞总 RNA。将核酸从细胞中分离纯化后，可以在体外与标记的探针杂交（膜上印迹杂交），也可直接在细胞内进行（细胞原位杂交）。用于检测的已知核酸片段称之为探针，根据探针的来源及性质可以分为 DNA 探针与 RNA 探针及人工合成的寡核苷酸探针等。根据标志物的不同又可以分为放射性（同位素）标记的探针和非放射性（非同位素）标记的探针。

（三）PCR 技术

多聚酶链式反应（polymerase chain reaction，PCR）是一种在体外扩增特异 DNA 片段的技术。人们只需在试管内进行 DNA 复制，就可在短时间内从生物材料中获得数百万个某一特异 DNA 序列的拷贝，以便用于目的基因的扩增、分离、筛选、序列分析或鉴定。PCR 技术具有快速（数小时完成）、灵敏（ng 级）、操作简便（自动化）等优点，现已用于分子克隆、遗传病的基因诊断、法医学、考古学等多个方面。

PCR 的原理：PCR 实际上是一种在模板 DNA、引物（模板片段两端的已知序列）和四种脱氧核苷酸等存在的情况下，DNA 聚合酶催化酶促合成反应，扩增的特异性取决于引物与模板 DNA 的特异结合。整个扩增过程分三步：①变性（denaturation）：加热使模板 DNA 双链间的氢键断裂形成两条单链；②退火（annealing）：降温后模板 DNA 与引物按碱基配对原则互补结合；③延伸（extension）：在 DNA 聚合酶的催化下，从引物的 3′ 端开始结合单核苷酸，形成与模板链互补的新 DNA 链。上述三步为一个循环，每一个循环，形成的链又可成为新一轮循环的模板，经过 25~30 个循环后 DNA 可扩增 10^6~10^9 倍。PCR 的实际操作包括模板 DNA（或 RNA）的制备、引物的设计合成、酶促聚合反应、反应产物的检测等过程。

（四）生物芯片

生物芯片（biochips）的概念来自于计算机芯片，即在微小的基片表面上（约 1 cm^2）利用光刻、湿法刻蚀、激光立体化学刻蚀等微加工技术和化学合成技术制造而成的一种具有一定分子生物学分析检验功能的微型器件。芯片分析的实质是在微小基片表面有序地点阵排列一系列固定位置的识别生物分子，在相同条件下进行的结合反应。反应结果可用核素法、化学荧光法、化学发光法或酶标法显示，然后用精密的激光共聚焦扫描仪或 CCD 摄像技术记录，最后通过计算机软件分析，综合成可读的信息。生物芯片分析步骤：生物芯片的制作、样品处理、杂交或反应、测定或扫读（扫描）及数据处理等。通过微加工技术制作的生物芯片，可以把成千上万乃至几十万个生命信息集成在一个很小的芯片上，达到对基因、抗原和活体细胞等进行分析和检测的目的。生物芯片的这种微型化、集成化、自动化的特点，实现了对生命信息进行大规模高通量的处理。

学习小结

（1）酶是生物催化剂，包括蛋白质类及核酸类酶。由蛋白质参与构成的酶主要分为单纯酶和结合酶两类，前者单纯由酶蛋白构成，后者除了蛋白质外还有非蛋白类辅因子成分，包括辅酶和辅基，主要由金属离子及维生素 B 族类有机小分子构成。酶和底物的结合与催化主要发生在酶的活性中心，活性中心包括结合基团和催化基团两类必需基团的存在。另外酶的催化受到酶浓度、底物浓度、温度、pH、激活剂、抑制剂等影响。

（2）维生素是指在人体代谢中需求量很低，但却必不可少的有机化合物。按照溶解特性分为水溶性维生素和脂溶性维生素两大类。水溶性维生素主要包括维生素 C 和维生素 B 家族，其中的维生素 B 家族主要以活性形式参与构成酶的辅因子；脂溶性维生素主要包括维生素 A、D、E、K 四类，它们的共同特点是主要来自于动物性食物，在体内易贮存、不易流失，不需要每天补充。

（3）生物氧化是指糖、脂肪、蛋白质在体内彻底分解并逐步释放能量，生成水和二氧化碳的过程，又称细胞呼吸或组织呼吸。呼吸链是位于线粒体内膜上，由一系列酶与辅酶有序排列并参与传递氢和电子的特殊体系，体内的呼吸链主要有 NADH 呼吸链和 $FADH_2$ 呼吸链两种方式。在呼吸链传递氢和电子的过程中，由于呼吸链复合体的质子泵功能会持续将质子泵到线粒体内膜外侧，形成跨膜梯度并产生电势能。当内膜外侧积聚的质子通过 ATP 合酶提供的质子通道发生回流时会驱动 ATP 合酶的 ATP 合成功能，该过程称为氧化磷酸化过程，是细胞合成 ATP 的主要方式。

（4）糖是多羟基醛或酮的总称。在人体内参与能量代谢的单糖主要为葡萄糖，多糖为贮存于肌肉或肝脏中的糖原。葡萄糖在体内氧气供应不足的情况下会发生糖酵解产生乳酸，释放少量的 ATP。在氧气供应充足的情况下葡萄糖会彻底氧化生成 CO_2 和 H_2O，并产生相对较多的 ATP。另外，葡萄糖还可以进入磷酸戊糖途径转化成磷酸戊糖，为核酸的合成提供原料，同时产生还原当量 $NADPH+H^+$。另外在饱食情况下，葡萄糖可以合成糖原贮存在肝脏或肌肉，在饥饿的条件下，肝糖原可以分解释放葡萄糖以补充血糖，而肌糖原则可发生氧化分解为肌肉活动提供能量。另外在更长时间的饥饿下，乳酸、甘油、生糖氨基酸也可以通过糖异生途径转化成葡萄糖以维持血糖恒定。

（5）脂类主要包括脂肪和类脂两大类。脂肪是体内的主要能量贮存形式，在人体处于饥饿的状态下，脂肪经激素敏感性脂肪酶的催化发生脂肪动员，分解出甘油和脂肪酸，前者主要进入肝脏、肾脏、肠进行氧化利用，后者则通过和血清蛋白相结合，运输到除了脑组织外的全身各组织部位代谢产生能量。脂肪酸的体内代谢主要以线粒体中的 β - 氧化方式为主，每发生 1 次 β - 氧化产生 1 分子乙酰 COA 和 $FADH_2$ 及 $NADH+H^+$ 各 1 分子，其中乙酰 COA 进入三羧酸循环进一步氧化，$FADH_2$ 及 $NADH+H^+$ 通过氧化磷酸化进一步产生能量。酮体的产生水平如果过高，会造成酮血症及酮尿症，如果水平适量，其可以进入肝外组织，尤其为饥饿下的脑组织提供能量。类脂主要包括磷脂和固醇类。血浆脂蛋白按照组成成分不同可以分为乳糜微粒（CM）、极低密度脂蛋白（VLDL）、低密度脂蛋白（LDL）、高密度脂蛋白（HDL）四类，分别运输外源性甘油三酯、内源性甘油三酯及胆固醇，以及进行胆固醇的肝脏外向肝脏内的逆向转运。

（6）蛋白质是生命活动的重要物质基础，具有多方面的生理功能。氮平衡是指摄入氮与排出氮之间的平衡关系，是反映机体蛋白质代谢概况的一项指标。包括氮总平衡、氮正平衡和氮负平衡。食物蛋白质营养价值的高低，取决于必需氨基酸的种类、数量和比例。小肠是蛋白质消化的主要场所，食物蛋白质消化成氨基酸后才能安全地被人体吸收利用。肠道细菌对肠道内未被消化的蛋白质及未被吸收的氨基酸的作用过程称为蛋白质的腐败作用，其产物大多数对人体有害。氨基酸的脱氨基作用有转氨基作用、氧化脱氨基作用、联合脱氨基作用等，其中以联合脱氨基作用最为重要。氨的代谢主要为鸟氨酸循环，氨在肝脏中合成尿素而解毒。

（7）核苷酸具有多种重要的生理功能，体内核苷酸的合成包括从头合成和补救合成两条途径。从头合成是利用磷酸核糖、氨基酸、一碳单位及 CO_2 等简单物质合成核苷酸的过程，是核苷酸合成的主要途径。补救合成是直接利用机体现有的碱基或核苷合成核苷酸的过程，主要在脑与骨髓进行。嘌呤在体内分解的终产物是尿酸，尿酸过多可引起痛风。核苷酸的抗代谢物是碱基、氨基酸、叶酸及核苷等的结构类似物，可干扰体内核苷酸及核酸的合成，常用作抗肿瘤药物。

（8）各种物质代谢之间通过共同的中间代谢物相互联系、相互转变、相互依存，形成统一的整体，在体内受到精细调节。糖、脂肪、蛋白质三大营养物质通过中间产物相互联系整合为一个代谢网络，在一定范围内可以相互转变，可以在一定程度上相互补充、代替。高等动物在细胞、激素及整体水平受到精细调节。

（9）新陈代谢是机体与外界环境不断进行物质交换的过程。它是通过消化、吸收、中间代谢和排泄四个阶段来完成的过程。包括物质代谢与能量代谢两个部分。单位时间内，人体处在清醒而又非常安静、不受肌肉活动、环境温度、食物及精神紧张等因素的影响时的基础状态下的能量代谢，称为基础代谢率。采用直接测热法和间接测热法，检测机体单位时间内发散的总热量与所做的功或检测单位时间内机体所消耗的营养物质，均可计算出机体的能量代谢率。正常人的基础代谢率是相当稳定的，但也受到环境、食物、活动等多种因素的影响。

（10）遗传信息的传递方向是从 DNA 到 RNA 再到蛋白质；而遗传信息也可存在于病毒 RNA 分子中，通过反转录将遗传信息传递给 DNA，这是生物体内遗传信息传递的中心法则。DNA 复制是指以母链 DNA 为模板，按碱基配对原则合成与模板互补的子链 DNA 的过程。DNA 复制的基本规律是：半保留复制的方式，多为双向复制及半不连续复制。以DNA 为模板合成 RNA 的过程称为转录，参与转录的物质主要有 DNA 模板、RNA 聚合酶等。以 mRNA 为模板指导蛋白质的生物合成过程称为翻译。

复习思考题

（1）酶的竞争性抑制剂的原理是什么？临床有哪些应用？

（2）B 族维生素和酶的关系是什么？

（3）体内如何合成 ATP？

（4）血糖的体内来源与去路分别有哪些？

（5）碳水化合物和脂类在代谢上有哪些联系？

（6）如何判断食物蛋白质的营养价值高低？

（7）物质代谢的调节都有哪几个层次？

第二章　复习思考题答案

第二章　单元测试题

第二章　单元测试题答案

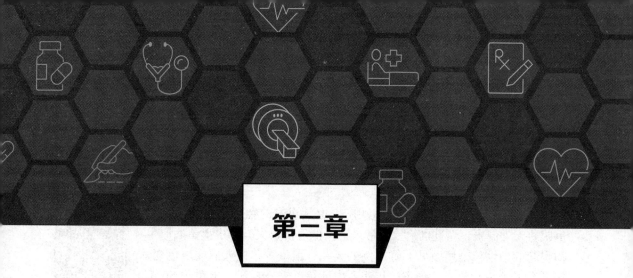

第三章

病原生物学

学习目标

（1）掌握细菌与病毒的结构和常用的病原生物控制的方法。

（2）熟悉细菌与病毒的致病机制。

（3）了解细菌与病毒的预防治疗。

思政元素 3-1　沙眼衣原体发现第一人——病毒学家汤飞凡

　　沙眼衣原体广泛寄生于人类、哺乳动物及鸟类，仅少数有致病性。能引起人类疾病的有沙眼衣原体、肺炎衣原体、鹦鹉热肺炎衣原体，这三种衣原体均可引起肺部感染。汤飞凡（1897—1958），著名微生物学家、病毒学家。1955 年，他通过鸡胚分离试验成功分离出了世界上第一株沙眼衣原体，成为世界上第一个发现沙眼衣原体的人。该病原体被命名为 TE8，T 代表沙眼，E 代表鸡胚，8 是第 8 次试验，后来许多国家的实验室把它称为"汤氏病毒"。为了证明 TE8 对人类的致病性，汤飞凡将 TE8 接种进自己的一只眼睛，造成了典型的沙眼。为了观察沙眼衣原体的致病过程，他坚持了 40 多天才接受治疗，无可置疑地证明了 TE8 对人类的致病性。对汤飞凡这种将自己的安危置之度外的勇气和奉献精神，英国著名学者李约瑟给予了高度评价，他称赞汤飞凡是"国家的科学公仆"，是"预防医学领域里一名顽强的斗士"。

第一节　病原生物学概述

一、病原生物与人类健康

　　病原生物的种类繁多，分布甚广，由其引发的感染性疾病不仅严重威胁人类健康，而且也给社会带来巨大的经济损失。历史上由病原生物引起的烈性传染病屡见不鲜，例如天花、鼠疫等曾使人们闻声色变，19 世纪的欧洲仅结核病导致的年病死率就超过千分之五，20 世纪 50 年代初我国流行五大寄生虫病：疟疾的年发病人数逾 3000 万，黑热病患者 53 万，血吸虫病患者人数达 1190 万，淋巴丝虫病估计约 3100 万人，钩虫感染则几乎遍及全国。

第一节　病原生物学概述 PPT

　　随着疫苗的研制成功、抗生素等药物的应用、生活方式的改变和人类生存能力的提高，有些感染性疾病得到了较有效的控制。但仍有一些感染性疾病在流行蔓延。一些曾被有效控制的病原体近年来也出现"死灰复燃"的现象，如 1985—1992 年美国的结核发病率增加了 20%；一些病原体在滥用抗生素的选择压力下突变而表现出对抗生素的耐药性，如伤寒沙门菌对现有一线抗菌药几乎均有抗性，给感染性疾病的防治带来了困难。

　　新的病原体不断被发现，近 40 年来，平均每年均有 1~2 种新病原体被发现。例如引起传染性海绵状脑病的朊粒，引起获得性免疫缺陷综合征（艾滋病，AIDS）的人类免疫缺陷病毒（HIV）、引起高致死性出血热的埃博拉病毒、导致腹泻性疾病的星状病毒、引起严重急性呼吸综合征的 SARS 冠状病毒等；引起军团病的嗜肺军团菌、引起莱姆病的伯氏疏螺旋体等；造成腹泻病的小隐孢子虫等。此外，一些潜在的病原体，如近年出现的新型冠状病毒。

　　由病原生物引起的公共卫生事件，每年都有来自世界各个国家地区的报道。如 2002 年，在中国广东省顺德市首发并扩散至东南亚乃至全球的 SARS 事件。**严重急性呼吸系统综合征（severe acute respiratory syndromes，SARS）**，是由一种新型冠状病毒引起的传染病，直至 2003 年中期，疫情才被逐渐消灭的一次全球性传染病疫潮。中国地区 SARS 疫情（截止到 2003 年 5 月 18 日）病例 4689 例，医疗人员病例 917 例，死亡 224 例，康复 1592 例。2008 年春季，中国大陆曾爆发 EV71 型病毒疫情，造成超过 40 名儿童死亡，染病者逾万。2009 年 3-4 月，墨西哥爆发 H1N1 疫潮，导致过百人感染。疫情传播至全世界。2009 年 4 月 30 日凌晨，世界卫生组织把全球流感大流行警告级别提高到第 5 级。2009 年 6 月 11 日，世界卫生组织将全球流感大流行警告级别提升至最高等级第 6 级。2010 年 11 月 24 日，广西罗城甲型副伤寒疫情得到控制，113 名患者出院。2011 年河南省再发蜱虫病，截至 5 月 24 日共报道 70 例，死亡 4 例。2011 年 8 月 11 日，辽宁鞍山市报道发生 21 例人畜共患皮肤炭疽传染病。2011 年 8 月，新疆和田地区发生脊髓灰质炎野病毒疑似输入性疫情；此次疫情累计报道 4 例病例。2012 年 6 月，安徽一中学发生肺结核疫情，29 名师生被确诊感染。2019 年暴发的新型冠状病毒肺炎（简称新冠肺炎）疫情，截至 2022 年已夺走全球 600 多万人的生命。至今新冠肺炎疫情仍是威胁全人类的重大公共卫生危机。

这些病原生物引发的传染病对人类的生存和健康都会产生巨大影响。因此，控制病原生物感染是人类长期而重要的任务之一。

病原生物学始终居于生命科学发展的前沿，除其与人类健康密切相关外，还因其种类多，结构简单，而成为研究生命现象的模型和工具，如证明核酸是遗传的物质基础的肺炎双球菌试验等。在百余年的诺贝尔奖颁奖史上，多项成果均与病原生物学或其相关研究有关。

二、病原生物学的范畴

病原生物包含的生物种类较多，传统上属于**医学微生物学（medical microbiology）**和**人体寄生虫学（human parasitology）**两大学科，前者含病毒学、细菌学和真菌学，后者则由原虫学、蠕虫学和节肢动物学三部分组成。

（一）医学微生物学

非细胞型（acellular）微生物是最小的一类微生物。不具有完整的细胞结构，不能独立生存，在细胞内寄生。病毒学研究的对象是体积极微小的病毒类，包括病毒和一些亚病毒类（如类病毒、朊粒等）。其核酸类型为 DNA 或 RNA，二者不同时存在。

原核细胞型微生物，这类微生物的原始核呈环状裸 DNA 团块结构，无核膜、核仁。细菌属于这类微生物，以二分裂方式增殖，多数能在无生命培养基中生长。细菌学研究的主要对象分为典型细菌、放线菌、衣原体、立克次体、螺旋体、支原体等，因后五类的结构和组成与细菌接近，常以广义细菌统称之。

真核细胞型微生物细胞核分化程度高，有核膜、核仁，细胞器完整。真菌属于此类微生物。真菌学研究的对象主要是致病性真菌。医学上主要涉及一些需借助显微镜才能观察到的微观真菌种类，如引起皮肤感染的皮肤癣菌，引起深部感染的新生隐球菌、白色假丝酵母菌等。

（二）人体寄生虫学

原虫学研究的对象主要是与致病有关的单细胞动物（原虫）。原虫的结构较复杂，种类亦较多，生活习性差异很大。传统上根据运动器官的类型将原虫区分为肉足虫、鞭毛虫、纤毛虫和孢子虫。常见的致病原虫有引起阿米巴痢疾的阿米巴原虫、引起阴道炎的阴道毛滴虫等。

蠕虫学研究的对象是一些无内、外骨骼，以肌肉收缩运动的多细胞寄生虫，涉及多门无脊椎动物，历史上曾统称它们为蠕虫。传统上将蠕虫分为线虫、吸虫、绦虫等。

节肢动物学研究的对象主要是以吸血、寄生、传播病原体及刺蜇等方式危害人类健康的节肢动物。与医学有关主要是昆虫纲和蛛形纲的一些种类。

引起人类疾病的病原生物的大小差异较大，小的几十纳米（nm），大的则超过一米。

三、病原生物的生态学基础

大多数生物是人类生存和生活不可缺少的要素，但也有少数生物（特别是微生物）能引起人类和动植物病害，这些生物通常被称为病原生物或致病生物。

（一）生物种间的关系

自然界中，伴随着漫长的生物演化过程，生物与生物之间形成了包括竞争、捕食和共生等复杂的关系，病原生物学涉及的病原生物多属于共生类型。

1. 共生现象

两种生物在一起生活的现象，称为**共生**（symbiosis）。根据两种共生生物之间的利害关系大致可区分为共栖、互利共生、寄生等类型。

一种生物长期或暂时生活在另一种生物的体内或体表，获取营养并使对方受到损害的生活关系称为**寄生**（parasitism）。其中受益的一方称为**寄生物**（parasite），受侵害的一方称为**宿主**（host）。寄生是自然界中普遍存在的现象，例如**中华虫草菌**（*Cordyceps sienesis*）感染**蝙蛾属**（Hepialus）幼虫后形成的真菌与虫尸结合体——冬虫夏草就是比较出名的寄生现象。

寄生是病原生物的主要生存方式，医学上习惯将病毒、细菌、真菌等寄生于人体称为感染，而寄生主要用于寄生虫。

2. 寄生物与宿主的分类

寄生物与宿主间的关系很复杂。医学上常依据某些差异对寄生物及宿主分类。宿主可按以下方式分类。

（1）根据宿主的流行病学意义分类：①**储存宿主**（reservoir host），某些病原生物既可寄生于人体也可寄生于某些动物，在流行病学上称这些动物为储存宿主；如日本血吸虫成虫可寄生于人和牛，人和牛即为血吸虫的储存宿主；②**转续宿主**（paratenic host 或 transport host），某些寄生虫的幼虫侵入非正常宿主，不能发育为成虫，长期保持幼虫状态，但当此幼虫有机会再进入正常终宿主体内后，才可继续发育为成虫，这种非正常宿主称为转续宿主；如卫氏并殖吸虫的童虫进入非正常宿主野猪体内，不能发育为成虫，若犬吞食含有此虫的野猪肉，则其可在犬体内发育为成虫，野猪就是该虫的转续宿主；③**媒介**（vector），有些病原生物能在一些节肢动物体内存活或寄生，这些节肢动物体可在人与人或动物间传播疾病（称虫媒病），传统上被称为传播媒介；如某些按蚊既是马来丝虫的传播媒介，也是其中间宿主；三带喙库蚊既是乙型脑炎病毒的传播媒介，也是其储存宿主。

（2）根据寄生物的寄生阶段分类：寄生物成虫或有性生殖阶段所寄生的宿主称为**终宿主**（definitive host）；寄生物的幼虫或无性生殖阶段所寄生的宿主称为**中间宿主**（intermediate host）。若完成生活史必需两个以上中间宿主（仅限于某些寄生虫）时，可按寄生先后分为第一、第二中间宿主等。例如人、淡水螺和淡水鱼分别是华支睾吸虫的终宿主和第一、第二中间宿主。

（二）人体的微生态环境

1. 正常微生物群

人体在胚胎发育过程中是无菌的过程，出生后与外界环境接触，微生物进入机体的某些部位定居，形成了与机体一生相伴的庞大的微生物群体，这些微生物可分为**原籍微生物群**（autochthonous flora）和**外籍微生物群**（allochthonous flora）。原籍微生物群又称固有或常住微生物群，自婴儿的初级群落开始，逐步演替到成年后的终极群落，它们以一定的种类和比例存在于机体的特定部位，参与机体的生命活动，与宿主细胞进行着物质、能量的交流，共同维持着生命过程。通常把这些在人体各部位寄居而对人体无害的微生物称为**正常微生物群**（normal flora）。细菌是正常微生物群的主要成员，其中厌氧菌在大多数区域占主导地位；真菌的种类和数目不多，如口腔和阴道有白假丝酵母菌；某些原虫，如结肠内阿米巴、迪斯帕内阿米巴均可存在于正常人的肠道；节肢动物的蠕形螨可寄居在脸部的毛囊及皮脂腺内。外籍微生物群为临时寄居的群体，又称为过路微生物群。

人体正常微生物群的分布如表 3-1 所示。

表 3-1 人体各部位分布的正常菌群

部位	微生物种类
皮肤	葡萄球菌、丙酸杆菌、类白喉棒状杆菌、分枝杆菌、铜绿假单胞菌、真菌
口腔	葡萄球菌、链球菌、乳杆菌、类白喉棒状杆菌、白假丝酵母菌、衣氏放线菌
鼻咽腔	葡萄球菌、链球菌、奈瑟菌、类杆菌、铜绿假单胞菌、变形杆菌
肠道	大肠埃希菌、产气肠杆菌、变形杆菌、葡萄球菌、双歧杆菌、铜绿假单胞菌、乳酸杆菌、产气荚膜梭菌、破伤风梭菌、类白喉棒状杆菌、原虫
尿道	葡萄球菌、类白喉棒状杆菌、分枝杆菌、大肠埃希菌
阴道	葡萄球菌、乳杆菌、大肠埃希菌、类白喉棒状杆菌、类杆菌、双歧杆菌、支原体、白假丝酵母菌
外耳道	葡萄球菌、类白喉棒状杆菌、铜绿假单胞菌、抗酸杆菌
眼结膜	葡萄球菌、结膜干燥杆菌、奈瑟菌

① 皮肤微生态系：皮肤上的丙酸杆菌和表皮葡萄球菌是优势种群，是最重要的常住菌。皮肤表面正常微生物群形成生物保护屏障，参与皮肤细胞代谢和自净作用。例如，皮脂腺内寄生的丙酸杆菌可将皮脂中甘油三酯分解成游离脂肪酸，对金黄色葡萄球菌、链球菌和白假丝酵母菌有抑制作用。

② 呼吸道微生态系：健康人呼吸道的微生物群主要分布在上呼吸道，于出生后不久开始出现。健康人气管、支气管黏膜表面没有常住菌，细支气管以下属无菌环境。

③ 消化道微生态系：主要指寄居于肠道的正常微生物群，胃内的微生物群落大部分是外籍菌，如与溃疡病的发病关系密切的幽门螺杆菌，不属于正常菌群。肠道正常微生物群是体内寄居的一组最庞大的微生态系，属共生性微生物群，以专性厌氧菌为主。多数具有维护宿主健康的作用，如乳杆菌、大肠埃希菌等；少数能产生毒素或作为条件致病菌而具有致病作用。

④ 阴道微生态系：阴道中的主要常住微生物有乳杆菌、表皮葡萄球菌和白假丝酵

母菌等。乳杆菌细胞壁的多糖体或脂蛋白等可黏附在无腺体的阴道黏膜上皮细胞上，拮抗 B 族链球菌、大肠埃希菌、拟杆菌、金黄色葡萄球菌等，乳杆菌还有酸化环境和免疫激活作用。

2. 人体正常微生物群的生理意义

（1）生物拮抗作用：正常微生物群，对外源致病性微生物起重要拮抗作用，其拮抗机制主要是：①有机酸作用，专性厌氧菌在代谢过程中产生挥发性脂肪酸和乳酸，可降低生境中的 pH 与氧化还原电势，从而抑制外源致病菌的生长与繁殖。②占位性保护作用，大多数正常微生物群与黏膜上皮细胞紧密接触，形成一个生物层，可干扰致病菌的黏附和定植。③营养竞争作用，正常微生物群因数量大而在营养的争夺中占优势，不利于外源致病菌的生长与繁殖。④抗菌物质抑制作用，部分正常微生物群可产生抗菌物质抑制其他细菌的生长，如大肠埃希菌产生的大肠菌素可抑制志贺菌的生长。

（2）营养作用：正常微生物群参与人体多种物质的代谢，有的有重要生理意义，如大肠埃希菌等可合成维生素 K 和 B 族维生素供人体利用。

（3）免疫作用：正常微生物群作为抗原物质，可非特异性地促进机体免疫器官的发育成熟，特异性地持续刺激机体免疫系统发生免疫应答，产生的免疫物质能对具有交叉抗原组分的病原菌有某种程度的抑制或杀灭作用。如双歧杆菌可诱导产生 sIgA，能与那些具有共同抗原的微生物发生免疫反应，以阻断它们对肠道黏膜上皮细胞的黏附和定植作用。

3. 微生态失调

正常微生物群的数量及种类比例保持自身的稳定状态，与宿主之间也形成一个动态的微生态平衡，从而维持机体的健康状态。因各种原因使正常微生物群之间以及正常微生物群与其宿主之间的微生态平衡由生理性组合转变为病理性组合的状态，即为**微生态失调（microdysbiosis）**。

（1）微生态失调的主要原因：①菌群失调。表现为原籍菌数量、密度下降，外籍菌和环境菌的数量、密度升高。多半因滥用抗生素，过度抑杀机体的正常菌群或导致耐药菌株增多，使对抗生素不敏感的真菌和厌氧菌得以大量繁殖，造成二重感染，称**菌群失调（dysbacteriosis）**；尚有其他一些诱发因素，如医源性的手术、整形、插管及使用免疫抑制剂等。人体的一些变化（如更年期、衰老）可导致菌群更替，如更年期后妇女阴道微生态系更替出现阴道炎，老年人肠道双歧杆菌等数量下降等。②菌群易位，即正常微生物从固有的生态区或生态位向他处转移，由此改变了微生态区和微生态位的微生物作用性质；如大肠埃希菌易位到呼吸道能引起肺炎，易位到胆管能引起胆囊炎，易位到沁尿道能引起肾盂炎和膀胱炎等。

（2）微生态失调的防治：对即将或已经出现的微生态失调现象，可采取如下措施防治：①改善微生态环境。微生态环境涉及人体局部的物理、化学环境。人体局部的病理变化可引起微生态失调，如吸烟能使支气管净化能力减弱，有利于细菌移植到支气管，通过戒烟能减轻呼吸道黏膜的充血水肿，预防呼吸道感染。②增强宿主适应性。宿主机体对发生的微生态失调具有一定的自动平衡能力。免疫力下降，营养不良、失调或变化，内环境改变等都可影响正常微生物群的平衡，故积极采取对应措施，亦可增强宿主机体平衡微生态的适应能力。③合理使用抗生素。滥用抗生素是导致微生态失调的重要因素，应对策略就是合理使用抗生素，包括适量用药、针对性地使用窄谱抗生素、采用非消化道给药途径、注意保护厌氧菌等。菌群失调临床常见鹅口疮、肺炎、假膜性肠炎、泌尿道感染或败血症等。④使用微生态制剂。微生态制剂是以分离自正常菌群的高含量活菌为主，以口服或黏膜途径给药的生物制剂。目前使用的微生态制剂主要是含有双歧杆菌及乳酸杆菌活菌的制剂。近年发现某些寡糖，如乳糖、麦芽糖等可作为微生态调节剂，增加或促进双歧杆菌、乳杆菌等有益的肠道正常菌群的生长。

4. 微生态与中医药

我国著名微生态学家魏曦教授在《微生态学刍议》一文中写道：中医的四诊八纲是从整体出发，探讨人体平衡和失调的转化机制，并通过中药使失调恢复平衡。研究表明一些中草药药效的发挥依赖于肠道正常微生物群的酶代谢作用，如应用番泻叶苷等中草药成分仅对正常动物有作用，而对无菌动物毫无作用，表明有关成分必须通过肠道细菌的作用才能发挥药效。动物试验及临床观察已证明，部分补益类中草药具有扶植正常菌群生长，提高定植抗力，可调节菌群失调，起到益生元的效果。如已观察到四君子汤对大黄造成的脾虚小鼠具有调整菌群失调的作用；有人发现扶正固本丸、扶正口服液、六君子汤等中药复方煎剂以及人参、党参、灵芝、阿胶、五味子等有扶植正常菌群生长的作用。近年来，还发现中药微生态调节剂对细菌易位有明显的控制作用，例如在调节大鼠菌群失调实验中，六君子汤有抑制肠道菌易位作用。

四、病原生物的生长繁殖周期

病原生物因涉及多界生物类群，其生长繁殖周期因种类不同而有很大差异。病毒具有严格的细胞内寄生性，它们仅在宿主细胞内以复制的方式繁殖。原核细胞型病原生物通常以简单的**无性二分裂（binary fission）** 方式繁殖，繁殖的速度有所不同，多数细菌约 20~30 分钟分裂一次，结核分枝杆菌则需 16~18 小时分裂一次。真核细胞型病原生物生长繁殖周期极其复杂，除少数单细胞种类（如阴道毛滴虫）以典型有丝分裂方式增殖外，其他种类则有较独特的生长繁殖周期。如多细胞真菌均有一个营养体阶段（典型为菌丝体），以无性和／或有性孢子方式繁殖；寄生虫则涉及多种生长繁殖周期（生活史），一般具有性生殖阶段和复杂的发育阶段，多数必须进行宿主体外发育或转换宿主才能完成生活史。

五、病原生物的控制

为防止自然界中的病原生物进入机体、污染环境或物品而引起感染，常采用一些方法（如物理或化学方法）抑制或杀死对人体有害的病原生物，以控制病原生物的生长繁殖。相对于其他各类病原生物，细菌（尤其是细菌芽孢）对理化因素抵抗力强，多数控制方法的标准是针对细菌而言的，医学上常称之为消毒与灭菌。

上篇·生命科学基础

（一）消毒灭菌相关概念

1. 消毒（disinfection）

消毒是指杀灭或去除物品上病原生物的过程。一般以化学方法为主，用于消毒的化学药品称为**消毒剂（disinfectant）**。消毒剂在常用浓度下通常仅能杀灭细菌的繁殖体或病毒，要杀灭细菌的芽孢则需提高浓度或延长作用时间。

2. 灭菌（sterilization）

灭菌是指杀灭或去除物品上所有微生物的过程。用于灭菌的化学药品称为**灭菌剂（sterile agent）**，灭菌剂同时也是优良的消毒剂。所有进入人体的血液、无菌组织和无菌体腔的医疗用品，都必须达到灭菌标准。

3. 防腐（antisepsis）

防腐是指抑制微生物生长繁殖、防止有机物腐败变质的过程。用于防腐的化学制剂称为**防腐剂（antiseptic）**，有些防腐剂的浓度提高后可成为消毒剂。

4. 清洁（cleaning）

清洁是指通过除去尘埃和一切污秽以减少微生物数量的过程。除广泛应用于医院环境外，也是物品消毒、灭菌前必须经过的处理过程，有利于提高消毒、灭菌的效果。

5. 无菌（asepsis）

物体中无任何活的病原生物存在。经过灭菌的物品是无菌的。防止病原生物进入人体或者物品的操作方法，称为**无菌操作（aseptic technique）**。例如进行外科手术时需防止细菌进入创口，其所用器具材料须先经灭菌处理。

（二）消毒灭菌的方法

1. 物理方法

用温度、射线（红外线、紫外线等）、微波（产生热量而杀菌但灭菌效果不可靠）、超声波[此法主要用于一些不耐热亦不能用化学方法处理的物品（如抗生素、维生素、酶等药液）及血清、毒素、空气等的除菌]、干燥、过滤（用滤器去除气体或液体中微生物的方法）、臭氧等消毒灭菌。

2. 化学方法

用化学药品来杀死或抑制病原生物的生长繁殖的方法。按应用目的不同可分为化学消毒剂和化学治疗剂。

（1）化学消毒剂：很多化学药物可发挥防腐、消毒以及灭菌作用，医学上主要应用一些对人体毒性较小而可强力抑杀病原生物的制剂（表3-2），但它们仍可损害人体组织，故仅能外用或用于环境消毒。

表3-2 常用化学消毒剂、防腐剂的种类、性质与用途

类别	名 称	常用浓度	作用特点	用 途
醇类	乙醇	70%~75%	对分枝杆菌有强大迅速的杀灭作用，对芽孢无效	皮肤及物体表面消毒

续表

类别	名　称	常用浓度	作用特点	用　途
酚类	石炭酸 甲酚	3%~5% 3%~5%	杀菌力强，对皮肤有刺激性 能杀灭细菌繁殖体，有特殊气味	地面、家具、器皿表面消毒
烷化剂	甲醛	10%	可有效杀灭芽孢、病毒，破坏细菌毒素；毒性强，有致癌作用	物品表面消毒，蒸气可用于空气消毒
	戊二醛	2%	对芽孢、病毒、真菌有快速强大的杀灭作用；刺激性、毒性较低	不耐热物品、精密器械（如内镜）及疫源地的消毒
	环氧乙烷	50mg/L	高效广谱杀菌作用，不损害物品；常温下呈气态，易燃易爆，有毒	器械、纺织品、塑料制品、皮毛制品的消毒
	氯己定 （洗必泰）	0.02%~0.05% 0.1%~0.02%	刺激性小，对人无毒副作用；抑菌作用强，可杀灭细菌繁殖体	术前洗手 腹腔、阴道、膀胱等内脏冲洗
表面活性剂	新洁尔灭	0.05%~0.1%	对球菌、肠道杆菌有较强杀灭作用，对芽孢及乙型肝炎病毒无效，刺激性小，稳定	外科洗手及皮肤黏膜消毒；泡手术器械及食品生产用具
重金属盐类	升汞	0.05%~0.1%	杀菌作用强，对金属有腐蚀作用	非金属器皿消毒
	硝酸银	1%	有腐蚀性	新生儿滴眼，预防淋球菌感染
	红汞	2%	杀菌力弱，无刺激性	皮肤黏膜及小创伤消毒
氧化剂	高锰酸钾	0.1%	强氧化剂，能杀灭细菌、病毒、真菌、原虫，去除吸虫囊蚴	皮肤黏膜消毒；蔬菜瓜果消毒除虫
	过氧乙酸	0.2%~0.5%	高效广谱杀菌剂，原液对皮肤、金属有强烈腐蚀性	塑料、玻璃制品及玩具消毒
	碘酒	2.5%碘酒（酊）	广谱、中效杀菌剂，有较强刺性	皮肤消毒
卤素类	漂白粉	10%~20%	有效氯易挥发，刺激性强	饮水及地面、排泄物消毒
	氯胺	0.2%~0.5%	毒性小、刺激性低	饮水、食具、器皿消毒
染料	甲紫	2%~4%	有抑菌作用，对葡萄球菌作用强	浅表创伤消毒
酸碱类	生石灰	加水1:4或1:8配成糊状	杀菌力强，腐蚀性大	地面及排泄物消毒

（2）化学治疗剂：种类多，与病原生物关系最为密切的是**抗生素（antibiotics）**、**抗代谢药物（antimetabolites）**、其他化学制剂如抗真菌的咪康唑，治疗原虫和厌氧菌感染的甲硝唑，治疗疟疾的氯喹，治疗吸虫的吡喹酮，治疗线虫的阿苯达唑等。

3. 抗病原生物的中药

已筛选出近千种对病原生物具有抑制或杀灭作用的中草药，初步分类如下：①抗细菌，黄连、赤芍、丹皮、甘草、黄藤素等；②抗病毒，高山红景天多糖、黄芪、甘草甜素、大黄、大蒜、冬虫夏草、板蓝根等；③抗真菌，肉桂醛、桂皮醛、丁香酸、陈皮、全蝎、黄芩、黄精、茵陈蒿、龙胆草、白降丹等；④抗原虫，青蒿、白头翁；⑤抗蠕虫，槟榔、南瓜子；⑥杀昆虫，百部等。有些中药成分可提高机体的非特异性免疫力，在体外虽不具抗菌活性，但对很多感染性疾病却有良好疗效。

第二节 细 菌 学

细菌（bacterium）是原核细胞生物的典型代表和泛称，它们在地球上出现最早、分布最广，大多数种类对人类有益无害，少部分可感染人体引起疾病（表3-3），常称病原菌。

第二节 细菌学PPT

表3-3 常见感染人体的细菌与疾病

类　别	常见致病种属举例	常见疾病
球菌	葡萄球菌、链球菌属 变形链球菌	化脓性感染 牙周炎等
芽孢菌	梭菌属 芽孢杆菌属	破伤风、气性坏疽、食物中毒 炭疽病、食物中毒
分枝杆菌	分枝杆菌属	结核病、麻风病
兼性厌氧杆菌/弧菌	肠杆菌科多属 弧菌属	伤寒、菌痢、胃肠炎等 霍乱、食物中毒
（微）需氧螺形菌	弯曲菌属；螺杆菌属	腹泻、胃炎、消化溃疡
（微）需氧杆菌/球菌	奈瑟菌属、鲍特菌属 布鲁菌属、军团菌属 加德纳菌属、假单胞菌属	脑膜炎、淋病、百日咳 波浪热、军团病 细菌性阴道病、机会性化脓性感染
厌氧球菌	韦荣氏球菌属	机会性感染
立克次体	立克次体科	斑疹伤寒、恙虫病
衣原体	衣原体科	沙眼
支原体	支原体属；脲原体属	肺炎；尿道炎
放线菌	诺卡菌属	放线菌脓肿
螺旋体	钩端螺旋体属 密螺旋体属	钩端螺旋体病 梅毒

* 仅为常见人体病原菌种类举例。

一、细菌的形态与结构

细菌体积微小，一般以微米作为测量单位。观察细菌形态通常用光学显微镜放大几百倍到上千倍才能看到。

细菌在一定的环境条件下，有相对恒定的形态与结构。按其形态可分为三类：球菌、杆菌、螺形菌。大多数球菌直径约1μm，杆菌长约1~5μm，宽约0.3μm~0.5μm，但有时同一种细菌也可因菌龄和环境等因素的影响存在差异。

细菌的结构包括基本结构和特殊结构，对细菌的生存、致病性和免疫性等均有重要作用。

（一）细菌的基本结构

细菌的基本结构是指一般细菌都具有的结构，由外向内依次为细胞壁、细胞膜、细胞质及核质。

1. 细胞壁

细胞壁（cell wall）的主要功能有：①维持细菌的形态。保护细胞膜，抵抗胞质的高渗透压（5~25 大气压）。②与细胞膜共同完成菌体内外的物质交换。③决定其抗原性。细菌细胞壁上带有多种抗原决定簇。

根据**革兰氏染色（Gram stain）**不同，可将细菌分为革兰氏阳性（G^+）菌和革兰氏阴性（G^-）菌两大类。这两大类细菌细胞壁的结构与化学组成有很大差异，肽聚糖为其共同成分，但其含量、结构、组成有所不同。

（1）**肽聚糖（peptidoglycan）**，又称**黏肽（mucopeptide）**，是革兰氏阳性菌和革兰氏阴性菌细胞壁的共有成分，是细菌细胞壁特有的组成成分，也是抗胞内高渗透压，维持细胞结构的主要成分。G^+ 菌肽聚糖层可多达 50 层，G^- 菌细胞壁肽聚糖含量少，仅 1~2 层；并且 G^+ 菌的肽聚糖含有五肽交联桥，而 G^- 菌没有。

各种细菌细胞壁的聚糖骨架均相同：由 N- 乙酰葡糖胺（G）和 N- 乙酰胞壁酸（M）通过 β-1,4 糖苷键连结成多糖长链。N- 乙酰胞壁酸分子上连有四肽侧链。凡能破坏肽聚糖分子结构或抑制其合成的物质都有杀菌或抑菌作用；如溶菌酶能切断 N- 乙酰葡糖胺和 N- 乙酰胞壁酸连接的 β-1，4 糖苷键，青霉素可抑制甘氨酸五肽桥与四肽侧链上的 D- 丙氨酸交联，均破坏肽聚糖结构，可引起细菌裂解，G^- 菌没有五肽交联桥，因此，对青霉素不敏感。人和动物细胞无细胞壁结构，亦无肽聚糖，故溶菌酶和青霉素对人体细胞均无毒性作用。

（2）**磷壁酸（teichoic acid）**，是革兰氏阳性菌细胞壁特殊组分，按末端连结部位不同，可分为**壁磷壁酸（wall teichoic acid**，末端借磷脂与细胞壁中肽聚糖的 N- 乙酰胞壁酸连接）和**膜磷壁酸（membrane teichoic acid**，末端和细胞膜的外层糖脂连接）；两种磷壁酸的另一端均游离于细胞壁外。其主要功能为：①它是 G^+ 菌的重要表面抗原。磷壁酸免疫原性很强，与血清型分类有关。②维持菌体离子平衡。起调节离子通过黏肽层的作用。③介导黏附作用。介导细菌（如 A 群链球菌）与宿主多种细胞的黏附，与致病性有关。

（3）外膜，是革兰氏阴性菌细胞壁特殊组分，由脂蛋白、脂质双层和脂多糖三部分组成：①**脂蛋白（lipoprotein）**；②脂质双层，是革兰氏阴性菌细胞壁的主要结构，除了转运营养物质外，还有屏障作用，能阻止多种大分子物质穿过，可抵抗一些化学药物的作用。因此革兰氏阴性菌对溶菌酶、青霉素等抗菌物质比革兰氏阳性菌具有更强的抵抗力；③**脂多糖（lipopolysaccharide, LPS）**，由脂质 A、核心多糖、特异多糖三个部分组成，脂质 A（一种糖磷脂）具有属特异性（同一属细菌的核心多糖相同）；特异多糖在脂多糖的最外层，是由几个至几十个低聚糖（3~5 个单糖）重复单位构成的多糖链，具有种特异性（菌体抗原），可用于鉴别不同种的革兰氏阴性菌。LPS 具有毒性作用，可引起机体的发热反应，故亦称内毒素或热原质。

（4）**L 型细菌（L form bacterial）**，即细菌细胞壁缺陷型。由于缺失细胞壁，L 型细菌的形态呈多形性，大多数染成革兰氏阴性。L 型细菌在临床上常引起尿路感染、骨髓炎、心内膜炎等疾病，常在使用作用于细菌细胞壁的抗生素（如青霉素、头孢菌素等）治疗的过程中出现。细菌变为 L 型，其致病性有所减弱，但在一定条件下，L 型又可恢复为细菌型，引起病情加重。临床遇有症状明显而标本常规细菌培养阴性者，应考虑细菌 L 型感染的可能性。

2. 细胞膜

包绕在细菌胞质外的薄而有弹性的半渗透性脂质双层生物膜，厚度约 5~10nm，占细菌干重的 10%~30%。细菌细胞膜与真核细胞膜类似，其区别在于细菌细胞膜不含胆固醇。

3. 细胞质

细胞质（cytoplasm）为细胞膜包裹的无色透明胶状物，主要有水（占 80%）、蛋白质、脂质、核酸及少量糖和无机盐，其中含有许多重要结构。

（1）**核糖体（ribosome）**是细菌合成蛋白质的机器，每个菌体内可含数万个核糖体。细菌的核糖体与真核细胞核糖体不同。细菌的 70S 核糖体由 50S 和 30S 两个亚基组成，细菌核糖体常常是抗生素选择性作用的靶点，链霉素能与细菌核糖体的 30S 亚基结合，红霉素能与 50S 亚基结合，从而干扰细菌蛋白质合成而导致细菌死亡；真核细胞核糖体为 80S，由 60S 和 40S 两个亚基组成，因此，这些药物对人体核糖体无影响。

（2）**质粒（plasmid）**是细菌染色体以外的遗传物质，为闭合环状双股 DNA，能进行独立复制。质粒与细菌的遗传变异密切相关。

4. 核质

核质（nuclear material）是细菌的遗传物质，无核膜和核仁，也无定形的核，故称核质或拟核（**nucleoid**）。

（二）细菌的特殊结构

特殊结构是指某些细菌具有的细胞结构，包括荚膜、鞭毛、菌毛和芽孢。

1. 荚膜（capsule）

细菌细胞壁外围绕一层较厚的黏性、胶冻样物质，厚度在 0.2μm 以上，普通显微镜下可见与四周有明显界限，称为荚膜。其厚度在 0.2μm 以下者，光学显微镜下不可见，必须以电镜或免疫学方法证实其存在，称为**微荚膜（microcapsule）**，如乙型溶血性链球菌的 M 蛋白、伤寒杆菌的 Vi 抗原及大肠埃希菌的 K 抗原等。黏液疏松附着菌体表面，边界不明显且易洗脱者称黏液层。

荚膜的化学成分是多糖或多肽。荚膜形成与环境条件密切相关。细菌一般在机体内和营养丰富的培养基中才能形成荚膜。

荚膜与细菌的致病力有关。可保护细菌抵抗吞噬细胞的吞噬和消化作用；还能使细菌免受各种抗菌因素（如抗生素、抗体、补体和溶菌酶等）对细胞壁的侵袭，使病菌侵入人体后不被杀灭，大量繁殖而引起病理损害。此外，荚膜还有黏附、抗干燥、防止噬菌体吸附细菌等功能。失去荚膜的细菌致病力往往减弱或消失。荚膜具有免疫原性，可用于鉴别细菌以及作为分型的依据。

2. 鞭毛（flagellum）

鞭毛是某些细菌附着于菌体上的细长且波浪状弯曲的丝状物。鞭毛是细菌的运动器官，长度约 5~20μm，为菌体的数倍，但直径仅 12~30nm，经特殊染色后可在光学显微镜下观察，化学组成是蛋白质，具有免疫原性，成为 H 抗原。不同细菌的鞭毛数目、位置和排列不同，可据此分类。鞭毛与细菌的致病性相关，如霍乱弧菌、空肠弯曲菌可以通过其鞭毛的运动穿过小肠黏液层，到达细胞表面生长繁殖，产生毒素而致病。此外，鞭毛还具有化学趋向性，可向有高浓度营养物质的方向移动，而避开对其有害的环境。

3. 菌毛（pilus or fimbria）

菌毛是许多革兰氏阴性菌及少数革兰氏阳性菌附着于菌体表面的比鞭毛细、短而直的蛋白质丝状物，其数量可由数根到数百根不等，只有在电镜下才能观察到。菌毛的化学组成是菌毛蛋白（pilin），菌毛可分为普通菌毛和性菌毛两种。

（1）**普通菌毛（common pilus）**遍布菌体表面，具有黏附细胞（红细胞、上皮细胞等）和定居各种细胞表面的能力，它是细菌的黏附结构，与某些细菌的致病性有关。细菌失去菌毛，致病力亦随之丧失。

（2）**性菌毛（sex pilus）**见于少数革兰氏阴性菌，数量较普通菌毛少，只有 1~4 根，比普通菌毛长且粗，中空呈管状。性菌毛由质粒携带的**致育因子（ferility factor，F 因子）**基因编码，可通过接合传递细菌的毒力及耐药性等性状。此外，性菌毛还是某些噬菌体的受体。

4. 芽孢（spore）

在一定环境条件下，某些革兰氏阳性细菌能在菌体内形成一个折光性较强的圆形或椭圆形小体，称为**内芽孢（endospore）**，简称芽孢。经特殊染色后，在光学显微镜下才能观察到。芽孢大小及其在菌体内的位置因菌种不同而异，因此，可用于鉴别细菌。

芽孢的形成受遗传因素的控制和环境因素的影响，不同细菌形成芽孢需要不同的条件，如炭疽杆菌需在有氧条件下才能形成芽孢，而破伤风梭菌则需在无氧条件下才能形成芽孢。另外温度、酸碱度、钾离子、镁离子等也与芽孢形成有关。芽孢并非细菌的繁殖体，而是处于代谢相对静止的休眠体，抵抗力很强，能保护细菌度过不良环境。当遇到适宜的条件，芽孢可发芽形成具有繁殖能力的细菌繁殖体，重新产生具有繁殖能力的菌体。

芽孢对热力、干燥、辐射、化学消毒剂等理化因素均有强大的抵抗力，有的芽孢可耐100℃沸水煮沸数小时。芽孢在自然环境中可存活几年甚至几十年，用一般的方法不易将其杀死，杀灭芽孢最可靠的方法是高压蒸汽灭菌法。当进行消毒灭菌时，往往以芽孢是否被杀死作为判断灭菌效果的指标。

二、细菌的人工培养

目前，能用无生命环境进行完全人工培养的病原生物主要局限于细菌、真菌和某些原虫。

1. 细菌培养的环境条件

（1）酸碱度：绝大多数病原生物生长最适 pH 7.2~7.6。个别的需要在偏酸或偏碱的条件下生长，如霍乱弧菌的最适 pH 8.4~9.2；支原体一般在 pH7.0~8.0 间生长，低于 7.0 则死亡；乳酸杆菌在 pH5.5 的环境中生长最好。

（2）温度：大多数病原菌最适生长温度为 37℃。

（3）气体主要是氧气和二氧化碳。一般根据生物氧化的方式及对氧气的需求的不同，将其分为：①**专性需氧生物**（obligate aeyobe），此类生物具有完善的呼吸酶系统，需要分子氧作为受氢体，在缺乏游离氧的环境下不能生长，如结核杆菌、霍乱弧菌、皮肤癣菌等；②**专性厌氧生物**（obligate anaerobe），此类生物只能进行厌氧发酵，在游离氧存在时，将受其毒害，甚至死亡；如病原细菌类的破伤风梭菌、肉毒梭菌和肠道多数正常菌群等；③**兼性厌氧生物**（facultaive anaerobe），这类生物兼有需氧呼吸和发酵两种酶系统，在有氧或缺氧的环境中都能生长繁殖，但以有氧时生长更好；大多数病原体属于此类。有的细菌，如空肠弯曲菌、幽门螺杆菌等，在缺氧压（5%~6%）下生长最好，氧压增高（大于 10%）对其有抑制作用，则称**微需氧菌**（**microaerophilic bacteria**）。

2. 培养基及生长现象

（1）培养基：不同种类的病原生物对营养和环境条件等需求不同，常根据不同培养对象选用不同的培养方法和使用不同的培养基。**培养基**（culture medium）是根据培养对象生长繁殖的需要，按一定比例配制经灭菌而成的无菌营养物制品。

培养基的种类繁多，常用的为：①**基础培养基**（basal medium），含有细菌生长繁殖所需的最基本营养成分；②**营养培养基**（nutrient medium），在基础培养基中添加某些特殊的营养物质（如葡萄糖、血液、血清、动物腹腔液、酵母浸膏、生长因子等），以满足营养要求较高的细菌生长，最常用的是血琼脂平板；③**选择培养基**（**selective medium**），在培养基中加入可抑制某些细菌生长的一些化学物质，以筛选出目标菌，如用于肠道病原菌（沙门菌属、志贺菌属）分离的 SS 琼脂培养基；④**鉴别培养基**（**differential medium**）给培养基中加入某些底物和指示剂，使细菌培养后出现某种肉眼可见的特征性变化，用以鉴别细菌；如双糖铁培养基、醋酸铅培养基等；⑤**厌氧培养基**（**anaerobic medium**），在培养基中加入还原剂，以降低培养基的氧化还原电势，并加入亚甲蓝作为氧化还原指示剂，常用的有庖肉培养基；目前多由厌氧环境替代，如厌氧培养箱或真空干燥缸等。

（2）细菌的生长现象：细菌在适宜的培养基中生长速度很快，通常表现一种先高速倍增，然后逐渐停滞的典型生长规律。根据其物理性状不同，培养基可分为液体培养基、固体培养基和半固体培养基。将病原生物（主要为细菌）接种于三种不同物理性状的培养基，可观察到不同的生长现象：①液体培养基，多数病原体在液体培养基中呈现混浊、沉淀生长；专性需氧菌则多呈表面生长，形成菌膜；②固体培养基，病原菌在固体培养基表面繁殖而形成肉眼可见的细菌集团，称为**菌落**(colony)。不同细菌菌落的大小、颜色、透明度、表面与边缘情况、光滑或粗糙、湿润或干燥、有无溶血性等表现各不相同，有助于鉴别细菌，如支原体典型菌落呈荷包蛋样等；③半固体培养基，用穿刺针将细菌接种于半固体培养基中培养后，有鞭毛的细菌沿穿刺线向周围扩散生长，可见整个培养基呈云雾状。

三、细菌的致病性与抗菌免疫

（一）细菌的致病性

细菌能引起机体产生疾病的能力称为**致病性或病原性（pathogenicity）**。致病菌致病力强弱的程度称为**毒力（virulence）**。毒力常用**半数致死量（median lethal dose，LD_{50}）**或**半数感染量（median infective dose，ID_{50}）**表示，各种病原菌的致病性强弱程度不一，因宿主而异。

1. 细菌的毒力

致病菌的致病作用与细菌的毒力、侵入数量、侵入途径以及机体的免疫力等密切相关。细菌的毒力主要指侵袭力和毒素。

（1）**侵袭力（invasiveness）**是指致病菌突破机体防御功能，侵入机体在体内定植、繁殖和扩散的能力。侵袭力包括了细菌的三种能力，即黏附与侵入的能力；繁殖和扩散的能力；抵抗宿主防御功能的能力。构成细菌侵袭力的致病物质主要有黏附素、荚膜及侵袭性物质和细菌生物被膜等。

① 黏附素：黏附是指病原菌附着于宿主呼吸道、消化道和泌尿生殖道黏膜细胞的功能。具有黏附作用的细菌特殊结构及有关物质称为**黏附素（adhesin）**或**黏附因子（adhesive factor）**。黏附是细菌黏附素与宿主细胞表面相应受体的特异性结合，称为定植。细菌的黏附素可分为**菌毛（pili，fimbriae）**和**非菌毛黏附物质（afimbrial adhesin）**。①菌毛，主要存在于 G^- 菌，细菌通过菌毛与宿主细胞表面受体相互作用，使细菌获得定居的机会，故又称**定居因子（colonization factor）**，如尿路致病性大肠埃希氏菌相关的 P 菌毛。②非菌毛黏附物质，主要见于 G^+ 菌，是菌体表面的毛发样突出物，如 A 族链球菌的膜磷壁酸。

② 荚膜：荚膜具有抗吞噬和抗体液中杀菌物质的作用，使细菌能抵抗和突破宿主的防御功能，并迅速繁殖。如肺炎球菌、炭疽杆菌表面的荚膜以及链球菌 M 蛋白、伤寒沙门菌 Vi 抗原、大肠埃希菌 K 抗原等微荚膜成分。

③ 侵袭性物质：某些细菌可释放侵袭性的胞外酶，具有溶解细胞、破坏组织等作用。在感染过程中可以协助致病菌抗吞噬或向四周扩散。如金黄色葡萄球菌产生的血浆凝固酶能促进细菌抗吞噬；A 族链球菌产生的透明质酸酶、链激酶和链道酶可分解细胞间质的透明质酸，利于细菌及毒素的扩散。

（2）**毒素（toxin）**是细菌合成的对机体组织细胞有损害的毒性物质。一种细菌可同时释放多种毒素，但导致某种疾病时，一般以一种或几种毒素为主。毒素按其来源、性质和作用不同可分为**外毒素（exotoxin）**和**内毒素（endotoxin）**两种。

① 外毒素：主要由 G^+ 菌和部分 G^- 产生并释放于菌体外的毒性蛋白质。大多数外毒素是由菌细胞合成并分泌到菌体外，如白喉棒状杆菌、厌氧芽孢梭菌等；少数外毒素

存在于菌体内，当菌细胞破裂后释放出来，如痢疾志贺菌和肠产毒型大肠埃希菌。

　　大多外毒素不耐热，在 60~80℃条件下放置 30 分钟即被破坏，对化学因素较敏感。外毒素的化学成分为蛋白质，具有良好的免疫原性。用 0.3%~0.4% 甲醛处理，能使其失去毒性，但仍保留免疫原性，称为**类毒素（toxoid）**。将类毒素注入机体后，可刺激机体产生具有中和外毒素作用的**抗毒素（抗体）**。类毒素和抗毒素可用于传染病的预防和治疗。

　　多数外毒素由 A、B 两个亚单位组成（又称 A-B 毒素）。A 亚单位是毒素的毒性部分，决定毒素的致病作用。B 亚单位无致病作用，是介导外毒素分子与宿主细胞结合的部分，称为结合亚单位，对靶细胞有亲和力。外毒素的致病作用需要毒素分子结构的完整，A 或 B 亚单位单独对宿主无致病作用，利用 B 亚单位无毒性而具有免疫原性，将 B 亚单位提纯制成疫苗，可用于预防相关的外毒素性疾病。外毒素的毒性强，如 1mg 肉毒杆菌外毒素纯品可杀死 2 亿只小鼠，毒性比氰化钾（KCN）强 1 万倍。外毒素作用具有选择性，能通过与特定靶组织器官的受体结合，引起细胞特征性病变。如破伤风杆菌外毒素作用于神经元引起肌肉痉挛；肉毒毒素能阻断胆碱能神经末梢释放乙酰胆碱，使眼和咽肌等麻痹。

　　根据外毒素对宿主靶细胞的亲和性及其作用机制等，可将外毒素分为**神经毒素（neurotoxins）、细胞毒素（cytotoxins）**和**肠毒素（enterotoxins）**三大类。

　　② 内毒素：是 G^- 菌主要的毒力因子，为菌细胞破裂后（如细菌死亡、自溶或人工裂解后）释放出来的毒性脂多糖（lipopolysaccharide, LPS）。LPS 相对分子质量大于 10 万，由特异性多糖、非特异核心多糖和脂质 A 三部分组成，后者是内毒素生物学活性的主要组分。各种 G^- 菌脂质 A 化学结构差异不大，无种属特异性，因此，由不同 G^- 菌产生的内毒素引起的毒性作用都大致相同。

　　内毒素对理化因素稳定，100℃条件下处置 1 小时不失活，加热 160℃ 2~4 小时或用强酸、强碱、强氧化剂煮沸 30 分钟才被灭活。内毒素免疫原性弱，不能用甲醛脱毒成类毒素。

　　内毒素毒性作用相对弱，且作用无选择性，致病机制虽复杂但相似：①**致热反应（pyogenicity）**。极少量（1ng）的 LPS 可致人体发热反应。其机制是 LPS 通过激活单核 - 巨噬细胞（受体 CD14）等，使其释放 IL-1、IL-6、TNF-α，这些细胞因子作为**内源性致热原（endogenous pyrogens）**通过作用机体下丘脑体温调节中枢，引起发热。②**白细胞反应**。内毒素入血后，可致暂时性血液循环中的中性粒细胞数减少，与其大量移行并黏附于组织毛细血管壁有关。其后诱导骨髓中的中性粒细胞大量释放入血，使血液循环中白细胞数明显增高（但伤寒沙门菌感染例外，血白细胞数减少，机制尚不明了）。③**中毒性休克**。当血液中有 G^- 菌大量繁殖或病灶中释放大量内毒素入血时可致**内毒素血症（endotoxemia）**。内毒素及所诱生的细胞因子 TNF-a、IL-1、IL-6 等能损伤血管内皮细胞，刺激白细胞和血小板释放生物活性物质，活化补体系统和凝血系统等，使小血管功能紊乱而造成微循环障碍，出现内毒素休克。临床表现为全身小血管舒缩功能紊乱、微循环衰竭和低血压，组织器官毛细血管灌流不足、缺氧、酸中毒等，严重者出现休克。④**弥漫性血管内凝血（disseminated intravascular coagulation, DIC）**。为革兰氏阴性菌感染的严重表现。大量的 LPS 直接活化凝血系统，或通过损伤血管内皮细胞,间接活化凝血系统。⑤免疫调节功能。小剂量内毒素可激活 B 细胞产生多克隆抗体,激活巨噬细胞和 NK 细胞,诱生 IFN、TNF、IL 等,增强单核吞噬细胞、粒细胞等非特异性免疫功能。

细菌外毒素与内毒素的主要区别如表 3-4 所示。

表 3-4 外毒素与内毒素的主要区别

区别要点	外 毒 素	内 毒 素
来源	革兰氏阳性菌及部分革兰氏阴性菌	革兰氏阴性菌细胞壁裂解后释放
存在部分	从活菌分泌或菌体溶解后释放	细胞壁组分,菌裂解后释出
化学成分	蛋白质	脂多糖
稳定性	不稳定,加热 60℃以上迅速破坏	稳定,加热 160℃ 2~4 小时才被破坏
免疫原性	强,刺激机体产生高浓度抗毒素;可经甲醛脱毒制成类毒素	较弱,不能经甲醛脱毒制成类毒素
毒性作用	强,对组织器官有选择性毒害作用,引起特殊的临床表现	较弱,各种细菌内毒素的毒性作用大致相同,引起发热、白细胞变化、休克、DIC 等

2. 细菌侵入的数量及侵入部位

（1）细菌侵入的数量:感染发生与否,除了与致病菌的毒力有关外,还需要有足够的数量。一般而言,细菌毒力愈强,引起感染所需的菌量愈少,反之所需菌量愈大。例如毒力强的鼠疫耶氏菌,在无特异性免疫力的机体中,有数个细菌侵入就可发生感染;而毒力弱的某些引起食物中毒的沙门菌,常需摄入数亿个细菌才能引起急性胃肠炎。

（2）细菌侵入的部位:细菌能否导致机体感染的另一重要因素是细菌的入侵部位。各种细菌通过特定的侵入门户才能到达特定器官和细胞而致病。如脑膜炎奈瑟菌应通过呼吸道吸入,而伤寒沙门菌则须经消化道进入。有些致病菌适宜入侵部位有多处,如结核分枝杆菌可经呼吸道、消化道、皮肤创伤等形成感染。各种致病菌都有其特定的入侵部位,这与致病菌特殊的生长繁殖环境密切相关。

此外,不同宿主个体,由于免疫功能存在差异,其抵抗致病菌的能力也不相同,因此,致病菌侵入机体引发的感染可以有不同的发生、发展和结局。

（二）感染性疾病概述

病原体在宿主体内与宿主防御机制相互作用,并引起各种病理过程称为**感染**（infection）。**感染性疾病**（infectious disease）是指由病原体通过不同方式使人体感染,并出现临床症状的疾病。感染性疾病涵盖各种病原体所发生的感染,涉及**传染病**（communicable diseases 或 contagious diseases）和**非传染病**（noncommunicable infectious disease）两类。

1. 病原生物与宿主的相互作用

感染的实质是病原生物同宿主相互作用（斗争）的一种生命现象,涉及病原体对宿主的入侵、损害及宿主对病原体的抵抗等。

（1）感染的来源

① 外源性感染：来自于宿主体外的感染称**外源性感染（exogenous infection）**。病人是主要的传染源，在疾病潜伏期一直到病后一段恢复期内，他们有可能将病原体传播给周围其他人；病原生物**携带者（carrier）**也是很重要的传染源，包括携带某些致病菌但未出现临床症状的健康携带者（或隐性感染者）和有些传染病患者恢复后可在一定时间内继续排菌的恢复期携带者。

某些人兽共患传染病，例如鼠疫耶氏菌、炭疽杆菌、狂犬病病毒引起严重的传染病，其传染源主要是患病和携带有病原生物的动物。

② 内源性感染：来自患者自身体内或体表的称为**内源性感染（endogenous infection）**。这类感染大多是体内的正常微生物群（条件致病生物），少数是以隐性或潜伏状态存在于体内的病原体所致（机会性病原生物感染）。多在大量使用抗生素导致菌群失调或其他原因引起免疫功能低下时诱发感染；婴幼儿、老年人、晚期癌症患者、肿瘤的化疗或放疗患者、艾滋病患者、糖尿病患者、器官移植使用免疫抑制剂患者、免疫缺陷患者等均易发生内源性感染。目前，内源性感染已经成为临床感染中的多发病、常见病。

医院获得性感染（hospital acquired infection）又称**医院内感染（nosocomial infection）**，指病人在住院期间获得的感染：①交叉感染，由医院内病人、病人家属或医务人员直接或间接传播引起的感染；②内源性感染，是由病人自己体内正常微生物群引起的感染，也称自身感染；③环境感染，指接触到被污染过的物品所获得的微生物感染，如被单、床架、病历卡、用具等；④医源性感染，在治疗、诊断或预防过程中，因所用器械等消毒不严格而造成的感染。

（2）细菌感染的途径：①呼吸道感染，常见经呼吸道感染的细菌性疾病有肺结核、白喉、百日咳和军团菌病等。②消化道感染，通过消化道感染的细菌性疾病有伤寒、菌痢、霍乱、食物中毒等。③接触、创伤感染，接触感染方式可为直接接触或通过用具等间接方式传染，如淋病奈瑟菌、麻风分枝杆菌等。创伤感染通过皮肤及黏膜的破损或创伤引发的感染，如致病性葡萄球菌、链球菌引起的化脓性感染。深部创伤混有泥土，有可能引起破伤风杆菌等厌氧菌感染。④节肢动物叮咬感染，有些传染病是通过吸血昆虫进行传播，如人类鼠疫由鼠蚤传播，恙虫病由恙螨幼虫传播等。⑤性传播，主要是指通过人类性行为方式引起的传播。⑥多途径感染，有些致病菌的传播可经呼吸道、消化道、皮肤创伤等多种途径感染，如结核分枝杆菌、炭疽芽孢杆菌等。

（3）细菌感染的类型：感染的发生、发展与转归，是机体同致病菌在一定条件下相互作用的复杂过程。依据两者力量对比，感染会出现隐性感染、潜伏感染和显性感染等类型。

显性感染为致病菌在入侵后生长繁殖并引起不同程度的组织细胞损伤，导致病理生理变化出现临床症状或体征。由于致病菌的毒力、菌种、菌型等存在差异，以及人群免疫力不同，故显性感染在临床上按病情缓急不同，分为急性感染和慢性感染；按感染的部位不同，分为局部感染和全身感染。

全身感染是指致病菌或其毒性代谢产物通过血流播散至全身，引起急性症状。临床常见以下几种情况：①**菌血症（bacteremia）**，致病菌由局部侵入血液，但未在血液中繁殖（或繁殖量极少），只是短暂地一过性地通过血液到达适宜的部位再进行繁殖致病，故引起的症状较轻，如伤寒早期的菌血症；②**毒血症（toxemia）**，致病菌在局部组织中生长繁殖，只有外毒素进入血液循环，外毒素经血到达靶器官、靶组织后，可出现特殊的临床症状，如白喉、破伤风等；③**内毒素血症（endotoxemia）**，G$^-$菌侵入血流，并在血中大量生长繁殖，死亡分解释放出大量的内毒素或细菌在局部繁殖后，分解释放大量的内毒素进入血液，引起发热、弥漫性血管内凝血、休克等轻重不等的临床症状。④**败血症（septicemia）**，致病菌侵入血液并在其中大量生长繁殖、产生毒性代谢产物，引起全身严重中毒症状，如高热、皮肤和黏膜淤血、肝脏脾脏大等，如炭疽芽孢杆菌所致的败血症；⑤**脓毒血症（pyemia）**，化脓菌侵入血流后，在其中大量繁殖，并通过血流扩散到机体其他组织或器官，产生新的化脓性病灶。如金黄色葡萄球菌脓毒血症，常引起多发性的肝脓肿、肾脓肿和皮下脓肿等。

（4）环境因素对感染的影响：除了病原体和宿主因素外，气候、季节、温度、湿度和地理条件等自然因素和诸如战争、灾荒、贫困、生活和劳动条件等社会因素对感染的发生、发展亦有明显影响。

2. 细菌致病的基本机制

（1）直接致病作用：病原体在机体引起的直接致病作用可以是细胞水平，也可以是组织、器官及机体水平，其具体情况如下所述：①导致细胞病变、死亡。细胞内寄生的病原生物通常伴随其在细胞内增殖，导致细胞损伤或死亡。多数病毒、细胞内感染细菌等均引起细胞病变，并最终直接或间接导致被寄生的细胞死亡。②毒素或毒素样物质的致病作用。多数病原生物均可产生对宿主有毒性作用的化学物质，典型的如细菌产生的毒素，有的可引起严重的病变，如霍乱肠毒素引起严重腹泻与呕吐。

（2）间接致病作用：引发炎症、免疫损伤。一些病原生物代谢产物，如细菌释放出的含甲酰蛋氨酸的肽，病毒释放出病毒编码的某些蛋白均可造成炎性细胞浸润为主的炎性反应。有时病原生物体感染引起的免疫应答还可成为致病的主要机制，如结核病、慢性肝炎等。临床上很多超敏反应与感染有关，如有些细菌感染者发生肾小球肾炎就是因免疫病理作用所致。一些自身免疫病已明确可由某些病原体感染诱发。

3.抗细菌感染免疫

抗细菌感染免疫是指机体对入侵体内致病菌的防御能力。在抗感染免疫过程中，各免疫器官、组织、细胞和免疫分子间互相协作、互相制约、密切配合，共同完成复杂的免疫防御功能。

防御机制可分为固有免疫和适应性免疫，即天然免疫和获得性免疫两大类。病原体侵入人体后，首先遇到的是固有免疫系统的抵御。一般经7~10天后，产生了适应性免疫；二者配合共同杀灭病原体。

抗菌免疫通常可消灭入侵的细菌，并形成一定的持续免疫力，但有时某些细菌可以不激活巨噬细胞而进入细胞，而逃避免疫的有效清除，或诱导超敏反应，造成感染性迟发型超敏反应性疾病。

四、细菌感染的检查与防治原则

应用各种技术和方法对微生物进行实验室检查，对于临床寻查和确诊病因十分重要。根据致病细菌的生物学特性、致病性与免疫性等特点，细菌学检查既可将致病菌及其成分作为直接证据，又可将相应的抗体作为间接依据。

1. 细菌感染的特异性防治

包括人工主动免疫（artificial active immunization）和人工被动免疫（artificial passive immunization）。前者是利用人工方法将疫苗、类毒素等免疫原接种于人体，使机体产生特异性免疫，而后者则是将抗体或免疫细胞等直接注入人体，用于紧急预防和治疗某些疾病。

用于人工免疫的免疫原（疫苗、类毒素等）、免疫血清（抗毒素等）、诊断制剂（诊断血清、诊断菌液等）统称为生物制品。

2. 细菌感染的治疗原则

抗生素治疗是临床治疗细菌感染的主要方法。抗生素的种类非常多，如根据化学结构和性质可分为：①内酰胺类，如青霉素、头孢菌素等；②大环内酯类，如红霉素、阿齐霉素等；③氨基糖苷类，如链霉素、庆大霉素等；④四环素，如四环素、多西环素等；⑤人工合成的抗生素，如喹诺酮类及磺胺类药物；⑥其他抗生素，如杆菌肽、林可霉素、抗结核药物等。要根据其对病原菌的作用机制选择使用，也可根据实验室细菌检查及药敏试验结果选择使用。使用时应注意剂量、疗程、适应证、不良反应、二重感染等。临床常见致病细菌及其特点如表3-5所示。

表3-5　常见致病细菌

细菌名称	主要生物学性状	致病物质	所致疾病	检查	防治
金黄色葡萄球菌	球形，葡萄串状，革兰氏阳性	凝固酶 肠毒素 溶血素 杀白细胞素 表皮剥脱毒素 毒性休克综合征毒素	局部疖，痈 败血症，脓毒血症 食物中毒，伪膜性肠炎，烫伤样皮肤综合征，毒性休克综合征	直接涂片分离培养生化反应毒素检查	注意个人卫生，消毒隔离，防止医院型感染
链球菌	球形，链状排列，革兰氏阳性	细胞壁成分 致热外毒素 溶血素 侵袭性的酶	局部感染（淋巴管炎，丹毒） 猩红热 风湿热 肾小球肾炎	抗溶血素o抗体的检测	首选青霉素G
伤寒杆菌	杆状，中等大小，两端钝圆，革兰氏阴性	菌毛 内毒素 肠毒素	肠热症 食物中毒 败血症 带菌者	肥达反应	伤寒Vi荚膜多糖疫苗预防

细菌名称	主要生物学性状	致病物质	所致疾病	检查	防治
结核杆菌	细长略带弯曲，有分枝生长的倾向 抗酸染色	超敏反应致病	结核病	结核菌素试验	卡介苗预防
破伤风梭菌	菌体细长，芽孢位于菌体顶端，细菌呈鼓槌状，革兰氏阳性	破伤风痉挛毒素	破伤风	临床诊断为主	类毒素预防，抗毒素治疗

第三节　病　毒　学

在临床传染性疾病中，75% 由病毒感染引起。许多病毒感染性疾病传染性强，如流感、病毒性肝炎、艾滋病等可引起世界性大流行；有的则病情严重、病死率高，如病毒性脑炎、狂犬病和出血热等。许多病毒还与肿瘤、自身免疫病和先天性畸形等疾病的发生有密切关系。新发和再现的病毒性传染病对人类的生存和发展构成巨大威胁，如艾滋病、疯牛病、埃博拉出血热和新型冠状病毒肺炎等。

第三节 病毒学 PPT

一、病毒的生物学性状

病毒（virus）在自然界分布广泛，属非细胞型微生物。其基本特性：①个体微小，必须用电镜放大千万倍以上才能看见；②结构简单，无完整的细胞结构，一种病毒只含一种类型的核酸（DNA 或 RNA）；③特定活细胞内寄生；④以复制的方式繁殖。

（一）病毒的大小与形态结构

具有感染性的完整的病毒颗粒称为**病毒体（virion）**。测量病毒的单位是**纳米（nanometer，nm）**。不同病毒的大小差异很大。多数感染人类的病毒呈球形或近似球形，少数为杆状、丝状、子弹状（狂犬病病毒）或砖块状（痘病毒），感染细菌的病毒（噬菌体）则大多呈蝌蚪状。

病毒的基本结构是由**核心（core）**和包绕在周围的**衣壳（capsid）**组成，亦称核衣壳（necleocapsid），有些病毒在核衣壳的外表面有一层**包膜（envelop）**

1. 核心（core）

位于病毒体的中心，由一种类型的核酸即 DNA 或 RNA 组成，病毒核酸携带有病毒的全部遗传信息，决定病毒的增殖、遗传与变异以及病毒的感染性等。

2. 衣壳（capsid）

衣壳是包绕在病毒核心外的一层蛋白质结构，由一定数量的**壳粒（capsomere）**组成，不同病毒衣壳壳粒的数目和排列方式不尽相同，可作为病毒鉴别和分类的依据之一。

上篇 · 生命科学基础

衣壳的主要功能是：①保护病毒的核心，以免核酸受到核酸酶以及其他理化因素的破坏；②与易感细胞受体结合，介导病毒感染宿主细胞；③具有免疫原性，能引起特异性体液免疫和细胞免疫，不仅可调动机体的免疫防御作用，有时也可引起免疫病理损伤。

3. 包膜（envelop）

又称囊膜，它是某些病毒在成熟后，以出芽方式从感染细胞释放过程中获得的一层膜样结构。脂类和多糖成分源于宿主细胞膜和核膜，蛋白质几乎都是由病毒基因组编码产生，有些病毒包膜表面有呈放射状排列的钉状突起，称为**包膜子粒（peplomeres）**或**刺突（spike）**，化学成分为糖蛋白。包膜的主要功能是：①维护病毒体结构的完整性，加固病毒体的结构；②病毒体包膜上的脂类来源于细胞膜，与细胞膜易于亲和与融合，有助于病毒的感染；③具有免疫原性，病毒包膜上的糖蛋白和脂蛋白具有病毒种和型特异性，是病毒鉴定与分型的依据之一。

（二）病毒的增殖

病毒结构简单，缺乏能独立进行代谢的酶系统。因此，只能借助宿主细胞的代谢系统提供病毒复制所需的核苷酸、氨基酸、能量和酶类完成增殖。病毒的增殖方式是复制。病毒从进入宿主细胞开始，经过基因组复制，最后释放出来，称为病毒的复制周期。病毒的复制周期依次分为吸附、穿入、脱壳、生物合成、装配与释放五个步骤（图3-1）。

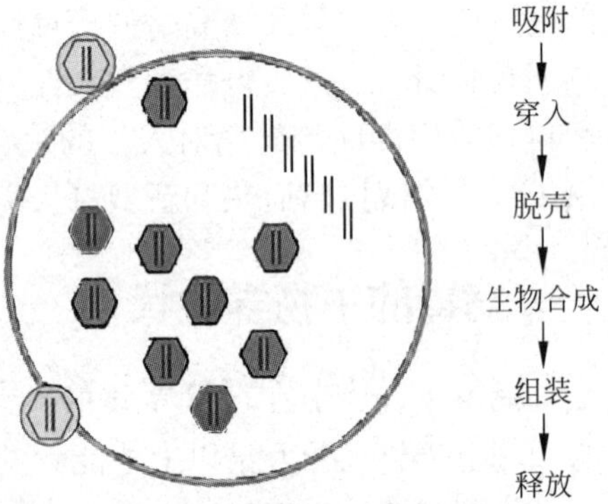

吸附 → 穿入 → 脱壳 → 生物合成 → 组装 → 释放

图3-1　病毒的增殖示意图

二、病毒感染与抗病毒感染免疫

病毒通过多种传播途径侵入机体，并在生物细胞中增殖的过程称为**病毒感染（viral infection）**。病毒感染的实质是病毒与机体、病毒与易感细胞相互作用的过程，病毒的毒力和机体抵抗力的平衡关系被打破，则导致病毒性疾病的发生（图3-2）。

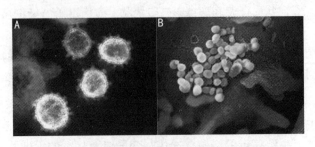

A.透射电子显微镜图　　B.扫描电子显微镜图

图3-2　新型冠状病毒电镜扫描图

（图片来自美国国立卫生研究院的过敏和传染病研究所的落基山实验室）

（一）病毒的感染途径及传播方式（表 3-6）

表 3-6 常见人类病毒的感染途径及传播方式

感染途径	传 播 方 式	病 毒 种 类
呼吸道	空气、飞沫、痰、唾液或皮屑	正黏病毒、副黏病毒、鼻病毒、腺病毒、风疹病毒、水痘病毒、冠状病毒等
消化道	粪 - 口途径：如污染的水和食物	脊髓灰质炎病毒、肠道病毒、轮状病毒、HAV、HEV 等
眼及泌尿生殖道	直接或间接接触，如毛巾、浴盆、游泳池、性交	腺病毒、肠道病毒 70 型、单纯疱疹病毒、巨细胞病毒、人乳头瘤病毒、HIV 等
破损皮肤	昆虫叮咬、狂犬咬伤、鼠类咬伤	脑炎病毒、狂犬病病毒、出血热病毒等
血液	注射、输血或血液制品、器官移植等	HBV、HCV、HIV 等
胎盘或产道	孕期经胎盘，分娩时经产道，哺乳期经乳汁	风疹病毒、巨细胞病毒、HBV、HIV 等

（二）病毒的致病机制

病毒侵入机体后，首先进入易感细胞并在细胞中增殖，直接引起宿主细胞的损伤，机体针对病毒的免疫应答会造成免疫病理损伤。

1. 病毒感染对宿主细胞的影响

病毒是严格的细胞内寄生物，病毒与宿主细胞的相互作用可引起多种细胞内病变。

（1）**杀细胞效应**（cytocidal effect）：病毒在宿主细胞内增殖后，一次大量释放出子代病毒，引起细胞裂解死亡，被称为**杀细胞性感染**（cytocidal infection），主要见于无包膜、杀伤性强的病毒，如脊髓灰质炎病毒等。

（2）**稳定状态感染**（steady-state infection）：某些病毒，主要是有包膜病毒，在细胞内复制增殖过程中，对细胞的影响不大，细胞病变较轻，在短时间内不溶解死亡。这种感染称为稳定状态感染。这些病毒在成熟后常以出芽的方式从细胞内释放并感染其他细胞。这些病毒使细胞膜成分变化，造成邻近细胞融合，形成多核巨细胞。病毒抗原出现在细胞膜上，可被机体的特异性抗体或**杀伤性 T 细胞**（cytotoxic T lymphocyte, CTL）所识别，活化的 CTL 会杀死病毒感染的细胞。

（3）**形成包涵体**（inclusion body）：细胞被某些病毒感染后，在普通显微镜下可见细胞核或细胞质内有嗜酸或嗜碱性的圆形或椭圆形斑块状结构，即包涵体。包涵体的本质是：①病毒合成的场所；②聚集在一起的病毒颗粒；③未装配的病毒成分；④病毒在细胞内增殖造成的细胞反应物。包涵体出现的部位、染色性等特征有助于病毒感染的诊断。如狂犬病病毒感染的脑细胞的胞质中出现嗜酸性包涵体，称为**内基小体**（Negri body）。

（4）**细胞凋亡**（apoptosis）：有些病毒侵入细胞可以作用于凋亡过程的某一个环节，引起宿主细胞凋亡。有些病毒能编码细胞凋亡抑制蛋白，如腺病毒编码产物干扰 TNF 诱导的细胞凋亡。有效的细胞凋亡对控制病毒增殖、防止病毒在体内扩散有积极意义。

（5）病毒基因整合与细胞转化：DNA 病毒或反转录病毒的核酸与细胞染色质基因组结合在一起，称为整合。病毒基因组的整合有两种方式：①全基因组整合，反转录病毒以 RNA 为模版，在反转录酶作用下反转录合成 cDNA，再以 cDNA 为模版合成双链 DNA，后者全部整合于细胞基因组中；②失常性整合，DNA 病毒复制时，将部分 DNA 随机整合于细胞染色质中。两种整合方式的病毒 DNA 可随细胞分裂而分裂到子代细胞中。病毒整合可使细胞增殖加速，失去细胞间接触抑制，导致细胞转化。体外细胞培养证实，有些病毒，如单纯疱疹病毒、巨细胞病毒、EB 病毒和某些型别的人类乳头瘤病毒均能使细胞发生转化。

病毒通过基因整合或其他形式引起的细胞转化与病毒的致瘤潜能有关。由于免疫系统能够识别和破坏转化细胞，所以并非所有病毒感染引起的细胞转化均能诱生肿瘤。到目前为止，已知与人类肿瘤密切相关的病毒有 EB 病毒、人乳头状病毒和乙型肝炎病毒等（表 3-7）。

表 3-7　与肿瘤密切相关的人类病毒

病　　毒	肿　　瘤
单纯疱疹病毒	宫颈癌
EB 病毒	鼻咽癌、伯基特（Burkitt）淋巴瘤
巨细胞病毒	宫颈癌
人类疱疹病毒 8 型	卡波西（Kaposi）肉瘤
乳头瘤病毒	宫颈癌等生殖道肿瘤、口腔癌
乙型肝炎病毒	肝癌
人类 T 细胞白血病病毒	成人 T 细胞白血病

2. 病毒感染引起宿主的免疫病理损伤

病毒侵入机体后，病毒感染细胞表面除表达病毒本身的抗原外，还会出现自身抗原，从而诱导机体的免疫应答，造成宿主的免疫病理损伤。

（1）免疫系统的损伤：许多病毒感染机体后会侵入免疫细胞，影响细胞的正常功能，因此，引起病毒感染后的免疫应答低下，如麻疹病毒、人类免疫缺陷病毒（human immunodeficiency virus, HIV）、风疹病毒、巨细胞病毒、EB 病毒等。HIV 能够感染 $CD4^+$ T 细胞和巨噬细胞，严重损伤宿主的免疫功能，引起机会性感染和肿瘤。

（2）超敏反应：某些病毒抗原与抗体形成的免疫复合物沉积于血管壁，可引起Ⅲ型超敏反应，导致肾小球肾炎。

（3）自身免疫病：病毒感染细胞后，可改变宿主细胞膜的免疫原性或使细胞内隐蔽的抗原暴露或释放出来，诱发自身免疫病。如部分慢性乙型肝炎患者在肝细胞表面出现**肝特异性脂蛋白抗原（liver specific protein, LSP）**，从而引发机体免疫系统对改变了的肝细胞发生应答，最终导致肝细胞损伤。

（三）抗病毒感染免疫

机体抗病毒免疫包括非特异性的固有免疫和特异性的适应性免疫。固有免疫在病毒感染早期能够限制病毒的增殖与扩散，但将病毒从体内彻底清除则主要依赖于适应性免疫的作用。

1. 固有免疫

机体的固有免疫构成了抗病毒感染的第一道防线。固有免疫的屏障结构、吞噬细胞和补体等非特异性免疫机制在抗病毒感染中均起作用，但以干扰素、NK 和巨噬细胞细胞最为重要。

（1）干扰素（interferon, IFN）：1957 年 Isaacs 在研究灭活病毒对活病毒的干扰现象时发现，病毒感染细胞产生一种具有干扰活病毒增殖的可溶性物质，故称 IFN。它们是小分子量糖蛋白，对蛋白酶敏感，56℃被灭活，但在 4℃下活性可保存较长时间，−20℃可长期保存活性。

人体的正常细胞通常不合成 IFN，当受到相应诱生剂如病毒、细菌内毒素和人工合成的双链 RNA 等作用，可使干扰素基因活化，产生 IFN。人类细胞诱生的干扰素有 IFN-α、IFN-β、IFN-γ 三种，具有抗病毒作用的主要是前两种类型。

IFN 抗病毒活性具有以下特点：①广谱性，IFN 几乎抑制所有病毒的繁殖，但不同病毒和个体对其敏感性不同；②选择性，IFN 作用于受感染细胞，而对正常细胞无作用或作用微弱；③间接性，其抗病毒作用是通过诱导产生抗病毒蛋白而间接发挥作用；④高活性，大约 50 个 IFN 分子就足以诱导一个细胞产生抗病毒状态；⑤种属特异性，IFN 具有相对的种属特异性，一般在同种细胞中活性最高。

（2）NK 细胞：NK 细胞可以识别表达于某些病毒感染细胞表面，而不表达于正常细胞的 HLA-I 分子，一般机体被病毒感染 4 小时后即可出现杀伤效应，3 天时达高峰。当 CTL 开始发挥作用时，NK 细胞的作用逐渐降低。NK 细胞的作用迅速，但其作用强度不如 CTL，因此，在机体抗病毒感染早期发挥重要作用。在病毒特异性抗体出现后，NK 细胞可通过 IgG Fc 受体介导杀伤病毒感染的靶细胞。

2. 适应性免疫

与细菌感染不同，在病毒感染局部有单个核细胞和淋巴细胞的大量渗出。病毒抗原一般具有较强的免疫原性，可诱导机体产生有效的体液免疫和细胞免疫。

1）体液免疫：体液免疫难以达到清除病毒的目的，但可以保护宿主抵抗同种病毒的二次感染。

（1）抗体对游离病毒的作用：中和抗体是针对病毒表面的与病毒入侵有关的抗原产生的抗体，具有保护作用。中和抗体与病毒表面蛋白质抗原结合可以发挥以下作用：①阻止病毒与宿主细胞受体结合；②稳定病毒使其不能正常脱壳，终止病毒的复制过程；③抗体与病毒结合后发挥调理作用，使其易于被巨噬细胞吞噬和清除；④通过激活补体使病毒裂解。

病毒抗原刺激机体产生的非中和抗体虽然不能保护机体免受病毒感染，但能够用于辅助诊断病毒感染。

（2）抗体对病毒感染细胞的作用：病毒在细胞内增殖，使细胞包膜表面表达病毒基因编码的抗原。抗体与其结合后，在补体的参与下，可使细胞裂解或起调理作用，促进巨噬细胞吞噬病毒感染细胞。抗体与病毒感染细胞表面抗原的结合可以引发NK 细胞、巨噬细胞及中性粒细胞的 ADCC 作用。

2）细胞免疫：机体对细胞内病毒的清除，主要依赖于 CTL 和 Th 细胞在病毒感染的局部发挥作用。

（1）CD8⁺ CTL 的作用：杀伤病毒感染细胞的机制在于：①释放穿孔素，在病毒感染细胞表面打孔导致细胞溶解死亡；②释放颗粒酶，使病毒感染细胞内一些酶类被激活，引起细胞凋亡；③激活 Fas 抗原，引发病毒感染细胞的细胞凋亡。

（2）Th 细胞的作用：在抗病毒免疫中，活化的 Th 细胞释放多种细胞因子，刺激 B 细胞增殖分化，活化 CTL 和巨噬细胞。Th1 细胞可分泌 IL-2 和 IFN-γ，激发细胞免疫应答；Th2 细胞可产生 IL-4 和 IL-5，诱导体液免疫应答。

三、病毒感染的预防与治疗

人工免疫对预防病毒性感染具有重要意义。应用病毒疫苗进行人工主动免疫，并以免疫效应产物（免疫球蛋白、干扰素等）进行人工被动免疫是消灭和预防病毒性疾病的主要措施。

（一）人工主动免疫预防

迄今为止，病毒疫苗仍然是控制病毒感染性疾病的最有效手段，因此，日益受到重视。目前，疫苗的研发已取得了长足的进步，常用的有减毒活疫苗（如脊髓灰质炎活疫苗）、灭活疫苗（如乙型脑炎死疫苗）和基因工程疫苗（如乙肝病毒基因工程亚单位疫苗）等。

（二）人工被动免疫预防

正常成年人一般都经历过多种病毒的隐性或显性感染，具有多种病毒的特异性抗体。故从正常人血清或胎盘脐带血中提取制备的丙种球蛋白制剂对多种常见的病毒感染（麻疹、甲型肝炎、脊髓灰质炎等）均有紧急预防的作用。含高效价的抗病毒抗体的人免疫球蛋白也可用于紧急预防或治疗病毒感染。

（三）病毒感染的治疗

长期以来，中草药一直是治疗病毒感染的重要药物。目前，已明确某些中草药确有一定抑制病毒的作用，如板蓝根、黄芪、柴胡、金银花、连翘、大青叶、大黄、贯仲和七叶一枝花等。随着分子病毒学的发展，抗病毒药物和疗法已有了长足的进步。但也应指出，由于很难在病毒增殖过程中寻找出与人类细胞的生物合成过程有明显区别的靶点，至今对大部分病毒感染仍然缺乏特效药物。

1. 抗病毒化学药物

病毒以复制的方式在感染细胞内增殖，其复制的各环节就成为抗病毒药物作用的靶点。特别是针对病毒核酸复制、转录和翻译的药物开发已经成为热点。如阻断甲型流感病毒脱壳的金刚烷胺、甲基金刚烷胺等。

常见人类感染病毒致病性及其防治情况如表 3-8 所示。

表 3-8 常见人类感染病毒致病性及其防治

病毒名称	主要生物学性状	致 病 性	检 查	防 治
流行性感冒病毒 influenza virus	球形 80~120nm，单股 RNA，核衣壳螺旋对称，包膜上有 HA、NA 刺突。有 3 个血清型。易变异	通过飞沫或污染的手、用具等传播引起流行性感冒	分离病毒；血清学检查	接种流感病毒疫苗。中药、化学治疗剂治疗
呼吸道合胞病毒 respiratory syscytiai virus	球形 90~130nm 单股 RNA，核衣壳螺旋对称，包膜上有刺突，但无 HA。只有 1 个血清型。	通过手、污染物品和呼吸道传播。引起婴幼儿支气管肺炎，较大儿童和成人则为上呼吸道感染	病毒分离，免疫荧光法检查	减毒活疫苗或灭活疫苗在试用
腺病毒 adenovirus	球形 70~90nm，双股 DNA，核衣壳 20 面体对称，无包膜，37 个血清型与人有关。	主要通过呼吸道、胃肠道，也可通过手将病毒传播到眼而引起感染。主要引起 3 岁以下小儿急性咽炎、肺炎、胃肠炎、滤泡性结膜炎，是婴幼儿肺炎主要病原之一	病毒分离，血清学诊断，免疫荧光法检查	甲醛灭活疫苗、减毒活疫苗、壳体疫苗
鼻病毒 rhinovirus	球形 15~30nm 单股 RNA 核衣壳 20 面体对称，无包膜。有 113 个血清型	通过接触和飞沫经口、鼻、眼传播，引起普通感冒（最重要病原体）。婴幼儿和慢性呼吸道疾病患者常引起支气管炎和支气管肺炎	病毒分离，因病程短，意义不大	型别多，制备疫苗有困难
风疹病毒 rubella virus	球形 50~70nm，单股 RNA，核衣壳螺旋对称，有包膜及短刺突。有 1 个血清型	经呼吸道传播引起儿童风疹。也可由孕妇垂直感染胎儿，引起胎儿先天性畸形	病毒分离，血清学诊断，免疫荧光法检查	减毒活疫苗、与患者接触的孕妇注射大剂量丙种球蛋白
柯萨奇病毒 coxsackie virus	球形 20~30nm；+ssRNA，衣壳呈 20 面体立体对称，无包膜有 A、B 两组多个血清型	主要经消化道传播，偶可经呼吸道侵入机体，临床表现多样，与血清型别有关，可引起类脊髓灰质炎、无菌性脑膜炎和脑炎、急性心肌炎和心包炎、疱疹性咽峡炎、手足口病	病毒分离	无特异性的防治方法
SARS 冠状病毒 SARS-coronavirus，SARS-CoV	是一种 +ssRNA 病毒。呈多形性，有包膜和突出于包膜外的棒状小粒，直径在 60~130nm 之间，类似普通冠状病毒颗粒	近距离飞沫传播为主，还可通过手接触呼吸道分泌物，经口、鼻、眼传播，还存在粪-口传播的可能，病毒能侵犯多种脏器，导致严重的多脏器损伤。引起严重的急性呼吸系统窘迫综合征	病毒分离	隔离与防护。疫苗，还可用 IFN、中草药等抗病毒治疗
甲型肝炎病毒 hepatitis A virus（HAV）	球形 27~32nm，核衣壳 20 面体对称，无包膜 +ssRNA	通过粪-口途径传播。引起甲型肝炎	血清学诊断检测相应抗原、抗体	接种甲型肝炎疫苗。注射丙种球蛋白紧急预防

上篇 · 生命科学基础

续表

病毒名称	主要生物学性状	致 病 性	检 查	防 治
乙型肝炎病毒 hepatitis B virus（HBV）	球形 42nm, 双股有缺口的 DNA，有双层衣壳	主要通过血源传播、性传播、母婴传播。引起乙型肝炎	检测乙型肝炎抗原、抗体	接种乙型肝炎疫苗抗病毒药物、中草药治疗
人类免疫缺陷病毒（human immunodeficiency virus, HIV）	球形 100~200nm，两条相同 RNA 有包膜含有	主要通过血源传播、性传播、母婴传播，引起以机会性感染和肿瘤为特征的获得性免疫缺陷综合征（acquired immunodeficiency syndrome, AIDS 即艾滋病）	检测血清抗体、检测病毒抗原、核酸	尚无特效防治药物和疫苗

1983 年，科学工作者首次从一例慢性淋巴结病患者的淋巴结中分离到一株新反转录病毒。1986 年，国际病毒分类委员会将它命名为**人类免疫缺陷病毒（human immunodeficiency virus，HIV）**。

艾滋病的传染源是 HIV 无症状携带者和艾滋病患者，其血液、精液、阴道分泌物、乳汁、唾液、脑脊髓液等样本中均含病毒。HIV 主要传播方式有三种：①性接触传播；②接触污染的血液及血制品传播，包括输血及共用注射器；③母婴传播。

2. HIV感染所致免疫损害

HIV 感染对机体最重要的损害是免疫系统，尤其是对细胞免疫系统的进行性破坏，最主要的是破坏 CD4+ T 淋巴细胞。

3. HIV的感染过程

HIV 感染是一种**慢发病毒感染（slow virus infection）**，如未经治疗，临床潜伏期可长达 10 年以上，但约 10% 的人在感染后 2~3 年就可发展成艾滋病；约 80% 的感染者在 10 年以上显示病情恶化的征象，其中 50% 最终发展成艾滋病；其余约 10% 或略多的感染者十几年后病情没有很大发展，被称为长期病情不恶化者。典型的病程演变分为 3 期：急性期、无症状期和发病期。

（1）急性期：在 HIV 感染后的 1~3 周内，感染者可表现出类似单核细胞增多症的症状，如发热、头痛、咽炎、淋巴结肿大、腹泻、皮疹，甚至脑炎。病毒在体内不受免疫系统的抑制而大量复制，并扩散到全身各个部位，病毒颗粒在血液中可高达 $10^7 \sim 10^8$/mL；CD4+ 细胞也会出现一过性减少。病毒的复制诱发了机体的体液免疫和细胞免疫，2~4 周起抗 HIV 抗体及 CTL 对病毒的复制形成抑制，病毒血症减轻，各种症状也减轻和消失。病毒可在巨噬细胞中呈低度增殖而不引起细胞病变，并播散至全身各脏器组织中，成为日后难以清除的储存库。

（2）无症状期或潜伏期：经过 3~4 月后，机体对 HIV 的免疫已形成，但又不能彻底清除病毒，病毒维持在 $10^3 \sim 10^5$/mL 的相对低水平。此期可持续数年，感染者几乎没有什么症状，突出的特征是随着时间的推移，血液中的 CD4+T 细胞以每年 60 个/mL 的速度下降。此期是病毒与免疫系统对峙的阶段。

（3）发病期或艾滋病期：当 CD_4 细胞下降到 500~600 个/mL 后，HIV 特异的 CTL

也开始下降，到后期 B 细胞的功能亦受影响，抗 HIV 抗体滴度下降。此时患者血液中病毒的数量大幅增加，抗感染能力显著下降，一些对正常人无明显致病作用的病毒（如巨细胞病毒）、细菌（如鸟型结核分枝杆菌）、真菌（如白假丝酵母菌和卡氏肺孢菌）及原虫（如刚地弓形虫）等，常可造成致死性感染。部分患者还可并发卡波西肉瘤（与 HHV8 感染有关）和恶性淋巴瘤等恶性肿瘤。神经系统疾病包括无菌性脑膜炎、肌肉萎缩、运动失调以及**艾滋病痴呆综合征（AIDS dementia complex）**。

HIV 对理化因素的抵抗力较弱，液体或血清中病毒经 56℃加热 10min 即可被灭活。0.2% 次氯酸钠、0.1% 漂白粉、70% 乙醇、0.3%H_2O_2 或 0.5% 来苏水处理 5min，对病毒均有灭活作用。冻干的血制品需 68℃加热 72h 才能保证污染病毒的灭活；迄今为止，尚无有效的药物和疫苗可控制 HIV 感染，健康教育及必要的控制措施是预防艾滋病的关键。其关键是避免性接触、吸毒，严格筛查献血员和血液制品，HIV 感染的母亲应避免母乳喂养。

目前，已有多种抗 HIV 的药物被开发出来，这些药物作用的靶点是反转录酶和蛋白酶。反转录酶抑制剂有两类：一是核苷类似物，如叠氮胸苷、拉米夫定（3TC）、ddI、ddC 和 d4T；二是非核苷类似物，如奈韦拉平、Delavirdine 和 Efavirenz。这些化合物与反转录酶牢固结合而使之失活。蛋白酶抑制剂包括沙奎那韦、英地那韦、奈非那韦、ritonavir 等，它们能使病毒蛋白酶失活。使用单一抗 HIV 的药物往往不能取得较好的治疗效果，并容易使病毒产生耐药性。联合使用一种蛋白酶抑制剂加两种反转录酶抑制剂的确能有效抑制病毒的复制，使得血浆中的病毒颗粒浓度能在短期内（2~3周）急剧地下降至原浓度的 1/100 以下，而且，能大大延长病毒产生耐药性的时间。

第四节　支原体、衣原体、立克次体

支原体、衣原体、立克次体情况如表 3-9 所示。

表 3-9　其他原核细胞微生物

名　称	分　类	传播途径	所致疾病
支原体	肺炎衣原体 溶脲脲原体 人型支原体 生殖器支原体	飞沫传播 性途径	原发性非典型肺炎 泌尿生殖道感染
衣原体	沙眼衣原体	眼 - 眼，眼 - 手 - 眼	沙眼
立克次体	普氏立克次体 莫氏立克次体 恙虫病立克次体 贝纳柯克斯体	昆虫媒介 人体虱 鼠蚤 恙螨 蜱	流行性斑疹伤寒 地方性斑疹伤寒 恙虫立克次体 贝纳柯克斯体

上篇·生命科学基础

第五节　人体寄生虫学

思政元素 3-2 血吸虫防治

中华人民共和国成立以前，血吸虫病曾遍布我国长江流域及其以南的十几个省、市，血吸虫病患者有 1100 余万，受威胁人口达 1 亿（当时中国总人口 5.4 亿）。血吸虫病患者通常骨瘦如柴，腹大如鼓，丧失劳动能力，妇女不能生育，儿童成侏儒，血吸虫给人民带来了深重的灾难，夺走了众多人的生命，因此被称为"瘟神"。中华人民共和国成立后，为了防治血吸虫，毛泽东主席发出了"一定要消灭血吸虫"的伟大号召，开展了轰轰烈烈的填旧沟、开新渠、灭钉螺、治病患运动。毛泽东在1958 年 6 月 30 日《人民日报》上读到江西省余江县消灭了血吸虫的消息，写下了《七律二首·送瘟神》。1985 年，中共中央血吸虫病防治工作领导小组发布公告："至1984 年年底，全国已治愈血吸虫病病人一千一百多万，消灭钉螺面积达一百一十多亿平方米，有七十六个县（市、区）消灭了血吸虫病，一百九十三个县（市、区）基本消灭了血吸虫病……"这个成绩无疑是伟大的，之所以能治愈这么多病人，关键措施之一就是重症者治疗全部免费；之所以能消灭那么多面积的钉螺，关键是发动数亿农民参与查螺、灭螺。中央血防领导小组得出以下论断："我国血防工作取得的成就，充分体现了社会主义制度的优越性。"

常见致病寄生虫主要有致病原虫和致病蠕虫两大类。在我国，有一些严重危害人体健康的寄生虫，如丝虫、杜氏利什曼原虫等已得到有效控制，但许多寄生虫在人群中流行还相当广泛，仍然是我国严重的公共卫生问题。

第五节 人体寄生虫学 PPT

一、常见致病原虫

常见致病原虫可寄生于人体腔道，如阿米巴（溶组织内阿米巴等）、鞭毛虫（如蓝氏贾第鞭毛虫）和结肠小袋纤毛虫等均寄生于人体消化道，阴道毛滴虫则寄生于人体泌尿生殖道内。

（一）溶组织内阿米巴

溶组织内阿米巴（*Entamoeba histolytica* Schaudinn）也称痢疾阿米巴，主要寄生于结肠，引起阿米巴痢疾和各种类型的阿米巴病。在古代中医书中，关于痢疾阿米巴早有记载，如《难经·第五十七难》曰："大瘕泄者，里急后重"；早在公元 2~3 世纪就提出了治疗方法："少阴病，下利便脓血者，桃花汤主之"及"下利、欲饮水者，以有热故也，白头翁汤主之"。

1. 致病性

溶组织内阿米巴成熟的4核包囊通过污染食物或饮水等进入人体而感染。4核包囊能抵抗胃酸的作用，在小肠下段经肠内胰蛋白酶等碱性消化液的作用，囊壁变薄，虫体从囊内逸出，迅速分裂形成8个滋养体，主要寄生于回盲部的结肠黏膜和肠腺窝内，以肠内黏液、细菌及消化的食物为营养，不断分裂增殖。人体肠道生理功能正常状态下滋养体随肠内容物下移，到横结肠时由于水分、营养物质减少，成形粪便增加，虫体活动渐停止，变圆进入囊前期，随后，胞质分泌囊壁，形成包囊。最初为1核，经分裂形成2核和4核包囊。在粪便中有时可查到不同发育阶段的包囊。

在一些因素影响下，虫体可侵入肠壁组织，吞噬红细胞，虫体增大，在肠壁组织中行二分裂繁殖而大量增殖，致使局部肠黏膜和组织坏死，形成溃疡，出现痢疾（粪便内含随坏死组织排出的滋养体）；滋养体有时也可从肠壁进入肠黏膜下的血管，随血流达到肝脏、肺脏和脑等器官内进行增殖引起相应脏器的脓肿。

人体感染溶组织内阿米巴后是否发病，与感染虫数的多少、原虫毒力的大小、寄生部位的微环境、肠道菌群以及人体的免疫功能密切相关。人体感染后可表现为无症状带虫者，或表现为肠阿米巴病和肠外阿米巴病。

（1）肠阿米巴病：病变部位多见于回盲部和升结肠，局部组织细胞溶解坏死，在肠壁形成口小底大的"烧瓶状"溃疡，常见疾病有阿米巴痢疾及阿米巴性阑尾炎等。典型的阿米巴痢疾症状为腹痛、腹泻、便多、脓血便、腥臭、酱红色伴里急后重，反复发作可转变为慢性患者。病变部位纤维结缔组织增生，可形成肠阿米巴肿。

（2）肠外阿米巴病：侵入肠黏膜下的滋养体可随血流扩散或直接侵入肝脏、肺脏、脑、心包、皮肤及泌尿生殖器，引起相应部位的脓肿或溃疡。常见的有阿米巴肝脓肿，好发于肝脏右叶，有弛张热、肝肿大、肝区痛等表现，多见于身体条件较好的中青年人。也可引起肺脓肿，且多为巨大的、靠近横膈肌的肝脓肿侵蚀到横膈肌，破溃入胸腔，蔓延到肺脏引起的，其症状表现为发热、咳嗽、咯脓血痰（呈浓稠咖啡色，偶见夏科-雷登氏结晶）、胸痛等。

慢性阿米巴痢疾患者和带虫者是重要的传染源。每人每天可排出大量包囊，约0.45亿~3.5亿个包囊，可污染水源、食物、用具或手指，经口进入人体；水源污染可造成暴发流行；苍蝇、蟑螂等昆虫也能机械性传播。

2. 防治原则

（1）加强卫生宣传：注意个人及饮食卫生，饭前便后洗手；不喝生水，不吃未洗净的瓜果、蔬菜；消灭苍蝇和蟑螂。从事饮食行业的人员应定期体检，以控制传染源。

（2）加强粪便、水源管理：注重粪便无害化处理，防止粪便污染水源。

（3）治疗患者：灭滴灵（首选）、盐酸吐根素（依米丁）常用于急性阿米巴痢疾的治疗；中药大蒜素、鸦胆子仁、白头翁等也有一定疗效，且副作用小。氯喹常用于阿米巴肝脏、肺脏、脑脓肿的治疗。喹碘方用于慢性阿米巴痢疾的治疗，而卡巴砷常作为控制急性症状后的根治药。

·上篇· 生命科学基础

（二）阴道毛滴虫

阴道毛滴虫（*Trichomonas vaginalis* Donne）主要寄生于女性阴道和尿道内，亦可寄生于男性尿道和前列腺等处，引起滴虫性阴道炎、尿道炎及前列腺炎等，为常见的性病之一。滴虫的致病力与虫株的毒力、宿主的生理状况及阴道内不同菌群有关。

1. 致病性

健康妇女的阴道内有乳酸杆菌，能酵解阴道上皮细胞内的糖原产生乳酸，使阴道内的 pH 值保持在 3.8~4.4 之间的酸性环境，抑制杂菌的生长，此即阴道的自净作用。当滴虫寄生后，抑制乳酸杆菌生长，消耗糖原，阻碍乳酸杆菌的酵解作用，使乳酸的生成减少，使阴道内环境由酸性变为中性或碱性，有利于致病菌的繁殖，引起滴虫性阴道炎，症状为外阴瘙痒、腰痛、阴道分泌物增多，呈黄色泡沫状，伴有特殊气味，尤其妊娠期、产后或月经期症状加重，阴道黏膜红肿，充血。滴虫寄生在尿道内，可引起尿道炎，表现为尿急、尿频、尿痛等症状。男性感染可致慢性前列腺炎，多为带虫者，常使配偶重复感染。传染源为滴虫性阴道炎患者、带虫者和男性感染者，通过接触传播。直接传播主要为性生活传播；间接传播为通过浴池、浴巾、游泳池、公用游泳衣裤和马桶等。阴道毛滴虫在外界环境的生存力较强，半干燥环境可存活 14~20 小时；46℃左右水中可存活 20~60 分钟；肥皂水中可存活 45~150 分钟；井、河、游泳池水中可存活 5 天。如不注意预防，极易造成相互感染，形成流行病。

2. 防治原则

加强卫生宣传，注意个人卫生，尤其月经期卫生，提倡淋浴，不穿公用游泳衣裤，采用蹲式公厕等。治疗患者和带虫者，已婚患者，应夫妇双方同时治疗。常用药物有甲硝唑（首选）、滴维净、蛇床子药膏等，口服替硝唑的疗效亦甚佳。香葵油精栓剂可治疗滴虫性阴道炎。治疗时每日早、晚还可用 1∶5000 高锰酸钾、1% 乳酸或 0.5% 醋酸溶液冲洗阴道，以保持阴道内的清洁和酸性环境。

二、常见致病吸虫

常见致病吸虫可寄生在人体消化道（如华支睾吸虫、布氏姜片吸虫等）、血液（如血吸虫）和组织中（肺吸虫）。

（一）华支睾吸虫

华支睾吸虫（*Clonorchis sinensis* Cobbold），又称肝吸虫（liver fluke），引起肝吸虫病。

1. 致病性

成虫寄生于终宿主（人或哺乳动物）的肝胆管内，虫卵随胆汁进入肠腔随粪便排出，入水被第一中间宿主（淡水螺类）吞食，毛蚴在其消化道内孵出，穿过肠壁，发育成胞蚴，增殖成许多雷蚴，雷蚴可分批产生大量尾蚴；尾蚴从螺体逸出，侵入第二中间宿主形成囊蚴。囊蚴为感染阶段，人经口食入而感染。在人体消化液的作用下，幼虫脱囊而出，循胆汁逆流或经血管或穿肠壁到达肝胆管内，约 1 个月左右，发育为成虫。成虫在人体的存活期 20~30 年。

虫体的机械刺激和分泌物及代谢产物可造成肝胆系统病变。基本病理变化为：肝胆管及其邻近组织上皮细胞增殖性炎症和以淋巴细胞浸润为主的胆管周围炎症，毛细胆管扩张，肝细胞变性坏死，继而结缔组织增生、纤维化。在胆管病变基础上易发生细菌感染，导致胆管炎、胆囊炎；死亡虫体、虫卵及脱落上皮组织可以成为结石的核心形成胆石症，长期华支睾吸虫感染可诱发原发性肝癌。

肝吸虫的致病性与感染虫数多少、感染时间长短及宿主个体差异、免疫状态、营养情况、年龄等因素有关。轻度感染者无临床症状或临床症状不明显。严重感染者早期以食欲不振、肝区不适和消化道症状为主，还可有寒战、高热、黄疸等症状；晚期可出现肝硬化、腹腔积液、脾肿大，甚至造成肝性昏迷和消化道出血而死亡。儿童严重感染时可出现营养不良和发育障碍，甚至引起侏儒症。

人群感染主要由生食或半生食淡水鱼虾所致。以成人感染为主的地区，如广东、福建、黑龙江和辽宁等地的居民因有吃"鱼生""鱼生粥"或烫鱼片的习惯而感染。以儿童青少年感染为主的地区，主要由于儿童捉到小鱼虾后，未烧烤熟就进食所致。肝吸虫囊蚴污染水源、食物及食具、熟食砧板，捕鱼时将鱼叼在口中，为某些需求（如防止鼻衄）吃生虾等，亦可造成感染。

2. 防治原则

华支睾吸虫病为人兽共患病，传染源除患者和带虫者外，还有储存宿主。改变不良饮食烹调习惯，不生食或半生食淡水鱼虾，是预防肝吸虫病的最有效措施。不用生鱼虾喂养猫、犬，管理好人畜粪便，防止污染水源。治疗病人首选药物为吡喹酮，阿苯哒唑治疗也有效。

（二）布氏姜片吸虫

布氏姜片吸虫（*Fasciolopsis buski* **Lankester**）简称姜片虫，引起姜片虫病。我国古代医籍把姜片虫称为"赤虫"。

1. 致病性

成虫寄生于人或猪的小肠内。每条成虫每天产卵 15 000~25 000 个，虫卵随宿主粪便排出体外，在水中经 3~7 周孵化出毛蚴，毛蚴遇到中间宿主扁卷螺即侵入，经 1~2 个月的无性生殖和发育，先后形成胞蚴、母雷蚴、子雷蚴和尾蚴，成熟的尾蚴从螺体逸出，吸附于媒介植物表面，形成囊蚴。人因生食菱角、荸荠、茭白等媒介植物吞入囊蚴而感染。幼虫在消化道和胆汁的作用下脱囊而出，吸附于小肠上段的黏膜，经 1~3 个月发育为成虫。人体寄生的虫数多为数条至数十条，严重者可达数百甚至数千条。成虫存活期为 1~2 年，长者可达 4 年。

姜片虫的致病阶段是成虫。成虫腹吸盘发达，吸附力强，致使吸附部位的黏膜发生充血、水肿，甚至出血、溃疡或脓肿。虫体吸附于小肠肠壁并覆盖肠黏膜，除夺取人体营养外，重度感染可妨碍肠道对营养物质的消化与吸收或引起肠梗阻。虫体分泌物及代谢产物还可引起宿主的超敏反应和嗜酸性粒细胞增多。

感染者的临床表现与感染虫数、体质有关。轻度感染者常无症状和体征，感染虫数较多时，病人可表现为腹痛、腹泻等消化道症状及精神萎靡、倦怠乏力、消瘦、贫血及水肿等全身症状。感染严重的儿童可引起生长发育障碍和智力减退。

姜片虫病的传染源是带虫者、病人和猪。由于粪便管理不当污染水源，使虫卵有机会下水，囊蚴吸附于水生植物表面，当地居民喜生食媒介植物而被感染。本病主要流行于亚洲温带和亚热带的一些国家。在我国，除东北、内蒙古、新疆、西藏、青海、宁夏外，其他地方均已发现有姜片虫病流行。近年来，随着人们生活水平的提高，卫生意识的增强，以及猪饲养条件的改善，该虫在我国感染率已明显下降，流行区在不断缩小。

2. 防治原则

预防本病的关键在于不生食菱角和荸荠等水生植物，不喝生水；不用被囊蚴污染的青饲料喂猪；加强粪便管理，防止人、猪粪便污染水体；在流行较重的地区积极查治病人、病猪。吡喹酮是驱治姜片虫的首选药物，中药槟榔也有良好效果。

（三）日本血吸虫

血吸虫又称为**裂体吸虫**（Schistosoma），寄生于人体的血吸虫有日本血吸虫等 6 种，在我国仅有日本血吸虫病流行。湖南长沙马王堆出土的西汉女尸和湖北省江陵县出土的西汉男尸体内发现的日本血吸虫卵，证实 2 千多年前我国已有血吸虫病流行。

1. 致病性

成虫寄生在终宿主的肠系膜静脉系统。雌、雄虫交配后，雌虫产卵于肠黏膜下层静脉末梢内。一部分虫卵随肝门静脉系统流至肝脏，并沉积在肝脏组织内，另一部分虫卵沉积在肠壁组织。成熟虫卵内的毛蚴分泌物可透过卵壳，引起血管壁及周围组织的炎症、坏死，部分虫卵随坏死组织向肠腔溃破，随着宿主粪便排出体外。虫卵入水后，在适宜的条件下，卵内毛蚴孵出，如遇到适宜的中间宿主钉螺，即钻入螺体，经母胞蚴、子胞蚴的无性繁殖阶段，最后发育成许多尾部分叉的尾蚴，尾蚴逸出螺体，浮聚于水面。当人或其他哺乳动物接触疫水，尾蚴即借助穿刺腺分泌蛋白酶类物质溶解皮肤组织，钻入皮肤，脱去尾部，变为童虫。童虫在局部皮下组织作短暂停留后，进入血管随血流进入肝内门脉系统继续发育，直至性器官初步分化后，雌、雄合抱，然后移行到肠系膜静脉定居，逐步发育成熟并交配产卵。尾蚴侵入宿主 24 天后，雌虫开始产卵，5 周后宿主粪便中可检出虫卵。日本血吸虫的平均存活期为 4.5 年，但也有报道在人体内存活可长达 30~40 余年。

血吸虫的尾蚴侵入人体、童虫在体内移行、成虫在体内寄生及虫卵沉积于脏器，对人体均可产生机械性损伤和复杂的免疫病理反应，其中以虫卵所致的损害最为严重。

（1）尾蚴所致的损害：尾蚴穿透宿主皮肤引起局部皮肤发炎，称为尾蚴性皮炎，表现为入侵部位的瘙痒和小丘疹，多见于重复感染者。

（2）童虫所致的损害：童虫在宿主体内移行时，其所经过的器官，尤其是肺部，可因机械性损伤而出现一过性血管炎、毛细血管栓塞、破裂、局部细胞浸润和点状出血。大量童虫移行和发育，患者可出现发热、咳嗽、咯血、食欲减退等症状，这与童虫的机械性损伤及其代谢产物刺激机体引起的超敏反应有关。

（3）成虫所致的损害：成虫寄生于血管内，可使患者出现静脉内膜炎及静脉周围炎症。

（4）虫卵所致的损害：虫卵是血吸虫病的主要致病阶段。虫卵主要沉积于宿主的肝脏和肠壁等组织内，随着卵内毛蚴的发育成熟，毛蚴分泌可溶性虫卵抗原（SEA）物质，经卵壳释出，渗入周围组织，引起虫卵周围组织的炎症、坏死，同时诱发淋巴细胞、巨噬细胞、嗜酸性粒细胞、中性粒细胞及浆细胞聚集于虫卵周围，形成虫卵肉芽肿，以后逐渐纤维化。

2. 血吸虫病的主要临床表现

（1）急性期：常见于初次感染大量尾蚴的无免疫力人群，或慢性病人再次大量感染尾蚴后。患者出现食欲减退、恶心、呕吐、腹痛、腹泻、黏液血便或脓血便，同时伴有畏寒、发热、肝区压痛、肝肿大、轻度脾肿大、嗜酸性粒细胞增多等症状和体征。患者还可出现荨麻疹、血管神经性水肿、出血性紫癜、支气管哮喘等过敏反应。重症患者可出现营养性水肿、腹腔积液、恶病质，甚至死亡。轻、中型患者可转入慢性期。

（2）慢性期：多发生在急性期症状消失但未经杀虫治疗，或反复轻度感染而获得部分免疫力的患者，常出现隐匿型间质性肝炎或慢性血吸虫性结肠炎。临床上可分为无症状（隐匿型）和有症状两类。隐匿型患者一般无症状，少数患者可有轻度肝脏或脾脏肿大。有症状的主要表现为腹痛、腹泻、黏液血便、贫血、消瘦、肝脾大、结肠壁增厚等。若不及时治疗可转入晚期。

（3）晚期：由于反复或大量感染，虫卵肉芽肿严重损害肝脏，最后出现干线型肝硬化。临床上出现肝脏、脾脏肿大以及门脉高压和其他综合征。患者表现为腹壁、食管及胃底静脉明显曲张，腹腔积液，常并发上消化道出血、肝性昏迷及结肠息肉，少数患者可致癌变。儿童时期反复、严重感染可引起生长发育障碍，导致侏儒症。

此外，由于感染血吸虫尾蚴数量较大，体内虫体过多，童虫可能在门脉系统以外寄生并发育为成虫，称为异位寄生。异位寄生的成虫产出的虫卵沉积于相应的器官或组织，引起虫卵肉芽肿反应，造成异位损害。异位损害常发生在肺脏或脑部，另外，肠系膜静脉内的虫卵可随血流带至肺脏、脑及其他组织，引起相应的病变。

日本血吸虫分布于亚洲的中国、日本、菲律宾和印度尼西亚。我国血吸虫病曾流行于长江流域及其以南的 12 个省、市、自治区 370 个县（市），累计感染者达 1160 万人，钉螺分布面积达 143 亿平方米，1 亿以上的人口受到威胁。经过 40 余年的努力，到 1999 年，绝大多数县市已达到消灭或基本消灭血吸虫病的标准，取得了举世瞩目的成就。目前，我国血吸虫病病人数约 76 万人，病畜 54 万头。

血吸虫病是人畜共患的寄生虫病，除人外，多种家畜和野生哺乳动物都可感染本病成为储存宿主，其中病人和病牛是本病的重要传染源。含血吸虫虫卵的粪便污染水源，水中有钉螺孳生以及人群接触疫水是血吸虫病在一定范围内传播和流行的重要因素。

钉螺是日本血吸虫的中间宿主，在我国主要为湖北钉螺，常见有肋壳钉螺和光壳钉螺。钉螺多在水边土表活动，具有聚集性。当水体被血吸虫卵污染，在此孳生的钉螺即被感染。

人是血吸虫的易感宿主，居民因生活或生产活动接触疫水而感染。在防汛抢险、水利建设等过程中，人体大面积接触疫水，有可能导致血吸虫病的暴发流行。

3. 防治原则

因时因地采取综合措施，充分发动群众，积极防治血吸虫病。

（1）消灭传染源：及时查治病人、病牛。吡喹酮是当前治疗血吸虫病的首选药物，具有疗程短、高效、低毒、服用方便等优点。对晚期血吸虫病患者可采取中西医结合、内外科结合和标本兼治的方案治疗。

（2）切断传播途径：灭螺是切断血吸虫病传播的关键。在灭螺方面应结合农田水利建设，以改造生态环境为主，辅以土埋、药杀等方法，坚持复查复灭。常用的灭螺药为氯硝柳胺。加强人、畜粪便管理是防止血吸虫病传播的另一重要环节，可利用泥封堆肥法或粪、尿混合贮存法等杀灭虫卵，防止活卵下水，同时，应做好安全用水工作。

（3）保护易感人群：加强卫生宣传教育，在生产劳动和生活中注意个人防护。因生产、生活必须与水接触，应采取必要的防护措施，穿防护靴、防护衣、裤，皮肤涂擦防护剂，如皮避敌、邻苯二甲酸二丁酯油膏、乳剂等。

三、常见致病绦虫

常见对人致病的绦虫多寄生在消化道。消化道绦虫有链状带绦、牛带绦虫（引起牛带绦虫病）等。

（一）猪带绦虫

猪带绦虫又称**链状带绦**（*Taenia solium* Linnaeus）、猪肉绦虫、有钩绦虫，其幼虫称为猪囊尾蚴（俗称猪囊虫）。猪带绦虫成虫寄生在人体小肠内，可引起猪带绦虫病；幼虫在人体寄生部位广泛，引起猪囊尾蚴病（即囊虫病）。我国古代医籍中记载的"寸白虫"或"白虫"，即为肥胖带绦虫、链状带绦虫或此虫的孕节。人是本虫的唯一终宿主，人因食入生的或未煮熟的含囊尾蚴的猪肉而被感染。囊尾蚴到达小肠后，在肠液及胆汁的作用下头节外翻，借助于吸盘和小钩固着于十二指肠和空肠处，头节则深埋于肠黏膜中，经2~3个月发育为成虫。孕节常单独地或5~6节相连地从链体上脱落，然后随粪便排出体外。人体肠道内一般只有1条成虫寄生，存活时间可达25年以上。

由人体排出的虫卵或孕节被猪吞食后到达十二指肠，在消化液作用下六钩蚴逸出，然后钻入小肠壁，经血液循环或淋巴系统到达宿主身体各处。约经10周后，猪囊尾蚴发育成熟。猪囊尾蚴在猪体寄生的部位以肌肉为最多，其次为脑、眼、皮下脂肪、胸膜和肋间肌膜之间等处。被囊尾蚴寄生的猪肉俗称"米猪肉"或"豆猪肉"。

如果人体感染虫卵，虫卵也可在人体内发育为囊尾蚴而引起囊虫病。人体感染虫卵的方式有三种：第一种是体内自体感染，由于肠内有成虫寄生，脱落的孕节随着肠道的逆蠕动返入胃中，释放出虫卵而引起感染；第二种是体外自体感染，孕节从虫体脱落后经肛门排出时，虫卵黏附在肛周，由"肛门→手→口途径"引起感染；第三种是异体感染，人体误食外界环境中（水、蔬菜、食物）的虫卵而感染。

1. 致病性

成虫寄生于小肠内，引起猪带绦虫病。成虫以吸盘、小钩吸附于肠黏膜上，引起黏膜损伤，损伤的黏膜可继发感染，导致肠炎，甚至可造成肠穿孔、腹膜炎（很罕见）。

成虫吸取人体内大量的营养物质，引起营养失调。由于代谢产物的刺激，还可以引起肠道功能紊乱。临床症状以患者从粪便中发现虫体节片、轻度肛痒最为常见。腹痛约见于半数病例，通常并不剧烈，位于上腹部或全腹。部分患者除表现出腹泻、便秘、消化不良、恶心、呕吐等症状外，还可有营养缺乏性贫血，体重减轻或儿童生长发育迟缓。少数患者有头痛、头昏、失眠、神经过敏等症状。轻者也可无症状。

囊尾蚴在人体寄生部位广泛，以脑、肌肉、皮下组织、眼最为常见，引起囊虫病。脑囊虫病的危害相当严重，通常以癫痫、颅内压升高、精神障碍为临床三大症状，其中以癫痫发作最常见，患者可有头痛、呕吐、记忆力减退、视力障碍、精神错乱、语言障碍、偏瘫和痴呆等表现。皮下肌肉囊虫病多见于头部和躯干，常分批形成结节，可自行消失。皮下囊虫数量少时可无症状，感染重时可有肌肉酸痛无力、发胀、麻木等。囊虫可在眼部的很多部位寄生，但最多见的是玻璃体和视网膜下。由于虫体的机械刺激和代谢产物的作用，可引起渗出性炎性反应，使视网膜脱落、玻璃体混浊、出血，引起眼囊虫病。轻者视力障碍，重者失明。

猪带绦虫病及囊虫病广泛分布于世界各地。我国散发病例见于全国各地，其中东北、华北、西北和西南的某些地区为高发区。引起猪带绦虫病及囊虫病广泛流行的原因较多，但最主要的是人们食肉的习惯与方法，如西南一些少数民族地区，当地居民有吃"生皮""剁生"的传统饮食习惯。其次，在我国其他地区，虽没有生食或半生食猪肉的习惯，但一些烹调方法，如爆炒肉丝、煮大块猪肉等时间不够，也不能将肉内的囊尾蚴全部杀死。此外，刀具和砧板切生肉和熟食，活的囊尾蚴可通过熟食使进餐者感染。除饮食习惯外，我国有些地方由于猪的饲养方法不当，有些地方居民不习惯使用厕所（或猪圈与厕所相连），使猪吞食含带绦虫卵的人粪，导致人体猪带绦虫病和囊虫病发病率的增高。

2. 防治原则

（1）治疗病人：猪带绦虫感染可致猪囊虫病，一旦发现有孕节排出，应尽早驱虫治疗。绦虫病人用槟榔和南瓜子驱虫，是我国传统的治疗方法，且疗效高，安全可靠。吡喹酮、甲苯咪唑、阿苯哒唑等也用于猪带绦虫病的治疗，但其能使虫体碎裂，有感染囊虫病的危险。吡喹酮、阿苯哒唑可有效杀死囊尾蚴，对皮下和肌肉囊尾蚴疗效显著；脑囊尾蚴病治疗中可出现急性颅压增高及过敏反应，必须住院治疗。眼囊尾蚴病应先手术再服药，因药物杀死虫体后可引起剧烈的炎性反应。

（2）加强粪便管理和对猪的饲养管理：教育群众设圈养猪，猪圈应与人厕分开。

（3）严格肉类检疫：杜绝"米猪肉"进入市场。

（4）改变不良饮食习惯：不生食或半生食猪肉，饭前便后洗手，以防误食虫卵。

四、常见致病线虫

对人致病的常见线虫有似蚓蛔线虫、蛲虫、钩虫、鞭虫等。大多寄生在消化道。

（一）似蚓蛔线虫

似蚓蛔线虫（*Ascaris lumbricoides* **Linnaeus**）简称蛔虫，是人体最常见的大型寄生虫。

成虫寄生于小肠，可引起蛔虫病。我国古代医书中称蛔虫为"蛟蛕""蚘虫""长虫"，对蛔虫病的症状、诊断和治疗等均有记述。

成虫寄生在人体小肠，空肠最多，回肠次之。雌、雄虫交配后，雌虫产出的虫卵随粪便排出体外。受精卵在潮湿、荫蔽、氧气充足和温暖（21~30℃）土壤中，约经3周，卵内细胞发育为幼虫并蜕皮1次，成为感染期虫卵；被人误食后，幼虫在小肠孵出，侵入小肠黏膜后，进入小静脉或淋巴管，经肝脏、右心到肺脏，穿过肺毛细血管进入肺泡，约经2周发育且蜕皮2次，再沿支气管、气管到咽；如被咽下，经胃到小肠，第4次蜕皮后数周发育为成虫。从感染期虫卵进入人体到雌虫产卵约需60~75天，1条雌虫每天产卵约24万个。成虫存活期为1~2年（图3-3）。

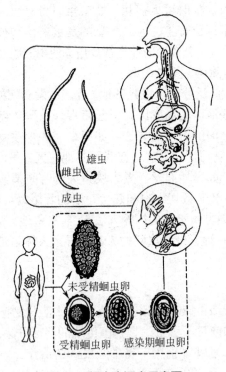

图3-3　蛔虫生活史示意图

1. 致病性

蛔虫致病主要为幼虫移行和成虫寄生所致。

（1）幼虫致病

① 蛔虫性肺炎及哮喘：幼虫侵入肠黏膜，经肝脏、肺脏移行引起组织损伤，同时发育、蜕皮、释放免疫原性物质，导致人体局部和全身的变态反应。患者可出现发热、咳嗽（重者有咯血）、哮喘及血中嗜酸性粒细胞增高，多数1~2周自愈。

② 异位寄生：幼虫可随血侵入脑、肝脏、脾脏、肾脏、眼和甲状腺等器官，引起异位寄生。

（2）成虫致病：蛔虫对人体的致病作用以成虫为主。

① 营养不良：蛔虫寄生在小肠，以肠内未完全消化食物为食，不仅夺取营养，而

且虫体的机械作用能损伤肠黏膜，影响人体对蛋白质、脂肪、碳水化合物及维生素的吸收，导致消化与吸收障碍，引起营养不良。重症感染的儿童可有发育障碍。

② 损伤肠黏膜：虫体和唇齿的机械作用、虫体代谢物与分泌物可损伤肠黏膜，患者常出现间歇性脐周疼痛、恶心、呕吐、食欲不振、消化不良、腹泻或便秘等症状。

③ 超敏反应：蛔虫代谢物和死亡虫体的分解物可引起 I 型超敏反应，出现荨麻疹、发热、皮肤瘙痒及失眠、多梦、夜惊症、磨牙等神经症状。

2. 并发症

当蛔虫的寄生环境发生变化，如人体发热、胃肠病变、食入过多辛辣食物或不适当的驱虫治疗时，可刺激虫体钻入开口于肠壁的管道，如胆管、胰腺、阑尾等处；若虫体扭结成团，可堵塞肠道。临床上常见的并发症有胆管蛔虫症、蛔虫性肠梗阻。此外，还可造成胆管炎、胆囊炎、胆结石症、胰腺炎、肝脓肿、阑尾炎、肠穿孔及腹膜炎等。

蛔虫呈世界性分布，主要流行在温暖、潮湿和卫生条件较差的地区。人群感染的特点是农村高于城市，儿童高于成人。

患者和带虫者是传染源。人食入感染期虫卵污染的瓜果、蔬菜或生水而感染。蛔虫广泛传播流行的原因：①蛔虫产卵量大；②虫卵抵抗力强，在荫蔽的土壤中或蔬菜上，存活数月至一年，最长可达 7 年。酱油、醋和腌菜的盐水不能杀死虫卵，在 10% 的硫酸、盐酸、硝酸中卵内幼虫仍能发育；③生活史简单；④用未经无害化处理的人粪施肥或随地便溺，使虫卵污染土壤，虫卵常被鸡、犬、蝇、蟑螂等携带扩散；⑤个人卫生习惯不良导致感染，如生食不洁蔬菜瓜果、饭前不洗手等。人对蛔虫普遍易感。卫生习惯不良、经常接触泥土者更易感染，尤其是 5~14 岁的儿童感染率最高。

3. 防治原则

（1）控制传染源：普查普治。用普查的方法，最大限度地发现病人和带虫者并及时治疗，是控制传染源的重要措施。在感染高峰之后的秋、冬季驱虫为宜，学龄儿童可集体驱虫。常用的驱虫药物有阿苯达唑、甲苯达唑、噻嘧啶等。中药乌梅丸对胆管蛔虫症有一定疗效。并发症患者应及时入院治疗，以免延误病情。

（2）粪便管理：农村可采用沼气池、三格化粪池、双瓮漏斗式厕所与泥封堆肥法等方法无害化处理粪便，以杜绝或减少虫卵对环境的污染。

（3）卫生宣传：普及卫生知识，注意个人、饮食和环境卫生，饭前洗手，不食不洁食物，消灭苍蝇和蟑螂，以减少感染机会。

（二）钩虫

寄生于人体小肠的钩虫主要有**十二指肠钩虫**（*Ancylostoma duodenale* Dubini）和**美洲板口线虫**（*Necator americanus* Stiles），简称美洲钩虫，引起钩虫病。中医古籍中的"伏虫"即钩虫，将其引起的贫血、营养不良称为"黄肿病""脱力黄"及"黄胖病"等。

1. 致病性

十二指肠钩口线虫和美洲板口线虫两种钩虫生活史基本相同。成虫寄生于人体小肠上段，以空肠多见。雌、雄虫交配后，雌虫产出的虫卵随粪便排出，在温暖（25~30 ℃）、潮湿（相对湿度 60%~80%）、荫蔽、含氧充足的土壤中，约 1~2 天孵出杆状蚴，以细菌及有机物为食，经 7~8 天发育，脱皮 2 次为丝状蚴，即感染期幼虫。丝状蚴不进食，适宜条件可存活 15 周以上，有向温性和向湿性，当与人体脚、手等处皮肤接触时，受温度刺激，活动能力增强并侵入人体，在皮下停留 24 小时后进入小静脉或淋巴管，随血流经右心至肺脏，穿过肺毛细血管入肺泡，移行至咽（此过程约需 1 周），部分幼虫可随痰排出，若咽下经食管、胃到达小肠，脱皮 2 次后发育为成虫。

自丝状蚴侵入人体到成虫交配产卵，约需 4~6 周或更长。成虫在人体约存活 3 年，但有报道十二指肠钩虫可存活 7 年，美洲钩虫可存活 15 年。

钩虫主要经皮肤感染，少数经口腔或食管黏膜感染。孕妇感染钩虫后，钩蚴可经胎盘进入胎儿或经乳汁使婴儿感染。

（1）幼虫致病

① 钩蚴性皮炎：俗称"粪毒""肥疮"或"着土痒"。丝状蚴经趾间、指间或足缘等皮肤薄嫩处侵入宿主，数分钟至 1 小时左右，局部奇痒，伴有烧灼、针刺感，继而出现红色斑点或丘疹，一般 3~5 天自愈，若继发细菌感染，可形成脓疮。

② 呼吸道症状：钩蚴穿过肺毛细血管进入肺泡，可致肺间质和肺泡壁的点状出血与炎性渗出，表现为咽痒、咳嗽、咳痰，有时畏寒、发热，痰中带血等，重者有持续性干咳、哮喘及呼吸困难等。

（2）成虫致病：钩虫成虫寄生在人体小肠，所致的危害最为严重：①消化道症状。成虫以钩齿或板齿咬附肠黏膜，引起损伤、溃疡及成片的出血性瘀斑，有时可达黏膜下层及肌层。患者多有上腹部隐痛、不适、消化不良、腹泻或腹泻与便秘交替、食欲减退、消瘦、乏力、粪便隐血阳性等症状。钩虫偶尔可致消化道大出血。钩虫病患者可出现黏液样或水样腹泻，应与急、慢性肠炎鉴别。②异嗜症。少数患者感染钩虫后喜食生米、生豆、泥土、墙灰、破布、碎纸、煤渣等，可能是缺铁引起的一种神经精神变态反应，补充铁剂后，症状可消失。③贫血。钩虫病的主要症状是贫血。造成贫血的原因：a 钩虫以宿主血液、淋巴液、肠黏膜为食。虫体吸血后又迅速从其消化道排血；b 钩虫头腺分泌抗凝物质，被咬伤口不断渗血，渗出血量与虫体吸血量大致相当；c 钩虫常更换吸血部位，造成多处伤口渗血；d 虫体活动造成组织、血管的损伤引起出血。一条美洲钩虫每天使人失血 0.02~0.10 mL，十二指肠钩虫所致的失血量是美洲钩虫的 10 倍左右。患者长期慢性失血，铁和蛋白质不断消耗而导致贫血。因缺铁，血红蛋白的合成速度比红细胞新生速度慢，出现低色素小细胞型贫血。患者皮肤蜡黄、黏膜苍白、眩晕、乏力、心慌气促，部分人出现面部及全身水肿（以下肢为甚），甚至胸腔积液、心包积液等贫血性心脏病的表现。妇女患者可致停经或不育、妊娠高血压、产后感染、早产或死胎等。④婴儿钩虫病。多见于 1 岁以内的婴儿，患儿有急性血性腹泻、柏油便、面色苍白、精神不振、肝脏和脾脏大，婴儿钩虫病的特征为贫血严重、发育障碍、病死率较高。

2. 防治原则

钩虫病呈世界性分布，以热带及亚热带为甚。我国主要广泛分布于黄河以南地区。钩虫感染南方高于北方，以海南、四川、广西最重，且以美洲钩虫为主；而北方则以十二指肠钩虫为主，但有混合感染。

患者和带虫者是唯一传染源，其粪便未经无害化处理，耕种时赤脚下地，手工操作，人体与丝状蚴接触而感染。近年来，发现钩虫卵可在水中发育到感染期幼虫，故种植水稻也可传播钩虫病。矿井温度高、湿度大，若卫生条件差则有利于钩虫的传播。人若食入被丝状蚴污染的生菜等也可感染。婴儿除经胎盘或母乳感染外，接触污染丝状蚴的尿布或地面，也能造成感染。

（1）控制传染源：冬、春季普查普治。药物为阿苯达唑、甲苯达唑、噻嘧啶等。贫血严重者应先纠正贫血，补充铁剂、蛋白质和维生素等，再驱虫。钩蚴性皮炎用透热疗法治疗，在24小时内用53℃热水间歇浸泡患处，每次2秒，间歇8秒，持续25分钟。用左旋咪唑涂剂或15%噻苯哒唑软膏涂于患处，可治钩蚴性皮炎。

（2）粪便管理：加强粪便管理，不随地大便，粪便无害化处理，以杀灭虫卵。

（3）个人防护：增强防护意识，改变耕作方法，避免赤脚下地劳动。局部可用1.5%左旋咪唑涂肤剂或15%噻苯哒唑软膏等，以防止钩蚴侵入皮肤。

（三）蠕形住肠线虫

蠕形住肠线虫（*Enterobius vermicularis* Linnaeus）简称蛲虫，主要寄生在人体回盲部，引起蛲虫病。我国古代医书中称之为"蛲""短虫""蛲"，俗称线头虫。

1. 致病作用

成虫寄生在人体回盲部，多见于盲肠、升结肠和回肠末端。以肠内容物、组织或血液为食。雌、雄虫交配后，雄虫死亡并被排出体外。妊娠的雌虫，向肠腔下段移行。宿主睡眠后肛门括约肌较松弛，部分雌虫移至肛门外，受温、湿度和氧的刺激，在肛周产卵，每条雌虫约产卵5 000~17 000个。雌虫产卵后多死亡，少数经肛门返回肠腔，或入泌尿、生殖道引起异位损害。肛门周围的虫卵，温、湿度适宜，氧气充足，约经6小时，卵内幼虫蜕皮1次，称感染期虫卵，人若误食，在十二指肠孵出幼虫，沿小肠下行至回盲部，蜕皮3次，发育为成虫。误食感染期卵到雌虫产卵约2~4周。雌虫存活期约30天。

（1）局部皮肤瘙痒与炎症：雌虫在肛周蠕动产卵，使肛门及会阴部皮肤奇痒，搔抓后引起继发性炎症，患者常烦躁不安、失眠、食欲减退、夜间磨牙及消瘦，反复感染，影响身心健康。

（2）消化道症状：虫体附着于肠壁，使肠黏膜轻度损伤，造成消化功能紊乱，一般症状较轻。

（3）异位寄生：成虫可引起蛲虫性阑尾炎。雌虫若误入泌尿生殖道，致外阴炎、阴道炎、宫颈炎、子宫内膜炎、输卵管炎，引起尿频、尿急以及遗尿等症状。

2. 防治原则

蛲虫病呈世界性分布。城市感染率高于农村，儿童高于成人，集体生活的儿童感染更高。传染源为患者和带虫者。雌虫产卵时肛周皮肤瘙痒，患者用手搔抓，虫卵污染手指，经"肛门—手—口"的方式自体感染；感染期卵也可污染衣物、玩具、食物及尘埃而间接感染；感染期卵又可随空气吸入感染；少数在肛周孵出的幼虫，还可经肛门侵入致逆行感染。

蛲虫卵抵抗力较强,室温中可存活3周左右。卫生习惯不良,接触被虫卵污染的物品,是感染蛲虫病的重要因素。

蛲虫生活史简单, 存活期短, 传播容易, 应采取综合性措施, 以防为主。

（1）加强卫生宣传教育：注意公共、家庭和个人卫生, 防止人群间相互传播和自体反复感染。饭前便后洗手, 勤剪指甲, 不吮吸手指, 搞好室内卫生, 湿擦湿扫, 勤晒被褥, 晒洗玩具等。用0.05%的碘液处理玩具与家具, 1小时后可杀灭全部虫卵。

（2）普查普治：定期对儿童尤其对集体生活的儿童普查, 并及时治疗患者, 与患者接触密切者, 也应检查和治疗。常用药物有甲苯达唑 、阿苯达唑。蛲虫膏或3%噻嘧啶软膏涂于肛周, 有杀虫和止痒作用。

学习小结

（1）细菌属于原核细胞型微生物, 具有细胞壁、细胞膜、细胞质、核质四个基本结构和荚膜、鞭毛、菌毛和芽孢四个特殊结构。它的致病性与细菌的毒力、数量和入侵的途径有关。

（2）病毒属于非细胞型微生物, 体积微小, 结构简单, 基本结构叫作核衣壳, 有的病毒有包膜。它的致病性与病毒直接对细胞的损害与引起的免疫病理损伤有关。

复习思考题

（1）简述微生物根据结构不同的分类。

（2）简述细菌的致病机制。

第三章 复习思考题答案　　　第三章 单元测试题　　　第三章 单元测试题答案

第四章

免 疫 学

学习目标

（1）掌握免疫的概念与功能。
（2）熟悉免疫系统的组成。
（3）了解免疫应答的过程。

免疫学（immunology）是研究免疫系统（免疫的组织和器官、免疫细胞及免疫分子）的结构与免疫生物学功能的一门科学。仅仅几十年时间，免疫学即从一门古老的学科跃升为一门现代学科、一门综合性学科。

思政元素 4-1 病毒学家顾方舟

顾方舟，是我国著名的医学科学家、病毒学家、医学教育家。他在中国首次分离出脊髓灰质炎病毒，成功研制出首批脊髓灰质炎活疫苗和脊髓灰质炎糖丸疫苗，为我国消灭脊髓灰质炎作出巨大贡献，被誉为"中国脊髓灰质炎疫苗之父"。在研制过程中自己最先试用疫苗，并且给自己不到1岁的孩子试用，在他的带动下，实验室同事的五六个孩子都参加了这个试验。他最终带领团队在世界上首次成功研制出了糖丸疫苗。糖丸疫苗是液体疫苗的升级版，在保存了活疫苗效力的前提下，大大延长了保存期。随着糖丸疫苗大规模生产，我国进入全面控制脊髓灰质炎流行的历史阶段。1994年，在最后一例脊髓灰质炎病例发病后，中国再也没有新增病例，直到今天。我国科学家对中国脊髓灰质炎预防做出重大贡献，从中我们可以看出中国科学家无私奉献、服务社会的家国情怀。

第一节 免疫的概念与功能

一、免疫

免疫（immunity）来源于拉丁语"*immunis*"，意为免除兵役或赋税，借用到医学中，指免除瘟疫，抵抗传染的能力。随着免疫学的进展，免疫的概念亦逐渐完善。现代的免疫概念是指机体接触"抗原性异物"后所发生的特异性生理反应，其作用是识别和排除抗原性异物，以维持机体的生理平衡和稳定，通常对机体是有利的保护作用，但在某些条件下也可以是有害的反应。

第四章 免疫学 PPT

二、抗原、抗原表位

抗原（antigen，Ag）是诱发机体免疫应答的物质基础和先决条件，一种物质能否成为抗原由其本身的结构特点和与其发生应答的机体两方面因素决定。抗原不仅能刺激机体免疫系统发生特异性免疫反应，而且能与相应的免疫应答产物，如抗体或致敏淋巴细胞特异结合，由此决定了抗原的两种性能：①**免疫原性（immunogenicity）**，即激发免疫应答的性能；②**抗原性（antigenicity）**，即抗原在体内外与免疫应答产物结合的性能，又称**免疫反应性（immunoreactivity）**。医学上常见的抗原主要有病原微生物、细菌毒素和类毒素、异种动物血清、异嗜性抗原、自身抗原、同种异体抗原、肿瘤抗原等。

抗原分子进入机体，是刺激 T 细胞产生细胞免疫，还是刺激 B 细胞产生体液免疫，还是两者都可以，这与抗原分子表面的特殊结构和功能基团——抗原表位相关。能够被 B 细胞识别的称 B 细胞表位。B 细胞表位一般位于抗原分子表面，呈立体构象结构，可直接与 B 细胞抗原受体（B-cell recepter，BCR）结合。T 细胞表位存在抗原分子内，是一段线性排列的氨基酸序列，即顺序表位。因此，刺激 T 细胞活化的蛋白质抗原需经抗原呈递细胞（antigen-presenting cells，APC）加工处理，与主要组织相容性抗原（major histocompatibility antigen complex，MHC）分子结合才能构成供 TCR 识别的表位。

三、抗体、免疫球蛋白和单克隆抗体

自从贝林（E. A. von Behring）从免疫动物血清（免疫血清）中制备了抗白喉毒素并用于治疗白喉以来，人们开始对这种存在于已恢复健康病人血清或免疫动物血清中的**"杀菌素"（bactericides）**有了认识，并命名为**抗体（antibody，Ab）**。抗体的研究与应用也开创了人工被动免疫的先河，其结构如彩图 4-1 所示。

因存在多种抗原决定簇，自然界中的抗原物质进入机体往往可刺激多个不同 BCR 克隆的活化及克隆扩增，产生的抗血清包括多种抗体，即多克隆抗体。多克隆抗体在研究抗体的结构、功能及应用方面都有一定局限性。

Georges Kouler 和 Cesar Milstein 创立的杂交瘤单克隆抗体技术，对小鼠骨髓瘤细胞与小鼠免疫脾细胞进行融合、筛选，成功获得了只针对某一抗原决定簇的单克隆杂交瘤细胞，制备了完全均一的单一特异性的抗体，即**单克隆抗体（monoclonal antibody，McAb）**。单克隆抗体的高度特异性极大提高了免疫学诊断和治疗的水平，是免疫学研究的重大突破。

抗体曾按其功能命名，命名体系十分混乱，1968 年，WHO 统一把具有抗体活性或化学结构与抗体相似的球蛋白命名为**免疫球蛋白（immunoglobulin，Ig）**。免疫球蛋白有分泌型和膜型两种，分泌型 Ig 存在于体液，正常情况下具有抗体的各种功能，而膜型实质上是 B 细胞膜上的抗原识别受体 BCR。

四、克隆选择学说

克隆选择学说（clonal selection theory）是诺贝尔生理学或医学奖获得者澳大利亚免疫学家 Macfarlane Burnet 提出的学说。该学说比较完善地解释了抗体产生的机制，同时对许多免疫现象，如对抗原的识别、免疫记忆、免疫耐受、自身免疫、移植排斥等都做出了比较合理的解释和假说。克隆选择学说是近代免疫学发展的基石，是理解特异性免疫应答理论的基础。克隆选择学说可以概括为以下几点：①来自同一个克隆的细胞，具有单一的特异性受体，一旦突变，其后代即形成新的细胞克隆，识别抗原的特异性也会发生改变；②抗原进入机体能特异地高亲和力地与相应特异克隆细胞受体结合，并使其活化、克隆扩增，最后形成产生抗体的细胞及记忆细胞；③识别自身的淋巴细胞在个体发育早期被清除或抑制，成为**禁忌克隆（forbidden clone）**，在成熟的淋巴细胞库中不复存在，机体因此对自身成分产生了免疫耐受；④禁忌克隆复活或突变，则可以成为与自身成分反应的克隆。

五、免疫功能

（1）**免疫防御（immune defense）**功能：指机体抵抗病原微生物感染的能力，即抗传染免疫。该功能发生异常可对机体产生不利影响，如免疫应答过高，机体在清除抗原的同时，造成组织损伤和生理功能障碍，即超敏反应；如免疫应答过低或阙如，可发生免疫缺陷病，主要表现为抗感染能力降低，易发生严重的反复感染。

（2）**免疫自稳（immune homeostasis）**功能：指机体识别和清除损伤、衰老的细胞，识别"自己"和"非己"，维持自身稳定的功能。该功能发生异常的机体可对自身抗原产生应答，由该应答引起的疾病称为自身免疫病。

（3）**免疫监视（immune surveillance）**功能：指机体识别和清除突变细胞的能力。由于各种因素影响，正常机体的组织细胞也可以不断发生突变，机体通过免疫监视功能去除突变细胞，该功能发生异常，可能导致肿瘤或病毒持续性感染。

第二节　免 疫 系 统

免疫系统（immune system）是机体免疫功能的承担者，它包括免疫器官、免疫细胞及免疫分子三部分。

免疫器官按其功能不同，可分为中枢免疫器官和外周免疫器官，二者通过血液循环及淋巴循环相互联系。

一、中枢免疫器官

中枢免疫器官（central immune organ），是免疫细胞发生、分化、成熟的场所，在人类包括胸腺和骨髓。

1. 胸腺（thymus）

胸腺位于胸骨后，甲状腺下方，心包上方，由两叶扁平的淋巴组织组成。随年龄不同，胸腺的大小和结构有明显的差别。新生儿期胸腺重约 15~20g，以后逐渐增长，青春期可达 30~40g，青春期以后胸腺逐渐萎缩退变，但仍具有免疫功能。老年期胸腺明显缩小，其皮质和髓质多被脂肪组织代替，激素和细胞因子分泌减少，导致胸腺微环境改变，培育 T 细胞的作用减弱，老年个体免疫功能衰退。

胸腺是 T 细胞分化、成熟的场所。裸鼠（先天无胸腺小鼠）和先天性胸腺发育不全（DiGeorge 综合征）的儿童 T 细胞发育障碍，导致细胞免疫缺陷及体液免疫受损。胸腺细胞在胸腺微环境中，循"被膜下→皮质→髓质"移行成熟。在移行过程中，胸腺细胞表面分子发生变化：在被膜下为 $CD4^-CD8^-$ 双阴性细胞；在皮质为 $CD4^+CD8^+$ 双阳性细胞，低表达 TCRαβ；在髓质为 $CD4^+$ 或 $CD8^+$ 单阳性细胞，高表达 TCRαβ。

胸腺细胞在胸腺内经历了严格的选择，即发生在胸腺皮质的**阳性选择（positive selection）**和发生在"皮-髓交界处"的**阴性选择（negative selection）**。经过选择，胸腺细胞获得了 MHC 限制性和自身耐受性。进入胸腺的 T 细胞，约 95% 发生以凋亡为主的死亡，仅不足 5% 的细胞分化为成熟 T 细胞，进入外周免疫器官。成熟 T 细胞的表型是 $CD3^+CD4^+$ 或 $CD3^+CD8^+$。在胸腺中成熟的 T 细胞主要是 $TCRαβ^+T$ 细胞。

胸腺具有免疫调节功能。胸腺基质细胞可产生多种肽类胸腺激素，它们不仅促进胸腺细胞的分化成熟，也参与调节外周成熟 T 细胞。

血液内的大分子物质不易进入胸腺皮质内，说明皮质内毛细血管及其周围结构具有屏障作用。

2. 骨髓

骨髓（bone marrow）是各类免疫细胞发生的场所，同时也是人类 B 淋巴细胞分化成熟的场所。骨髓造血干细胞具有分化成不同血细胞的能力，故被称为多能造血干细胞。骨髓基质细胞可产生 IL-3、IL-4、IL-6、IL-7、GM-CSF 等多种细胞因子，形成造血干细胞分化的微环境。骨髓多能造血干细胞首先分化为髓系祖细胞和淋巴系祖细胞。髓系祖细胞最终分化成熟为粒细胞、单核细胞、红细胞、血小板。一部分淋巴系祖细胞经血液迁入胸腺，发育成熟为具有免疫功能的 T 细胞；另一部分则在骨髓内继续分化为 B 细胞或自然杀伤细胞（NK 细胞），然后经血液循环迁至外周免疫器官。

另外，骨髓也是发生 B 细胞应答的场所，尤其在再次免疫应答中。因此，骨髓既是中枢免疫器官，又是外周免疫器官。

二、外周免疫器官

外周免疫器官（peripheral immune organ），是 T 细胞、B 细胞等成熟淋巴细胞定居和产生免疫应答的场所，也是滤过淋巴液的部位。外周免疫器官包括淋巴结、脾脏和黏膜免疫系统。

1. 淋巴结

人体约有 500~600 个淋巴结，广泛分布于全身非黏膜部位的淋巴通道上，常成群地分布于肺门、腹股沟及腋下。

淋巴结表面有结缔组织被膜，被膜深入实质，形成小梁。有数条输入淋巴管进入淋巴结。淋巴结分为皮质和髓质两部分。皮质由浅皮质区、副皮质区和皮质淋巴窦组成。浅皮质区为 B 细胞定居的场所，称为非胸腺依赖区，该区内有淋巴滤泡，或称淋巴小结。未受抗原刺激的淋巴小结无生发中心，称为初级滤泡，主要含 B 细胞；受抗原刺激后，小结内出现生发中心，称为次级滤泡，内含大量 B 淋巴母细胞，可向内转移至淋巴结中心部髓质的髓索，分化为浆细胞并产生抗体。深皮质区，又称副皮质区，位于浅皮质区和髓质之间，乃 T 细胞定居的场所，称为胸腺依赖区。副皮质区有许多由内皮细胞组成的毛细血管后微静脉，也称**高内皮细胞小静脉**（high endothelial venule，HEV）。

髓质由髓索和髓窦组成。髓索内含有 B 细胞及部分 T 细胞、浆细胞、肥大细胞及 Mø 细胞（巨噬细胞）。髓窦内 Mø 较多，有较强的滤过作用。T 细胞约占淋巴结内淋巴细胞的 75%，B 细胞约占 25%。

淋巴结有过滤作用，病原微生物及毒素等有害物质随淋巴液进入淋巴结，被淋巴窦内的 Mø 细胞吞噬。淋巴结是 T 细胞及 B 细胞定居的场所及免疫应答发生的部位，并参与淋巴细胞再循环。来自血液的淋巴细胞穿过 HEV 壁进入淋巴结实质，然后至淋巴液中，通过输出淋巴管进入胸导管或右淋巴管，再回到血液循环。由于淋巴细胞在体内周而复始地再循环，使其有更多机会与抗原和 APC 接触。淋巴组织不断从循环池中补充新的淋巴细胞，以增强整个机体的免疫功能。记忆细胞也可参与再循环，其接触相应抗原后进入淋巴组织，并迅速发生活化、增殖和分化，产生再次免疫应答。

2. 脾脏

脾脏是人体最大的淋巴器官，可分为白髓、红髓和边缘区三部分。入脾动脉的分支贯穿白髓部，成为中央小动脉。白髓由密集的淋巴组织构成，又分为动脉周围淋巴鞘和淋巴小结两部分。动脉周围淋巴鞘为 T 细胞居住区，淋巴小结受抗原刺激后出现生发中心，内含大量 B 细胞及少量 Mø，主要为 B 细胞居住区。红髓分为脾索和脾血窦。脾索主要含 B 细胞、Mø 和浆细胞。白髓与红髓交界处为边缘区，含 B 细胞、T 细胞和 Mø。

脾脏中 B 细胞约占淋巴细胞的 60%，T 细胞约占 40%。

脾脏是贮存红细胞的血库，并具有重要的免疫功能。脾切除的个体易被有荚膜的细菌感染，且易患严重的疟疾，提示脾脏在机体免疫防御中发挥重要作用。

脾脏有过滤作用，可清除血液中的病原体及衰老死亡的自身红细胞、白细胞、某些蜕变细胞及免疫复合物等，从而使血液得到净化。

脾脏是免疫细胞定居的场所及发生免疫应答的部位，尚能合成某些生物活性物质，如补体、干扰素等。

3. 黏膜免疫系统

黏膜免疫系统亦称黏膜相关淋巴组织，主要指呼吸道、肠道及泌尿生殖道黏膜固有层和上皮细胞下散在的淋巴组织，以及某些带有生发中心的器官化的淋巴组织，如扁桃体、小肠的派氏集合淋巴结、阑尾等。人体黏膜的表面积约 400 平方米，是病原微生物等抗原性异物入侵机体的主要门户，故黏膜相关淋巴组织是人体的防御屏障。主要包括鼻相关淋巴组织、肠相关淋巴组织和支气管相关淋巴组织。

三、免疫细胞

免疫细胞是泛指所有参与免疫应答或与免疫应答有关的细胞及其前身，包括造血干细胞、淋巴细胞、自然杀伤细胞、单核 - 巨噬细胞及其他抗原呈递细胞、粒细胞、红细胞、肥大细胞等。根据它们的作用可分为参与非特异免疫应答的细胞和参与特异性免疫应答的细胞。

1. 参与非特异免疫应答的细胞

主要有各类吞噬细胞、NK 细胞、γδT 细胞、B1 细胞、肥大细胞、嗜碱性粒细胞、嗜酸性粒细胞和红细胞等。

（1）**吞噬细胞（phagocyte）**：主要包括单核 - 巨噬细胞和中性粒细胞。

①单核 - 巨噬细胞：是指血液中的**单核细胞（monocyte）**和组织中的**巨噬细胞（macrophage, Mø）**。单核细胞在血液中短时间停留后，随血流进入脾脏、淋巴结、肝脏等结缔组织中分化成熟为 Mø，在不同组织中，Mø 被冠以不同的名称，如在肝脏称**枯否氏（Kupffer）细胞**、脑组织中称小胶质细胞等。

Mø 具有较强的吞噬、杀伤作用，Mø 通过吞噬、吞饮、受体介导的胞吞作用吞噬病原微生物及损伤衰老的细胞，因含丰富的溶酶体，能杀伤细胞内寄生的病原体。Mø 亦参与特异性免疫应答，具抗原呈递作用。

②中性粒细胞：具多叶形核和嗜中性颗粒，是人外周血中主要类型的白细胞，胞内含丰富的溶酶体、过氧化物酶、酸性磷酸酶等，能吞噬和清除病原微生物，尤其是化脓菌，在急性炎症中起重要作用。

（2）**NK 细胞（natural killer cell，自然杀伤细胞）**：是一种淋巴细胞，因胞质内含嗜天青颗粒，亦称大颗粒淋巴细胞，分布于外周血、脾脏、淋巴结、骨髓等。在正常人外周血中约占淋巴细胞总数的 5%~10%。

NK 细胞和 T 淋巴细胞、B 淋巴细胞均来源于淋巴样前体干细胞，但缺乏 T、B 淋巴细胞的典型表面标志。成熟 NK 细胞表达 CD2、CD16、CD56。NK 细胞对肿瘤细胞和病毒感染的细胞具有较强的杀伤作用，有两种受体控制其杀伤活性：**杀伤细胞活化受体（killer activating receptor，KAR）**和**杀伤细胞抑制受体（killer inhibitory receptor，KIR）**。

2. 参与特异性免疫应答的细胞

主要有抗原呈递细胞、T淋巴细胞和B淋巴细胞，这三种细胞相互协调作用，产生特异性体液免疫和特异性细胞免疫效应。T淋巴细胞主要介导特异性细胞免疫应答；B淋巴细胞主要介导特异性体液免疫应答。

（1）**抗原呈递细胞**（antigen presenting cell，APC）指能摄取、加工、处理抗原，并将抗原呈递给抗原特异性淋巴细胞的一类细胞，主要包括Mø、DC（树突状细胞）和B细胞。在免疫应答过程中具有重要的抗原呈递及免疫调节作用。

（2）T、B淋巴细胞：①T、B淋巴细胞的来源与分化，来自骨髓淋巴干细胞的前T细胞及前B细胞，分别在特定的免疫器官分化成熟为T、B细胞。前T细胞需在胸腺分化成熟为T细胞，所以，此类细胞称为**胸腺依赖性淋巴细胞**（thymus dependent lymphocyte）简称T细胞。成熟的T细胞经血流分布至外周免疫器官的胸腺依赖区定居。多数T细胞参加血液与淋巴液间的再循环，接受抗原刺激，发挥细胞免疫和免疫调节功能。T细胞寿命较长，约数月至数年。T细胞在外周血中约占淋巴细胞总数的70%~80%，在胸导管内约占95%以上。②人及哺乳动物的B细胞在骨髓内分化成熟，故称**骨髓依赖性淋巴细胞**（bone marrow dependent lymphocyte），简称B细胞。B细胞较少参与再循环，在外周血中约占淋巴细胞总数的20%~30%，主要行使体液免疫功能。除少数B记忆细胞可存活较长时间，一般B细胞寿命较短，仅为数日至数周。

（3）T、B淋巴细胞的表面标志及研究意义：所谓细胞**表面标志**（surface marker）是指存在于细胞膜表面的特征性结构或分子。T、B淋巴细胞的表面标志主要指细胞的表面受体和表面抗原，研究这些标志具有十分重要的意义：①鉴别T、B细胞及其亚群。T、B淋巴细胞在光学显微镜下难以从形态特点上区别，但所有的B淋巴细胞都具有特征性的抗原识别受体BCR结构，而T细胞均具有TCR结构。另外，根据TCR肽链结构组成的不同，又可将其分为具有α、β链型TCR的αβT亚群及具有γ、δ链型TCR的γδT亚群，αβT亚群是具有高度特异性的T细胞，而γδT亚群从功能而言则属于非特异性免疫细胞。②用于研究淋巴细胞的分化状态及功能。受抗原刺激而活化的淋巴细胞，在其分化成熟过程的不同阶段，细胞表面可以出现很多代表不同分化程度的分子，通常称为**抗原分化簇或分化群**（cluster of differentiation，CD）。根据细胞表面CD的不同，不仅可以判断细胞类型，而且能分析其功能活性状态。如外周血中所有成熟的T细胞都具有CD5的结构，同时具有CD4的T细胞是具有免疫辅助功能的**T亚群**（T help cells，Th），表达CD8的可以是具有杀伤功能的**细胞毒性T淋巴细胞**（cytotoxicity T lymphocyte，CTL或TC）。③免疫性疾病的临床诊断及发病机制研究。如研究证实CD5$^+$的B细胞与自身免疫发生有关。CD28是T细胞活化时接受第二信号的重要膜分子（与APC的CD80结合），CD28的缺乏使T细胞缺乏第二信号而不能活化，导致细胞免疫功能的异常。

四、免疫分子

免疫分子根据其存在的状态可以分为分泌性分子及膜分子。分泌性分子是由免疫细胞合成并分泌于胞外体液中的免疫应答效应分子，包括抗体分子、补体分子和细胞因子等。膜分子是免疫细胞间或免疫系统与其他系统细胞（如神经 - 内分泌系统）间信息传递、相互协调与制约的活性递质，包括 TCR、BCR、MHC 分子、CD 分子及**细胞黏附分子（cell adhesion molecule，CAM）**等。

第三节 非特异性免疫和特异性免疫

一、非特异性免疫

非特异性免疫（non-specific immunity）又称先天免疫或**固有免疫（innate immunity）**，是机体在种系长期进化中形成的天然防御功能。其特点：①无特异性，作用广泛；②先天具备；③初次与抗原接触即能发挥效应，但无记忆性；④可稳定遗传给子代；⑤同一物种的个体间差异不大。非特异性免疫是在感染早期（96 小时之内）发挥作用，是机体的第一道免疫防线，也是特异性免疫的基础。

非特异性免疫包括三方面：屏障系统、细胞组分及体液中存在的抑菌、杀菌成分。这些天然组分通过阻挡、抑菌、吞噬和相应的炎性反应共同完成了阻止病原体入侵或及时有效清除病原菌并防止其扩散的作用。

1. 屏障系统

主要包括完整皮肤、黏膜构成的物理屏障，由血 - 脑脊液屏障、血 - 胸屏障及胎盘等构成的解剖学屏障以及皮肤黏膜表面正常菌群构成的生物性屏障等。屏障系统可有效地阻止、干扰或限制致病微生物的侵袭、定居和繁殖。

2. 非特异性免疫细胞

参与非特异性免疫的细胞主要包括 NK 细胞、吞噬细胞、具有抗原呈递作用的树突状细胞（dendritic cell，DC）、B1 细胞及 γδT 细胞，这些细胞不需要预先抗原激活，可直接在抗原进入体内的早期阶段发挥多种生物效应。

（1）吞噬细胞及其作用：吞噬细胞主要包括血液中的单核细胞、中性粒细胞和组织中的巨噬细胞。吞噬细胞可以通过**胞吞（endocytosis）**和**吞噬（phagocytosis）**两种形式摄取、清除抗原物质：①胞吞是指摄入胞外体液中的大分子的方式，又称为**胞饮（pinocytosis）**。胞吞也可通过受体选择性吞入与受体结合的大分子。②吞噬是指细胞摄入较大的颗粒性物质，如病原体或衰老细胞残骸。吞噬通常由专职吞噬细胞 [如**单核细胞（monocyte）/ 巨噬细胞（macrophage，Mø）**或中性粒细胞] 完成。

吞噬细胞在发挥吞噬、清除病原体等抗原物质的同时，自身可被活化并释放多种具有生物活性的物质，如细胞因子等。吞噬细胞所释放的细胞因子可进一步引起局部一系列的**炎性反应（inflammatory reaction）**。炎症发生时伴有血管扩张，通透性增强、血流量增多及局部液体渗出。炎症过程还可有大量趋化因子产生，吸引更多的炎症细胞到达病原体侵入部位，发挥有效的吞噬、清除作用。

（2）**自然杀伤细胞（nature killer，NK）**：NK 细胞主要来源于骨髓造血细胞，其分化、成熟依赖骨髓及胸腺微环境。NK 细胞不表达特异性抗原受体，缺乏自身特有的标记，一般将细胞表面带有 CD3、CD56、CD16 的淋巴细胞认定为 NK 细胞。NK 不需要抗原的预先作用，可直接非特异性杀伤靶细胞，在机体的免疫监视、早期抗感染及免疫调节中发挥重要作用。

NK 细胞的非特异性杀伤作用主要通过其表面的三种受体发挥效应：① IgG Fc 受体 NK 细胞表面的 CD16 是一种低亲和性 IgG Fc 受体，当 IgG 抗体与靶细胞表面相应表位特异性结合后，可通过其 Fc 段与 NK 细胞表面的 Fc 受体结合，激发 NK 细胞产生定向非特异性杀伤作用，导致靶细胞溶解，即抗体依赖性细胞介导的细胞毒作用（antibody dependent cell mediated cytotoxicity，ADCC）。② KAR 杀伤细胞活化受体，KAR 能识别靶细胞表面出现的多碳水化合物配体，并与之结合，介导产生 NK 细胞活化信号，活化的 NK 细胞可释放穿孔素及颗粒酶，导致靶细胞溶解及细胞凋亡。③ KIR 杀伤细胞抑制受体，KIR、CD94 等可识别自身 HLA Ⅰ类分子，并与之结合，使 NK 细胞处于抑制状态。因此，不杀伤自身正常组织细胞。当病毒感染细胞时或细胞转化为肿瘤细胞后，由于 MHC Ⅰ类分子丢失或改变，解除了对 NK 细胞的抑制作用。

3. 参与非特异性免疫的体液分子

正常体液中天然存在多种抑菌、杀菌成分，包括补体、溶菌酶、干扰素、急性期蛋白等。补体是存在于人和脊椎动物血清与组织液中的一组经活化后具有酶活性的蛋白质，由 30 多种血清蛋白和膜结合蛋白组成,故称补体系统。血清中补体含量相对稳定。在生理状态下,血清中补体多以无活性的酶前体形式存在,只有在某些激活物的作用下,补体各成分才依次活化。每当前一组分被激活，即具备了裂解下一组分的活性。因此，补体的激活过程是一系列扩大的连锁反应，最终导致靶细胞溶解。激活过程中产生的补体片段，具有不同的生物效应，广泛参与机体的免疫调节和炎性反应。

补体激活过程依据其起始顺序的不同可分为三条途径：**经典途径（classical pathway）**、凝集素激活途径（mannanbinding lectin，MBL）途径和**旁路途径（alternative pathway）**（表 4-1）。

表 4-1　补体三条激活途径的主要不同点

项　　目	经典激活途径	替代激活途径	MBL 途径
激活物质	抗原 - 抗体（IgM、IgG1、IgG2,）复合物	肽聚糖、酵母多糖、脂多糖，凝集的 IgA、IgG4	MBL 相关的丝氨酸蛋白酶（MASP）
起始分子	C1q	C3	C2、C4
参与的补体成分	C1、C4、C2、C3、C5~C9	C3、C5~C9、B 因子、D 因子	C2~C9、MASP
所需离子	Ca^{2+}、Mg^{2+}	Mg^{2+}	Ca^{2+}
C3 转化酶	$\overline{C4b2b}$ [注]	$\overline{C3bBb}$	$\overline{C4b2b}$
C5 转化酶	$\overline{C4b2b3b}$	$\overline{C3bnBb}$	$\overline{C4b2b3b}$
生物学作用	参与特异性免疫的效应阶段，在感染后期发挥作用	参与非特异性免疫的效应阶段，在感染早期发挥作用	参与非特异性免疫的效应阶段，在感染早期发挥作用

[注]：补体活化的时候多数会被裂解成大小两个片段，小片段命名为 a，大片段命名为 b，唯有 C2 的大片段称为 b，小片段称为 a。后来有人建议更改 C2 片段的命名法，即将 C2 的小片段为 C2a，将 C2 的大片段为 C2b，以求与其他成分的命名规则统一起来。本书沿用这种新命名法。

补体激活后可发挥多种生物学作用：

（1）补体介导的细胞溶解。补体系统被激活后，可在靶细胞表面形成攻膜复合物，从而导致靶细胞溶解。这是机体抗细菌等微生物感染的重要防御机制。在一定条件下也可导致组织细胞损伤，引起相应疾病。

（2）调理作用。补体裂解产物 C3b、C4b 和 iC3b 能与细菌或其他颗粒结合，这些分子一端与靶细胞或免疫复合物结合，另一端与具有相应受体的吞噬细胞结合，在靶细胞与吞噬细胞之间搭桥，可促进吞噬细胞的吞噬作用，称为调理作用。

因此，在微生物细胞表面发生的补体激活，可促进微生物与吞噬细胞黏附，并被吞噬及杀伤。这可能是机体抵抗全身细菌或真菌感染的主要防御机制。

（3）引起炎性反应。①激肽样作用：C2a 具有激肽样作用，能增加血管通透性，引起炎症充血、水肿，称其为补体激肽。②过敏毒素作用：C3a、C4a 和 C5a 具有过敏毒素作用，称其为过敏毒素。包括：增加毛细血管通透性；活化中性粒细胞；使平滑肌收缩；使肥大细胞、嗜碱性粒细胞脱颗粒，释放组胺。③趋化作用：C3a、C5a、C567 具有趋化作用，尤其是 C5a，又称为趋化因子。吸引中性粒细胞至感染部位。

总的后果是导致急性炎性反应。在某些情况下，补体介导炎性反应也可能对自身组织成分造成损伤。如免疫复合物型肾小球肾炎。

（4）清除免疫复合物：补体成分可参与清除循环免疫复合物，其机制为：①补体与 Ig 的结合可在空间上干扰 Fc 段之间的相互作用，从而抑制新的免疫复合物形成，或使已形成的免疫复合物中的抗原和抗体发生解离；②免疫复合物激活补体后，可通过 C3b 黏附到具有 C3b 受体的红细胞、血小板上，形成较大复合物，有利于吞噬细胞的吞噬清除。

（5）免疫调节作用：① C3 可参与捕捉、固定抗原，使抗原易被 APC 处理与呈递。② 补体成分可与多种免疫细胞相互作用，调节细胞的增殖分化，如 C3b 与 B 细胞表面 CR1 结合，可使 B 细胞增殖分化为浆细胞。③ 补体参与调节多种免疫细胞效应功能，如杀伤细胞结合 C3b 后可增强对靶细胞的 ADCC 作用。

二、特异性免疫

特异性免疫（specific immunity）是指在个体发育过程中，由于受到抗原刺激产生的免疫反应，其作用是针对特定抗原，亦称**适应性免疫（adaptive immunity）**或获得性免疫（acquired immunity）。其特点：①有明显的针对性（特异性）；②获得性，个体出生后受到特定抗原刺激而产生的免疫反应；③记忆性，机体在受到相同抗原再次刺激时，出现迅速而增强的应答；④可被动转移；⑤建立在非特异性免疫的基础上，又促进非特异性免疫。特异性免疫继非特异性免疫应答之后发挥作用（96 小时之后）。

1. 免疫应答的概念及类型

免疫应答是机体对抗原性异物所发生的一系列生理反应，包括抗原呈递细胞对抗原的加工、处理和呈递、抗原特异性淋巴细胞对抗原的识别、自身活化、增殖、分化及产生生物学效应的全过程，具有排异性、特异性、记忆性三大特点。

根据对抗原应答的状态，免疫应答可分为正免疫应答和负免疫应答。前者指在一定条件下 T、B 淋巴细胞受特异性抗原刺激后发生活化、分化和增殖，产生抗体、效应性 T 细胞或其他效应分子，反之，如 T、B 细胞受抗原刺激后不发生活化，不产生抗体或 / 和效应性 T 细胞，称之为负免疫应答。根据介导的细胞分类，特异性免疫应答可分为 B 细胞介导的体液免疫和 T 细胞介导的细胞免疫。

（1）**体液免疫（humoral immunity）**：是指 B 细胞接受抗原刺激后，活化、增殖、分化为浆细胞并产生抗体，由于抗体多在体液中发挥效应，故称为体液免疫或抗体介导的免疫。

（2）**细胞免疫（cellular immunity）**：也称**细胞介导的免疫（cell mediated immunity，CMI）**。T 细胞受特异抗原刺激后活化、增殖分化为致敏的 T 淋巴细胞，通过直接杀伤带有特异抗原的靶细胞或产生具有多种生物活性的淋巴因子而进行炎性反应，达到清除抗原的作用。因此，细胞免疫是由致敏的 T 淋巴细胞、淋巴因子及其他炎性细胞共同完成的细胞免疫。

2. T、B 淋巴细胞对抗原的特异识别、克隆扩增

T、B 淋巴细胞之所以能够发挥特异性免疫应答是由于细胞表面上存在着特异性抗原识别受体。TCR 是 T 淋巴细胞抗原识别受体（T cell receptor），BCR 是 B 淋巴细胞抗原识别受体（B cell receptor）。一个 T 或 B 淋巴表面只表达一种 TCR 或 BCR，只能精确地特异识别并结合一种抗原分子，因此，T 及 B 细胞对抗原的识别具有严格的特异性。由于 TCR、BCR 及相应分子（如抗体）在结构上的高度异质性，因此，赋予机体大量存在的 T、B 细胞具有识别数量庞大的各种不同抗原并能与之发生特异应答的能力。结构特异的 TCR、BCR 的高度多样性，是机体能对不同抗原产生特异应答的分子基础。

B 细胞通过表达 BCR 可直接识别特异抗原，与其结合后开始活化，在体内一些细胞因子如 IL-2、IL-4 作用下开始增殖。由与原来 B 细胞表达完全相同的 BCR 的一个 B 细胞增殖产生的后代 B 细胞群体，这一细胞群称为一个**克隆（clone）**，其增殖过程称为克隆扩增。

T 细胞表达的 TCR 只能识别抗原肽而不能直接识别蛋白抗原分子。因此，T 细胞识别、结合抗原肽而活化的过程较为复杂，可简单概括为以下几点：

（1）蛋白抗原分子必须先经**抗原呈递细胞（antigen presenting cells，APC）**处理，降解为抗原肽。

（2）抗原肽与 APC 胞内的主要**组织相容性分子（major histocompatibility complex molecule，MHC）**结合，共同转运至 APC 表面形成抗原肽 -MHC 复合物。

（3）T 细胞以其表达在细胞表面的 TCR 特异识别 APC 呈递的抗原肽 -MHC 复合物，产生 T 细胞活化第一信号，APC 表面尚有一些其他结构分子作为 T 细胞活化的第二信号 [或称协同刺激信号（co-stimulatory signal）]，共同作用使 T 细胞活化。活化的 T 细胞在一些细胞因子（如 IL-2 等）作用下克隆扩增。

克隆扩增的 T、B 细胞继续受一些细胞因子作用，不断分化，最后成为效应细胞。T、B 细胞在其分化过程中，部分细胞分化为**记忆细胞（memory cells）**。当再次遇到相同抗原时，记忆细胞迅速克隆增殖、分化为效应细胞。记忆细胞的效应也是特异的反应，它对相同抗原的再次侵入起到快速、强大的特异性免疫效应。

3. 特异性免疫应答的过程及规律

（1）T、B细胞特异性应答的过程可以概括三个阶段：①抗原识别阶段；②T、B细胞活化、克隆扩增和分化阶段；③效应阶段。

（2）特异性免疫应答遵循初次应答与再次应答规律，即与第一次接触抗原的初次应答相比，免疫系统在第二次接触相同抗原时所出现的第二次应答有潜伏期短、应答强度大等特点。体液免疫（如抗体产生）和细胞免疫（如移植排斥反应）有相同的规律性反应。该规律与免疫应答中形成抗原特异性的记忆细胞有关。免疫应答规律对免疫接种及临床免疫诊断和预防均有重要意义。

非特异性免疫与特异性免疫共同完成免疫防御、免疫自稳与免疫监视的作用。二者是构成机体完整免疫系统不可分割的两个部分。参与非特异性免疫的细胞（如APC）为特异免疫细胞的活化呈递抗原并提供协同刺激信号。补体经典途径的活化需要抗原抗体复合物启动，其活化产生的生物活性片段在炎性反应中发挥重要作用并参与细胞免疫的效应阶段。特异性免疫中产生的多数细胞因子都起非特异性的作用。因此，非特异性免疫是特异免疫的基础，在感染早期作用直接、迅速。特异性免疫在感染后期及防止再感染中发挥强大而持续的免疫效应。

学习小结

（1）免疫是机体识别和排除抗原性异物以维持内环境平衡与稳定的生理功能。

（2）免疫系统包括免疫器官、免疫细胞和免疫分子。

（3）免疫应答可分为非特异性免疫与特异性免疫。

复习思考题

（1）免疫的三大功能是什么？

（2）简述中枢免疫器官与外周免疫器官的组成。

第四章　复习思考题答案

第四章　单元测试题

第四章　单元测试题答案

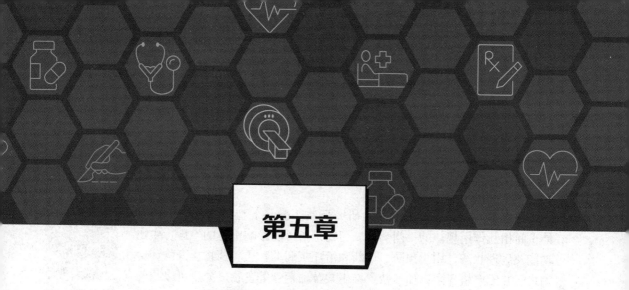

第五章

药 理 学

（1）掌握：药物动力学的基本规律；药物作用概念；传出神经系统药物的代表性药物基本作用、临床应用和不良反应；中枢神经系统药物的代表性药物基本作用、临床应用和不良反应；心血管、消化、泌尿系统常用药物代表性药物基本作用、临床应用和不良反应；抗组胺药基本作用和临床应用；激素类代表性药物基本作用、临床应用和不良反应；抗病原微生物药物的代表性药物的抗菌作用、临床应用及不良反应。

（2）熟悉：药物的作用及影响药物作用的因素。

（3）了解：药理学的性质、任务、研究方法；药物与药理学的发展史；新药开发与研究。

思政元素 5-1 青蒿素：中医药给世界的一份礼物

　　我国药学家屠呦呦因发现青蒿素抗疟作用而获得 2015 年诺贝尔生理学或医学奖（彩图 5-1）。以青蒿素类药物为基础的联合疗法，至今仍是世界卫生组织推荐的疟疾治疗方法。青蒿素挽救了全球数百万人的生命。青蒿素的提取在当时是一个世界性难题。在氯喹抗疟失效、人类饱受疟疾之害的情况下，当年 39 岁的屠呦呦担任中药抗疟组组长，从此开始征服疟疾的艰难历程。屠呦呦发现青蒿素历经 13 年，参与研究的相关人员有五六百人，历经 190 多个样品、380 多次实验失败后，凭着对耐药性疟疾患者（当时无药可治）的强烈责任感以及团队合作精神、创新精神、无私奉献精神，研究最后取得成功。从这个案例，我们可以看到科学家的爱国情怀和敬业精神，年青的医学生一定要学习这种刻苦钻研和热爱祖国的精神。

第一节 药理学简介

一、药理学的概念

药理学（pharmacology）是研究药物（drug）与机体（包括病原体）间相互作用规律的一门学科。药物是指可以影响机体的生理、生化功能及病理状态，用于预防、诊断和治疗疾病的物质。药物、毒物和食物之间并无严格界限，如食盐、维生素及葡萄糖等食物成分也可以是药物或毒物。毒物是指在一定条件下，以较小剂量进入机体就能够干扰正常的生物化学过程或生理功能，引起暂时或永久性的病理学改变，甚至危及生命的化学物质，包括药物，较小剂量就可以对机体产生毒害作用，损害人体健康的物质，任何药物剂量过大都可产生毒性反应，因此，药物和毒物之间仅存在剂量的区别。药理学主要分为两个分支学科：一是研究药物对机体的作用及其作用机制的药物效应动力学（pharmacodynamics）；二是研究机体对药物的代谢及其规律的药动学（pharmacokinetics）。药理学是一门试验性学科，常用试验方法有整体与离体功能检测法、行为学实验方法、形态学方法、电生理学方法、生物化学和分子生物学方法、免疫学方法及化学分析方法等。

第五章 药理学 1-2节 PPT

二、药理学发展简史

远古时期，人类摄入某些食物发生毒性反应后，尝试寻找各种解毒物质。在生活实践中，人们认识到某些天然物质可以治疗疾病与伤痛，其中有不少流传至今，例如饮酒止痛、大黄导泻、楝实祛虫、柳皮退热等。大约在公元前2735年，我国就有了世界上第一部药物学著作《神农本草经》。该书收载365种药用植物及260种药物，其中不少药物沿用至今。唐代的《新修本草》收载药物884种。明代李时珍所著的《本草纲目》收载1892种药物，他提出了科学的药物分类法，该书受到了国际医药界广泛关注，为药物学发展做出了重大贡献。

19世纪初，在化学、生物学和实验生理学的基础上，科学家建立了整体动物水平的实验药理学研究方法。意大利生理学家 F. Fontana（1720—1805年）通过动物试验对千余种药物进行了毒性测试，提出了天然药物都有其活性成分，并且选择性作用于机体某个部位而引起典型反应的观点。德国化学家 F. W. Serturner 从罂粟中分离提纯出吗啡，试验证明吗啡具有镇痛作用。此后相继发现了咖啡因（1819年）、奎宁（1820年）、阿托品（1831年）。药理学真正作为独立的学科应从德国 Buchheim 算起，他建立了世界上第一个药理实验室，创立了实验药理学，并编写了第一本药理学教科书。其后，他的学生 Schmiedberg 用动物试验方法研究药物对机体的作用，研究药物的作用部位，进一步发展了实验药理学。他们为现代药理学的建立和发展作出了巨大贡献。

20世纪初，德国微生物学家 P. Ehrlich 发现胂凡纳明能治疗锥虫病和梅毒，从此开始化学合成药物治疗传染病的研究。

受体学说原是英国生理学家 J. N. Langley 提出的药物作用学说，现已被证实是许多特异性药物作用的关键机制。第二次世界大战结束后出现了抗生素、抗癌药、抗精神病药、抗高血压药、抗组胺药、抗肾上腺素药等。我国药学家（如屠呦呦等）在青蒿素、麻黄碱、吗啡镇痛作用部位等研究领域做出了重要贡献（彩图 5-1）。随着自然科学技术的发展。药理学已发展成为与生物物理学、生物化学以及分子生物学等多学科密切联系的一门综合学科。如分子药理学、免疫药理学、遗传药理学、临床药理学等。其中分子药理学的发展把药物作用机制的研究从宏观引向微观，即从原来的系统、器官水平进入分子水平。受体及其亚基的克隆、通道蛋白的克隆等使人们对生命本质的认识及药物分子与生物大分子之间相互作用规律有了新的认识，推动了药理学及其他生命科学的发展。

三、新药开发与研究

新药是指化学结构、药品组分或药理作用不同于现有药品的药物。《中华人民共和国药品管理法》（2022 年修订）规定："新药指未曾在我国境内上市销售的药品；已上市的药品改变剂型、改变给药途径、增加新的适应证或制成新的复方制剂，不属新药范围"。

新药开发是一个非常严谨而复杂的过程，各药不尽相同，药理研究是必不可少的关键步骤。新药研究过程大致可分三步，即临床前研究、临床研究和售后调研。临床前研究主要由药物化学和药理学两部分内容组成，前者包括药物制备工艺路线、理化性质及质量控制标准等，后者包括以符合《实验动物管理条例》规定的实验动物为研究对象的药效学、药动学及毒理学研究。临床前研究是要弄清新药的作用谱及可能发生的毒性反应，临床前研究是新药从试验研究过渡到临床应用必不可少的阶段，但由于人和动物对药物的反应存在着明显的种属差异，且一些难以量化的药物不良反应由于目前检测手段的限制，难以或无法在动物实验中准确观察，加之临床有些药物虽都有相应的药理效应，但具有肯定药理效应的药物却不一定都是临床有效的药物。因此，最终必须依靠以人为研究对象的临床药理研究才能对药物做出准确的评估。新药通过临床试验后，才能被批准生产、上市。

第二节　药理学的研究内容

一、药物代谢动力学

药物代谢动力学也称药动学，是研究药物在体内变化的规律。根据药动学可以确定药物的给药剂量和间隔时间，以确保该药在它的作用部位可以达到安全有效的浓度。药物代谢动力学研究内容包括药物的吸收、分布、代谢、排泄过程，以及用数学原理和方法阐释药物在机体内的动态变化规律。

（一）药物的体内过程

1.药物的吸收

药物从用药部位进入血液循环的过程称为**吸收（absorption）**。药物只有经吸收后才能发挥作用。有些药物只要求产生局部作用，则不必吸收，如皮肤、黏膜的局部用药。某些药物只需在肠腔内发挥作用，如抗酸药和轻泻药，虽然是口服给药但也无需吸收。但即使是这些情况，药物仍可能被吸收而产生吸收作用。药物吸收速率和程度受很多因素影响，如药物的理化性质包括脂溶性、解离度和分子量、剂型、吸收部位的血流量和给药途径等。给药途径多样，特点各异。口服是最常用的给药途径，因为给药方便，且大多数药物能充分吸收。大多数药物在胃肠道内是以简单扩散方式被吸收的。很多因素可影响胃肠道对药物的吸收，如服药时饮水量、是否空腹、胃肠蠕动度、胃肠道的 pH、药物颗粒大小、与胃肠道内容物的相互作用。某些经口服的药物会被肠壁或肝脏中的酶代谢，使进入全身血液循环的有效药物量明显减少，这种作用称为首过消除。舌下给药可避免口服后被肝脏迅速代谢，如硝酸甘油，口服被胃肠道吸收后通过肝脏时被代谢失活可达90%，只有少数药物能到达全身血液循环。若舌下给药，由血流丰富的颊黏膜吸收，可直接进入全身血液循环，故应用比口服药量小的剂量即可有效。气态麻醉药和其他一些治疗性气体经吸入给药。静脉注射避开了吸收屏障而直接入血，故作用发挥快，但因其以很高的浓度、极快的速度到达靶器官，也最危险。

2.药物的分布

药物分布是指药物从血液循环系统到达各组织和细胞内液的过程。药物作用的快慢强弱，主要取决于药物分布进入靶器官的速度和浓度。影响药物分布的因素包括：器官血流量和膜的通透性；药物与血浆蛋白结合率，结合药不能通过生物膜，只有游离药物才能向组织分布；细胞膜屏障作用，如血脑屏障、胎盘屏障和血眼屏障；细胞膜两侧液体的 pH 和药物解离度；药物转运体和药物与组织的亲和力。

3.药物的生物转化

药物生物转化又称药物代谢，是指药物在体内多种药物代谢酶（尤其肝药酶）作用下，化学结构发生改变的过程。代谢是药物在体内消除的重要途径。药物经代谢后作用一般均降低或完全消失，但也有经代谢后药理作用或毒性（包括致突变、致癌、致畸在内）反而增高者。如对乙酰氨基酚代谢产物对肝脏有毒性作用。体内各种组织均有不同程度的代谢药物的能力，但肝脏是最主要的药物代谢器官。此外，胃肠道、肺脏、皮肤、肾脏也可产生有意义的药物代谢作用。

体内药物代谢有一部分可以不经酶促反应而自动发生，但绝大多数药物的代谢是通过特异性细胞酶催化的反应。大多数药物代谢发生在药物吸收进入血液后和肾脏排泄之前，也有少数药物代谢发生在肠腔和肠壁细胞内。肝脏微粒体的细胞色素 P450 酶系统，是肝内促进药物代谢的主要酶系统，简称肝药酶。肝药酶具有活性有限、个体差异大、易受药物的诱导和抑制的特点。某些药物能增加肝药酶的活性，增加药物的生物转化，称肝药酶诱导剂，反之则称肝药酶的抑制剂。

4.药物的排泄

药物及其代谢物通过排泄器官排出体外的过程。药物及其代谢产物主要经尿排泄，其次经粪便排泄。挥发性药物主要经肺排泄。汗液和乳汁排泄也是药物的排泄途径。肾脏是最重要的药物排泄器官，绝大数药物的大部分甚至全部经肾脏排泄，从体内消除，如乙酰唑胺、呋塞米。药物也可经肠道排泄，即药物可通过胃肠道壁脂质膜，从血浆中被动扩散，排入胃肠腔内。位于肠上皮细胞膜上的 P- 糖蛋白也可直接将药物及其代谢产物从血液内分泌排入肠道。药物经肠道排泄可减少吸收程度，在药物解毒中有一定的临床意义。某些药物也可经胆汁排泄。被分泌到胆汁内的药物及其代谢产物经由胆管及胆总管进入肠腔，然后随粪便排泄出去。经胆汁排入肠腔的药物部分可再经小肠上皮细胞吸收经肝脏进入血液循环，这种肝脏、胆汁、小肠间的循环称肠肝循环。药物也可经汗液、唾液和泪液排泄，但量很少。脂溶性药物主要通过腺上皮细胞进行被动扩散，与 pH 有关。药物经乳汁排泄的特点与上述相同，因乳汁酸度较血浆高，故碱性药物在乳汁内的浓度较血浆内浓度略高，酸性药物则相反，非电解质类（如乙醇、尿素）易进入乳汁，药物也可经头发和皮肤排泄，但量很少，以高度敏感的方法测定这些组织内的有毒金属具有法医学意义。

（二）体内药量变化的时间过程

应用药物后，由于药物在体内的吸收、分布和消除，血药浓度随时间的推移而发生变化，可以浓度为纵坐标，以给药后时间为横坐标绘制一条曲线，反映体内药量随时间变化的关系称时量曲线。根据时量曲线，估算药物在体内吸收、分布和消除的各项药动学参数，反映药物在体内的动力学规律和特点。

二、药物效应动力学

药物效应动力学也称药效学，它研究药物对机体的作用及规律。

（一）药物的作用

1. 药物靶点和药物作用机制

药物作用是指药物对机体细胞的初始作用，是动因，是分子反应机制。体内与药物分子特异性结合的大分子被称为靶点或靶标。绝大数药物与体内靶点结合产生效应。

药理效应是机体器官原有功能水平的改变，是药物作用的结果，是机体反应的表现。功能提高称为兴奋；功能降低称为抑制、麻痹。药物作用和药物效应常相互通用。多数药物与靶点产生特异性作用，例如阿托品特异性地阻断 M 胆碱受体。药物的作用有其选择性，有些药物可影响机体的多种功能，有些药物只影响机体的一种功能，前者选择性低，后者选择性高。药物作用特异性强并不一定引起选择性高的药理效应，即二者不一定平行。例如，阿托品特异性地阻断 M 胆碱受体，但其药理效应选择性并不高，对心脏、血管、平滑肌、腺体及中枢神经系统都有影响。少数药物仅在体内通过简单的化学或物理作用实现。

2. 药物治疗

治疗作用是指药物作用的结果有利于改变病人的生理、生化功能或病理过程，使患病的机体恢复正常。治疗可分为：①对因治疗，用药目的在于消除原发致病因子，彻底治愈疾病，或称治本；②对症治疗，用药目的在于改善症状，或称治标；③补充治疗，也称替代疗法，用药的目的在于补充营养物质或内源性活性物质的不足。

3. 不良反应

药物在治疗剂量下，凡不符合用药目的并为病人带来不适或痛苦的有害反应称为不良反应。不良反应可分为：①副作用，在治疗剂量下，药物产生的与治疗目的无关的其他效应。由于药理效应选择性低，涉及多个器官，当某一效应用作治疗目的，其他效应就成为副作用。副作用一般不太严重，但却不可避免。②毒性反应，药物剂量过大或药物在体内蓄积过多发生的危害性反应。分为急性毒性、慢性毒性和特殊毒性，如致癌、致畸、致突变等。一般比较严重，但是可以预知，也是应该避免的不良反应。③光敏反应，使用药物后暴露于阳光下产生的皮肤超敏反应。④药物依赖性，某些麻醉药品或精神药品在患者连续使用后产生依赖性，表现为继续使用该类药物的欲望。⑤过敏反应，药物作为抗原或半抗原引起机体产生病理性免疫反应，导致生理功能障碍或组织损伤。⑥特异质反应，少数特异体质病人对某些药物反应特别敏感，反应性质也可能与常人不同，但药物固有药理作用一致，反应严重程度与剂量成正比。这种反应不是免疫反应。

（二）药物作用的量化关系

药理效应与剂量在一定范围内成正比例，这就是剂量效应关系。由于药理效应与血药浓度的关系较为密切，因此，药理学研究中更常用浓度 - 效应关系。以药理效应为纵坐标，以药物浓度为横坐标作图得到的曲线就是量效曲线。根据所观察的药理效应指标不同，药理效应可分为量反应和质反应。药理效应以数或量表示的称为量反应，如心率、血压、血糖、尿量等。药理效应用全或无、阳性或阴性表示称为质反应，如死亡与生存、惊厥与不惊厥。从两类药物效应的量效曲线来看，药物产生最小效应的浓度称为最小有效浓度（阈浓度）。药物产生最小效应的剂量称为最小有效量（阈剂量）。药物产生最大效应的能力称为最大效应效能。引起半数试验动物反应的药物剂量称为半数有效量（ED_{50}）。引起半数试验动物反应的药物剂量称为半数有效浓度（EC_{50}）。引起动物中毒的剂量称为中毒量。引起动物中毒的最小剂量称为最小中毒量。引起动物死亡的剂量称为致死量。引起半数试验动物死亡的药物剂量称为半数致死量。通过量效关系可以合理制定治疗方案。

三、影响药物作用的因素及合理用药

（一）影响药物作用的因素

1. 药物方面因素

影响药物作用的因素很多，包括药物的剂型、给药途径、给药方案及药物间的相互作用。两种以上药物联合应用时，效应增强称协同作用，效应减弱称拮抗作用。临床应选用疗效协同而毒性拮抗的药物配伍。药物在体外配伍直接发生物理或化学的相互作用而影响药物疗效或应用后发生毒性反应称配伍禁忌。

2. 机体方面因素

（1）年龄和性别：小儿特别是新生儿或早产儿，各种生理功能及自身调节功能尚未发育完全，对药物的反应比成年人更敏感。老年人血浆蛋白量较低，体内水分较少，脂肪较多，故药物的血浆蛋白结合率低，水溶性药物分布容积小，而脂溶性药物分布容积大。老年人肝脏、肾脏功能减退，药物消除率下降。另外老年人对许多药物的反应特别敏感。这些因素都会使同样剂量下老年人反应强烈或发生毒性反应。女性的脂肪占体重的比率高于男子，女性体液总量占体重比率低于男性，这些因素均影响药物分布。

（2）生理与病理状态：生理情况下，机体对药物敏感性呈现昼夜节律变化。病理情况下影响药物作用的因素很多，如肝脏、肾脏功能不足时，药物在肝脏的生物转化及肾排泄功能发生障碍，消除速率变慢，易发生毒性反应，适当延长给药间隔或减少给药量可解决。

（3）机体对药物的反应性：因人、因时以及用药时间的长短等而异。连续用药后机体对药物的反应性降低，需增加剂量才能恢复原效应，称耐受性。病原体及肿瘤细胞等对化学治疗药物的敏感性降低称耐药性，又叫抗药性。短期内反复应用数次后药效降低甚至消失称快速耐受性。长期连续使用某种药物，停药后发生主观不适或出现严重的戒断症状称依赖性。前者是精神依赖，又称习惯性；后者是物质依赖，停药会出现严重的生理功能紊乱，对机体产生危害，又称成瘾性。无病情需要而大量长期应用药物称药物滥用。麻醉药品的滥用不仅对用药者危害大，对社会危害也极大。

（4）其他：遗传异常、心理因素等也会影响药物的作用。

（二）合理用药原则

合理用药应达到既能充分发挥药物疗效，又能避免或减少不良反应。合理用药原则：①明确诊断，针对适应证选药；②根据药理学特点选药；③了解和掌握影响药物作用的各种因素；④对因治疗、对症治疗并举；⑤对病人始终负责，密切观察用药后的反应，及时调整剂量或更换药物。

第三节 常用药物药理

一、传出神经系统药物

（一）拟胆碱药

拟胆碱药是一类与乙酰胆碱作用相似的药物，可以使胆碱能神经兴奋，产生拟胆碱作用。拟胆碱作用包括 M 样作用和 N 样作用。M 样作

第五章 药理学 3 节 PPT

上篇·生命科学基础

用主要表现为瞳孔收缩、腺体分泌增加、平滑肌收缩、心血管抑制等。而 N 样作用表现为平滑肌收缩、腺体分泌增加、心率加快、心肌收缩力增强、小血管收缩和血压升高等。眼睛的睫状肌和虹膜也以胆碱能神经支配占优势，N 样作用表现为缩瞳和调节痉挛。此外，激动终板膜上的 N2 受体，引起骨骼肌收缩。拟胆碱药按其作用方式不同分为胆碱受体激动药和抗胆碱酯酶药。M 胆碱受体激动药根据化学结构不同分为胆碱酯类和拟胆碱生物碱类。胆碱酯类常见药物包括卡巴胆碱和贝胆碱等。拟胆碱生物碱类主要包括毛果芸香碱和毒蕈碱。抗胆碱酯酶药包括易逆性抗胆碱酯酶药和难逆性抗胆碱酯酶药。常见的易逆性抗胆碱酯酶药（包括新斯的明、吡斯的明和加兰他敏）主要用于治疗重症肌无力。

（二）抗胆碱药

抗胆碱药又称胆碱受体阻断药，能与递质乙酰胆碱竞争胆碱受体，但与胆碱受体结合后并不引起受体构型变化，也不产生药理效应，却能阻断胆碱受体再与乙酰胆碱或拟胆碱药结合，因此，表现出与胆碱能神经兴奋相反的现象，即不出现 M 作用或 N 样作用。按照其对胆碱受体的选择性不同，可分为 M 受体阻断药、NN 受体阻断药和 NM 受体阻断药三类。M 受体阻断药包括阿托品、莨菪碱类等。M 受体阻断药作用主要包括松弛内脏平滑肌，抑制唾液腺、支气管腺、胃腺、肠腺、汗腺等的分泌，扩大瞳孔，升高眼压，调节麻痹，心率加快，大剂量时对中枢神经系统有明显的兴奋作用。这类药物在临床上可作为解痉药用于各种内脏平滑肌痉挛性疾病的治疗。阿托品还能抑制各种腺体的分泌，故在临床上还可作为麻醉前给药，防止因腺体分泌过多导致的呼吸困难。当发生有机磷杀虫药（如敌百虫、敌敌畏等）中毒时，由于胆碱酯酶被抑制而大量蓄积乙酰胆碱，出现强烈的 M 样作用和 N 样作用，阿托品解除支气管平滑肌痉挛、抑制支气管腺体分泌、缓解胃肠道症状及其对心脏的抑制作用等效果明显，因此，可以解救有机磷中毒。若配合胆碱酯酶的复活剂，效果更为理想。另外，阿托品还可用于眼科虹膜睫状体炎的治疗，验光检查眼底。

NN 受体阻断药又称神经节阻断药，包括美加明、咪噻吩等，过去曾用于高血压的治疗，但不良反应较多，现已不用。NM 受体阻断药又称骨骼肌松弛药，包括去极化型肌松药和非去极化型肌松药，临床主要作为麻醉辅助用药。

（三）拟肾上腺素药

拟肾上腺素药也称肾上腺素受体激动药，是一类与肾上腺素或去甲肾上腺素药理作用和化学结构相似的胺类药物，故又称拟交感胺类药。包括 α 肾上腺素受体激动药，α、β 肾上腺素受体激动药，β 肾上腺素受体激动药三大类。

1. α肾上腺素受体激动药

α_1、α_2 受体激动药，代表药是去甲肾上腺素，对 β_1 受体激动作用较弱，对 β_2 受体几乎无作用。去甲肾上腺素激动血管 α_1 受体，使小动脉和小静脉收缩，其中以皮肤黏膜血管收缩最明显，其次是肾脏血管，对脑、肝脏、肠系膜，甚至骨骼肌血管都有收缩作用，但可使冠状动脉血流量增加，有较强的升压作用。激动心脏 β_1 受体，使心肌收缩力加强，传导加快，耗氧量增加，但在整体情况下，由于它能强烈收缩血管、升高血压，反射性兴奋迷走神经，反而引起心率减慢。它对中枢神经系统的作用较弱。临床应用仅限于早期神经源性休克以及嗜铬细胞瘤切除后或药物中毒时的低血压。去甲肾上腺素静脉滴注时间过长，浓度过高或药液漏出血管外，可引起局部缺血坏死。如剂量过大或滴注时间过长可使肾脏血管剧烈收缩，引起少尿、无尿和肾实质损伤。高血压、动脉硬化症、器质性心脏病、无尿患者以及孕妇禁用。α_1 受体激动药如去氧肾上腺素仅作用于 α_1 受体，作用与去甲肾上腺素相似但较弱。

2. α、β 肾上腺素受体激动药

代表药物为肾上腺素，主要作用是收缩皮肤、黏膜及肾血管，舒张骨骼肌血管；加强心肌收缩力、加速心率和加快传导，提高心肌的兴奋性，心脏搏出量和心排出量都增加；升血压，舒张支气管平滑肌，大剂量时可出现中枢兴奋症状。临床主要被用于治疗心脏骤停、过敏性休克、支气管哮喘急性发作及其他速发型变态反应。禁用于器质性心脏病、高血压、冠状动脉病变、甲状腺功能亢进患者。慎用于老年和糖尿病患者。

3. β 肾上腺素受体激动药

β_1、β_2 受体激动药，如异丙肾上腺素，可使心脏兴奋、胃肠道和支气管平滑肌舒张；中枢兴奋作用不明显，过量时可引起呕吐、激动、不安等。临床主要用于心搏骤停、房室传导阻滞、支气管哮喘急性发作。冠心病、甲状腺功能亢进及嗜铬细胞瘤患者禁用。β_1 受体激动药（如多巴酚丁胺）主要用于心肌梗死并发心力衰竭的治疗。β_2 受体激动药常用的药物有沙丁胺醇、特布他林、沙美特罗等，临床主要用于支气管哮喘的治疗。

（四）肾上腺素受体阻断药

肾上腺素受体阻断药也称肾上腺素受体拮抗药，是指与肾上腺素受体有强的亲和力，但缺乏内在活性，与受体结合后拮抗去甲肾上腺素能神经递质或肾上腺素受体激动药作用的一类药物，根据这类药物对 α、β 受体的选择性可分为 α 受体阻断药、β 受体阻断药和 α、β 受体阻断药。

1. α 受体阻断药

α_1、α_2 受体阻断药，如酚妥拉明，可使血管扩张、血压下降，这个现象称为"肾上腺素作用的翻转"。血管舒张作用是由于其能直接舒张血管平滑肌及大剂量时阻断 α 受体所致。由于血管舒张、血压下降而反射性兴奋心脏，使心肌收缩力增强、心率加快及心输出量增加。临床可用于治疗外周血管痉挛性疾病、静脉滴注去甲肾上腺素外漏、休克、急性心肌梗死、顽固性充血性心力衰竭以及嗜铬细胞瘤。临床常用 α_1 受体阻断药，如哌唑嗪、特拉唑嗪及多沙唑嗪等，主要用于原发性高血压和顽固性心功能不全的治疗。α_2 受体阻断药，如育亨宾，主要用于实验研究。

2. β 受体阻断药

β 受体阻断药，如普萘洛尔等，可阻断心脏 β 受体，使心率减慢并降低心输出量和心肌收缩力。β 受体阻断药对正常人血压影响不明显，对高血压患者具有降压作用；使支气管平滑肌收缩而增加呼吸道阻力；不影响正常人的血糖水平，也不影响胰岛素的降血糖作用，但能延缓用胰岛素后血糖水平的恢复，这可能由于其拮抗了低血糖促进儿茶酚胺释放所致的糖原分解。须注意的是，使用胰岛素的糖尿病病人加用 β 受体阻断药时，其 β 受体阻断作用往往会掩盖低血糖症状（如心悸等），从而延误了低血糖的及时发现。部分 β 受体阻断药，由于其内在拟交感活性，对心脏抑制作用和对支气管平滑肌收缩作用较弱。临床主要用于心律失常、原发性高血压、心绞痛、心肌梗死、慢性心功能不全的治疗。常见不良反应有恶心、呕吐、轻度腹泻等消化道症状，偶见过敏性皮疹和血小板减少。

二、中枢神经系统药物

（一）镇静催眠药

能够引起镇静和近似生理睡眠的药物，称为镇静催眠药。小剂量产生镇静作用，较大剂量可出现催眠作用。按化学结构分为三类：苯二氮䓬类、巴比妥类、吡唑嘧啶等和其他类。

1. 苯二氮䓬类

代表药物有地西泮（安定）、硝西泮等，此类药物具有抗焦虑、镇静催眠、抗惊厥以及中枢性肌肉松弛作用，其中地西泮又被作为治疗癫痫持续状态的首选药物。苯二氮䓬类通过增强 γ- 氨基丁酸（GABA）能神经元的传递功能和突触抑制效应，发挥其镇静催眠作用。其不良反应表现为治疗量时可出现头晕、嗜睡、乏力等，过量时则会出现共济失调、谵妄、昏迷，甚至死亡。

2. 巴比妥类

代表药物如苯巴比妥、异戊巴比妥等，此类药物可对中枢神经系统产生抑制作用。随剂量增大，可出现镇静、催眠、抗惊厥和麻醉作用，过量可致死。现已较少用于镇静催眠。

3. 其他镇静催眠药

常用药物如水合氯醛，具有镇静、催眠、抗惊厥作用。此类药物不缩短快动眼睡眠时间，反跳轻，但局部刺激性大，安全范围小，久服可出现耐受性、依赖性和成瘾性。甲丙氨酯、格鲁米特和甲喹酮也都有镇静催眠作用，久服均可成瘾。

（二）抗癫痫药和抗惊厥药

癫痫是一组由不同病因引起，脑部神经元高度同步化，且多呈自限性的异常放电所导致的，以发作性、短暂性、重复性及通常为刻板性的中枢神经系统功能失常为特征的综合征。癫痫常分为以下几类：①全身性发作癫痫，主要包括全身强直-阵挛发作、强直性发作、阵挛性发作、失神发作、失张力发作等；②部分性发作癫痫，主要包括单纯部分性发作、复杂部分性发作（如自动症）等。

1. 抗癫痫药

常用抗癫痫药有苯妥英钠、丙戊酸钠、卡马西平、苯巴比妥、地西泮等。苯妥英钠是常用的抗癫痫药，对癫痫大发作、单纯部分性发作和精神运动性发作疗效好，但对小发作无效。丙戊酸钠是治疗癫痫大发作的首选药物，卡马西平可用于治疗部分性发作癫痫，而地西泮是治疗癫痫持续状态的首选药物。不良反应主要表现为胃肠道不适、肝功能损害、锥体外系症状（如眩晕、共济失调等）、皮疹以及血细胞减少等。

2. 抗惊厥药

常用抗惊厥药有巴比妥类、地西泮、水合氯醛、硫酸镁等。硫酸镁注射给药有抑制中枢、松弛骨骼肌和降压作用，可用于各种原因所致的（尤其对子痫疗效好）惊厥。其机制主要为 Mg^{2+} 可竞争性拮抗 Ca^{2+}，抑制神经化学传递和骨骼肌收缩，从而使肌肉松弛。此外，硫酸镁还作用于中枢神经系统，引起感觉和意识水平下降。口服硫酸镁有泻下和利胆作用。

（三）抗帕金森病药

帕金森病是最常见的神经系统变性疾病之一，其病理特点主要表现为中脑黑质致密部多巴胺能神经元丢失，以及路易小体的聚集，进而在临床上主要表现为以运动迟缓、肌强直、静止性震颤和姿势不稳为特点的症状。

1. 多巴胺前体药

代表药为左旋多巴。此类药物是治疗帕金森病最有效的药物。左旋多巴作为多巴胺合成前体可透过血脑屏障，被脑多巴胺能神经元摄取后脱羧转变成多巴胺，可改善帕金森病所有临床症状。但该类药物口服后，大部分在外周心脏、肝脏、肾脏等处脱羧生成多巴胺，而多巴胺不易通过血脑屏障，因此，实际进入中枢神经系统的左旋多巴仅为用药量的 1% 左右。

2. 多巴胺受体激动剂

代表药物有普拉克索、吡贝地尔、溴隐亭、培高利特等。此类药物可通过激活纹状体与黑质的多巴胺受体而影响纹状体神经元放电频率，可单独或与左旋多巴联用治疗帕金森病。

3. 中枢胆碱受体阻断药

代表药物为苯海索（又称安坦），此类药物可阻断中枢胆碱受体，进而减弱纹状体中乙酰胆碱的作用，对震颤和强直有改善作用。适用于轻症患者；不能耐受左旋多巴或禁用左旋多巴的患者；合用左旋多巴，可使 50% 患者症状进一步改善；对抗精神病药引起的药源性帕金森综合征有效。其不良反应多为口干、便秘、幻觉等。青光眼和前列腺肥大者禁用。

（四）抗精神失常药

精神失常是由多种原因引起的在认知、情感、意识、行为等精神活动方面出现异常的一类疾病。治疗精神失常的药物按临床用途分为：抗精神分裂症药、抗抑郁症药、治疗双相障碍药、抗焦虑药。

1. 抗精神分裂症药

抗精神分裂症药根据化学结构可分为吩噻嗪类、硫杂蒽类、丁酰苯类及其他类。吩噻嗪类代表药物氯丙嗪（又名冬眠灵），可通过阻断脑内不同部位的多巴胺受体以及 α 肾上腺素受体和 M 胆碱受体，进而起到抗精神病作用，其不良反应主要为锥体外系不良反应。此外，该类药物还有镇吐作用、抑制体温调节中枢、加强中枢抑制药的作用。

2. 抗抑郁症药

代表药物为三环类药物，如米帕明、阿米替林。其作用机制可能是通过抑制突触前膜对去甲肾上腺素及 5-HT 的再摄取，使突触间隙递质浓度升高，进而促进了突触的传递功能。主要用于各型抑郁症的治疗。常见副作用为阿托品样作用，如直立性低血压、心动过速。

3. 治疗双相障碍药

代表药物为碳酸锂，对躁狂发作者有显著疗效，能够通过抑制脑内去甲肾上腺素及多巴胺的释放，并促进其再摄取，降低突触间隙去甲肾上腺素浓度而抗躁狂，也可干扰脑内 PIP_2 系统第二信使的代谢。该药易出现过量，甚至导致锂盐中毒，因此，服用时应监测血药浓度，静脉滴注 0.9% 氯化钠溶液可加速锂的排泄。该药除了治疗双相障碍，还可用于精神分裂症的兴奋躁动。

（五）镇痛药

镇痛药是一类主要作用于中枢神经系统，选择性地消除或缓解痛觉的药物。此类药镇痛作用强大，多用于治疗各类剧痛，反复应用易致成瘾，又称为麻醉性镇痛药。典型的镇痛药为阿片生物碱类（吗啡、可待因）与人工合成品（哌替啶、阿法罗定、芬太尼等）。本类药物对中枢神经系统具有镇痛、镇静、镇咳及抑制呼吸、缩瞳、催吐等作用，常用于各种急性锐痛、癌症、心肌梗死引起的剧痛的治疗。其不良反应主要为恶心、呕吐、便秘、排尿困难、胆绞痛、呼吸抑制等。连续反复应用易产生耐受性和成瘾，突然停药，可出现戒断症状。

（六）解热镇痛抗炎药

解热镇痛抗炎药，又称为**非甾体抗炎药（nonsteroidal anti-inflammatory drug, NSAID）**，是一类具有解热、镇痛、大多数还有抗感染、抗风湿作用的药物。其代表药物为阿司匹林。此类药物作用机制是通过抑制环氧合酶（cyclooxygenase, COX），干扰体内前列腺素（PG）的生物合成。NSAIDs 主要的药理作用包括：① 解热作用，仅降低发热者的体温，对正常体温几无影响；② 镇痛作用，有中等程度镇痛作用，常用于治疗慢性钝痛；③ 抗感染作用，除苯胺类外，大多数解热镇痛药都有抗感染抗风湿作用。主要不良反应有：① 胃肠道反应；② 凝血障碍：由于可抑制血小板聚集，导致出血时间延长，可用维生素 K 预防；③ 过敏反应：除常见的过敏反应外，某些哮喘患者用药后可诱发"阿司匹林哮喘"，其发生机制为此类药抑制环氧酶，PG 合成受阻，但不影响脂氧酶，致使引起支气管收缩的白三烯增多，进而诱发哮喘。

三、心血管、消化、泌尿系统常用药物及抗组胺药

（一）钙拮抗药

钙拮抗药是指能选择性地阻滞 Ca^{2+} 经细胞膜上电压依赖性钙通道进入胞内，减少胞内 Ca^{2+} 浓度，从而影响细胞功能的药物，又称钙通道阻滞剂；临床常用于治疗高血压、心绞痛、心律失常、肥厚性心肌、慢性心功能不全等。

1. 钙拮抗药分类

钙拮抗药可分为选择性钙拮抗药和非选择性钙拮抗药。

（1）选择性钙拮抗药：①苯烷胺类，如代表药物维拉帕米、加洛帕米、噻帕米等；②二氢吡啶类，如硝苯地平、氨氯地平、尼莫地平等；③苯硫䓬类，如地尔硫䓬等。

（2）非选择性钙拮抗药：①二苯哌嗪类，如桂利嗪、氟桂利嗪等；②普尼拉明类，如普尼拉明等；③其他类，如哌克西林等。

2. 药理学作用和临床应用

药理学作用主要包括：①可使心肌收缩力减弱，减慢心率，同时减慢房室结的传导速度，延长有效不应期，对缺血心肌有保护作用；②可使血管平滑肌舒张，对大小冠状动脉均有扩张作用；③可扩张支气管，较大剂量也能松弛胃肠、子宫、输尿管等平滑肌；④抑制血小板聚集，增加红细胞的变形能力，降低血液黏滞度，进而有抗动脉粥样硬化的作用；⑤抑制内分泌腺的活动。

（二）抗心律失常药

心律失常是心动频率和节律的异常。抗心律失常药按作用机制不同，可分为四类。

1. Ⅰ类药：钠通道阻滞药

根据对钠通道阻滞强度和阻滞后通道的复活时间将其分为三类：①I_A 类药，代表药物如奎尼丁，可降低自律性，减少异位起搏细胞 4 相 Na^+ 内流，减慢传导，抑制 0 期 Na^+ 内流，延长有效不应期。临床主要用于心房纤颤、房扑的复律、室上性心动过速、室性心动过速、频发性室上性和室性期前收缩的转复和预防，不良反应较多。②I_B 类药物，代表药物如利多卡因，抑制 Na^+ 内流，促进 K^+ 外流，临床只用于室性心律失常，不良反应相对较轻。③I_C 类，代表药物为氟卡尼，可重度阻钠，明显抑制传导，对复极影响小。同时，还可降低浦肯野纤维自律性，延长有效不应期（effective refractory period，ERP）。此类药物只被用于危及生命的室性心动过速。

2. Ⅱ类药：β肾上腺素受体阻断药

代表药物如普萘洛尔（又称心得安），可阻断 β 受体，抑制交感神经兴奋，大剂量时有膜稳定作用，适用于室上性心律失常。

3. Ⅲ类药：选择性延长复极的药物

代表药如胺碘酮（又称可达龙），阻滞 Na^+、K^+ 通道，从而降低窦房结和浦肯野纤维的自律性，减慢房室结和浦氏纤维的传导速度。目前，已被推荐为各种室上性及室性心律失常的首选治疗药物。

4. Ⅳ类药：钙拮抗药（窄谱）

主要用于室上性心动过速的治疗，常用维拉帕米、地尔硫草等。

（三）抗充血性心力衰竭药

心力衰竭是指由于心室泵血或充盈功能低下，心输出量不能满足机体代谢的需要，组织、器官血液灌注不足，同时出现肺循环和（或）体循环淤血，是各种心脏病发展到严重阶段的临床综合征，也称充血性心力衰竭。其特点是左心室肥厚或扩张，导致神经内分泌失常、循环功能异常，出现呼吸困难、体液潴留、乏力（特别是运动时）的典型临床症状。常用的治疗充血性心力衰竭的药物包括强心苷类药、血管紧张素Ⅰ转化酶抑制药（ACEI）及血管紧张素Ⅱ受体拮抗药（ARB）、利尿药（如呋塞米、氢氯噻嗪）、其他药（如 β 受体阻断药、钙拮抗药等）。

1. 强心苷

强心苷类代表药物有地高辛。此类药物可加强心肌收缩力，增加衰竭心脏的每搏做功以及搏出量，减慢心率，大剂量时可直接抑制心脏传导系统。其不良反应有消化道症状（如恶心、呕吐、腹痛、腹泻等）、神经系统症状（如头痛、眩晕、幻觉、视力下降，出现黄绿视等）以及各种类型的心律失常。

2. 血管紧张素Ⅰ转化酶抑制药及血管紧张素Ⅱ受体拮抗药

（1）ACEI：代表药物卡托普利、依那普利等。此类药物可抑制血管紧张素Ⅰ转化酶活性，抑制缓激肽的降解，直接或间接降低去甲肾上腺素、加压素的含量，降低全身血管阻力，增加心输出量，增加肾血流量，抑制心肌及血管的肥厚、增生。此类药物不仅可缓解症状，改善血流动力学，提高运动耐力，改进生活质量，而且可逆转心室肥厚，降低病死率。

（2）ARB：代表药有氯沙坦、缬沙坦等，可直接阻断血管紧张素Ⅱ（Ang Ⅱ）与其受体的结合，发挥与 ACEI 类药物类似的药理学作用。

（四）抗心绞痛药

心绞痛是冠状动脉供血不足引起的心肌急剧的、暂时的缺血与缺氧综合征。其临床表现为胸骨后部及心前区阵发性绞痛或闷痛，常放射至左上肢。常用的抗心绞痛药包括硝酸酯类及亚硝酸酯类、β 肾上腺素受体阻断剂和钙离子拮抗剂。硝酸酯类及亚硝酸酯类代表药物为硝酸甘油，能舒张全身静脉和动脉。临床用于各类型心绞痛、急性心肌梗死以及心力衰竭的治疗。其不良反应主要为皮肤发红、搏动性头痛、眼压升高、直立性低血压及晕厥。

（五）抗动脉粥样硬化药

动脉粥样硬化是心脑血管疾病的主要病理基础，其发病与遗传、饮食等因素有密切关系。常用的抗动脉粥样硬化药包括调血脂药、抗氧化剂和多烯脂肪酸。这里仅介绍调脂药。

1. HMG–CoA还原酶抑制剂

HMG–CoA 还原酶抑制剂的代表药物为他汀类。此类药物可抑制 HMG–CoA 还原酶，阻断 HMG–CoA 向甲基二羟戊酸转化，使肝内胆固醇合成减少，进而使 LDL 受体合成增加，最终导致血浆中 LDL 摄入肝脏，从而降低血浆 LDL。临床被用于治疗原发性高胆固醇血症、Ⅲ型高脂蛋白血症及糖尿病性、肾性高脂血症。

2. 胆汁酸结合树脂

胆汁酸结合树脂代表药物为考来烯胺（消胆胺）、考来替泊（降胆宁）。此类药物通过在肠道中与胆汁酸络合阻断胆汁酸重吸收，进而促使肝脏胆固醇向胆汁酸转化。此外，此类药物也抑制胆固醇吸收。

3. 烟酸

烟酸为广谱调血脂药，可使 VLDL、LDL、TG 下降。可通过抑制血小板聚集扩张血管，升高 HDL。该药对 Ⅱ、Ⅲ、Ⅳ、Ⅴ 型高脂血症均有效。

（六）抗高血压药

根据抗高血压药作用部位和作用机制不同将其分为 6 类。

1. 利尿降压药

常用噻嗪类，单用治疗轻度高血压，常与其他降压药合用以治疗中、重度高血压。

2. ACEI及ARB类

ACEI 类常用药物为卡托普利（又称开博通）、依那普利等，ARB 类常用药物为氯沙坦、缬沙坦，此类药物可单用或合用其他降压药，治疗轻、中、重高血压，但不推荐使用肾动脉狭窄所致的高血压。

3. β受体阻断药

代表药物为美托洛尔（又称倍他乐克），降压作用可靠、持久、缓和，同时有心率减慢、心肌耗氧量降低的作用，临床用于治疗轻、中度高血压，伴高肾素性、心绞痛、脑血管病、快速性心律失常者尤佳。

4. 钙拮抗药

常用二氢吡啶类，单用或与利尿药、β 受体阻断药合用，治疗轻、中、重高血压。

5. 交感神经阻滞药

（1）中枢性抗高血压药：代表药有可乐定，莫索尼定。

（2）抗去甲肾上腺素能神经末梢药：代表药有利血平和胍乙啶。

（3）神经节阻断药：代表药有美加明、米噻吩。

6. 血管扩张药

（1）直接舒张血管药：代表药有肼屈嗪、硝普钠。

（2）钾通道开放剂：代表药有吡那地尔、米诺地尔、二氮嗪，主要用于治疗高血压危象和高血压脑病。

（3）其他扩血管药：如吲达帕胺、酮色林等。

（七）利尿药与脱水药

1. 利尿药

（1）高效利尿药：代表药物呋塞米（速尿）。此类药物作用于髓襻升支粗段髓质部和皮质部，使尿量增加，同时使 Cl^-、K^+、Na^+、Mg^{2+}、Ca^{2+} 排泄增加；扩张肾血管，增加肾血流量；扩张小动脉，可能与促进前列腺素合成有关。临床被用于治疗严重水肿、急性肺水肿和脑水肿。

（2）中效利尿药：氢氯噻嗪为轻度心源性水肿的首选药，还被用于高血压和尿崩症的治疗。

（3）低效利尿药：如螺内酯、氨苯蝶啶，临床上与高、中效利尿药合用，防止低血钾，被用于治疗肝性、肾性水肿。

2. 脱水药

脱水药代表药有甘露醇、山梨醇、葡萄糖（50%）等，临床被用于治疗脑水肿，其中，甘露醇为治疗首选。此外，还可被用于治疗青光眼以及预防急性肾脏衰竭。

（八）组胺受体阻断药

组胺受体阻断药包括 H_1 受体阻断药和 H_2 受体阻断药。

1. H_1 受体阻断药

代表药物有苯海拉明、异丙嗪（又称非那根）等，可拮抗外周组胺 H_1 受体，发挥镇静、嗜睡、抗晕、镇吐作用，临床用于变态反应性疾病以及晕动病的治疗，常见不良反应有镇静、嗜睡、乏力等。

2. H_2 受体阻断药

代表药物有西咪替丁、雷尼替丁等，临床用于消化性溃疡、卓 - 艾综合征和反流性食管炎的治疗。

（九）抗消化性溃疡药

消化性溃疡主要指发生于胃和十二指肠的慢性溃疡，是一种多发病、常见病。临床表现为长期性、周期性、节律性的腹疼，伴有唾液分泌增多、烧心、反胃、嗳酸、嗳气、恶心、呕吐等其他胃肠道症状。消化性溃疡的病因是多方面的，病理生理学认为消化性溃疡由攻击因子（胃酸、胃蛋白酶、幽门螺杆菌感染等）和局部黏膜的防御或保护因子之间失衡导致。抗消化性溃疡常用药物有抗酸药、胃酸分泌抑制药、黏膜保护药和抗幽门螺杆菌药等。

1. 抗酸药

抗酸药是一类弱碱性化合物，口服后能中和过多的胃酸，从而解除胃酸对胃、十二指肠黏膜的侵蚀和对溃疡面的刺激，降低胃蛋白酶活性，发挥缓解疼痛和促进愈合的作用，但不能抑制胃酸分泌。一般餐后 1 小时和临睡前各服一次，即可有效发挥抗酸作用。常用抗酸药有氢氧化镁、碳酸氢钠、氢氧化铝和三硅酸镁等。抗酸药主要用于消化性溃疡和反流性食管炎的治疗。

2. 胃酸分泌抑制药

（1）H_2 受体阻断剂：本类药物竞争性拮抗 H_2 受体，能抑制组胺、五肽胃泌素、M 胆碱受体激动剂所引起的胃酸分泌，能明显抑制基础胃酸及食物和其他因素引起的夜间胃酸分泌。常用药物包括雷尼替丁、法莫替丁、尼扎替丁和西咪替丁等。雷尼替丁、尼扎替丁抑制胃酸分泌作用比西咪替丁强 4~10 倍，法莫替丁比西咪替丁强 20~50 倍。临床主要用于十二指肠溃疡、胃溃疡的治疗，应用 6~8 周，愈合率较高，延长用药可减少复发。治疗卓 - 艾综合征时需用较大剂量。还可用于其他胃酸分泌过多的疾病，如胃肠吻合溃疡、反流性食管炎等。不良反应发生较少，偶有便秘、腹泻、腹胀及头痛、头晕、皮疹、瘙痒等。

（2）质子泵抑制剂：胃酸分泌是一个复杂的连续的过程。胃壁细胞上的 M_3、H_2 受体受 CCK_2 受体被激活，通过第二信使等一系列过程，最终激活 H^+，K^+-ATP 酶（也称之为质子泵），引起胃酸分泌。质子泵位于胃壁细胞的管状囊泡和分泌管上。它能将 H^+ 从壁细胞内转运到胃腔中，将 K^+ 从胃腔中转运到壁细胞内，进行 H^+-K^+ 交换。抑制 H^+，K^+-ATP 酶就能抑制胃酸形成的最后环节，发挥治疗作用。临床常用药物包括奥美拉唑（又称洛赛克）、兰索拉唑、泮托拉唑和雷贝拉唑等，临床主要用于胃和十二指肠溃疡、反流性食管炎和卓 - 艾综合征等各种酸相关性疾病的治疗。

（3）M_1 受体阻断剂：常用药物有哌仑西平（吡疡平）、替仑西平和估仑西平，其降低胃酸分泌作用弱于西咪替，现已少用。

3. 黏膜保护药

黏膜保护药主要通过促进胃黏液和碳酸氢盐分泌，促进胃黏膜前列腺素合成，从而发挥保护作用。

（1）米索前列醇、恩前列醇：抑制组胺、促胃液素和进餐所引起的胃酸分泌，使基础胃酸下降；增加胃黏液和 HCO_3^- 的分泌，增加局部血流量。临床用于预防和治疗胃、十二指肠溃疡及急性胃炎引起的消化道出血，特别是非甾体抗炎药引起的慢性胃出血。不良反应有稀便或腹泻，因能引起子宫收缩，孕妇禁用。

（2）硫糖铝：在胃的酸性环境下聚合成胶冻，牢固地黏附于上皮细胞和溃疡基底膜上，覆盖溃疡面，形成溃疡保护膜，抵御胃酸和消化酶的侵蚀，减轻黏膜损伤。本药还能吸附胃蛋白酶和胆酸，抑制其活性，促进胃黏液和碳酸氢盐分泌，对溃疡黏膜具有保护作用。临床主要用于胃和十二指肠溃疡的治疗。

（3）枸橼酸铋钾及胶体果胶铋：与溃疡基底膜的坏死组织中的蛋白质或氨基酸结合，形成蛋白质 - 铋复合物，覆盖于溃疡表面起到黏膜保护作用，主要用于消化不良、胃、十二指肠溃疡的治疗，与抗生素合用治疗卓 - 艾综合征。服药期间舌、粪染黑，偶见恶心，肾功能不良者禁用。

4. 抗幽门螺杆菌药

幽门螺杆菌感染是消化性溃疡的主要原因。常用药物主要有甲硝唑、四环素、氨苄西林、克拉霉素等。体内单用一种药物效果不佳，常用兰索拉唑和阿莫西林或阿莫西林、克拉霉素和兰索拉唑（或奥美拉唑）三联药物或四环素、甲硝唑和铋盐联合治疗，疗程一般 2 周。

四、激素类药物

（一）糖皮质激素

1. 糖皮质激素的作用

糖皮质激素（GCS）在剂量和浓度不同时产生的作用不同。小剂量或生理水平时，主要产生生理作用，大剂量或高浓度时，则产生药理作用。

糖皮质激素的生理作用主要包括升高血糖，促进蛋白质、脂肪分解并抑制其合成，可激活四肢皮下脂酶，使脂肪分解并重新分布于面、颈和躯干部，有弱保钠排钾作用。此外，还能引起低血钙，并有增加肾小球滤过率和拮抗 ADH 的利尿作用。

糖皮质激素的药理作用包括：①抗感染作用：本类药物具有强大的抗感染作用，对感染性、化学性、物理性、免疫性等各种炎症均有效。②免疫抑制作用：GCS 对免疫反应的多个环节具有抑制作用，包括抑制巨噬细胞对抗原的吞噬和处理，促进淋巴细胞的破坏和解体，以促其移出血管，进而减少循环中淋巴细胞数量。GCS 小剂量时主要抑制细胞免疫，大剂量时抑制浆细胞和抗体生成，进而抑制体液免疫功能。③抗休克作用：GCS 可直接扩张处于痉挛状态的血管，改善微循环，进而改善或纠正休克。稳定溶酶体膜而减少心肌抑制因子的生成，加强心肌收缩力。④抗毒作用：GCS 可提高机体对细菌内毒素的耐受能力，保护机体度过危险期而赢得抢救时间，但其对细菌外毒素无效。⑤解热作用：GCS 可直接抑制体温调节中枢，降低其对致热原的敏感性。⑥其他：GCS 可刺激骨髓造血功能，使红细胞、血红蛋白、血小板增多，可引起中性粒细胞数量增多，但同时抑制其功能。GCS 能兴奋中枢神经系统，出现兴奋、激动、失眠、欣快等，甚至可诱发精神病和癫痫。GCS 还可促进胃酸和胃蛋白酶的分泌，抑制黏液的分泌，诱发或加重溃疡病。

2. 糖皮质激素的临床应用

（1）替代疗法：用于急性或慢性肾上腺皮质功能不全、腺垂体功能减退以及肾上腺次全切除术后的补充替代治疗。

（2）严重急性感染或炎症：主要用于治疗中毒性感染或同时伴有休克，如中毒性痢疾、重症伤寒、中毒性肺炎及脓毒血症等严重急性感染，一般感染不用。对急性细菌性感染在应用足量有效抗生素药物的同时，联合 GCS，通过其抗感染、抗毒作用，可缓解临床症状。

（3）自身免疫性和过敏性疾病：①自身免疫性疾病：GCS 可用于风湿热、类风湿关节炎、系统性红斑狼疮等自身免疫病的治疗。此外，GCS 尚可用于器官移植术后出现的免疫排斥反应。②过敏性疾病：GCS 对荨麻疹、枯草热、过敏性鼻炎等过敏性疾病均可缓解其症状。

（4）休克的治疗：对各种休克均有效，但对感染中毒性休克效果最好。

（5）血液系统疾病：对急性淋巴细胞性白血病疗效较好，而对再生障碍性贫血、中性粒细胞和嗜酸性粒细胞减少、血小板减少症、过敏性紫癜等亦有效，但需长期大剂量用药。

（6）皮肤病：对牛皮癣、湿疹、接触性皮炎、天疱疮和剥脱性皮炎等有效。

3. 糖皮质激素的不良反应

（1）长期大量使用 GCS 引起的不良反应：①皮质功能亢进综合征：多表现为满月脸、水牛背、高血压、多毛、糖尿、皮肤变薄等，为 GCS 使代谢紊乱所致；②诱发或加重感染；③诱发或加重溃疡病；④诱发高血压和动脉硬化；⑤骨质疏松、肌肉萎缩、伤口愈合延缓；⑥诱发精神病和癫痫。

（2）停药反应：①可出现肾上腺皮质萎缩或功能不全：当久用 GCS 后，可致皮质萎缩。当突然停药后，如遇应激状态，可因体内缺乏 GCS 而诱发肾上腺危象。②反跳现象：症状控制之后减量太快或突然停药可使原病复发或加重称为反跳现象。因此症状缓解后可逐步减量和停药。

（二）甲状腺激素

甲状腺激素（TH）分为三碘酪氨酸（T_3）、四碘酪氨酸（T_4）两种。TH 可促进脑和长骨的生长发育；可增加耗氧、促进产热并提高基础代谢率，进而促进代谢；可兴奋心脏，增强血管对儿茶酚胺的敏感性，并兴奋中枢。TH 可用于呆小病、甲状腺功能低下的治疗。

（三）胰岛素及口服降糖药

1. 胰岛素

天然胰岛素是由胰腺胰岛 β 细胞分泌，分子量大小约为 56kD，由 51 个氨基酸组成的一种蛋白质。药品胰岛素除从猪、牛等动物的胰脏中提取制备外，还有基因工程重组的人胰岛素用于临床。胰岛素口服无效，必须注射给药。临床用于 1 型糖尿病人的维持治疗。2 型糖尿病经饮食控制和口服降糖药无效者及糖尿病发生酮症酸中毒或糖尿病昏迷时可使用胰岛素替代治疗。

2. 口服降糖药

（1）磺酰脲类：代表药物格列本脲（优降糖）、格列齐特（达美康）等，可用于饮食控制无效的轻、中度 2 型糖尿病人以及对胰岛素耐受的病人。此外，还可与胰岛素联合使用。

（2）双胍类：代表药有苯乙双胍（降糖灵）和二甲双胍（降糖片），此类药物可抑制糖的肠道吸收和糖原异生，促进糖的无氧酵解而降糖，但不会促进胰岛素的释放。主要用于经控制饮食无效的 2 型糖尿病，但易引起乳酸中毒。

（3）α-糖苷酶抑制剂：代表药阿卡波糖（拜糖平），降糖作用缓和，为治疗 2 型糖尿病的一线药物，不良反应为肠鸣、肠胀气。

（4）胰岛素增敏药：代表药物为吡格列酮，本类药物通过增强肌肉和脂肪组织对胰岛素的敏感性而降糖，主要用于 2 型糖尿病的治疗。

（5）其他：如瑞格列奈，为非磺酰脲类的口服降糖药，能促进胰岛素的释放而降糖。主要用于 2 型糖尿病的治疗。

五、抗病原微生物药物

抗病原微生物药物是指对病原微生物具有抑制或杀灭作用，用于防治感染性疾病的化疗药物，包括抗菌药物、抗真菌药物、抗病毒药物和抗寄生虫药物等。抗病原微生物药物作用的产生及其强弱涉及宿主、药物、病原微生物之间的相互关系。抗病原微生物药物可阻止疾病发展，清除病原体，使用不当时引起不良反应，对机体产生危害，因此合理使用抗病原微生物药物具有重要意义。

（一）抗生素

1. β-内酰胺类抗生素

β-内酰胺类抗生素是各类抗生素中种类最多、临床应用最广的一类抗生素。根据结构不同，将其分为青霉素类、头孢菌素类、β-内酰胺酶抑制药和其他β-内酰胺类。β-内酰胺类抗生素的作用机制主要是作用于细菌菌体内的青霉素结合蛋白（PBPs），抑制细菌细胞壁合成，使菌体失去渗透屏障而膨胀、裂解，同时借助细菌的自溶酶溶解而产生抗菌作用。PBPs是存在于细菌细胞膜上的蛋白，分为两类：一类是具有转肽酶和转糖基酶活性，参与细菌细胞壁合成；另一类为具有羧肽酶活性，与细菌细胞分裂和形态维持有关。细菌种类不同，所含PBPs数目不等。哺乳动物的细胞没有细胞壁，所以β-内酰胺类抗生素对人和动物的毒性很小。因β-内酰胺类抗生素对已合成的细胞壁无影响，故对繁殖期细菌的作用较静止期强。

1）青霉素类：除青霉素G为天然青霉素外，其余青霉素类均为半合成青霉素。

（1）分类：① 窄谱青霉素类，以注射用青霉素G和口服用青霉素V为代表；② 耐酶青霉素类，以注射用甲氧西林和口服、注射用氯唑西林、氟氯西林为代表；③ 广谱青霉素类，以注射、口服用氨苄西林和口服用阿莫西林为代表；④ 抗铜绿假单胞菌广谱青霉素类，以注射用羧苄西林、哌拉西林为代表；⑤ 抗革兰氏阴性菌青霉素类，以注射用美西林和口服用匹美西林为代表。

（2）临床应用：天然青霉素青霉素G主要用于敏感的G^+球菌、G^-球菌、螺旋体感染的首选治疗药，如溶血性链球菌引起的咽炎、扁桃体炎、猩红热等；草绿色链球菌引起的心内膜炎；肺炎球菌所致的大叶肺炎等；脑膜炎球菌引起的流行性脑脊髓膜炎；还可作为放线菌病、钩端螺旋体病、梅毒、回归热等及预防感染性心内膜炎发生的首选药，亦可与抗毒素合用治疗破伤风、白喉病人。

（3）不良反应：青霉素类最常见的不良反应是变态反应，在各种药物中居首位。各种类型的变态反应都可出现，以皮肤过敏（荨麻疹、药疹等）和血清病样反应较多见，但多不严重，停药后可消失，最严重的是过敏性休克。

2）头孢菌素类：头孢菌素类（cephalosporins）是从真菌培养液中提取的多种抗菌成分之一——头孢菌素C经改造后制成的一系列半合成抗生素。与青霉素类有着相似的理化特性、生物活性、作用机制和临床应用。头孢菌素具有抗菌谱广、杀菌力强、对β-内酰胺酶较稳定以及过敏反应少等特点。

（1）分类：根据头孢菌素的抗菌谱、抗菌强度、对β-内酰胺酶的稳定性及对肾脏毒性，头孢菌素类可分为四代：① 第一代头孢菌素，以注射、口服用头孢拉定和口服用头孢氨苄为代表；② 第二代头孢菌素，以注射用头孢呋辛和口服用头孢克洛为代表；③ 第三代头孢菌素，以注射用头孢哌酮、头孢噻肟和口服用头孢克肟为代表；④ 第四代头孢菌素：以注射用头孢匹罗为代表。

（2）临床应用：第一代头孢菌素对 G^+ 菌抗菌作用较二、三代强，但对 G^- 菌的作用差，可被细菌产生的 β- 内酰胺酶所破坏，主要用于治疗敏感菌所致呼吸道和尿路感染、皮肤及软组织感染。第二代头孢菌素对 G^+ 菌作用较第一代略差，对 G^- 菌有明显作用，对厌氧菌有一定作用，但对铜绿假单胞菌无效，对多种 β- 内酰胺酶比较稳定，可用于治疗敏感菌所致肺炎、胆管感染、菌血症、尿路感染和其他组织器官感染等。第三代头孢菌素对 G^+ 菌的作用不及第一、二代，对 G^- 菌（包括肠杆菌类、铜绿假单胞菌及厌氧菌）有较强的作用。对 β- 内酰胺酶有较高的稳定性，可用于危及生命的败血症、脑膜炎、肺炎、骨髓炎及尿路严重感染的治疗，能有效控制严重的铜绿假单胞菌感染。第四代头孢菌素对 G^+ 菌、G^- 菌均有高效，对 β- 内酰胺酶高度稳定，可用于治疗对第三代头孢菌素耐药的细菌感染。

（3）不良反应：头孢菌素类药物毒性较低，不良反应较少，常见的是过敏反应，多为皮疹、荨麻疹等，过敏性休克罕见，但与青霉素类有交叉过敏现象。口服给药可发生胃肠道反应，静脉给药可发生静脉炎。第一代头孢菌素对肾脏有毒性；第二代头孢菌素较之减轻；第三代头孢菌素对肾脏基本无毒；第四代头孢菌素则几无肾毒性。

3）其他 β- 内酰胺类：其他 β- 内酰胺类包括碳青霉烯类、头霉素类、氧头孢烯类、单环 β- 内酰胺类。

4）β- 内酰胺酶抑制药：β- 内酰胺酶抑制药主要针对细菌产生的 β- 内酰胺酶发挥作用。目前，临床常用的有 3 种，包括克拉维酸、舒巴坦和他唑巴坦。它们的共同特点是：①本身没有或只有较弱的抗菌活性，通过抑制 β- 内酰胺酶，从而保护了 β- 内酰胺类抗生素的活性，与 β- 内酰胺类抗生素联合应用或组成复方制剂使用可增强后者的药效；②酶抑制药对不产酶的细菌无增强效果；③在与配伍的抗生素联合使用时，两药应有相似的药动学特征，有利于更好发挥协同作用。

2. 大环内酯类抗生素

大环内酯类抗生素是一类链真菌产生的含有 14、15 和 16 元大环内酯环的抗菌药。本类药物的抗菌机制是与细菌核蛋白体的 50S 亚基结合，抑制转肽作用和 mRNA 的移位，从而阻碍细菌的蛋白质合成。本类药物间存在不完全交叉耐药性。临床常用药物包括红霉素、乙酰螺旋霉素、阿奇霉素、罗红霉素、克拉霉素。早期的红霉素治疗呼吸道、皮肤软组织等感染，疗效确切，亦无严重的不良反应，但抗菌谱仍相对较窄，生物利用度低，因此，临床应用受限。近年来，新开发的大环内酯类抗生素抗菌活性增高，对支原体、衣原体的作用也明显增强，且不易被胃酸破坏，生物利用度高，血药浓度高，药物半衰期（$t_{1/2}$）延长，不良反应也相应减少。

3. 林可霉素类抗生素

林可霉素类抗生素包括林可霉素和克林霉素。两药的抗菌谱与红霉素类似，抗菌机制与大环内酯类相似，因此，林可霉素类与大环内酯类有拮抗作用，不宜合用。林

上篇·生命科学基础

可霉素与克林霉素具有相同的抗菌谱，但克林霉素抗菌作用更强，口服吸收好，且毒性较低，故临床常用。克林霉素主要用于厌氧菌引起的腹腔和妇科感染，还用于敏感的革兰氏阳性菌引起的呼吸道、关节和软组织、骨组织等感染，是金黄色葡萄球菌引起的骨髓炎的首选治疗药物。

4. 多肽类抗生素

代表药物万古霉素与去甲万古霉素，主要治疗耐青霉素金黄色葡萄菌引起的严重感染和对 β - 内酰胺类抗生素过敏者的严重感染及其他抗生素引起的伪膜性肠炎。

5. 氨基苷类抗生素

对多数 G^- 杆菌有强大的抗菌作用；对铜绿假单细胞菌、耐青霉素金黄色葡萄菌的某些品种亦敏感；对 G^- 球菌（如淋球菌、脑膜炎球菌）的作用较差。氨基苷类抗生素通过阻碍细菌蛋白质的合成起作用。常见不良反应：①过敏反应，链霉素过敏性休克的发生率仅次于青霉素 G；②耳毒性，可引起前庭功能与耳蜗神经的损害，前者表现为眩晕、恶心、呕吐、眼球震颤和平衡障碍，后者表现为听力减退或耳聋；③肾毒性；④神经肌肉接头的阻滞，可引起神经肌肉麻痹，严重可致呼吸停止，是由于药物能与突触前膜钙结合部位结合，阻止钙离子参与乙酰胆碱的释放所致，可用新斯的明治疗。

临床常用药物为链霉素、庆大霉素。链霉素是鼠疫与兔热病的首选药，最严重的不良反应是耳毒性；而庆大霉素是严重 G^- 杆菌感染首选药。

6. 四环素类

它们是广谱抗生素，对 G^+、G^- 菌、立克次体、支原体、衣原体、螺旋体、放线菌均有抑制作用，可间接抑制阿米巴原虫。四环素类的基本结构为氢化并四苯，因 5、6、7 位取代基不同分为不同的药物。它们为两性化合物，但在酸性水溶液中稳定。它们与细菌核蛋白 30S 亚基结合，阻止蛋白质始动复合物形成，并抑制氨酰 tRNA 进入 A 位而抑制蛋白质合成，改变细胞膜通透性而抗菌。细菌可通过减少摄入或增加排出药物而产生耐药性。四环素类是斑疹伤寒、鹦鹉热、支原体肺炎、回归热、霍乱的首选药；也可用于 G^- 菌引起的感染，如百日咳、痢疾、布鲁氏病；对 G^+ 菌感染疗效不如青霉素。土霉素作为四环素的一种，可治疗肠内阿米巴。常见的不良反应为胃肠道反应，偶见过敏，长期应用可致二重感染、影响骨牙生长，长期应用或大剂量可致肝脏毒性甚至死亡。

（二）人工合成抗菌药

1. 喹诺酮类

喹诺酮类是 4- 喹诺酮衍生物。它们选择性抑制细菌 DNA 回旋酶，阻碍 DNA 复制而抗菌，而对人体内与回旋酶相似的拓扑异构酶几乎无影响。细菌 DNA 回旋酶突变和膜通透性改变可产生耐药性。第一代喹诺酮类，以萘啶酸为代表，抗菌谱窄，口服吸收差，不良反应多，已经淘汰；第二代是吡哌酸，对 G^- 杆菌作用强，对 G^+ 菌有一定的作用，口服后尿中浓度高，主要用于尿路感染、肠道感染，不良反应较萘啶酸少；第三代为氟喹诺酮类，有诺氟沙星、环丙沙星、氧氟沙星、左氧氟沙星、洛美沙星等。

它们抗菌谱广而强，对 G^- 菌、G^+ 菌均有效，其中环丙沙星、氧氟沙星、托氟沙星对铜绿假单胞菌有效，托氟沙星、司氟沙星对厌氧菌有效，环丙沙星对军团菌、弯曲菌有效，氧氟沙星、司氟沙星对结核杆菌有效，司氟沙星对支原体、衣原体、分枝杆菌作用最强。氟罗沙星在体内抗菌作用最强，环丙沙星载体外抗菌作用最强。第三代为氟喹诺酮类有口服吸收好、分布广、组织内浓度高、半衰期 $t_{1/2}$ 长的特点，由肝脏代谢，氧氟沙星、洛美沙星、氟罗沙星主要由肾排泄，诺氟沙星、依诺沙星、环丙沙星由肝、肾排泄。它们广泛用于泌尿生殖系统感染，但对于复杂的盆腔感染，需与其他药物合用；对敏感菌引起的消化道感染、下呼吸道感染、骨关节感染、皮肤及软组织感染也有效。此外，也可作为青霉素、头孢菌素的代用品。

喹诺酮类药物不良反应少而轻，常见胃肠道反应，偶见中枢兴奋、过敏反应，也可损害幼年动物的软骨和关节组织，孕妇儿童不宜用；依诺沙星、环丙沙星可抑制茶碱、口服抗凝药代谢，含金属离子的抗酸药可减少其吸收。

2. 磺胺药

磺胺药是对氨基苯磺酰胺衍生物，与对氨基苯甲酸（PABA）竞争二氢叶酸合成酶，抑制叶酸合成影响核酸合成而抗菌。其抗菌谱广对 G^+ 菌、G^- 菌都有良好抗菌作用，对衣原体、放线菌和原虫也有效，但对立克次体、病毒无效。

磺胺药分为外用、肠道用和全身用三类。用于肠道的磺胺药不易吸收，在肠道对位氨基游离发挥作用，如柳氮磺吡啶，有抗感染、抗菌作用，适于治疗溃疡性结肠炎。外用磺胺药有磺胺米隆、磺胺嘧啶银、磺胺醋酰钠，分别用于皮肤黏膜铜绿假单胞菌和大肠埃希菌感染、烧伤感染、眼部感染。而全身用的磺胺药有磺胺异噁唑、磺胺嘧啶、磺胺甲噁唑、磺胺甲氧嘧啶、磺胺多辛等，它们口服吸收完全，血药浓度高，分布广（磺胺嘧啶可进入脑脊液），药物在肝内乙酰化灭活，由肾脏排泄，乙酰化的药物溶解度低，在酸性尿中更易析出结晶损伤肾脏，可加服碳酸氢钠预防。不良反应为恶心、呕吐、皮疹、药物热、溶血性贫血、粒细胞减少及肝损害等。

3. 甲氧苄啶（trimethoprim, TMP）

甲氧苄啶抑制二氢叶酸还原酶，使四氢叶酸不能生成而阻止核酸合成。TMP 本身有很强的抗菌作用，抗菌谱与磺胺药相似，但单用细菌易耐药，与磺胺药合用双重阻断叶酸代谢，抗菌作用增强几倍至数十倍，甚至可杀菌并减少耐药菌株的发生。也可和其他抗菌药合用。TMP 毒性低，但长期用可致四氢叶酸缺乏，需注意补充四氢叶酸。

4. 硝基呋喃

硝基呋喃抗菌谱广，抗菌作用强，细菌不易耐药，但毒性大，可致周围神经炎。呋喃妥因口服吸收快而完全，在体内半数被破坏，半数由肾排泄，血药浓度低，主要用于敏感菌引起的尿路感染。酸化尿液可增强其抗菌作用。呋喃唑酮口服吸收少，主治肠炎、菌痢，也用于弯曲杆菌引起的溃疡病的治疗。

5. 甲硝唑

甲硝唑对体内外 G^+、G^- 厌氧菌和肠内外阿米巴、阴道滴虫都有效，但对需氧菌或兼性需氧菌无效。口服吸收良好，临床主要用于治疗厌氧菌引起的各种感染，如口腔、腹腔、女性生殖道和关节感染等。

（三）抗真菌药、抗病毒药

1. 抗真菌药

根据药物的作用机制和结构类型，可将抗真菌药分为影响真菌细胞膜的药物，如多烯类（两性霉素B、制真菌素）、唑类（克霉唑、咪康唑、酮康唑）、丙烯胺类（特比萘芬）、吗啡类（阿莫罗芬）；影响真菌细胞壁的药物，如棘白菌素类（卡泊芬净、米卡芬净）；其他抗真菌药，如氟胞嘧啶、灰黄霉素。

代表药灰黄霉素，其结构类似鸟嘌呤，能竞争性抑制鸟嘌呤进入DNA而发挥抗真菌作用。口服治疗头癣、体癣、股癣、手足癣、甲癣等浅表真菌病，油脂食物和超微粒制剂增加吸收；局部用药无效。两性霉素B和制真菌素为多烯类抗深部真菌药，可选择性与真菌细胞膜的麦角固醇结合，破坏膜通透性而杀菌，对细菌和浅表真菌无效。两性霉素B口服、肌肉注射不易吸收，需静脉滴注，对于真菌性脑膜炎，则需鞘内注射。该药排泄慢，不良反应多，静脉滴注时可致寒战、高热、恶心呕吐，有明显的心、肝、肾毒性。制真菌素毒性更大，口服治疗消化道真菌感染，局部用于口腔、皮肤、阴道假丝酵母菌感染。

2. 抗病毒药

抗病毒药可破坏病毒的结构、酶和复制。其药理学作用为：①阿昔洛韦和伐昔洛韦抑制DNA多聚酶，阻止DNA合成，适用于单纯疱疹病毒、带状疱疹病毒感染和乙型肝炎。此类药物口服不易吸收，需静脉滴注，不良反应少；②碘苷抑制DNA复制而抗DNA病毒，毒性大，仅局部用于单纯疱疹病毒感染；③利巴韦林为广谱抗病毒药，对甲型流感、乙型流感、腺病毒肺炎、麻疹、甲型肝炎等均有效；④阿糖腺苷在体内转变为三磷酸化物，抑制DNA合成。静脉滴注阿糖腺苷治疗单纯疱疹病毒性脑炎，外用可治疗角膜炎，不良反应轻微，但有致畸作用；⑤齐多夫定是治疗艾滋病的第一个药物，可抑制HIV反转录过程，阻止其复制，减轻艾滋病症状，但可抑制骨髓；⑥金刚烷胺干扰RNA病毒穿入宿主细胞，抑制其复制，可用于防治亚洲甲型流感。此外，也可用于治疗震颤麻痹。

学习小结

（1）传出神经系统代表性药物如表5-1所示。

表5-1　传出神经系统代表性药物总结

药物及分类	药 理 作 用	临 床 应 用	不 良 反 应
M胆碱受体激动药			
毛果芸香碱	作用于M受体，产生M样作用，眼和腺体作用最明显	青光眼和虹膜炎	过量产生毒蕈碱样症状，可用阿托品对症处理

续表

药物及分类	药 理 作 用	临 床 应 用	不 良 反 应
M胆碱受体阻断药			
阿托品	阻断M样作用，主要作用于心血管、眼、平滑肌等，大剂量可作用于中枢神经系统	内脏绞痛、麻醉前给药、有机磷酸酯类中毒	小剂量口干、少汗和心率减慢；大剂量心率加快、口渴、瞳孔扩大
拟肾上腺素药			
去甲肾上腺素	作用于血管α受体，主要使小动脉和小静脉收缩，升高血压	早期神经源性休克、嗜铬细胞瘤切除后和药物中毒时的低血压	过量或药液漏出血管外，可引起局部缺血坏死、少尿、无尿和肾实质损伤
肾上腺素	作用于α、β受体，可强心、舒张支气管平滑肌，大剂量兴奋中枢神经系统	心脏骤停、过敏性休克、支气管哮喘急性发作等	心悸、波动性头痛、眩晕、乏力
异丙肾上腺素	作用于β$_1$、β$_2$受体，兴奋心脏、松弛平滑肌	心搏骤停、房室传导阻滞、支气管哮喘急性发作	心悸、头痛、头晕
肾上腺素受体阻断药			
酚妥拉明	血管扩张、血压下降	外周血管痉挛性疾病、静脉滴注去甲肾上腺素外漏、休克等	直立性低血压和心动过速
普萘洛尔	阻断心脏β受体，心率减慢、心排出量和心收缩力减弱	心律失常、原发性高血压、心绞痛等	消化道症状，过敏性皮疹和血小板减少

（2）中枢神经系统代表性药物如表5-2所示。

表5-2　中枢神经系统代表性药物总结

药物分类	作 用	临 床 应 用	不 良 反 应
镇静催眠药			
地西泮	抗焦虑、镇静催眠、抗惊厥和抗癫痫	焦虑症、惊厥、癫痫持续状态	嗜睡、头昏、乏力和记忆力下降；大剂量时偶见共济失调
苯巴比妥	镇静、催眠、抗惊厥和抗癫痫	癫痫大发作、癫痫持续状态、惊厥	反跳现象、呼吸抑制、成瘾性、依赖性
抗癫痫药和抗惊厥药			
苯妥英钠	抗癫痫、治疗三叉神经痛、抗心律失常	癫痫大发作和局限性发作，中枢疼痛综合征、心律失常	胃肠道症状、肝功能损害、锥体外系症状、皮疹以及血细胞减少
硫酸镁	抗惊厥，治便秘	惊厥、高血压危象	呼吸抑制、血压骤降、心脏骤停

续表

药物分类	作 用	临 床 应 用	不 良 反 应
抗精神失常药			
氯丙嗪	抗精神病 镇吐作用 调节体温	Ⅰ型精神分裂症 呕吐、顽固性呃逆 低温麻醉、人工冬眠	中枢抑制症状：嗜睡、淡漠等； 自主神经系统：M受体阻断症状； 锥体外系反应

复习思考题

（1）阿司匹林的不良反应有哪些？

（2）胰岛素临床主要用于治疗哪些疾病？

（3）糖皮质激素的药理作用是什么？

第五章　复习思考题答案

第五章　单元测试题

第五章　单元测试题答案

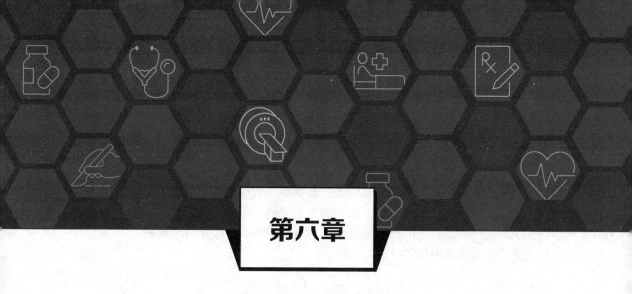

第六章

疾病学基础

（1）正确认识疾病相关的概念，能够理解疾病发生、发展过程中的一般规律和基本机制，为正确理解各种病变形成的具体机制和转化规律奠定基础。

（2）能说出适应、损伤与修复的常见类型，并能够运用到后续具体病变中。

（3）能说出局部血液循环障碍的常见病因、病理变化及对机体的影响，理解缺氧、休克等与局部血液循环障碍的相关性。

（4）能说出炎症的基本病理变化，尤其急性炎症的渗出过程，并理解炎症的防御意义；能联系急、慢性炎症的病理学特点辨别临床炎症性疾病的类型；能说出急性炎症的结局。

（5）能根据肿瘤的分化与异型性及生物学行为辨别良、恶性肿瘤；能理解恶性肿瘤尤其是癌发生、发展的过程；能利用本节内容认识各系统恶性肿瘤的特点。

（6）能根据病因及血氧变化特点对缺氧的类型进行诊断，并能说出缺氧对机体的影响，深刻理解缺氧在多种疾病发生、发展中的重要作用。

第一节 疾病概论

一、疾病的相关概念

健康和疾病是一组对应的生命状态，二者之间还存在着亚健康状态，不同生命状态之间可相互转化。

1. 健康

健康（health）不仅是没有疾病或衰弱现象，而是一种躯体上、精神上和社会适应上的完好状态。躯体上的完好状态指躯体结构、功能和代谢的正常，机体处于内环境相对稳定状态；精神上的完好状态指人的情绪、心理、学习、记忆及思维等处于正常状态，表现为精神饱满，乐观向上，愉快地从事工作和学习，能应对紧急事件，处理复杂问题；社会适应上的完好状态指人的行为与社会道德规范相吻合，能保持良好的人际关系，能在社会中承担合适的角色。

第一节 疾病概论 第二节 细胞和组织的适应、损伤和修复 PPT

2. 疾病

疾病（disease）是机体在一定的病因和条件作用下发生的异常生命活动过程。在疾病过程中，机体内环境失衡，组织和细胞发生功能、代谢和形态结构的异常变化，机体出现各种症状、体征及社会行为异常，对环境的适应能力降低，劳动能力减弱甚至丧失。

3. 亚健康

亚健康（sub-health）是指介于健康与疾病之间的一种生理功能低下状态。世界卫生组织（World Health Organization, WHO）的一项调查显示：人群中真正健康者仅占5%，患病者约占20%，而处于亚健康状态者则高达75%，中年人是亚健康的高发人群。亚健康状态的表现因人而异，较常见的有3种：① 躯体性亚健康状态，主要表现为疲乏无力、精神不振、工作效率低、免疫力差等；② 心理性亚健康状态，主要表现为焦虑、烦躁、易怒、睡眠不佳等，严重时可伴有胃痛、心悸等表现；③ 社会性亚健康状态，主要表现为与社会成员关系不和谐，产生被社会抛弃和遗忘的孤独感。亚健康状态处于动态变化之中，其变化呈双向性，既可向疾病状态转化，也可向健康状态转化。

二、病因学

病因学（etiology）是研究疾病发生的原因、条件及其作用规律的科学，即探讨疾病是因何发生的。

（一）疾病发生的原因

疾病发生的原因简称病因，又可称为致病因素，是指引起疾病必不可少的并赋予疾病特异性的各种因素。没有病因就不可能发生相应的疾病。病因种类繁多，常见类型如下：

1. 生物因素

主要包括细菌、病毒、支原体、立克次体、螺旋体、真菌等病原微生物和原虫、蠕虫等寄生虫。病原微生物和寄生虫可引起各种感染性疾病，其致病性主要与其侵袭力、毒力、入侵数量和机体的防御功能及其对病原生物的反应性有关。

2. 物理因素

主要包括温度、压力、机械暴力、电流、电离辐射、噪声等。物理因素的致病性主要取决于其作用部位、强度、范围和持续时间等，其对组织的损伤多无明显选择性。

3. 化学因素

主要包括强酸、强碱、无机和有机毒物及生物性毒物。化学因素的致病作用与其浓度、毒性以及作用部位和持续时间有关，对组织、器官有一定的选择性毒性作用，如 CCl_4 主要损伤肝细胞。

4. 生态环境因素

人类对其赖以生存和发展的水土、生物和气候资源进行过度开发、破坏和污染所产生的生态环境问题，已成为危害人类健康、导致疾病发生的重要因素。

5. 营养因素

营养因素的缺乏或过多均可引起疾病，如维生素 A 缺乏可引起夜盲症、维生素 D 缺乏引起佝偻病，营养过剩可导致肥胖等。

6. 遗传因素

染色体和基因等遗传物质的畸变或变异引起的疾病，称为遗传性疾病，如先天愚型、家族性多发性结肠息肉病等。当遗传物质的改变不直接引起疾病而是使机体增加发生某种疾病的风险，称为遗传易感性，如原发性高血压、糖尿病等都存在一定程度的遗传易感性。

7. 先天因素

与遗传因素不同，先天性因素不是指遗传物质的改变，而是指那些能够损害正在发育的胎儿的有害因素。由先天因素引起的疾病称为先天性疾病，如多指（趾）、唇裂、先天性心脏病等。

8. 免疫因素

免疫反应过强、缺陷或自身免疫反应均可引起疾病。机体对抗原刺激产生的能造成组织损害和功能障碍的过高免疫反应，称为变态反应或超敏反应，如青霉素过敏；机体对自身抗原发生免疫反应并引起自身组织损害，称为自身免疫性疾病，如系统性红斑狼疮；机体因免疫功能低下或缺乏所致疾病称为免疫缺陷病，如艾滋病。

9. 心理和社会因素

随着生物医学模式向生物 - 心理 - 社会医学模式转换，心理和社会因素在疾病发生发展中的作用日益受到重视。长期的忧虑、悲伤、恐惧等不良情绪以及自然灾害、生活事件突然打击等，不但可引起精神障碍性疾病，还可通过精神、心理作用导致躯体性疾病。

总之，所有的疾病都有自己相应的病因，但目前很多疾病的病因尚未明确，有待科学的发展以进一步阐明。

（二）疾病发生的条件

疾病发生的条件是指在病因作用于机体的前提下，能影响疾病发生、发展的因素。条件本身并不能直接引起疾病，与疾病的特异性无关，但可促进或减缓疾病发生。能够加强病因的作用从而促进疾病或病理过程发生的条件称为**诱因**（**precipitating factor**），如受寒、过劳、醉酒等因素均可降低呼吸道黏膜的防御功能而成为大叶性肺炎的诱因。当某些疾病的病因、条件无法清晰界定时，可将其笼统地称为**危险因素**（**risk factor**）。同一因素在某种疾病中是病因，而在另一种疾病则可能是条件，如寒冷是冻伤的病因，却是肺炎发生的条件。

疾病发生的条件可概括为内部条件和外部条件两大类：①内部条件，包括机体的年龄、性别、免疫功能状态等个体差异，如小儿防御功能发育尚未完善易患呼吸道和消化道传染病，老年人易患冠心病、退行性骨关节病等；②外部条件，包括自然、地域、社会环境因素等，如春季易患呼吸道传染病，碘缺乏地区易患地方性甲状腺肿，高强度的生活节奏易诱发原发性高血压等。

三、发病学

发病学（**pathogenesis**）主要研究疾病发生、发展过程中共同的规律和机制。在此仅讨论疾病发生、发展的一般规律和基本机制；不同疾病还有其特定的发生机制和发展规律，将在后续具体疾病部分进行介绍。

（一）疾病发生、发展的一般规律

疾病发生、发展的一般规律指各种疾病过程中普遍存在的、共同的基本规律，主要包括以下四个方面。

1. 稳态失衡与调节

疾病发生时，正常的稳态平衡被打破，机体通过反馈调节（主要是负反馈调节）在病理状态下建立新的平衡。新平衡的建立不仅能发挥一定的代偿作用，也能形成该疾病的病理特点。

2. 损伤与抗损伤反应

损伤与抗损伤贯穿疾病的始终，是推动疾病发展变化的基本动力并常常决定疾病的转归，其相互斗争和转化构成疾病各种临床表现。当抗损伤反应（即各种防御和代偿功能增强）占主导地位时，疾病则趋向缓解，向痊愈方向转化；当损伤性反应占主导地位时，疾病则逐渐恶化，甚至导致死亡。

3. 因果交替

疾病的因果交替是指在原始病因作用下机体出现的某些变化（结果），又可作为疾病过程中新的原因而引起另外一些变化（结果），促使疾病不断发展。若因果交替的结果使病情更趋恶化，则称为恶性循环；反之，使疾病向康复或痊愈发展，则称为良性循环。

4. 局部与整体

疾病可表现为局部病变和全身反应，二者可互相影响。局部病变可通过神经 - 体液途径引起机体的整体反应，而机体的全身功能状态也可通过神经 - 体液途径影响局部病变的发展，如疖肿是局部化脓性炎，但严重时可出现白细胞升高、发热等全身反应；

而糖尿病作为全身代谢障碍性疾病，也可出现糖尿病足、疖肿等局部表现。

（二）疾病发生发展的基本机制

尽管不同疾病具有各自独特的发病机制，但各种疾病的发生、发展仍存在着普遍的、共同的基本机制，主要表现为神经机制、体液机制、细胞机制和分子机制。

1. 神经机制

神经系统在维持和调控人体生命活动中发挥主导作用。因此，疾病的发生、发展往往有神经机制的参与。部分原因可通过直接损害神经系统致病，部分则可通过神经反射引起相应器官系统功能代谢变化致病，长期精神紧张、心情抑郁、烦恼等原因可通过目前尚不完全明确的机制损伤中枢神经系统而导致躯体疾病，称为**身心疾病**（**psychosomatic disease**）。

2. 体液机制

体液是维持机体内环境稳定的重要因素。致病因素可通过改变体液因子的数量或活性，引起内环境紊乱而致病。在多数情况下，神经机制与体液机制共同参与疾病的发生、发展，故常将二者合称为神经体液机制。

3. 细胞机制

细胞是人体最基本的结构、功能单位。当细胞受到病因直接或间接作用而导致结构损伤和功能障碍时，即可导致疾病的发生，主要表现为：直接无选择性地损伤细胞，如高温所致烧伤；直接有选择性地损伤细胞，如乙型脑炎病毒导致的脑神经元损伤；引起细胞器功能障碍，如缺氧使线粒体能量代谢障碍，导致细胞功能降低；造成细胞膜功能障碍，如细胞内 ATP 减少使细胞膜 Na^+-K^+-ATP 酶失活，导致细胞水肿。

4. 分子机制

细胞的全部生命活动均由分子执行完成。因此，疾病过程中细胞的病变均涉及分子机制，即分子水平的变化。**分子病**（**molecular disease**）是由遗传物质或基因的变异引起的一类以蛋白质异常为特征的疾病，如血红蛋白异常引起的分子病"地中海贫血"。

四、疾病的经过与转归

（一）疾病的经过

通常将疾病的发生、发展的经过分为 4 期，即潜伏期、前驱期、症状明显期和转归期，在急性传染病中，上述分期表现得比较明显。

1. 潜伏期

潜伏期是指从病因作用于机体至机体出现一般临床症状之前的阶段。其中，传染病的潜伏期明显。了解不同疾病潜伏期的长短，有助于实现疾病的临床诊断和传染病的尽早隔离。

2. 前驱期

前驱期是指从疾病的一般症状出现到典型症状出现之前的阶段。此阶段主要表现为头痛、乏力、食欲不振等非特异性症状。前驱期的及时发现有利于疾病的早期诊断、早期治疗。

3. 症状明显期

症状明显期是指出现疾病特异性症状的阶段。此期的特异性表现对疾病的诊断具有重要价值。

4. 转归期

转归期是疾病过程的终结阶段，有康复和死亡两种表现。

（二）疾病的转归

1. 康复

康复可分为完全康复和不完全康复：①完全康复，疾病的损伤性变化完全消失，受损结构得到修复、功能代谢恢复正常，机体质量新处于"稳态"，称为痊愈；②不完全康复，疾病的损伤性变化已得到控制，主要症状消失，机体通过代偿机制维持相对正常的生命活动，但体内仍遗留某些病理状态。

2. 死亡

死亡是生命活动的终止，分为生理性死亡和病理性死亡：①生理性死亡是由于机体各器官自然老化所致，又称为衰老死亡；②病理性死亡是指由于生命重要器官发生严重损伤，或因慢性消耗性疾病引起的全身极度衰竭，也可指因失血、窒息、中毒等引起的呼吸、循环系统功能急剧障碍。

传统观念认为，死亡是一个渐进的过程，一般分为濒死期、临床死亡期、生物学死亡期3个阶段。临床上，通常把心跳、呼吸的永久停止作为死亡的标志（即心肺死亡模式）。但随着起搏器、呼吸机等复苏技术的普及和不断进步，上述"心肺死亡"时间的确定面临挑战。1986年，美国哈佛大学医学院正式提出将脑死亡的概念（即全脑功能不可逆的永久性丧失）代替机体（作为一个整体）功能的永久性停止。脑死亡判断标准如下：自主呼吸停止是脑死亡的首要指标；不可逆性深度昏迷；脑干神经反射消失，如瞳孔散大或固定、瞳孔对光反射、角膜反射、咳嗽反射、吞咽反射等均消失；脑电波消失；脑血液循环完全停止。脑死亡概念的提出可协助医务人员判定患者的死亡时间，适时终止复苏抢救，既可节省医疗资源、减轻社会和家庭的经济和情感负担，也利于提供器官移植材料，挽救其他患者的生命。

第二节　细胞和组织的适应、损伤和修复

细胞是构成组织器官和生命活动的基本单位。它通过不断调整自身代谢、功能和结构来应对体内外环境的动态变化，以达到新的稳态。发生生理性应激或轻微病理性刺激时，细胞和组织表现为适应；若病理性刺激超过了细胞和组织的适应能力，则可能引起损伤，轻者表现为亚致死性损伤，重者可造成致死性损伤。适应和损伤是多数疾病发展进程中的基础性病理变化。

一、细胞和组织的适应

适应（adaptation）是细胞、组织、器官对持续性内、外环境中的刺激产生的非损伤性应答反应，通过改变自身的代谢、功能和形态结构，与已发生变化的内、外环境达成新的平衡，从而得以存活并避免细胞和组织损伤。细胞在刺激早期仅表现为代谢性改变，刺激达到一定程度才出现形态学的改变，主要表现为萎缩、肥大、增生和化生。适应在本质上是介于正常与损伤之间的一种状态，病因去除后，大多数适应性改变可逐步恢复正常。

（一）萎缩

萎缩（atrophy）是指发育正常的细胞、组织或器官的体积缩小。萎缩的组织或器官中实质细胞体积缩小，也常伴有细胞数量减少。

1. 类型

萎缩可分为生理性萎缩和病理性萎缩。生理性萎缩，如女性绝经期后雌激素水平降低导致的靶器官萎缩、青春期后胸腺的萎缩等。病理性萎缩按病因可分为以下几种类型。

（1）营养不良性萎缩：因营养物质摄入不足、消耗过多或血液供应不足所致。长期营养不良、慢性消耗性疾病可致全身性萎缩；局部供血不足可致受累脏器局部性萎缩，如脑萎缩、心肌萎缩等。

（2）压迫性萎缩：组织器官受到长期持续的压迫可发生萎缩，如肿瘤可压迫其周围正常组织器官，肾盂积水可压迫肾实质，均可导致受压组织萎缩（图 6-1）。

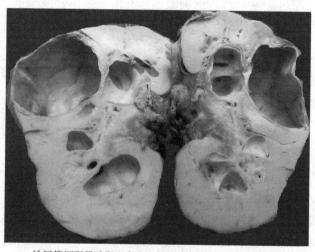

输尿管梗阻导致肾盂积水、扩张，肾实质因受压而萎缩

图6-1 肾压迫性萎缩（肉眼观）

（3）失用性萎缩：由于功能需求下降或工作负荷减少引起细胞、组织或器官萎缩，如骨折后肢体长期失用，受累肢体骨骼肌发生萎缩。

（4）去神经性萎缩：神经对所支配组织具有营养作用。当神经发生损伤时，该神经所支配的组织发生萎缩，如脊髓灰质炎损伤脊髓前角运动神经元，引起受累肢体骨骼肌萎缩。

（5）内分泌性萎缩：内分泌腺功能降低可导致相应靶器官萎缩，如腺垂体功能减退时，可引起肾上腺、甲状腺和性腺等靶器官的萎缩。

（6）损伤性萎缩：由病毒或细菌引起的某些慢性炎症，也是萎缩的原因之一，如慢性萎缩性胃炎时胃黏膜腺体萎缩，胃黏膜变薄。

需要注意的是，临床上某种器官、组织的萎缩可由多种因素综合所致。去除病因后，轻度病理性萎缩的细胞有可能恢复常态，持续萎缩的细胞最终可能死亡。

2. 病理变化

（1）肉眼观：萎缩的组织或器官体积缩小，重量减轻，颜色变深或呈褐色。萎缩的器官伴有间质结缔组织增生时，该器官质地变韧。

（2）光镜下：萎缩器官的实质细胞体积缩小，可伴有细胞数量减少，间质结缔组织因可耐受缺氧而相对增生。萎缩细胞胞质浓缩，核周围可见脂褐素，以心肌细胞和肝细胞最为常见。当脂褐素明显增多时，萎缩的器官可呈棕褐色，称为褐色萎缩。

（二）肥大

肥大（hypertrophy） 是指细胞、组织或器官的体积增大，常因实质细胞的体积增大所致，也可伴有实质细胞数量的增多。肥大可分为生理性肥大和病理性肥大，按照原因可分为代偿性肥大和内分泌性肥大。

1. 生理性肥大

如妊娠期，由于雌激素、孕激素刺激子宫平滑肌蛋白合成增加，使子宫平滑肌细胞发生的内分泌性肥大；举重运动员上肢骨骼肌代偿性肥大。

2. 病理性肥大

排尿困难时的膀胱平滑肌细胞肥大，原发性高血压的心肌细胞肥大均属病理性肥大。

某些情况下，萎缩器官或组织的间质中的成纤维细胞及脂肪细胞可增生，以填补实质细胞萎缩造成的组织空缺，此时该器官或组织的体积增大，称为假性肥大。

（三）增生

器官或组织内实质细胞数量增多，称为**增生（hyperplasia）**，可引起器官或组织的体积增大。增生表现为弥漫性或局限性，可分为生理性增生和病理性增生，按照原因可分为内分泌性增生和代偿性增生。

1. 生理性增生

如青春期和妊娠期女性乳腺及子宫内膜腺上皮的增生。

2. 病理性增生

可见于有较强再生能力的细胞，如部分肝切除或损伤的情况下，周围健康肝细胞的代偿性增生；也可见于激素过度刺激所致的子宫内膜或子宫平滑肌的增生。

原因一旦去除，增生通常会停止。这是一般的增生与肿瘤性增生的主要区别之一。若细胞增生过度，失去控制，则可能演变为肿瘤性增生。

（四）化生

化生（metaplasia）是指一种分化成熟的细胞类型被另一种分化成熟的细胞类型所取代的过程。化生并非由一种成熟细胞直接转变为另一种成熟细胞，而是在干细胞、储备细胞或未分化细胞增生过程中基因重新程序化，发生转向分化的结果。化生多发生在同源组织细胞之间，即上皮细胞与上皮细胞之间、间叶细胞与间叶细胞之间。化生的类型主要有如下几种。

1. 上皮细胞化生

以鳞状上皮化生（简称鳞化）最为常见，主要是柱状上皮、移行上皮化生为鳞状上皮，如呼吸道黏膜受到长期吸烟等慢性刺激后，假复层纤毛柱状上皮化生为鳞状上皮；化生也可表现为一种腺上皮被另一种腺上皮替代，称为腺上皮化生，如慢性萎缩性胃炎时，萎缩的胃腺可被类似于肠腺的腺上皮所取代。

2. 间叶细胞化生

在长期病因刺激下，间叶组织中成纤维细胞损伤后，间质中的间充质细胞可化生为软骨组织或骨组织，分别称为软骨化生或骨化生，如骨化性肌炎。

在原因消除后，上皮组织短时间的化生大多可恢复正常，但时间较长的化生或间叶组织的化生则较难恢复。化生的生物学意义利弊兼有，如假复层纤毛柱状上皮化生为鳞状上皮能增强呼吸道黏膜抵御外界刺激的能力，但原有上皮的一些重要的保护机制，如黏液分泌和自净功能丧失。此外，如果化生长期存在，可能促使细胞恶性变。

二、细胞和组织的损伤

当内、外环境因素的刺激超出组织、细胞的适应能力时，组织、细胞出现**损伤**（**injury**）。轻度的组织细胞损伤是亚致死性的，其形态学改变称为变性；严重的组织细胞损伤则是致死性的，主要表现为坏死和凋亡。

（一）细胞和组织损伤的原因和发生机制

1. 细胞和组织损伤的原因

凡能引起疾病发生的原因，基本也是引起细胞损伤的原因，包括生物性因素、理化因素、营养性因素等外界致病因素；神经内分泌因素、免疫性因素、遗传性因素等机体内部因素；此外，不良的社会 - 心理 - 精神刺激成为现代社会日益受到重视的致病因素。

2. 细胞和组织损伤的机制

（1）ATP 耗竭：细胞内很多生物合成和降解过程均需要 ATP 提供能量。缺氧和化学损伤常伴有 ATP 消耗增多和（或）合成减少。当 ATP 减少到正常水平的 5%～10% 时，对细胞具有明显的损伤效应。

（2）氧自由基积聚：自由基的产生与清除失衡可引起氧自由基积聚，并通过多途径损伤细胞：使生物膜脂质过氧化，引起膜通透性增加；与 DNA 反应引起单链断裂，使细胞老化或恶性变；与蛋白质反应导致蛋白质交联甚至断裂；氧化修饰促进关键蛋白质的降解，使整个细胞被破坏。

（3）细胞内钙超载：当局部组织缺血缺氧或存在某些毒素时，可使细胞膜通透性非特异性增高，出现 Ca^{2+} 内流增加及线粒体和内质网内 Ca^{2+} 释放，导致细胞内持续 Ca^{2+} 增高，称为细胞内钙超载。钙超载造成细胞损伤的机制主要有活化 ATP 酶，加速 ATP 耗竭；活化磷脂酶导致细胞膜磷脂降解；活化核酸内切酶，导致 DNA 和染色体碎裂及引起线粒体通透性升高及诱发细胞凋亡。

（4）遗传变异：遗传变异可能是先天遗传的，也可能是后天获得的。病毒、药物、射线和化学物质等均可损伤 DNA，诱发基因突变或染色体畸变，使细胞发生遗传变异。遗传变异可导致结构蛋白合成低下、核分裂受阻、酶合成障碍、合成异常生长调节蛋白等病理性改变。

（二）细胞亚致死性损伤

细胞亚致死性损伤的形态学改变称为**变性（degeneration）**，是指由于物质代谢障碍，导致细胞内和（或）细胞间质出现异常物质或正常物质过度蓄积的现象。一般认为，细胞内物质蓄积属可逆性损伤，细胞间物质蓄积的病变常不可逆。

1. 细胞水肿

细胞水肿（cellular swelling） 往往是细胞损伤中最早出现的形态学改变，也是一种较轻的变性，好发于心、肝、肾等实质性器官。常见于缺血缺氧、感染、中毒等引起的线粒体损伤。由于 ATP 生成减少，使能量依赖性钠泵功能障碍，导致细胞水肿。病因去除后可恢复正常，若病因持续存在，严重水肿可致细胞死亡。其病理变化表现为：①肉眼观，受累脏器体积增大，包膜紧张，颜色变淡并失去光泽，切面隆起，边缘外翻，故又称混浊肿胀；②光镜下，损伤细胞体积变大，胞质疏松，可见细小空泡，又称水变性或空泡变性；重度细胞水肿时，因过多的液体蓄积于胞质而致细胞极度肿胀，称气球样变，常见于病毒性肝炎。

2. 脂肪变

脂肪变（fatty change） 是指实质细胞（非脂肪细胞）内出现以甘油三酯为主的脂质异常蓄积。常见于缺血缺氧、感染、中毒和营养障碍等。作为脂质代谢的主要器官，肝最常发生脂肪变，也可见于心肌、肾小管上皮细胞及骨骼肌等。肉眼观，轻度脂肪变不会影响肝的肉眼结构和功能，中、重度脂肪变的肝体积增大，颜色淡黄，边缘圆钝，切面呈油腻感。光镜下，石蜡切片中由于脂质被脂溶性试剂溶解，脂质所在部位呈现大小不等的空泡，先出现在核周区域，继而融合成大脂滴，将细胞核挤压偏移至细胞一侧，形似脂肪细胞；冰冻切片的肝组织中脂质不会被溶解，苏丹Ⅲ染色时，脂质被染成大小不等的橘红色圆滴。轻度脂肪变不会影响肝的功能，病因去除后病变可逆。但当肝细胞发生严重的弥漫性脂肪变时，病变往往不可逆，并可继续发展为肝硬化。

3. 玻璃样变

玻璃样变（**hyaline degeneration**）又称透明样变，是指细胞质内或间质中出现蛋白质的积聚。HE 染色时，玻璃样变的物质呈均质、半透明、红染的小滴、颗粒或条索状变化。根据病变累及的部位，玻璃样变可分为：①细胞内玻璃样变，受累细胞内有均质、红染、圆滴状的蛋白质沉积，如肾小管上皮细胞的重吸收小滴、浆细胞的 Russell 小体（胞质中蓄积的免疫球蛋白）以及酒精性肝病时的 Mallory 小体（肝细胞中细胞骨架成分）等；②结缔组织玻璃样变，属于胶原纤维老化的表现，肉眼观，质地坚韧、致密，弹性消失，灰白半透明状；镜下观，胶原纤维间发生交联、融合，失去纤维性状，形成均质红染的梁状或片状结构；③细动脉壁玻璃样变，又称为细动脉硬化，常见于缓进型高血压或糖尿病的细动脉管壁。血浆中蛋白质渗入内皮下，加之基膜代谢，物质沉积，使管壁增厚并压迫中膜平滑肌萎缩，造成管壁弹性减弱，脆性增加，易继发扩张、破裂和出血。

4. 病理性色素沉着

病理性色素沉着（**pathological pigmentation**）是指色素在细胞内、外异常蓄积。这些色素多为内源性，如含铁血黄素、脂褐素、胆红素和黑色素等；少数为外源性，主要有肺内吸入的碳尘、纹身注入的色素等。

5. 病理性钙化

病理性钙化（**pathological calcification**）是指除骨骼和牙齿以外的组织中出现固态钙盐的沉积。肉眼观，灰白色颗粒或团块状，常有沙砾感；光镜下，为无定形颗粒状或团块状的蓝色物质。常见的病理性钙化有：①营养不良性钙化，指钙盐沉积在局部坏死或濒死的组织或异物中，血清钙水平正常且无钙磷代谢紊乱，可见于结核病灶、血栓、动脉粥样斑块等，因坏死组织细胞释出的磷酸根与钙离子在局部增高易形成磷酸钙所致；②转移性钙化，指全身性钙磷代谢障碍，血磷和血钙升高，造成部分组织（如肺泡壁、肾小管基膜和胃黏膜等）出现钙盐沉积，可见于甲状旁腺功能亢进及其相关疾病、维生素 D 过多症、肿瘤骨转移引发骨组织破坏等。

（三）细胞致死性损伤

持续严重的刺激可导致组织细胞致**死性损伤**（**fatal injury**），即细胞死亡，主要包括坏死和凋亡。

1. 坏死

坏死（**necrosis**）是指活体内以酶溶性变化为主要特点的局部组织细胞死亡。坏死细胞和组织的代谢停止、功能丧失，细胞内容物溢出，引起周围组织的炎性反应。坏死的形态学改变主要是由于细胞溶酶体破裂及其释放的酶消化而引起，故又称自溶性坏死。

1）坏死的基本病变：坏死的特征性病变主要是细胞核的变化，其形态学标志主要有 3 种形式（彩图 6-2）：①核固缩，染色质浓缩，体积缩小，提示 DNA 转录合成停止；

②核碎裂，核膜消失，核的染色质碎裂，呈小团块状；③核溶解，核的DNA溶解破坏，仅存核的轮廓，是细胞坏死的主要形式。坏死细胞的胞质嗜酸性增强。此外，间质对于损伤的耐受性大于实质细胞，早期可无明显改变，后期由于酶的作用，间质的胶原纤维肿胀、崩解、液化、基质解聚，成为一片无结构的颗粒状、红染物质。

2）坏死的类型：主要受坏死组织蛋白质变性和酶溶性变化的共同影响，最常见是凝固性坏死和液化性坏死。

（1）凝固性坏死（coagulative necrosis）：指坏死组织呈凝固状态，并在一定时间内保留原有组织的轮廓。凝固性坏死易发生在心、肝、脾、肾等蛋白质含量丰富的实质脏器，常发生于局部缺血缺氧、细菌毒素和理化损伤之后。肉眼观，坏死组织呈灰白或灰黄色、质硬，周围有暗红色充血出血带，与周围健康组织分界清楚。光镜下，坏死区细胞的微细结构消失，但细胞和组织结构大体轮廓仍可保存，坏死区域和正常区域之间常出现炎性反应带。

（2）液化性坏死（liquefactive necrosis）：指组织坏死后被酶分解成液体，并常形成囊腔。常发生在蛋白质含量少、脂质含量多或含蛋白酶丰富的组织，如脑、胰腺等。此外，脓肿的脓液亦属于液化性坏死。

（3）其他类型（特殊类型）的坏死：还有一些组织坏死的形态学及发生机制有别于一般的凝固性坏死和液化性坏死。因此，将其列为其他类型（特殊类型）的坏死：

a. **干酪样坏死（caseous necrosis）**：肉眼观，坏死区呈淡黄色、松软、细腻，因状似干的奶酪而得名。光镜下，坏死区组织结构被完全破坏，表现为无定形、颗粒状的红染物，是彻底的凝固性坏死，常见于结核病。

b. **脂肪坏死（fat necrosis）**：包括酶解性脂肪坏死和创伤性脂肪坏死。酶解性脂肪坏死见于胰腺炎时，胰脂酶外溢、激活后，分解脂肪组织生成脂肪酸，后者与钙离子结合形成钙皂。肉眼观，可见灰白色斑点；光镜下，可见散在嗜酸性颗粒，属特殊类型的液化性坏死；创伤性脂肪坏死见于乳腺等脂肪丰富部位的创伤，坏死的脂肪细胞释放脂类物质引起慢性炎症和异物巨细胞反应，形成肉芽肿。

c. **纤维素样坏死（fibrinoid necrosis）**：多发生于结缔组织和血管壁。病变局部结构消失，可见小条块状或细丝网状、红染的无结构物质，其染色性质类似纤维素，故称纤维素样坏死，常见于免疫相关性疾病。

d. **坏疽（gangrene）**：是继发腐败菌感染的大块组织坏死。腐败菌分解坏死组织释出硫化氢，后者与血红蛋白中的亚铁离子结合形成硫化亚铁，使坏死组织呈黑褐色或暗绿色。可分为以下3种类型：①干性坏疽：常发生于动脉闭塞而静脉回流通畅的肢体远端，尤其是下肢。坏死局部干燥，坏疽组织与周围正常组织界线清楚，临床症状较轻。②湿性坏疽：常发生在与外界相通的内脏（肺、肠、子宫和阑尾等），或动、静脉均闭塞的肢体。由于坏死组织水分多，腐败菌感染严重，病变区肿胀湿润，与正常组织分界不清，临床症状严重。③气性坏疽：是深达肌肉的开放性创伤合并产气荚膜杆菌等厌氧菌感染时发生的坏疽，属于特殊类型的湿性坏疽。细菌分解坏死组织并产生大量气体，气体沿组织间隙或皮下弥散，或从伤口处溢出，病变部位肿胀，按之有捻发感，呈棕黑色，奇臭。坏死组织分解产物和毒素大量吸收，可致机体迅速中毒而死亡。

3）坏死的结局：主要表现为4种形式：①溶解吸收。较小的坏死灶，由坏死组织及浸润的炎细胞释放的蛋白水解酶分解液化，后者被淋巴管或毛细血管吸收。②分离排出。体表或脏器表面的坏死组织，在水解酶的作用下坏死灶边缘与周围健康组织分离、脱落，形成组织缺损、溃疡或空洞。③机化。深部组织坏死或较大的坏死组织，可被新生的肉芽组织取代，称为机化。④包裹、钙化及囊肿形成。坏死灶大，不能被完全机化，则由周围长入的肉芽组织将其包围，称为包裹，其中心区域的坏死组织可继发营养不良性钙化或液化形成囊肿。

2. 凋亡

凋亡（apoptosis）是指细胞在发育过程中或病理状态下，受细胞内基因的调控而发生的**程序性细胞死亡（programmed cell death）**。凋亡是能量依赖性的细胞主动死亡形式。

（1）凋亡的生物学过程及机制：凋亡的过程大致分为 4 个阶段：死亡信号触发、信号整合与调控、凋亡的执行和凋亡细胞吞噬清除。调控凋亡的抑制因子缺乏或诱导因素的作用，可触发凋亡过程的启动；细胞凋亡信号与细胞内某些特异性蛋白结合，决定细胞是否走向凋亡，如 Bax 同源二聚体促进细胞凋亡，Bcl-2 同源二聚体抑制细胞凋亡；caspase 家族在凋亡中发挥重要作用，其中 caspase-3 及 caspase-6 是凋亡的最终执行者，它们通过裂解细胞骨架和核基质蛋白，激活 DNA 酶，引起细胞凋亡；凋亡细胞通过分泌一种可溶性因子趋化巨噬细胞，使凋亡细胞在释放内容物之前被迅速清除，而不引起炎性反应。

（2）凋亡的形态学特征：凋亡一般发生在组织中的单个或几个细胞。光镜下，可见凋亡细胞与周围正常细胞分离，细胞膜完整，细胞质浓缩，细胞核发生固缩或碎裂，随后，细胞膜下陷并包裹核碎片及细胞器残体，形成凋亡小体并被邻近的巨噬细胞吞噬、降解。

（3）凋亡的意义：细胞凋亡对于机体维持内环境稳定，对确保正常生长发育十分重要。凋亡不足或过度均可导致疾病的发生。

三、损伤的修复

损伤造成部分细胞和组织丧失后，机体对所形成的缺损进行修补恢复的过程，称为**修复（repair）**。修复过程可概括为 2 种不同的形式：由损伤周围的同种细胞来修复，称为再生性修复；若完全恢复了原来的组织结构和功能，称为完全再生。由纤维结缔组织修复，称为纤维性修复，为不完全性再生。在多数情况下，损伤往往累及多种组织，故上述两种修复过程常同时存在。

（一）再生

再生（regeneration）指为修复损伤的实质细胞而发生的同种细胞的增生。再生可分为生理性再生和病理性再生。生理性再生是指在生理过程中，由新生的同种细胞不断补充老化、消耗的细胞，以维持组织、器官的完整和稳定。如表皮的基底细胞分裂增生、分化，补充表皮表层角化细胞的脱落；消化道的黏膜上皮约 1~2 天需更新一次；红细胞、中性粒细胞的不断更新。病理性再生是指在细胞和组织坏死或缺损后，由损伤周围的同种细胞增生、分化，恢复原有组织结构与功能。如腺上皮损伤后，在基膜未被破坏的情况下可由残留的细胞增生、分化，恢复原有结构与功能；骨组织坏死或骨折以后，也可以完全恢复原有结构与功能。

不同类型细胞的再生潜能

幼稚组织比分化成熟的组织再生能力强；平时易受损伤的组织及生理状态下经常更新的组织有较强的再生能力。按再生能力的强弱，可将人体细胞分为3类：

（1）不稳定细胞，又称持续分裂细胞，再生能力很强。此类细胞包括表皮细胞，呼吸道、消化道和生殖道黏膜被覆细胞，淋巴、造血细胞及间皮细胞等。在生理情况下，这类细胞周期性更换；病理性损伤时，常表现为再生性修复。

（2）稳定细胞，又称静止细胞，有较强的潜在再生能力。在生理情况下处于细胞周期的静止期，但在受到损伤或刺激时，该类细胞开始分裂增生，参与再生修复。此类细胞包括各种腺体、腺样器官的实质细胞，如消化道、泌尿道和生殖道等黏膜腺体、肝、胰、唾液腺、内分泌腺及肾小管上皮细胞等，以及原始的间叶细胞及其分化出来的各种细胞，如成纤维细胞、内皮细胞和成骨细胞等。此外，平滑肌细胞也属于稳定细胞，但再生能力很弱，再生性修复的实际意义很小。

（3）永久性细胞，又称非分裂细胞，不具有再生能力。此类细胞有神经元（包括中枢的神经元和外周的神经节细胞）、心肌细胞和骨骼肌细胞。此类细胞出生后即永久停止有丝分裂，一旦损伤破坏则永久性缺失，代之以纤维性修复。

（二）纤维性修复

纤维性修复也称瘢痕性修复，是在细胞不能进行再生性修复的情况下，由损伤局部组织间质内新生的肉芽组织取代坏死组织，并不断增生，对损伤组织进行修复，继之肉芽组织逐渐成熟，转变为瘢痕组织，完成纤维性修复。

1. 肉芽组织

（1）肉芽组织成分及形态结构：**肉芽组织**（granulation tissue）是由旺盛增生的成纤维细胞和新生毛细血管构成的幼稚结缔组织。肉眼观为鲜红色、柔软湿润、表面颗粒状，形似鲜嫩的肉芽，故名肉芽组织。

肉芽组织教学视频

新生毛细血管和成纤维细胞是肉芽组织的基本结构，并伴有炎细胞浸润（彩图6-3）。大量新生的毛细血管平行排列，垂直于创面生长，并在近表面处互相吻合形成弓状突起，新生的内皮细胞相互连接不完全，基膜也不完整。因此，毛细血管的通透性较高，细胞间有大量液体渗出及炎细胞浸润，增生的成纤维细胞散在分布于毛细血管之间。

（2）肉芽组织的作用：肉芽组织在组织损伤修复中的重要作用有：抗感染保护创面；填补创口及其他组织缺损；机化或包裹坏死组织、血栓、炎性渗出物及其他异物。

（3）肉芽组织的结局：肉芽组织在组织损伤后2~3天开始出现，自下而上（如体表创口）或从周围向中心（如组织内坏死）生长，逐渐填补创口或机化异物。随着时间的推移（1~2周），肉芽组织逐渐发生纤维化，此时主要表现为细胞间液体逐渐减少；成纤维细胞产生越来越多的胶原纤维，同时成纤维细胞逐渐转化为纤维细胞；炎细胞逐渐减少并消失；毛细血管逐渐闭塞、数目减少，按正常功能的需要仅少数毛细血管管壁增厚，转变成小动脉和小静脉。至此，肉芽组织转变为老化结缔组织。在此基础上，结缔组织发生玻璃样变。

2. 瘢痕组织

瘢痕组织（scar）是肉芽组织转变而来的老化结缔组织。

（1）瘢痕组织的形态和结构：肉眼观，瘢痕颜色苍白或灰白色半透明，质硬韧，缺乏弹性。光镜下，瘢痕组织由大量平行或交错分布的胶原纤维束组成，纤维束往往呈均质性红染，即玻璃样变。

（2）瘢痕组织的作用及对机体的影响：①有利方面：瘢痕组织填补并连接损伤的创口或其他缺损，使组织器官保持完整性；由于瘢痕组织含大量胶原纤维，这种填补及连接可保持组织器官的坚固性。②不利方面：瘢痕收缩，使得受累关节挛缩或活动受限，发生于重要器官可引起变形；瘢痕性粘连，发生于各器官之间或器官与体腔壁之间发生粘连，不同程度地影响器官功能；器官内广泛损伤所导致的大面积纤维化，可引起器官硬化。

瘢痕组织内的胶原纤维在成纤维细胞和炎细胞分泌的胶原酶的作用下，可逐渐分解、吸收，在一定程度上使瘢痕体积缩小、质地变软。

第三节　局部血液循环障碍

血液循环的正常运行是维持机体内环境稳定，保证机体正常生理功能活动的基本条件。血液循环一旦发生障碍，将引起受累组织器官代谢功能障碍和形态结构异常，并出现各种临床表现，严重者导致机体死亡。

血液循环障碍可分为全身性和局部性血液循环障碍，二者既有区别，又有联系。全身性血液循环障碍是整个心血管系统功能失调（如心功能不全、休克）的结果，局部血液循环障碍是某个器官或局部组织的循环异常。全身血液循环障碍可以通过局部表现出来，如右心衰竭可引起肝淤血；局部血液循环障碍也可影响全身血液循环，如冠状动脉缺血使心肌收缩力减弱，引起全身血液循环障碍。本节主要介绍局部血液循环障碍。

第三节 局部血液循
环障碍 第四节炎症
PPT

一、充血和淤血

充血和淤血是指局部组织血管内血液含量增多。

（一）充血（hyperemia）

因动脉血液流入过多引起局部组织或器官血管内血量增加，称为**充血**，又称**动脉性充血**（arterial hyperemia），是一种主动增加血量的过程。

1. 原因和类型

各种原因通过神经 - 体液的作用使微循环动脉扩张，血流加快，血液灌注量增多。

可分为两种类型：

（1）生理性充血，为适应器官和组织生理需要而发生的充血，如进食后胃肠道黏膜充血、体力活动时肢体骨骼肌充血以及情绪激动时的面部充血等。

（2）病理性充血，指各种疾病状态下的充血，常见的有：①炎性充血，发生于炎性反应的早期，血管舒张神经兴奋以及扩血管炎症介质的释放（组胺、缓激肽），可引起炎症局部血管扩张充血；②减压后充血，长期受压的局部组织或器官压力突然降低或解除时，细小动脉发生反射性扩张，使受压血管充血；③侧支性充血，动脉狭窄或阻塞引起局部组织缺血缺氧，代谢不全产物堆积，导致缺血组织周围的动脉吻合支扩张充血。

2. 病变和后果

（1）病变：肉眼观，局部血管内血液灌注量的增多使组织或器官体积轻度增大，氧合血红蛋白含量增高使充血组织呈鲜红色，而物质代谢增强，使产热增多，局部温度升高，功能增强。光镜下，可见细、小动脉和毛细血管扩张、充血。

（2）后果：充血利于组织、器官代谢和功能增强，加速组织内炎性渗出物的吸收和毒素的排泄，促进损伤组织的修复。原因消除后，局部血量恢复正常，通常对机体无明显不良影响，但在高血压、动脉硬化或脑血管畸形等病变的基础上，充血可引起血管破裂、出血，甚至危及生命。

（二）淤血（congestion）

淤血是指由于静脉回流受阻，血液淤积于小静脉和毛细血管内，使局部组织或器官含血量增多，又称**静脉性充血**（venous hyperemia），是一种被动增加血量的过程。

1. 原因

淤血均为病理性，常见原因如下所述：

（1）静脉受压。静脉受压可引起管腔狭窄，甚至闭塞，血液回流受阻，导致器官或组织淤血，如肠套叠、肠扭转时，肠系膜静脉受压引起肠淤血；妊娠后期增大的子宫压迫髂总静脉引起下肢淤血等。

（2）静脉腔阻塞。静脉管腔阻塞，使静脉血回流受阻，引起局部组织或器官淤血，如静脉内血栓形成或栓塞、静脉炎等。

（3）心力衰竭。心力衰竭时，由于心输出量减少，心腔内血液滞留，压力增高，阻碍静脉的回流，导致淤血。左心衰竭时，血液滞留在左心腔内，影响肺静脉的回流而引起肺淤血；右心衰竭时，血液滞留在右心腔内，引起体循环静脉系统淤血。

2. 病变和后果

（1）病变：肉眼观，淤血组织和器官体积增大，重量增加，包膜紧张，颜色暗红。因血流淤滞，代谢功能下降，产热减少，且血管扩张使散热增加，故淤血区局部温度降低，严重缺氧时，局部皮肤或黏膜呈紫绀状态。光镜下，局部组织小静脉和毛细血管显著扩张，红细胞积聚，有时伴有水肿。

（2）后果：淤血的后果取决于淤血的部位、血管阻塞发生的速度、程度、淤血持续的时间以及侧支循环是否建立等，主要表现如下：①淤血性水肿，淤血时小静脉和毛细血管内流体静压升高，加之血管壁通透性增加，组织液生成大于回流而引起水肿；②淤血性出血，淤血性缺氧使毛细血管壁通透性增高，红细胞从血管内漏出，引起小灶性出血；③实质细胞损伤，长期淤血，使细胞受压及持续缺氧，可导致实质细胞萎缩、变性及坏死。④淤血性硬化，长期慢性淤血在实质细胞受损的同时，可引起间质纤维组织增生及网状纤维胶原化，器官逐渐变硬，又称无细胞性硬化，常见于肺、肝的慢性淤血。

3. 重要器官淤血举例

（1）慢性肺淤血：多见于左心衰竭。肉眼观，肺脏体积增大、重量增加、颜色暗红、质地坚实。若有水肿、出血，切面可流出暗红色血性或淡红色泡沫状液体。光镜下，肺泡壁毛细血管扩张充血，间质纤维组织增生，肺泡腔内充满水肿液、少量红细胞和巨噬细胞（彩图 6-4）。红细胞可被巨噬细胞吞噬，其血红蛋白被溶酶体酶分解，在胞质内析出含铁血黄素颗粒，其 HE 染色呈棕黄色，普鲁士蓝染成蓝色，这种含有含铁血黄素的巨噬细胞称为**心力衰竭细胞(heart failure cell)**，简称心衰细胞。慢性肺淤血晚期，肺间质网状纤维胶原化及纤维结缔组织增生，使肺质地变硬，加之大量含铁血黄素的沉积，呈棕褐色，称为**肺褐色硬化（ brown duration of lung ）**。临床上，由于肺泡腔内充满水肿液，影响气体交换，严重肺淤血患者可出现呼吸困难和发绀，咳大量浆液性白色或粉红色泡沫状痰，后期痰中可检出心衰细胞，听诊可闻及湿性啰音。

（2）慢性肝淤血：多见于右心衰竭。肉眼观，肝脏体积增大、被膜紧张，重量增加、质地较实，肝表面和切面可见红黄相间的花纹状结构，状似槟榔的切面，故称**槟榔肝（ nutmeg liver ）**。光镜下，肝小叶中央静脉及附近肝窦高度扩张淤血，充满红细胞。严重淤血的小叶中央区的肝细胞，因缺氧和受压发生萎缩、坏死甚至消失；肝小叶周边部的肝窦淤血、缺氧较轻，肝细胞可有不同程度的脂肪变。长期慢性肝淤血时，由于小叶中央区肝细胞广泛萎缩、消失，网状纤维支架塌陷形成胶原纤维，贮脂细胞增生使胶原纤维合成增多，同时汇管区纤维组织增生使肝质地变硬，称为**淤血性肝硬化（ congestive liver cirrhosis ）**。

二、血栓形成

在活体的心脏或血管内，血液有形成分凝集形成固体质块的过程称为**血栓形成（ thrombosis ）**，所形成的固体质块被称为**血栓（ thrombus ）**。血栓与血凝块不同，血栓是在活体心血管内流动的血液中形成，而血凝块则是在心血管外或血液静止状态下凝固而形成。

血液中存在着相互拮抗的凝血系统、抗凝血系统和纤维蛋白溶解系统。上述 3 个系统的动态平衡，既保证了血液具有潜在的可凝固性，又保证了血液的流体状态。在一定条件下，这种动态平衡一旦被打破，凝血过程过度激活，血液便可在血管内发生凝固形成血栓。

（一）血栓形成的条件和机制

血栓形成主要涉及心血管内膜的损伤、血流状态和血液的高凝状态三方面的改变。

1. 心血管内膜的损伤

心血管内膜的内皮细胞具有抗凝和促凝的双重特性。在生理情况下，内皮细胞以抗凝作用为主；在受到损伤或被激活时，则具有促凝作用。其促凝作用主要表现为：

（1）启动凝血途径。内皮细胞损伤，暴露内皮下胶原纤维，激活血小板和凝血因子XII，启动内源性凝血途径；损伤的内皮细胞还可释放组织因子（凝血因子III），启动外源性凝血途径。

（2）促进血小板的活化。在血栓形成过程中，血小板的活化起关键作用，主要表现为以下 3 个连续的反应：①黏附反应，内皮细胞损伤时，释放出血管性假血友病因子，连接血小板表面受体与内皮下胶原纤维，介导黏附反应；②分泌和释放反应，黏附的血小板被激活，出现分泌和释放反应，其产生的 ADP 和 Ca^{2+}、TXA_2 与血栓形成的关系最为密切，可放大血小板的活化和血小板之间的黏集；③黏集反应，在 ADP、Ca^{2+} 和 TXA_2 等的作用下，血流中的血小板彼此黏集成堆并逐渐增大，成为血栓形成的起始点。同时，在血小板团块内凝血酶将纤维蛋白原转变为纤维蛋白，将血小板紧紧地交织在一起。

（3）抑制纤维蛋白溶解。受损的内皮细胞可分泌纤维蛋白溶酶原活化因子的抑制因子（PAIs），抑制纤维蛋白溶解。

2. 血流状态的异常

主要指血流缓慢和涡流形成。正常血流时，红细胞和白细胞在血流的中轴，其外是血小板，最外一层是血浆。血浆将血液的有形成分与血管壁分开，防止血小板与内膜接触和激活。当血流缓慢或产生涡流时，血小板可进入边流，增加血小板与血管内膜接触乃至黏附于内膜的可能性。同时，当血流缓慢时，凝血活性物质在局部堆积易达到凝血所需浓度，而启动凝血过程。此外，血流缓慢导致内皮缺氧受损，涡流冲击力又可使受损的内皮细胞脱落，暴露胶原纤维，触发凝血途径，形成血栓。

临床上静脉血栓约比动脉血栓多 4 倍，下肢静脉血栓比上肢静脉血栓多 3 倍。静脉血栓常发生于久病卧床和静脉曲张者，其好发原因主要有：静脉内有静脉瓣，此处血流缓慢且易形成涡流，因而静脉血栓往往以瓣膜囊为起始点；静脉血流缓慢，在心脏舒张时静脉血流有时会出现短暂的停滞；静脉壁较薄，容易受压；血流通过毛细血管到达静脉后，血液的黏性有所增加。

3. 血液凝固性增高

指血液中血小板和凝血因子增多，或纤维蛋白溶解系统活性降低导致血液的高凝状态。高凝状态主要继发于其他疾病，如：

（1）手术、创伤、妊娠和分娩前后血液凝固性增高。与血小板数量增多、黏性增加及肝合成凝血因子增加、合成抗凝血酶III减少有关。

（2）弥散性血管内凝血。在羊水栓塞、溶血、严重创伤、烧伤或晚期肿瘤、已浸润血管和转移的肿瘤时，因促凝因子入血激活凝血系统，可引起明显高凝状态，出现弥散性血管内凝血，即 DIC。

（3）抗磷脂抗体综合征。多与系统性红斑狼疮等自身免疫性疾病有关，此时机体产生抗磷脂抗体，可通过直接激活血小板或干扰内皮细胞产生 PGI_2，导致血液高凝状态。

血栓形成的三个条件往往同时存在，共同发挥作用，在某一阶段常以其中一种条件为主。

（二）血栓的类型和形成过程

1. 白色血栓

常见于血流较快的心瓣膜、心腔和动脉内或静脉延续性血栓的头部。白色血栓的形成分为 2 个阶段：① 血小板黏集堆形成，血小板首先黏附于内膜损伤后裸露的胶原表面，并释放 ADP、TXA_2、5-HT 等活性物质，促使血小板在局部不断黏附，形成可逆性血小板堆，可被血流冲散消失；② 血小板血栓形成，凝血系统激活，使纤维蛋白原转变为纤维蛋白并与受损内膜处的纤维连接蛋白结合，使血小板堆牢固黏附于内膜表面，形成不可逆的血小板血栓。肉眼观，血栓呈灰白色，质硬，表面粗糙有波纹，与瓣膜或血管壁紧密相连。光镜下，血栓呈无结构的淡红色，主要由血小板及少量纤维蛋白构成。

2. 混合血栓

多见于血流缓慢的静脉，常构成静脉延续性血栓的体部，此外动脉壁的附壁血栓、左心房的球形血栓均属于混合血栓。白色血栓形成后，凝血酶、ADP 和 TXA_2 不断生成，血小板被不断激活并黏附于血小板血栓上，使其不断增大、血流受阻，在血小板黏集堆下游形成漩涡，又形成新的血小板黏集堆。黏附的血小板逐渐形成条索状或珊瑚状的血小板小梁，表面黏附白细胞，小梁间血液凝固，纤维蛋白网罗大量红细胞。这一过程反复交替进行，形成与血管壁黏着的层状交替结构，称为混合血栓（层状血栓）。肉眼观，血栓粗糙、干燥，呈灰白色与红褐色相间的条纹状。光镜下，混合血栓主要由淡红色、无结构的珊瑚状血小板小梁（肉眼呈灰白色）和小梁间纤维蛋白网网络大量红细胞（肉眼呈红色），小梁边缘黏附着中性粒细胞。

3. 红色血栓

不能单独存在，仅构成静脉延续性血栓的尾部。随着混合血栓逐渐增大阻塞血管腔，血流极度缓慢甚至停止，血栓下游血液发生凝固形成红色血栓，其形成过程与血管外凝血过程相似，又称为凝固性血栓。肉眼观，血栓呈暗红色，新鲜时光滑湿润，并有一定的弹性，与血管壁无粘连，与血凝块相似。陈旧血栓变得干燥、质脆，易于脱落造成栓塞。光镜下，在纤维蛋白网眼内充满血细胞，主要为红细胞和少量白细胞。

4. 透明血栓

常见于 DIC，主要由纤维蛋白构成，又称为纤维素（纤维蛋白）性血栓，呈均质、红染的半透明状，发生于全身微循环。透明血栓体积小，在显微镜下才能观察到，又称微血栓。

（三）血栓的结局

1. 溶解、吸收或脱落

血栓形成过程启动凝血系统的同时，也激活了纤维蛋白溶解系统。纤维蛋白溶解酶及中性粒细胞释放的蛋白水解酶软化溶解血栓。小血栓可被完全溶解、吸收；较大血栓被部分溶解，在血流冲击下可脱落形成栓子，引起栓塞。

2. 机化与再通

若纤维蛋白溶解系统活性不足、血栓较大，使血栓存在较长时，肉芽组织从血管壁长入血栓内并将其逐渐取代，这一过程称为血栓机化。血栓机化时，由于血栓逐渐干燥收缩和部分溶解，使血栓内部或血栓与血管壁间出现裂隙，并被新生的血管内皮细胞所被覆，在血栓内或血栓旁形成新血管通道，使血栓上下游的血流得到部分恢复，称为再通。

3. 钙化

长久形成的血栓，既未被溶解又未被完全机化时，可发生钙盐沉积，称为钙化，形成静脉石或动脉石。机化的血栓，在纤维组织玻璃样变的基础上也可以发生钙化。

（四）血栓对机体的影响

1. 对机体有利的影响

血栓可堵塞破裂的血管起到止血的作用，并有助于创口愈合，防止感染扩散，如胃、十二指肠溃疡底部或肺结核，其血管往往在病变侵蚀时已形成血栓，避免了大出血的可能性。

2. 对机体不利的影响

影响程度取决于血栓形成的部位、大小、类型、阻塞程度以及有无侧支循环的建立，主要表现为：

（1）阻塞血管。血栓形成主要引起血管阻塞，影响受累组织器官的血液供应。若管腔未完全阻塞，可引起受累器官萎缩；若管腔完全阻塞且不能建立有效的侧支循环，可造成受累组织、器官梗死。静脉血栓形成后，若未能建立有效的侧支循环，一般引起局部淤血、水肿。

（2）栓塞。血栓与血管壁黏着不牢固时，或血栓溶解、碎裂的过程中，血栓的整体或部分脱落形成栓子，栓塞在大小相当的血管。

（3）心瓣膜变形。心瓣膜上的血栓常因机化而使瓣膜粘连、增厚、纤维化和变形，导致心瓣膜口狭窄和 / 或关闭不全，常见于风湿性心内膜炎和亚急性感染性心内膜炎。

（4）出血。主要见于透明血栓时，微循环内广泛形成微血栓，消耗了大量的凝血因子和血小板，加上纤维蛋白溶酶原激活，使血液进入低凝状态，引起全身广泛出血。

三、栓塞

循环血流中出现不溶于血液的异常物质，随血液流动阻塞血管腔的现象称为**栓塞**（embolism），阻塞血管的异常物质称为**栓子**（embolus）。栓子可以是固体、液体或气体，最常见的是血栓栓子，较少见的栓子包括脂肪、羊水、气体、肿瘤细胞团、细菌团、寄生虫及其虫卵等。

（一）栓子的运行途径

栓子运行途径一般与正常血流方向一致，最终停留在口径与其相当的血管并阻断血流。少数情况下，可发生动静脉系统交叉性运行或罕见的逆血流运行（图6-5）。

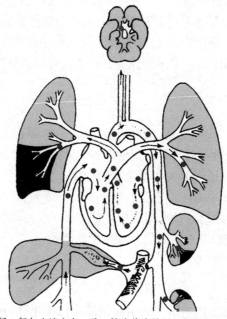

栓子运行途径一般与血流方向一致，箭头代表栓子运行方向，圆点代表栓子

图6-5　栓子运行途径与栓塞部位模式图

1. 顺行性栓塞

（1）体循环静脉系统或右心的栓子，可栓塞于肺动脉的主干或其分支，引起肺动脉栓塞。气泡、羊水或脂肪等体积小而富有弹性的栓子，有可能通过肺泡壁毛细血管回流入左心，再次进入体循环，引起体循环动脉分支的栓塞。

（2）左心和体循环动脉系统的栓子，栓塞于体循环动脉分支内，常见于脑、脾、肾、肠、下肢和脚趾等部位。

（3）肠系膜静脉或脾静脉的栓子进入门静脉系统，栓塞在肝内门静脉的各级分支。

2. 交叉性栓塞

偶尔可见于先天性房、室间隔缺损的患者。在右心压力升高的情况下，右心或腔静脉系统的栓子可通过缺损处进入左心，再随动脉血流栓塞相应的分支。

3. 逆行性栓塞

罕见的情况下，栓子可逆血流运行，如下腔静脉内的栓子，在胸、腹腔内压骤然急剧升高（如剧烈的咳嗽、呕吐等）时，可逆血流运行，栓塞在下腔静脉的分支（如肝、肾静脉分支）。

（二）血栓栓塞和对机体的影响

血栓脱落引起的栓塞称为血栓栓塞，是最常见的栓塞类型，占所有栓塞的99%以上。

根据栓塞的部位，分为肺动脉栓塞和体循环动脉栓塞。

1. 肺动脉栓塞

栓子 95% 以上来自下肢深部静脉，特别是腘静脉、股静脉和髂静脉。肺具有肺动脉和支气管动脉的双重血液供应，且二者之间具有丰富的吻合支。因此，一般情况下，少量小栓子虽可造成肺动脉小分支的栓塞，但不会引起严重的后果；但若栓塞前已有严重的肺淤血，可造成局部肺组织出血性梗死；巨大栓子栓塞在肺动脉主干或其大分支内，患者可突然出现呼吸困难、发绀、休克，严重者可因急性呼吸、循环衰竭而猝死，称肺动脉栓塞症。

2. 体循环动脉栓塞

栓子 80% 来自左心，如亚急性感染性心内膜炎时心瓣膜上的赘生物、左房室瓣狭窄时的左心房血栓和心肌梗死时合并的附壁血栓；少数来自动脉，如动脉粥样硬化和动脉瘤内的附壁血栓。动脉栓塞可发生于全身，以脑、脾、肾、肠、下肢等为常见。若栓子栓塞于较大动脉，又未能建立有效的侧支循环时，局部组织发生急性缺血而引起梗死；若栓子栓塞于较小的动脉且有侧支循环时，常不造成严重后果，如上肢动脉吻合支丰富，肝有肝动脉和门静脉双重血供，故很少发生梗死。

四、梗死

器官或局部组织因血流迅速阻断而引起的缺血性坏死称为**梗死（infarct）**，其形成过程称为**梗死形成（infarction）**。

（一）梗死形成的原因和条件

1. 原因

任何引起血管阻塞而导致局部组织缺血、缺氧的病因，均可导致梗死。

（1）血栓形成：动脉血栓形成是引起梗死最常见的原因，如冠状动脉和脑动脉粥样硬化合并血栓形成，可引起心肌梗死和脑梗死。

（2）动脉栓塞：也是引起梗死的常见原因，多为血栓栓塞，亦可见于气体、羊水、脂肪栓塞等。

（3）动脉持续性痉挛：在动脉管腔狭窄（如粥样硬化的冠状动脉）的基础上，当情绪激动、过度劳累、寒冷等诱因作用下，病变血管强烈而持续的痉挛，可致狭窄血管的血流中断而引起梗死。

（4）血管受压闭塞：动脉受压乃至闭塞可引起相应器官或组织持续缺血而梗死，如肠扭转、肠套叠及嵌顿性肠疝时肠系膜静脉和动脉受压闭塞。

2. 条件

血管阻塞后是否发生梗死，还与下列因素有关：

（1）供血血管的类型。有双重血液循环或侧支循环丰富的器官，通常不易发生梗死，如肺有肺动脉和支气管动脉供血、肝有肝动脉和门静脉双重血液供应，肠动脉有丰富的吻合支，均不易发生梗死。而肾和脾由终末动脉供血，心和脑虽有少量侧支循环，但吻合支的管腔狭小，一旦动脉血流被迅速阻断，因不易建立有效的侧支循环而发生梗死。

（2）血流阻断的速度。血流阻断发生迅速（如血栓栓塞），侧支循环来不及建立或建立不充分时，易发生梗死；血流阻断缓慢发生，有充足的时间逐步建立吻合通路时，则不易发生梗死。

（3）组织对缺氧的耐受性。脑组织对缺氧的耐受性最低，血流中断 3~4 分钟即可引起梗死；心肌细胞缺血 20~30 分钟即可发生梗死；骨骼肌、纤维结缔组织对缺血的耐受性最强，很少发生梗死。

（4）血液的含氧量。严重贫血、失血或心功能不全时，因血氧含量低，易发生梗死。

（二）梗死的病理变化

1. 梗死灶的形状

梗死由局部组织器官的血流阻断所致，因此梗死范围及肉眼形态与该器官血管的分布方式有关。脾、肾、肺等有门器官的梗死形状，与其血管分布相一致，呈锥体形，其尖端位于血管阻塞处（多指向器官的门部）、底部为器官的浆膜面，在切面上呈扇面形或三角形；冠状动脉分支不规则，心肌梗死灶也呈不规则地图状；脑的梗死（属于液化性坏死）区常呈不规则软化灶，或不规则囊状；肠系膜动脉呈扇形分布供应各段肠管，故而肠梗死灶呈节段性。

2. 梗死灶的质地

梗死灶的质地取决于坏死的类型。心、肾、脾梗死为凝固性坏死，质地较硬。新鲜时，由于坏死组织崩解，局部渗透压升高而吸收水分，使局部肿胀，表面和切面向外隆起；陈旧性梗死因水分被吸收而干燥变硬，表面凹陷。脑梗死为液化性坏死，新鲜时质地松软，日久可液化。

3. 梗死灶的颜色

取决于梗死灶的含血量。含血量少时颜色灰白，称为贫血性梗死或白色梗死；含血量多时，颜色暗红，称为出血性梗死或红色梗死。

（三）梗死的类型

根据梗死区含血量的多少，梗死可分为贫血性梗死和出血性梗死 2 种类型。

1. 贫血性梗死

常发生于组织结构较致密、侧支循环不丰富的器官，如心、脑、脾、肾等。当动脉阻断后，供血区内及其邻近的动脉分支发生反射性痉挛，将血液挤压出梗死区，一方面，梗死区组织细胞因缺血而发生变性、坏死，颜色呈灰白或灰黄色，故又称白色梗死；另一方面病灶边缘的微血管缺血，使血管壁通透性增高，少量血液成分漏出到梗死灶周围（出血），坏死引起炎症使血管扩张充血。

肉眼观，梗死灶呈灰白色，干燥坚实，与正常组织分界清楚，分界处有暗红色的充血、出血带。光镜下，梗死灶多呈凝固性坏死（脑梗死除外），正常组织与梗死灶交界处可见扩张充血的毛细血管和漏出的红细胞以及炎细胞浸润。后期，肉芽组织从梗死边缘长入，坏死组织被机化并最终形成瘢痕。脑梗死也一般为贫血性梗死（液化性坏死），后期被增生的胶质细胞修复而形成胶质瘢痕。

2. 出血性梗死

指在梗死区内有明显的出血，病灶呈红色，故又称红色梗死，主要见于肺和肠。出血性梗死的形成，除动脉阻塞这个梗死的基本条件外，还须具备下列条件：①严重淤血，是出血性梗死的重要条件。由于器官严重淤血，一方面提供了血液的来源；另一方面因血液流体静脉压升高，妨碍了侧支循环的建立，加剧了动脉阻塞引起的缺血。②双重血液循环，肺因具有双重血液循环，一般不容易发生梗死，但在器官有严重淤血时，当一支动脉被阻塞，另一支动脉不能克服静脉淤血的阻力，而发生梗死；梗死后，局部血管阻力减弱，未阻塞血管血液流入梗死区，使其富含血液。③组织疏松，肺、肠等器官组织结构疏松，组织间隙可容纳多量出血。局部血管发生反射性痉挛和坏死组织膨胀时，不易把血液挤出。

肉眼观，组织肿胀，呈暗红色，边缘无明显出血带，梗死灶的形态变化与该器官的血管分布一致。肺出血性梗死呈锥体形，肠梗死则呈节段形，均呈暗红色；光镜下，可见肺梗死灶内充满红细胞，细胞结构消失，组织轮廓保存；肠梗死的肠壁结构不清，组织内充满红细胞。临床上肺梗死患者可有胸痛、咯血等症状；肠梗死可致穿孔和弥漫性腹膜炎，后果严重。

此外，由含细菌的栓子阻塞血管引起败血性梗死，常见于急性感染性心内膜炎。梗死灶内有大量的炎细胞浸润及菌团，若有化脓性细菌感染时，可形成脓肿。

（四）梗死对机体的影响和结局

1. 梗死对机体的影响

取决于发生梗死的器官、梗死灶的大小、部位及有无细菌感染等因素。脑梗死和心肌梗死对机体影响大，甚至危及生命；脾、肾梗死对机体影响不大，如脾梗死累及包膜，可因局部炎性反应而感疼痛；肾梗死可出现血尿和腰痛；肺梗死可出现胸痛、咯血及并发肺炎；肠梗死患者常出现剧烈腹痛、血便和腹膜炎的症状；四肢、肺、肠梗死等易继发腐败菌感染而造成坏疽；如栓子内含化脓菌则梗死灶内可出现脓肿。

2. 梗死的结局

与坏死结局相同（详见坏死的结局部分）。

第四节 炎 症

一、炎症的概述

（一）炎症的概念

炎症（inflammation）是具有血管系统的活体组织对各种致炎因子的损伤所发生的

以防御为主的反应。在炎症过程中，一方面损伤因子可直接或间接损伤机体的细胞和组织；另一方面，机体通过一系列血管反应（如血浆渗出和白细胞渗出）稀释、中和、吞噬和清除损伤因子；同时，通过实质细胞和间质细胞的再生使受损组织得以修复。因此，炎症是损伤、抗损伤和修复的综合过程。

（二）炎症的原因

凡能引起组织和细胞损伤的因素都可成为炎症的原因，这些因素均称为致炎因子，包括生物性因子、理化性因子、异物、坏死组织及抗原抗体反应。其中，生物性因子为炎症最常见的原因，由生物性因子诱发的炎症称为**感染**（infection）。

（三）炎症的基本病理变化

炎症的基本病理变化包括变质、渗出和增生。在炎症过程中，它们以一定的先后顺序发生、发展，病变的早期以变质或渗出为主，后期以增生为主。三者相互联系、相互影响，一般来说，变质属于损伤过程，而渗出和增生是机体抗损伤和修复的过程。

1. 变质

炎症局部组织细胞发生的变性和坏死称为**变质**（alteration）。实质细胞可发生细胞水肿、脂肪变及各种类型的坏死等；间质成分常出现黏液样变和纤维素样坏死等。变质可由致炎因子直接作用所致，也可由局部血液循环障碍和炎性反应过程中的代谢产物间接作用引起。变质反应的程度由致炎因子和机体的反应状态共同决定。

2. 渗出

炎症局部组织血管内血浆成分和细胞成分通过血管壁进入组织间隙、体腔、体表和黏膜表面的过程叫**渗出**（exudation）。渗出是炎症最具特征性的病理变化，在局部发挥着重要的防御作用，同时也可导致炎症局部进一步损伤。所渗出的液体和细胞成分称为渗出液。临床上，渗出液需要与漏出液进行鉴别，以辅助诊断或排除炎性病变（表 6-1）。

表 6-1　渗出液与漏出液的比较

项　　目	渗　出　液	漏　出　液
原因	炎症	非炎症
外观	混浊，可为浆液性、脓性或血性	透明，色淡黄
凝固性	能自凝	不能自凝
相对密度	>1.018	<1.018
蛋白含量	>30g/L	<30g/L
细胞计数	>500×10^6/L	<100×10^6/L

渗出液在炎症中具有重要的防御作用：渗出液可稀释和中和毒素，减轻毒素对局部组织的损伤作用，并为局部组织和浸润的白细胞带来营养物质、带走代谢产物和有害物质；渗出液中所含的抗体、补体和溶菌素等有利于消灭病原微生物；渗出液中的纤维素交织成网状，不仅可以限制病原微生物的扩散，还有利于白细胞的吞噬以消灭病

原体，并在炎症的后期成为修复的支架；渗出液中的白细胞吞噬和杀灭病原微生物、清除坏死组织；病原微生物和毒素随渗出液的淋巴回流到达局部淋巴结，刺激细胞和体液免疫的产生。

但渗出液过多也可给机体带来危害，如严重的喉头水肿可引起窒息，过多的心包腔或胸膜腔积液可压迫心或肺。渗出物中的纤维素吸收不良可发生机化，如引起肺肉质变、器官的粘连等。

3. 增生

在致炎因子刺激下，炎症局部实质细胞和间质细胞可发生**增生（proliferation）**。实质细胞的增生，如慢性鼻炎的鼻黏膜上皮细胞和腺体的增生、慢性肝炎中肝细胞的增生；间质细胞的增生包括巨噬细胞、内皮细胞和成纤维细胞等的增生。成纤维细胞的增生可产生大量胶原纤维。实质细胞和间质细胞的增生与相应生长因子的刺激有关。

炎症性增生具有限制炎症扩散和修复损伤组织的功能，但若增生过度可使原有组织结构改变，甚至影响器官功能。增生一般在炎症中后期出现，但有些炎症一开始就表现为增生，如毛细血管内增生性肾小球肾炎和伤寒。

（四）炎症的局部表现和全身反应

1. 炎症的局部表现

炎症局部表现为红、肿、热、痛和功能障碍，尤以体表炎症时最为明显。发红和发热是由于局部血管扩张、血流加速所致。急性炎症时，肿胀与局部炎性充血、血液成分渗出有关，慢性炎症时主要与局部组织增生有关。由于局部肿胀压迫及炎症介质刺激神经末梢均可引起疼痛。炎症灶内的实质细胞损伤及炎性渗出物造成的局部压迫、阻塞则可引起脏器的功能障碍。

2. 炎症的全身反应

当炎症局部的病变比较严重时，常出现明显的全身性反应，表现为发热、外周血白细胞计数增加、单核-巨噬细胞系统细胞增生、实质脏器的病变及功能障碍。

（1）发热：发热是下丘脑体温调节中枢受致热原刺激的结果。细菌的代谢产物，如内毒素是常见的发热激活物，而细胞因子如IL-1和TNF等是常见的内生致热原。一定程度的体温升高，可增强吞噬细胞的吞噬功能，促进淋巴细胞增殖和抗体的形成，加强肝的解毒功能，从而提高机体的防御功能。但高热或长期发热，可影响机体的代谢过程，引起各系统特别是中枢神经系统功能紊乱。若炎症病变十分严重，但体温不升高，则表明机体抵抗力低下，往往是预后不良的征兆。

（2）外周血白细胞增多：外周血白细胞增多是炎性反应的常见表现，白细胞计数可达（15~20）×10^9/L，多见于细菌感染时。外周血白细胞增多主要是由于IL-1和TNF等刺激白细胞从骨髓库中释放，增强了机体消灭细菌的能力，具有防御意义。在严重感染时，中性粒细胞从骨髓中过度释放，使血白细胞数明显增加，可达（40~100）×10^9/L，并且相对不成熟的中性粒细胞增加（核左移），这种现象称为类白血病反应。但在某些病毒、立克次体、原虫和部分细菌（如伤寒杆菌）感染，以及机体抵抗力极度降低时，白细胞数目不增多，反而出现外周血白细胞计数下降。

（3）单核 - 巨噬细胞系统细胞增生：单核 - 巨噬细胞系统是机体的重要防御系统，包括肝、脾、骨髓和淋巴结中的巨噬细胞，在炎症过程中常有不同程度的增生，功能加强，有利于吞噬、消灭病原体和坏死组织。临床上表现为局部淋巴结及肝、脾肿大。

（4）实质脏器的病变：炎症较严重时，由于病原微生物及其毒素的作用，加之局部血液循环障碍、发热等因素的影响，心、肝、肾、脑等器官的实质细胞可发生不同程度的变性、坏死和器官功能障碍。严重者可出现感染性休克和**弥散性血管内凝血**（disseminated intravascular coagulation，DIC）。

二、急性炎症

急性炎症是机体对致炎因子的快速反应，目的是把白细胞和血浆蛋白运到炎症局部，杀伤和清除致炎因子。急性炎症持续时间较短，一般不超过 1 个月，机体反应主要包括血管反应及白细胞反应。

（一）急性炎症过程中的血管反应

1. 血流动力学改变

局部组织受致炎因子刺激后，很快发生血流动力学变化，即血流量和血管口径的改变，这是神经反射和炎症介质共同作用的结果。

（1）细动脉短暂收缩：局部损伤后立即出现，仅持续几秒到几分钟。

（2）血管扩张和血流加速：细动脉扩张，随后毛细血管床开放，血流加快、血流量增多（炎性充血），代谢增强，导致炎症局部发红和发热。炎性充血的持续时间取决于致炎因子损伤的时间长短、损伤的类型和程度。

（3）血流速度减慢：随着静脉端毛细血管和小静脉的扩张，血流逐渐减慢；血管壁通透性增加，富含蛋白质的液体外渗到血管外，导致血管内红细胞聚集和血液黏稠度增加，血流缓慢，甚至血流停滞。这有利于白细胞黏附于血管内皮并渗出到血管外。

上述血流动力学改变的速度取决于致炎因子的种类和损伤的严重程度。轻度刺激约 15~30 分钟可见到血流停滞，而严重损伤仅需几分钟就可出现。此外，炎症灶不同部位的血流动力学改变不同，如皮肤烧伤病灶的中心已发生血流停滞，但周边血管仍处于扩张状态。

2. 液体渗出

血管通透性增高是血浆成分渗出的主要原因。炎症过程中，下列因素可引起血管壁通透性增高。

（1）内皮细胞收缩：是血管壁通透性增高最常见的原因，主要发生于毛细血管后微静脉。内皮细胞具有含肌动蛋白的细胞骨架。炎症介质如组胺、缓激肽、白三烯等作用于内皮细胞特异性受体后，可使细胞骨架迅速发生可逆性收缩，持续时间仅为 15~30 分钟，称为速发短暂反应。细胞因子如 IL-1、TNF、IFN γ 等可诱导内皮细胞骨架重组，进而引起内皮细胞收缩，这种反应出现较晚，发生于刺激后 4~6 小时，持续时间较长，一般超过 24 小时。

（2）内皮细胞损伤：严重损伤因子，如烧伤和化脓菌感染等可直接损伤内皮细胞，迅速引起血管壁通透性增加，可累及微循环所有血管。轻中度损伤，如X线、紫外线照射，其造成内皮细胞损伤、血管壁通透性增加发生较晚，常在损伤后2~12小时才出现，并可持续几小时到几天，主要累及细静脉和毛细血管。白细胞黏附于内皮细胞并激活，释放具有毒性的氧代谢产物和蛋白水解酶，也可引起内皮细胞损伤和脱落。多数情况下，内皮细胞损伤引起的渗出立即发生，持续数小时直至损伤血管形成血栓或修复完成。

教学视频·急性炎症、血管反应与白细胞反应

（3）穿胞作用增强：内皮细胞质内存在一些囊泡性细胞器，可相互融合形成穿胞通道。在血管内皮生长因子（vascular endothelial growth factor, VEGF）、组胺等作用下，穿胞通道开放活跃，导致血管壁通透性增高，使富含蛋白质的液体渗出。

（4）新生毛细血管壁高通透性：炎症修复过程中新生的毛细血管内皮细胞连接不健全，并有较多血管活性递质的受体，故新生毛细血管壁具有高通透性。

（二）急性炎症中的白细胞反应

炎性反应过程中白细胞参与了一系列复杂的连续过程，主要包括白细胞渗出血管并聚集到感染和损伤的部位；白细胞激活，发挥吞噬作用和免疫作用；白细胞介导的组织损伤作用：白细胞可通过释放蛋白水解酶、化学递质和氧自由基等，引起机体正常组织损伤并可能延长炎症过程。

1. 白细胞渗出

白细胞经血管壁游出到血管外的过程称为白细胞渗出。渗出于血管外的白细胞称为炎症细胞，炎症细胞在炎区聚集的现象称为炎细胞浸润。白细胞渗出是一个非常复杂、主动的连续过程，包括白细胞边集和滚动、黏附和游出、趋化等阶段。

（1）白细胞边集和滚动：随着血流缓慢和液体渗出，白细胞由血流中心进入血流的边缘部，称为**白细胞边集（margination）**。随后，在内皮细胞表达的黏附分子（选择素）的作用下，白细胞与内皮细胞不断发生结合和分离，发生白细胞**滚动（rolling）**。

（2）**白细胞黏附（adhension）**：白细胞紧紧黏附于内皮细胞是白细胞从血管中游出的前提。该过程是由白细胞表面的黏附分子（整合素）与内皮细胞黏附分子（免疫球蛋白超家族分子）介导的。其机制包括黏附分子重新分布、诱导新的黏附分子合成、增加黏附分子之间的亲和力等。白细胞表面的整合素与其配体结合后，白细胞的骨架发生改变，导致其紧密黏附于内皮细胞。

（3）白细胞游出：白细胞穿过血管壁进入周围组织的过程为白细胞**游出（transmigration）**。在化学因子作用下，黏附在内皮细胞表面的白细胞以阿米巴运动的方式从内皮细胞的连接处逸出。位于白细胞和内皮细胞表面的血小板内皮细胞黏附分子（**PECAM-1，又称CD31**），通过介导两者的结合而促使白细胞游出血管内皮。穿过内皮细胞的白细胞可分泌胶原酶降解血管基底膜，进入周围组织中，然后通过白细胞表面的整合素和CD44分子而黏附于细胞外基质，使白细胞滞留于炎症病灶。一个白细胞需2~12分钟才能完全通过血管壁。

炎症的不同阶段游出的白细胞种类有所不同。在急性炎症发生的 6~24 小时内中性粒细胞首先游出，24~48 小时则以单核细胞浸润为主。其主要原因在于：中性粒细胞游走能力强，但其寿命短，经过 24~48 小时后，中心粒细胞由于凋亡而消失，但单核细胞在组织中寿命长且能增生；炎症的不同阶段所激活的趋化因子不同，已经证实中性粒细胞能释放单核细胞趋化因子，吸引单核细胞游出，故在中性粒细胞游出后必然有单核细胞游出。此外，致炎因子不同，渗出的白细胞也不同，葡萄球菌和链球菌感染以中性粒细胞浸润为主，病毒感染以淋巴细胞浸润为主，一些过敏反应和寄生虫感染则以嗜酸性粒细胞浸润为主。

与白细胞主动游出过程不同，红细胞则是通过受损严重的血管壁被动漏出到外周组织。因此，炎症局部严重出血代表该处炎性反应强烈，血管壁损伤严重。

（4）**趋化作用（chemotaxis）**：是指白细胞向着炎症区域的化学刺激物所在部位作定向移动的过程。这些化学刺激物称为趋化因子。趋化因子可以是外源性的，也可以是内源性的。最常见的外源性趋化因子是细菌产物。内源性趋化因子包括补体成分（如 C5a、C3a）、白细胞三烯（如 LTB4）、细胞因子（特别是 IL-8 等）。趋化因子与白细胞膜表面的相应受体特异性结合，引起白细胞移动，并可以激活白细胞。

2. 白细胞的激活

白细胞聚集到炎症区域后，通过多种受体来识别感染的微生物和坏死组织并被激活，从而发挥杀伤和清除作用。白细胞表达的受体有 Toll 样受体、G 蛋白耦联受体、调理素受体及细胞因子受体。

白细胞被激活后，通过吞噬作用和免疫作用发挥杀伤微生物和清除致炎物质的作用，成为炎症防御反应的重要环节。

1）**吞噬作用（phagocytosis）**：吞噬作用是指聚集于炎症病灶内的白细胞吞入并杀伤或降解病原微生物及组织碎片的过程。具有吞噬作用的白细胞主要是中性粒细胞和巨噬细胞。白细胞吞噬过程包括识别和附着、吞入、杀伤和降解 3 个阶段。

（1）识别和附着：吞噬细胞表面的甘露糖受体、清道夫受体和各种调理素受体都可以识别并结合微生物。

（2）吞入：吞噬细胞附着于调理素化的细菌等颗粒状物体后，便伸出伪足，随着伪足的延伸和相互融合，吞噬细胞的细胞膜渐渐包围吞噬物形成泡状小体，称为吞噬体。吞噬体与初级溶酶体融合形成吞噬溶酶体，细菌在溶酶体内容物的作用下被杀伤和降解。

（3）杀伤和降解：进入吞噬溶酶体的细菌可被氧依赖和非氧依赖的途径杀伤和降解。其中氧依赖机制主要通过活性氧和活性氮杀伤微生物，是最主要的杀伤机制。微生物被杀伤后，在吞噬溶酶体内被酸性水解酶降解。

近年来研究显示，中性粒细胞能够产生**中性粒细胞外基质陷阱（neutrophil extracellular traps，NET）**以限制病原微生物扩散并将其消灭。这是一种不依赖于吞噬作用而消灭微生物的新机制。

2）**免疫作用**：发挥免疫作用的细胞主要是巨噬细胞、淋巴细胞和浆细胞。抗原进入机体后首先由巨噬细胞将其吞噬处理，再把抗原呈递给 T 或 B 淋巴细胞。免疫活化的 T 淋巴细胞产生淋巴因子参与细胞免疫或直接杀伤靶细胞；B 淋巴细胞在抗原刺激下转化为浆细胞产生抗体，引起体液免疫。另外，自然杀伤细胞（NK 细胞）也是机体重要的免疫细胞，胞质内含有丰富的嗜天青颗粒，无须先致敏就可溶解病毒感染的细胞，是抗病毒感染的第一道防线。

3. 白细胞的组织损伤作用

白细胞在趋化、激活和吞噬过程中的产物释放到细胞外，可造成血管内皮和周围组织细胞的损伤。例如中性粒细胞释放的溶酶体酶、活性氧代谢产物及损伤性炎症介质，可造成或加重炎症过程中细胞和组织损伤。此外，坏死崩解的白细胞也释放出大量的损伤性物质。这种由白细胞介导的组织损伤在许多炎症性疾病中都可见到，如肾小球肾炎、哮喘、移植排斥反应、肺纤维化等。

综上所述，白细胞在机体的防御反应中发挥重要作用。若白细胞数量不足或发生功能障碍（黏附缺陷、吞噬溶酶体形成障碍、杀菌活性障碍等），则可导致严重而反复的感染。

（三）炎症介质在炎症过程中的作用

炎症过程中的血管反应及白细胞反应主要是通过一系列化学因子的作用实现的。这些参与和介导炎性反应的化学因子称为化学递质或**炎症介质**（**inflammatory mediator**）。

炎症介质的共同特点包括：来源于血浆或细胞。来自血浆的炎症介质是指血浆中存在着相互关联的激肽系统、补体系统、凝血系统和纤维蛋白溶解系统，主要在肝内合成，以前体形式存在，需经蛋白酶水解才能激活；来自细胞的炎症介质有些以细胞内颗粒的形式储存于细胞内，在炎症刺激下分泌或在致炎因子刺激下即刻合成，如血管活性胺（组胺和 5- 羟色胺）、花生四烯酸代谢产物（前列腺素、白细胞三烯和脂氧素）和细胞因子（TNF, IL-1）等。大多数炎症介质通过与靶细胞表面的相应受体结合发挥其生物活性作用，少数炎症介质具有酶活性或通过介导氧化损伤而发挥作用；炎症介质作用于靶细胞后，可引起靶细胞产生次级炎症介质，放大或被抵消初级炎症介质的作用；一种炎症介质可作用于一种或多种靶细胞，可对不同细胞产生不同效应；炎症介质半衰期（$t_{1/2}$）很短，一旦激活或分泌到细胞外后，很快被酶降解灭活或被拮抗分子抑制或清除。

主要炎症介质及其作用如表 6-2 所示。

表 6-2　主要炎症介质及其作用

炎 性 反 应	炎 症 介 质
血管扩张	组胺、前列腺素
血管通透性增加	组胺、C3a、C5a、LTC4、LTD4、LTE4
趋化作用、白细胞渗出和激活	TNF、IL-1、化学趋化因子、C3a、C5a、LTB4
发热	IL-1、TNF、前列腺素
疼痛	前列腺素、缓激肽、P 物质
组织损伤	白细胞溶酶体酶、活性氧、NO

（四）急性炎症的终止

机体对急性炎性反应进行严密调控并适时终止，其机制包括：在致炎因子清除后，随着炎症介质的降解、衰减，炎性反应逐渐减弱；中性粒细胞寿命短，在组织中于数小时至两天内发生凋亡；炎性反应本身会释放一系列终止信号，如 IL-10、TGF-β、脂氧素等，主动终止炎性反应。

（五）急性炎症的病理学类型

按病理学分，炎症一般分为三类：渗出性炎、变质性炎、增生性炎。

1. 渗出性炎

急性渗出性炎症是最为常见的炎症类型，根据渗出物主要成分及病变特点，将其分为浆液性炎、纤维素性炎、化脓性炎和出血性炎。

1）浆液性炎（serous inflammation）：以浆液渗出为主。浆液性渗出物为淡黄色略混浊的液体，以血浆成分为主，含有 3%~5% 的白蛋白，同时混有少量的纤维素和中性粒细胞。常发生于皮肤、黏膜、浆膜和疏松结缔组织。发生在不同的组织，其表现也有所不同：浆液性渗出物在表皮内和表皮下可形成水疱，如皮肤Ⅱ度烧伤；发生在黏膜的又称浆液性卡他性炎，如感冒初期鼻炎引起的清鼻涕；发生在浆膜时可引起体腔积液，如风湿性关节炎可引起关节腔积液；浆液性渗出物弥漫浸润疏松结缔组织，可引起局部炎性水肿。

浆液性炎一般较轻，易于消退。但渗出物过多也会产生不利的影响，甚至导致严重的后果。如喉头浆液性炎造成喉头水肿可引起窒息；心包腔和胸膜腔大量浆液渗出可压迫心、肺而影响其功能。

2）纤维素性炎（fibrinous inflammation）：以大量纤维蛋白原渗出，继而形成纤维蛋白（纤维素）为主要特征。在细菌毒素或各种内、外源性毒素严重损伤血管壁时，血管壁通透性明显增加，导致大量纤维蛋白原渗出，常发生于黏膜、浆膜和肺。在 HE 切片中呈红染的颗粒状、条索状或交织成网状。

纤维素性炎发生在黏膜时，大量纤维素、中性粒细胞和坏死的黏膜上皮及病原菌等在黏膜表面形成一层灰白色膜状物，称为假膜。故发生在黏膜的纤维素性又称为假膜性炎。白喉的假膜性炎若发生于咽部，假膜与深部组织结合较牢固不易脱落称为固膜性炎；而发生于气管则较易脱落称为浮膜性炎，可因假膜脱落引起窒息。

浆膜的纤维素性炎常见于胸膜和心包膜。如发生在心包膜，由于心的搏动，渗出的纤维素被牵拉成绒毛状，称为"绒毛心"（彩图 6-6）。肺的纤维素性炎，如大叶性肺炎，肺泡内有大量的纤维素充填可致肺实变。

少量纤维素性渗出物可被中性粒细胞释放的蛋白水解酶溶解清除，病变组织得以修复。若纤维素渗出过多而不能被溶解吸收，则可发生机化，引起浆膜增厚和粘连，或大叶性肺炎的肺肉质变。

3）化脓性炎（suppurative or purulent inflammation）：以中性粒细胞渗出为主，伴有不同程度组织坏死和脓液形成为主要特征。多由化脓菌（如葡萄球菌、链球菌、脑膜炎双球菌或大肠埃希菌等）引起，亦可由坏死组织继发感染所致。脓液是一种混浊的凝乳状液体，呈灰黄色或黄绿色，主要由脓细胞、坏死组织碎片、少量浆液和细菌构成。变性、坏死的中性粒细胞称为脓细胞。化脓性炎根据发生的原因和部位不同可分为脓肿、蜂窝织炎、表面化脓和积脓。

（1）脓肿（abscess）：为局限性化脓性炎，并伴有脓腔的形成。常发生于皮下和内脏，主要由金黄色葡萄球菌引起。细菌产生毒素使组织坏死，继而大量中性粒细胞浸润，在崩解形成脓细胞过程中释放蛋白水解酶，使坏死组织溶解液化形成含脓液的腔。金黄色葡萄球菌产生血浆凝固酶，使渗出的纤维蛋白原转变成纤维素，因此病变较局限。金黄色葡萄球菌具有层黏连蛋白受体，使其容易通过血管壁进入血液而在远处形成迁徙性脓肿。小脓肿可以吸收消散，较大脓肿由于脓液较多，吸收困难，需切开或穿刺排脓。脓腔局部由肉芽组织修复。有时脓液过多，脓腔内压力增大，脓肿可向周围破溃。皮肤和黏膜的脓肿，可向表面破溃形成溃疡。深部脓肿向体表或自然管道穿破，如果形成只有一个开口的病理性通道称为窦道，形成两个或两个以上开口的病理性通道称为瘘管。

疖是毛囊、皮脂腺及其周围组织的脓肿。疖中心部分液化变软后，脓液便可破出。痈是由多个疖融合形成，在皮下脂肪和筋膜组织中形成多个相互沟通的脓肿。痈的病变范围较大且深，患者中毒症状较明显，必须及时切开排脓。

（2）蜂窝织炎：是指发生在疏松结缔组织的弥漫性化脓性炎。常见于阑尾、皮下组织和肌肉。主要由溶血性链球菌感染引起，链球菌能分泌透明质酸酶降解疏松结缔组织中的透明质酸，分泌链激酶降解纤维素，因此细菌易于通过组织间隙和淋巴管扩散，表现为组织内大量中性粒细胞弥漫性浸润，组织高度水肿，与周围组织界限不清，但组织坏死不明显。因此蜂窝织炎轻者预后较好，病变可完全溶解吸收；严重者也可发生淋巴道播散而致局部淋巴结肿大及全身中毒症状。

（3）表面化脓和积脓：是指发生在黏膜和浆膜表面的化脓性炎。黏膜表面的化脓性炎又称脓性卡他性炎，中性粒细胞向黏膜表面渗出，而深部组织的浸润不明显。如化脓性支气管炎和化脓性尿道炎，渗出的脓液可沿支气管和尿道排出。当化脓性炎发生于浆膜或胆囊、输卵管、肾盂黏膜时，脓液可积聚于胆囊、输卵管、肾盂和浆膜腔内，称为**积脓（empyema）**。

4）出血性炎（hemorrhagic inflammation）：在毒性很强的病原微生物感染或炎症的严重阶段，小血管遭到严重损伤，造成血管坏死和破裂，使渗出物中含有大量红细胞，称为出血性炎。常见于流行性出血热、钩端螺旋体病和鼠疫等。

2. 变质性炎

变质性炎是以组织的变性和坏死为主要病变的炎症，常发生于心、肝、脑等实质脏器。一般由重度感染、细菌毒素中毒及病毒引起。由于病变器官的实质细胞发生严重变性和坏死，常造成重要相应器官的功能障碍，如肝炎病毒引起的重型肝炎，可发生急性肝功能衰竭；乙型脑炎病毒引起的流行性乙型脑炎，可发生中枢神经系统功能障碍。

3. 增生性炎

增生性炎常为慢性炎症的病理学类型，但在某些免疫复合物、细菌毒素作用下，细胞增生也可在急性炎症中表现得比较突出，如急性增生性肾小球肾炎、伤寒。

（六）急性炎症的结局

在炎症过程中，损伤与抗损伤反应斗争的结果决定了炎症发生、发展与结局。

1. 痊愈

致炎因子被清除后，若炎性渗出物较少或坏死组织范围较小，可被完全溶解吸收，通过周围健在细胞的再生，原来的结构和功能得以完全恢复称为完全痊愈；若坏死范围较大，由肉芽组织增生修复，称为不完全痊愈。

2. 迁延不愈

机体的抵抗力低下或治疗不彻底，致炎因子持续存在或反复作用，不断损伤组织可造成炎症迁延不愈，转变成慢性炎症。

3. 蔓延播散

在机体抵抗力低下，或病原微生物毒力强、数量多的情况下，病原微生物可不断繁殖，并沿组织间隙或脉管系统向周围蔓延。

1）局部蔓延：炎症局部的病原微生物沿着组织间隙或自然管道向邻近周围组织扩散蔓延。如急性肾盂肾炎向下蔓延引起急性膀胱炎。

2）淋巴管蔓延：病原微生物侵入淋巴管，随淋巴液回流到局部淋巴结，引起局部淋巴管炎和淋巴结炎。如足部感染时，腹股沟淋巴结可肿大，在足部感染灶和肿大的腹股沟淋巴结之间出现的红线，则为淋巴管炎的表现。

3）血道蔓延：炎症病灶中的病原微生物及其毒素可直接或通过淋巴循环侵入血液循环，发生血道蔓延。

（1）**菌血症**（bacteremia）：细菌由局部进入血流，全身无中毒症状，但在血液中可检查到细菌，称菌血症。如伤寒或流行性脑脊髓膜炎的早期可出现菌血症。

（2）**毒血症**（toxemia）：细菌产生的毒性产物或毒素被吸收入血，引起全身中毒症状者，称为毒血症。患者出现寒战、高热，同时可伴有心、肝、肾等实质细胞的变性或坏死，严重时可出现中毒性休克，但血培养找不到细菌。如大叶性肺炎。

（3）**败血症**（septicemia）：细菌由局部病灶入血后，不仅大量繁殖，而且产生毒素，引起全身中毒症状和病理变化，称为败血症。败血症除毒血症的表现外，常伴有皮肤和黏膜的多发性出血点，以及脾和淋巴结肿大等，严重者可出现休克和 DIC 等表现。此时，血液中可培养出细菌。

（4）**脓毒败血症**（pyemia）：化脓菌引起的败血症可进一步发展为脓毒败血症。患者除有败血症的表现外，同时在全身多个脏器中出现多发性栓塞脓肿或转移性脓肿。

三、慢性炎症

慢性炎症一般病程较长，可持续数周或数月甚至数年。在慢性炎症过程中，组织损伤和修复反应相伴发生，其病变多以增生为主。根据组织学特点将慢性炎症分为非特异性慢性炎症和特异性慢性炎症。

（一）非特异性慢性炎症

又称一般慢性炎症，主要病变特点为：炎症灶内浸润的细胞主要为淋巴细胞、浆细胞和巨噬细胞等慢性炎症细胞，反应机体对损伤的持续反应；常有较明显的成纤维细胞、血管内皮细胞以及被覆上皮、腺体或其他实质细胞等的增生，以替代和修复损伤的组织；同时伴有组织损伤，主要由持续的致炎因子或炎症细胞引起。慢性炎症的纤维结缔组织增生常伴有瘢痕形成，可造成管道性脏器的狭窄或实质性脏器的纤维化甚至硬化，产生较严重的后果。

在一些特定部位的一般慢性炎症可形成特殊的形态特点。发生在黏膜时可形成炎性息肉，如鼻息肉、宫颈息肉和肠息肉；在实性脏器如肺、眼眶，可形成炎性假瘤。炎性假瘤的本质是炎症，应注意与肺部肿瘤相区别。

（二）特异性慢性炎症

又称慢性肉芽肿性炎（chronic granulomatous inflammation），是一种以肉芽肿形成为特点的特殊慢性炎症。肉芽肿是由巨噬细胞及其衍生细胞增生所形成的境界清楚的结节状病灶。肉芽肿形成由细胞免疫所介导，不同致病因子所引起的的肉芽肿形态不同，根据肉芽肿形态特点可作出病因诊断。根据病因及形态特点肉芽肿可分为：

1. 感染性肉芽肿

常由生物病原体感染引起，如结核分枝杆菌感染引起结核结节，麻风杆菌感染引起麻风结节，梅毒螺旋体感染引起树胶样肿等。主要细胞成分是上皮样细胞和多核巨细胞。以结核结节为例，典型者中心为干酪样坏死，周围为上皮样细胞、朗汉斯巨细胞，再向外为大量淋巴细胞浸润和少量反应性增生的成纤维细胞。

2. 异物性肉芽肿

常由手术缝线、石棉、滑石粉、隆胸术填充物、移植的人工血管等引起。病变以异物为中心，周围有数量不等的巨噬细胞、异物巨细胞、成纤维细胞和淋巴细胞等，形成结节状病灶。

3. 原因不明肉芽肿

如结节病肉芽肿。在形态学上结节病肉芽肿具有明显的纤维化和玻璃样变倾向，其病因和发病机制未明。

第五节 肿 瘤

肿瘤（tumor, neoplasm）是一类常见病、多发病，其中恶性肿瘤严重危害人类健康，已成为全球最大的公共健康问题。我国较为常见的恶性肿瘤是肺癌、胃癌、肝癌、食管癌、结直肠癌、白血病、乳腺癌、胰腺癌、脑肿瘤等。肺癌无论发病率或死亡率，均高居首位。肿瘤的防治工作任重而道远，而防治的重心也有从治疗转向预防的趋势。

第五节 肿瘤 第六节 缺氧 PPT

一、肿瘤的概念

肿瘤是机体在各种致瘤因素作用下，局部组织的细胞在基因水平上失去对其生长的正常调控，导致克隆性异常增生而形成的新生物，常表现为局部肿块，因而得名。

非肿瘤性增生可见于正常的细胞更新、损伤引起的防御反应、修复等情况，是符合机体需求的生物学过程。非肿瘤性增生一般是多克隆性的，增生过程产生的细胞群，是从不同的亲代细胞衍生而来的子代细胞。增生的细胞分化成熟，具有正常组织细胞的形态、功能和代谢特点，与机体的需要相协调，当原因消除后增生即停止。

导致肿瘤形成的细胞增生称为肿瘤性增生。肿瘤性增生与非肿瘤性增生有本质的不同。肿瘤性增生一般是单克隆性的，即一个肿瘤中的肿瘤细胞群是由发生了肿瘤性转化的单个细胞反复分裂繁殖产生的子代细胞组成。肿瘤细胞不同程度地失去了分化成熟的能力，呈现异常的形态、功能和代谢。肿瘤细胞获得了不断增长的能力，即使致瘤因素消除，增生仍持续存在，这种自主性生长不受机体调控，与机体需要不协调。

根据肿瘤的生物学行为，一般将肿瘤分为良性与恶性两大类。所有的恶性肿瘤统称为**癌症（cancer）**。

二、肿瘤的形态与结构

（一）肿瘤的大体形态

肿瘤的大体形态与组织类型、生长方式、生长部位及良恶性质有关。

1. 形状

肿瘤的形状多种多样，可呈乳头状、绒毛状、菜花状、息肉状、蕈伞状、结节状、分叶状、溃疡状，囊状等。

2. 数目及大小

肿瘤的数目不一，常为单个，称为单发瘤；也可为多个，称为多发瘤。肿瘤的大小差别也很大，小者只有在显微镜下才能观察到，大者直径可达数十厘米，重量可达数千克或数十千克。

3. 颜色

良性肿瘤的颜色一般接近其来源的正常组织，比如，脂肪瘤呈淡黄色，血管瘤呈暗红色等。恶性肿瘤的切面多呈灰白或灰红色。如肿瘤发生坏死时常呈灰白色，出血时呈暗红色，产生黑色素时呈黑褐色。

4. 质地

肿瘤质地与其类型、间质的比例、有无变性坏死等因素有关。比如，脂肪瘤质软；纤维瘤、平滑肌瘤质韧；骨瘤则质硬。癌组织较多、纤维间质较少的肿瘤，质地相对较软；纤维间质丰富的肿瘤，质地相对较硬。肿瘤发生坏死时常变软，发生钙化或骨化时则变硬。

5. 肿瘤与周围组织的关系

良性肿瘤通常有完整包膜，可与周围组织分界清楚；恶性肿瘤一般无包膜，常侵入周围组织，边界不清。

（二）肿瘤的组织结构

肿瘤组织包括实质和间质两部分。肿瘤实质即肿瘤细胞，是肿瘤的主要成分，决定肿瘤的组织来源、良恶性、分化程度、生物学特点及其特性。肿瘤间质由结缔组织、血管、淋巴管、淋巴 - 单核细胞等组成，其构成的肿瘤微环境对肿瘤实质起着支持和营养作用。

（三）肿瘤的分化与异型性

1. 肿瘤的分化

肿瘤的分化是指肿瘤组织在形态、结构和功能上与其起源的正常组织的相似之处，这种相似性称为肿瘤的分化程度。肿瘤的组织结构、功能越是接近正常组织，说明其分化程度越高；反之亦然。分化极差，从而无法判断其分化方向的肿瘤称为未分化肿瘤。

2. 肿瘤的异型性（atypia）

肿瘤的异型性是指肿瘤组织在细胞形态和组织结构上，与其起源的正常组织间的差异性。肿瘤的异型性大小反映了分化程度，异型性小，分化程度高；异型性大，分化程度低。良性肿瘤与起源组织相似，接近成熟，分化程度高，异型性不明显；恶性肿瘤与正常组织差异较大，分化程度低，异型性大。故异型性是区别良、恶性肿瘤的主要组织学依据。

（1）肿瘤组织结构的异型性：是指肿瘤细胞形成的组织结构在空间排列方式上（包括极向、与间质的关系等）与其起源的正常组织的差异（彩图 6-7）。

（2）肿瘤细胞的异型性：可有多种表现形式，包括肿瘤细胞的多形性：细胞形态、大小不一致，可出现瘤巨细胞；细胞核的多形性：细胞核浆比增高，出现双核、多核、巨核或奇异形核；核内 DNA 增多，核深染；染色质呈粗颗粒状，分布不均匀，堆积于核膜下导致核膜增厚；核仁明显，体积大，数目增多；核分裂象增多，可出现病理性核分裂象（彩图 6-8）。

三、肿瘤的生长与扩散

（一）肿瘤的生长方式

1. 膨胀性生长（expansive growth）

膨胀性生长是大多数实质脏器良性肿瘤的生长方式。肿瘤生长缓慢，不侵犯周围正常组织，随着体积的增大，推开或挤压周围组织。肿瘤常呈结节状或分叶状，周围可形成完整的纤维性包膜，与周围组织分界清楚，实验室检查时肿瘤活动度良好，手术易摘除，术后一般不复发。

教学视频 · 肿瘤的生长与扩散

2. 外生性生长（exophytic growth）

发生在体表、体腔和自然管道（如消化道、泌尿道等）的肿瘤，常向表面生长，形成乳头状、息肉状、蕈状或菜花状，称为外生性生长（图 6-9）。良性肿瘤和恶性肿瘤均可有此生长方式，但恶性肿瘤在向表面生长的同时，其基底部常常向组织深部浸润，因其生长迅速，血液供应不足，表面常发生坏死形成凹凸不平、边缘隆起的恶性溃疡（图 6-10）。

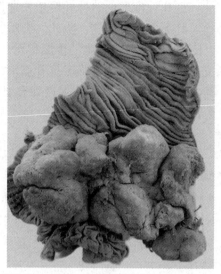

肿瘤呈外生性生长，形成结节状肿块，突出黏膜表面

图6-9　结肠癌（肉眼观）

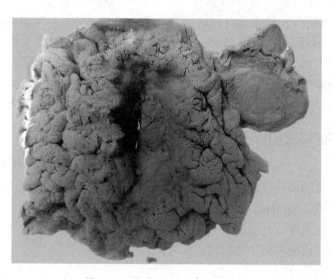

图6-10　溃疡型胃癌（肉眼观）

3. 浸润性生长（invasive growth）

浸润性生长是大多数恶性肿瘤的生长方式。肿瘤生长迅速，如树根状、蟹足状生长并浸润破坏周围组织，一般无包膜，与周围组织紧密连接、分界不清。肿瘤固定、活动度小，手术时需大范围切除，术后易复发。

（二）肿瘤生长的动力学

不同肿瘤的生长速度有很大差别，主要取决于肿瘤细胞的分化程度。一般来讲，分化程度高的良性肿瘤生长速度缓慢，可长达几年甚至十几年；但短期内生长突然加快，应考虑有恶性变的可能。分化程度差的恶性肿瘤生长速度较快，短期内即可形成明显肿块，并容易发生出血、坏死等继发改变。除此，影响肿瘤生长速度的因素还包括肿瘤细胞的倍增时间、生长分数以及肿瘤细胞的生成和死亡的比例等。

肿瘤生长动力学的研究内容，有利于指导临床抗肿瘤治疗，如相较于生长分数低的肿瘤，生长分数高的肿瘤对于化学治疗更敏感；促进肿瘤细胞死亡和抑制肿瘤细胞增殖，也是肿瘤治疗的两个重要方面。

思政元素 6-2 肿瘤靶向药物及免疫治疗纳入医疗保障政策，惠及民生

2021年国家医疗保障局将肿瘤免疫治疗药物 PD1/PDL1 及众多靶向药物纳入医疗保障范围，为广大恶性肿瘤患者带来福音。这是中国医药企业及国家医疗保障政策宏观调控联手打造的新局面，是以人民健康重大需求为导向的务实之举。医学生要增强四个自信，不断追求卓越，为保护人民健康打下扎实的基本功。

（三）肿瘤血管生成

获得血管供应是肿瘤形成过程中一个极为重要的阶段和条件。肿瘤直径达到 $1\sim2mm$ 后，若无新生血管生成以提供营养，则不能继续增长。肿瘤细胞本身及炎症细胞（主要是巨噬细胞）能产生血管生成因子，如 VEGF 和血管生成素，与新生血管的发生和成熟密切相关。研究还发现，肿瘤细胞本身可形成类似血管、具有基膜的小管状结构，可与血管交通，作为不依赖于血管生成的肿瘤微循环或微环境成分，称为"血管生成拟态"。抑制肿瘤血管生成或"血管生成拟态"，是肿瘤研究的重要课题。

（四）肿瘤的演进和异质性

恶性肿瘤在生长过程中变得越来越富有侵袭性的现象称为肿瘤的**演进(progression)**，包括生长加快、浸润周围组织和远处转移等。这种生物学现象的出现与肿瘤的异质性有关。肿瘤的**异质性（heterogeneity）**是指由单克隆来源的肿瘤细胞在生长过程中形成的在侵袭能力、生长速度、对激素的反应、对抗癌药物的敏感性等方面有所不同的亚克隆过程。这些亚克隆形成与附加基因的突变有关。

（五）肿瘤的扩散

肿瘤的扩散一般指恶性肿瘤，它是恶性肿瘤的重要生物学行为。

1. 局部浸润和直接蔓延

随着恶性肿瘤不断长大，肿瘤细胞沿着组织间隙、淋巴管、血管或神经束连续不断地浸润生长，侵入并破坏周围正常组织或器官，称为**直接蔓延（direct spread）**。例如胃癌蔓延累及胃壁全层，形成革囊胃。

2. 转移

恶性肿瘤细胞从原发部位侵入淋巴管、血管或体腔，迁徙到其他部位继续生长，形成与原发瘤同样类型的继发性肿瘤，这个过程称为**转移**（metastasis）。所形成的继发性肿瘤称为转移瘤或继发瘤。常见的转移途径如下所述：

（1）**淋巴转移**（lymphatic metastasis）为癌最常见的转移途径。癌细胞侵入淋巴管后，随淋巴回流首先到达局部淋巴结边缘窦，被癌累及的淋巴结称为癌性淋巴结，其体积肿大，质地变硬。局部淋巴结发生转移后，肿瘤细胞随着淋巴循环可继续转移至下一站淋巴结，最后从胸导管进入血流，引起血道转移。值得注意的是，有的肿瘤可以逆行转移或者越过相应的引流淋巴结发生跳跃式转移。在临床上最常见的癌转移淋巴结是左锁骨上淋巴结，称锁骨上浸润，其原发部位多位于肺和胃肠道。

（2）**血道转移**（hematogenous metastasis）为肉瘤最常见的转移途径，癌晚期也可发生血道转移。肿瘤细胞可经静脉和毛细血管直接入血或者经淋巴管入血，进入血管系统的恶性肿瘤细胞常聚集成团，称为瘤栓。瘤栓可运行至全身各处，其中肺和肝是最常发生血道转移的脏器。所形成的转移瘤特点是边界清楚、大小较一致、多个散在分布，且多位于器官表面。由于瘤结节中央出血、坏死而下陷，可形成所谓"癌脐"。

（3）**种植性转移**（transcoelomic metastasis）是指体腔内器官的恶性肿瘤蔓延至器官表面时，瘤细胞可脱落，像播种一样种植在体腔内其他器官的**表面**形成转移瘤。如卵巢的克鲁肯贝格（Krukenberg）瘤多为胃黏液癌经腹腔种植到卵巢所形成的继发性肿瘤。

（六）肿瘤的扩散机制

侵袭和转移是恶性肿瘤最主要的生物学特征。肿瘤细胞发生局部浸润和转移的机制复杂，简要来说，可以大致分为以下几个步骤：① 肿瘤细胞彼此分离；② 癌细胞与基膜的黏着；③ 细胞外基质的降解；④ 癌细胞的迁移。瘤细胞穿过基底膜后，重复上述步骤，进一步溶解间质结缔组织，在间质中移动，并借助上述机制侵入血管。进入血管内的单个肿瘤细胞大多数被自然杀伤细胞（NK 细胞）消灭，但当肿瘤细胞与血小板黏附成团，形成瘤栓时，则可随血液循环到达其他器官，形成转移灶。

（七）肿瘤的分级和分期

肿瘤的分级和分期一般用于恶性肿瘤。

1. 分级（grade）

分级是描述肿瘤恶性程度的指标，一般根据恶性肿瘤分化程度的高低、异型性的大小以及病理性核分裂象数目的多少等进行分级。通常将恶性肿瘤分为 3 级：Ⅰ级为高分化，属低度恶性；Ⅱ级为中分化，属中度恶性；Ⅲ级为低分化，属高度恶性。某些肿瘤也采用低级别（分化较好）和高级别（分化较差）的两级分级法。

2. 分期（stage）

分期是指恶性肿瘤的生长范围和播散程度。国际上常用的是 TNM 分期系统。T 代表原发肿瘤，随着肿瘤体积增大和周围组织的破坏，依次用 $T_1 \sim T_4$ 表示，Tis 代表原位癌。N代表局部淋巴结受累程度，N_0表示无淋巴结受累，随着淋巴结受累程度的增加，依次用N_1～N_3表示。M代表血道转移，M_0表示无血道转移，M_1有血道转移。

四、肿瘤对机体的影响

肿瘤因其良恶性、大小及发生部位的不同，对机体产生的影响也有所不同。早期或微小肿瘤，常无明显临床表现，以下所述是指中晚期肿瘤对机体的影响。

1. 良性肿瘤对机体的影响

良性肿瘤分化较成熟，生长缓慢，一般无浸润和转移，对机体的影响较小。

（1）局部压迫和阻塞：是良性肿瘤的主要表现，其严重程度与发生部位密切相关。如发生在体表的良性肿瘤，除少数因过大有局部压迫症状外，一般对机体影响不大。若生长在自然管道，突入管腔，则造成阻塞，例如肠平滑肌瘤可引起肠梗阻或肠套叠；颅内的脑膜瘤可压迫脑组织，阻塞脑脊液循环，引起颅内压升高等相应的神经系统症状。

（2）继发性病变：良性肿瘤也可发生出血、感染等继发性病变，对机体带来不同程度的影响。如子宫黏膜下平滑肌肌瘤常伴有子宫内膜浅表糜烂或溃疡，可引起出血和感染。

（3）内分泌症状：来源于内分泌腺的良性肿瘤可分泌过多的激素，而引起相应临床症状。如肾上腺嗜铬细胞瘤分泌过多的儿茶酚胺，可引起阵发性高血压；胰岛细胞瘤分泌过多的胰岛素，可引起阵发性低血糖等。

2. 恶性肿瘤对机体的影响

恶性肿瘤由于分化不成熟，生长速度快，又可发生浸润和转移，对机体的影响严重，致死率高。恶性肿瘤除引起局部压迫和阻塞外，还有以下表现：

（1）破坏器官结构和功能，导致原发脏器和转移器官功能障碍。

（2）**继发性病变，**常发生出血、坏死、溃疡、穿孔、感染、疼痛等继发性改变。

（3）**癌性恶病质（cancer cachexia），**晚期恶性肿瘤患者常表现为疲乏无力、极度消瘦、严重贫血和全身衰竭等症状，称为癌性恶病质。

（4）**副肿瘤综合征（paraneoplastic syndrome）：**由肿瘤的代谢产物或异常免疫反应等原因间接引起，常表现为内分泌、神经、消化、造血、骨关节、肾和皮肤等系统和器官的异常并出现相应的临床表现，称为副肿瘤综合征。这些症状不能用肿瘤的直接蔓延或转移进行解释。异位内分泌综合征属于副肿瘤综合征。由于肿瘤细胞的基因表达异常，一些非内分泌腺的恶性肿瘤可产生并分泌激素或激素类物质，引起内分泌症状，称为**异位内分泌综合征（ectopic endocrine syndrome）**。此类肿瘤以癌居多，如肺癌、胃癌、肝癌等。

五、良性肿瘤与恶性肿瘤的区别

区别肿瘤的良恶性对于正确的诊断和治疗具有重要的临床意义。良恶性肿瘤的区别如表6-3所示。

表 6-3　良性肿瘤与恶性肿瘤的区别

项　目	良 性 肿 瘤	恶 性 肿 瘤
分化程度	分化好，异型性小，与起源组织形态相似	分化差，异型性大，与起源组织形态差异大
核分裂象	无或少见	多见，可见病理性核分裂象
生长速度	缓慢	较快
生长方式	膨胀性或外生性生长，常有包膜，与周围组织分界清楚	浸润性或外生性生长，无包膜，与周围组织分界不清楚
继发性改变	较少见	常有出血、坏死、感染、溃疡形成等
转移	不转移	常有转移
复发	术后一般不复发	术后易复发
对机体的影响	较小，主要为局部压迫或阻塞	严重，除压迫阻塞外，常破坏原发和转移部位组织引起出血、坏死、感染、恶病质等，甚至导致患者死亡

需要注意的是，有一些肿瘤的形态学特点和生物学行为介于良性、恶性之间，称为交界性肿瘤，如卵巢交界性浆液性乳头状囊腺瘤。有些交界性肿瘤有发展为恶性肿瘤的倾向；有些其恶性潜能目前尚难以确定，有待通过长时间研究进一步了解其生物学行为。

六、肿瘤的命名与分类

（一）肿瘤的命名

1. 一般原则

一般根据肿瘤组织来源和生物学行为来命名。良性肿瘤的命名通常是在来源组织名称之后加"瘤"字，如来源于平滑肌组织的良性肿瘤称为平滑肌瘤。恶性肿瘤根据组织来源不同主要分为癌和肉瘤两大类。来源于上皮组织的恶性肿瘤统称为**癌**（**carcinoma**），命名时在其来源组织名称之后加"癌"，如来源于鳞状上皮的恶性肿瘤称为鳞状细胞癌。来源于间叶组织（包括纤维结缔组织、脉管、脂肪、肌肉、骨、软骨组织等）的恶性肿瘤统称为**肉瘤**（**sarcoma**），其命名方式是在组织来源名称之后加"肉瘤"，如纤维肉瘤、横纹肌肉瘤、骨肉瘤等。同时具有癌和肉瘤成分的恶性肿瘤称为**癌肉瘤**（**carcinosarcoma**）。

2. 特殊命名

除上述一般命名原则外，有时还结合肿瘤的形态特点命名，如形成乳头状及囊状结构的腺瘤，称为乳头状囊腺瘤；形成乳头状及囊状结构的腺癌，称为乳头状囊腺癌。

还有少数肿瘤的命名已经约定俗成，需要特殊记忆。如：有些肿瘤的形态与幼稚组织相似，称为母细胞瘤。这类肿瘤大多数为恶性，如神经母细胞瘤、肾母细胞瘤、髓母细胞瘤、视网膜母细胞瘤等；少数为良性肿瘤，如软骨母细胞瘤、肌母细胞瘤等；有些肿瘤以起初描述或研究该肿瘤的学者的名字来命名，如**霍奇金**（**Hodgkin**）淋巴瘤、**尤文**（**Ewing**）肉瘤等；有些肿瘤虽带有一个"瘤"或"病"字，但实际上是恶性肿瘤，如精原细胞瘤、白血病等；有些肿瘤的命名在其前面加"恶性"二字，如恶性畸胎瘤、恶性神经鞘瘤、恶性黑色素瘤等；有些肿瘤结合细胞的形态来命名，如印戒细胞癌、透明细胞癌等；有些肿瘤命名中有"瘤病"二字，指良性肿瘤的多发状态，如脂肪瘤病、神经纤维瘤病、血管瘤病等；**畸胎瘤（terotoma）**是性腺或胚胎剩件中的全能细胞发生的肿瘤。

（二）肿瘤的分类

肿瘤的分类通常依据其组织来源和生物学行为，包括肿瘤的临床病理特征及预后。目前全世界统一的肿瘤分类由世界卫生组织（WHO）制定。表6-4简单列举了常见肿瘤的分类。

表6-4　常见肿瘤的分类

起 源 组 织	良 性 肿 瘤	恶 性 肿 瘤
上皮组织		
鳞状上皮细胞	鳞状上皮乳头状瘤	鳞状细胞癌
基底细胞		基底细胞癌
腺上皮细胞	腺瘤	腺癌
尿路上皮（变移上皮）	尿路上皮乳头状瘤	尿路上皮癌
间叶组织		
纤维组织	纤维瘤	纤维肉瘤
脂肪组织	脂肪瘤	脂肪肉瘤
平滑肌组织	平滑肌瘤	平滑肌肉瘤
横纹肌组织	横纹肌瘤	横纹肌肉瘤
血管组织	血管瘤	血管肉瘤
淋巴管组织	淋巴管瘤	淋巴管肉瘤
骨组织	骨瘤	骨肉瘤
软骨组织	软骨瘤	软骨肉瘤
滑膜组织		滑膜肉瘤
间皮		恶性间皮瘤
淋巴造血组织		
淋巴组织		淋巴瘤
造血组织		白血病
神经组织和脑脊膜		
胶质细胞	胶质瘤	弥漫型星形细胞瘤，胶质母细胞瘤
神经元	神经节细胞瘤	神经母细胞瘤，髓母细胞瘤
神经鞘细胞	神经鞘瘤	恶性神经鞘瘤
脑脊膜	脑膜瘤／脊膜瘤	恶性脑膜瘤／恶性脊膜瘤
其他肿瘤		
胎盘滋养叶细胞	葡萄胎	侵袭性葡萄胎、绒毛膜上皮癌
生殖细胞		精原细胞瘤、无性细胞瘤、胚胎性癌
性腺或胚胎剩件中的全能细胞	成熟型畸胎瘤	未成熟型畸胎瘤
黑色素细胞		恶性黑色素瘤

1. 上皮组织肿瘤

上皮组织包括被覆上皮、腺上皮和导管上皮等，其发生的肿瘤最为常见。人体恶性肿瘤大部分起源于上皮组织，对人类危害甚大。

（1）上皮组织良性肿瘤：包括**乳头状瘤**（papilloma），由被覆上皮发生的良性肿瘤，常见于皮肤、膀胱、乳腺导管、鼻腔、喉、外耳道、阴茎等处。肿瘤向体表或腔面呈外生性生长，形成乳头状、指状突起，也可呈菜花状或绒毛状，根部可有蒂与正常组织相连。镜下，乳头的轴心由小血管及纤维结缔组织等间质成分构成，表面覆盖增生的上皮。发生于阴茎、外耳道、膀胱的乳头状瘤较易恶性变。**腺瘤**（adenoma），由腺上皮发生的良性肿瘤，多见于肠、甲状腺、卵巢、乳腺等处。黏膜腺的腺瘤多呈息肉状；腺器官内的腺瘤多呈结节状，常有完整包膜，与周围正常组织分界清楚。分化较好的腺瘤还具有一定的分泌功能。根据腺瘤的组成成分或形态特点，可分为管状腺瘤、绒毛状腺瘤、囊腺瘤、纤维腺瘤、多形性腺瘤等类型。临床上，管状腺瘤与绒毛状腺瘤多见于结直肠黏膜，结肠家族性腺瘤性息肉病的癌变率极高，且易早期发生癌变；囊腺瘤好发于卵巢；纤维腺瘤是女性乳腺常见的良性肿瘤；多形性腺瘤多发生于涎腺，尤其是腮腺，切除后可复发，少数发生恶性变。

（2）上皮组织恶性肿瘤：即癌，是人类最常见的恶性肿瘤，好发于40岁以上的人群。发生在皮肤、黏膜表面的癌常呈息肉状、蕈伞状、菜花状等外观，表面常有坏死及溃疡形成；发生在器官内的癌常为不规则结节状，呈蟹足状或树根样向周围组织浸润，无包膜。肿瘤切面常为灰白色、较干燥，质地较硬。镜下，癌细胞呈巢状（癌巢）、腺泡状、腺管状或条索状排列，一般与间质分界清楚。大多数癌在早期易发生淋巴转移，晚期可发生血道转移。癌的常见类型有以下几种：①**鳞状细胞癌**（squamous cell carcinoma），简称鳞癌，好发于鳞状上皮被覆的部位或有鳞状上皮化生的部位。大体上常呈菜花状。镜下，分化好的鳞癌，癌巢中央可见角化珠，细胞间可见细胞间桥；分化差的鳞癌，细胞异型性明显，并可见较多的核分裂象。②**腺癌**（adenocarcinoma），来源于各种腺体、导管或分泌上皮，常发生于胃肠道、肺、乳腺、女性生殖系统等处。癌细胞形成大小不等、形态不一、排列不规则的腺体或腺样结构，细胞常排列成多层，核大小不一，核分裂象多见。根据形态结构特征，可分为管状腺癌、乳头状腺癌、囊腺癌及黏液腺癌等。③**基底细胞癌**（basal cell carcinoma），好发于老年人颜面部，常形成经久不愈的溃疡，或呈小结节状突起。镜下，癌巢由深染的基底细胞样癌细胞构成。基底细胞癌生长缓慢，主要为局部浸润，几乎不发生转移，以手术切除为主，对放疗敏感。④**尿路上皮癌**（urothelial carcinoma），发生于肾盂到尿道的黏膜上皮，多见于膀胱，可为乳头状或非乳头状。分为低级别和高级别尿路上皮癌。级别越高，越易复发和向深部浸润。

2. 间叶组织肿瘤

此类肿瘤种类多样，包括脂肪组织、血管和淋巴管、平滑肌、横纹肌、纤维组织、骨组织等来源的肿瘤。良性肿瘤较常见，恶性肿瘤（肉瘤）少见。医学上通常将骨肿瘤以外的间叶组织肿瘤称为软组织肿瘤。

（1）间叶组织良性肿瘤的常见类型：①**脂肪瘤**（lipoma），是最常见的良性软组织肿瘤，常见于背、肩、颈及四肢近端的皮下组织。肿瘤大小不一，常为单发性，也可为多发性，外观多呈分叶状，有薄包膜，质地柔软，淡黄色，似脂肪组织。镜下，瘤细胞与正常脂肪细胞相似，呈不规则分叶状，小叶间有纤维间隔。一般无明显症状，手术易切除。②**平滑肌瘤**（leiomyoma），常发生于子宫，其次为胃肠道。瘤组织由形态比较一致的梭形细胞构成，核呈长杆状，两端钝圆，排列成束状、编织状。术后多不复发。③**血管瘤**（hemangioma），多为先天性，常见于儿童，好发于皮肤、肌肉、内脏等部位。有毛细血管瘤、海绵状血管瘤及静脉血管瘤等类型。在皮肤或黏膜处可呈突起的鲜红肿块，或呈暗红色斑块；在内脏多呈结节状。血管瘤常为浸润性方式生长，无包膜，界限不清，一般随身体的发育而长大，到成年后即停止发展。

（2）间叶组织恶性肿瘤：即肉瘤，较癌少见，好发于青少年。肉瘤体积常较大，质软，切面多呈鱼肉状；易发生出血、坏死、囊性变等继发改变。镜下，肉瘤细胞大多不成巢，弥漫生长，与间质分界不清，间质结缔组织少，但血管丰富，故肉瘤多先由血道转移。区分癌与肉瘤，对肿瘤的诊断与治疗均有重要意义，其区别见表 6-5。

表 6-5　癌与肉瘤的区别

项 目	癌	肉 瘤
组织来源	上皮组织	间叶组织
发病率	较高，约为肉瘤的 9 倍，多见于 40 岁以上成人	较低，多见于青少年
大体特点	质较硬、色灰白、较干燥	质软、细腻、灰红、湿润、鱼肉状
镜下特点	癌细胞成巢，实质与间质分界清，纤维组织常有增生	肉瘤细胞弥漫分布，实质与间质分界不清，间质结缔组织少，血管丰富
网状纤维	见于癌巢周围，癌细胞间多无网状纤维	肉瘤细胞间多有网状纤维
转移	多经淋巴转移	多经血道转移

肉瘤的常见类型有以下几种：①**脂肪肉瘤**（liposarcoma），为肉瘤较常见类型，常发生于软组织深部或腹膜后等部位，与脂肪瘤分布相反。多见于成年人，极少见于青少年。肿瘤多呈结节状或分叶状，似脂肪瘤，亦可呈黏液样或鱼肉样。镜下，瘤细胞形态多样，以出现脂肪母细胞为特点，胞质内可见大小不一的脂质空泡。②**平滑肌肉瘤**（leiomyosarcoma），好发于中老年人，见于子宫、软组织、腹膜后、肠系膜、大网膜、四肢深部和皮肤等处。肿瘤细胞凝固性坏死和核分裂象数量对诊断平滑肌肉瘤以及判断其恶性程度非常重要。③**骨肉瘤**（osteosarcoma），最常见的骨恶性肿瘤。常见于青少年，好发于四肢长骨的干骺端，尤其是股骨下端和胫骨上端。肿瘤呈梭形肿大，境界不清，切面呈灰白、鱼肉状，常见出血、坏死。肿瘤破坏骨皮质，常引起病理性骨折。镜下，肿瘤细胞异型性明显，梭形或多边形，其间可见肿瘤性骨样组织或骨组织。值得注意的是，骨肿瘤的正确诊断除了观察显微镜下的特征外，一定要密切结合影像学的改变以及完整的临床资料，三者缺一不可。Codman 三角和日光放射状阴影，是诊断骨肉瘤的影像学特征性改变。骨肉瘤恶性程度高，生长较快，容易经血道转移至肺。

七、癌前疾病或病变、异型增生及原位癌

上皮组织肿瘤的发生发展有一定的规律可循，可以观察到先出现异型增生，继而发展为局限在上皮内的原位癌，再进一步发展为浸润癌。

（1）**癌前疾病（癌前病变）**（precancerous disease，precancerous lesion）是指某些具有癌变潜能的良性疾病（或病变），如长期不治疗有可能转变为癌。常见的癌前疾病或病变有大肠腺瘤、乳腺导管上皮不典型增生、慢性胃炎与肠上皮化生、慢性溃疡性结肠炎、皮肤慢性溃疡和黏膜白斑等。

（2）**异型增生**（dysplasia）是指上皮细胞出现增生并伴有一定异型性的现象。依据组织结构和细胞形态的异型程度，异型增生可分为轻、中、重3级。轻度异型增生可恢复正常，中、重度则较难逆转，且重度异型增生易发展为恶性肿瘤。

（3）**原位癌**（carcinoma in situ）是指异型增生的细胞在形态和生物学特性上与癌细胞相似，累及上皮全层，但尚未突破基底膜向下浸润，又称上皮内癌。常见于鳞状上皮和尿路上皮等被覆的部位，如皮肤、子宫颈、食管和膀胱等处；亦可见于发生鳞状化生的黏膜上皮。乳腺导管上皮发生癌变但未突破基膜向间质浸润者，称为导管原位癌或导管内癌。原位癌是一种早期癌，如能早期发现和治疗，可防止其发展为浸润癌，预后较好。

目前，常用**上皮内瘤变**（intraepithelial neoplasia）这一术语描述上皮从异型增生到原位癌这一连续的过程，多采用2级分类法，即低级别上皮内瘤变和高级别上皮内瘤变。如子宫颈上皮轻度异型增生归为低级别上皮内瘤变，中、重度异型增生及原位癌归为高级别上皮内瘤变。

八、肿瘤的病因学和发病学

肿瘤的发生非常复杂，是由多因素参与的多阶段病理过程。肿瘤的病因学主要研究肿瘤发生的始动因素与条件，肿瘤的发病学则是研究肿瘤的发病机制。并且近年来的分子生物学研究表明，肿瘤本质是一种基因病，肿瘤的生物学特性与相应的基因/分子改变密切相关。

（一）肿瘤发生的分子生物学基础

1. 原癌基因激活

正常细胞基因组中存在原癌基因，其编码的蛋白质对促进细胞生长增殖十分重要。主要包括细胞生长因子、生长因子受体、信号转导蛋白、核调节蛋白、细胞周期调节蛋白等。当原癌基因结构和功能发生异常，能引起细胞发生恶性转化，此时称为细胞癌基因，如c-myc、c-ras。此时编码的蛋白质可持续诱导细胞自主生长，不再受机体控制的外源性生长信号调节。原癌基因转化为细胞癌基因的过程，称为原癌基因激活。激活的方式主要有点突变、基因扩增和染色体重排（包括染色体转位和倒转）。

2. 肿瘤抑制基因功能丧失

与原癌基因编码的蛋白促进细胞生长相反，细胞内的另一类基因——肿瘤抑制

基因，能抑制细胞生长与增殖。其功能丧失可能促进细胞的转化，导致肿瘤发生，如 p53、Rb、APC 等。肿瘤抑制基因的灭活多数是通过等位基因两次突变或缺失的方式实现的。近年来的研究显示，一些肿瘤抑制基因的功能障碍，并非基因结构的改变，而是由于基因启动子的过甲基化导致其表达障碍。

3. 凋亡调节基因功能紊乱

肿瘤的生长取决于细胞增殖和细胞死亡的比例。研究发现，调节细胞凋亡的基因在肿瘤的发生上也起重要的作用。细胞凋亡受复杂的分子机制调控，通过促凋亡分子（如 Bcl-2 家族中的 bax、死亡受体家族成员、caspase 家族蛋白酶等）和抗凋亡分子（如凋亡抑制蛋白 IAP 家族成员 survivin、XIAP、c-IAP 等）之间的相互作用来实现。

4. 端粒、端粒酶和肿瘤

正常细胞分裂一定次数后就进入老化阶段，失去复制能力。控制细胞 DNA 复制次数的是位于染色体末端的 DNA 重复序列，称为端粒，其长度随细胞的每一次复制而缩短。细胞复制一定次数后，端粒缩短使得染色体相互融合，导致细胞死亡。生殖细胞存在的端粒酶活性可使缩短的端粒得以恢复，与之相似，绝大多数恶性肿瘤细胞都含有端粒酶活性，使其端粒不会缩短，这与肿瘤的永生化有关。

5. 表观遗传学

除了经典的 DNA 碱基序列改变所致的遗传变化（如癌基因突变或扩增），还有一些遗传变化不是由于基因序列改变所引起的，称为表观遗传学改变，包括 DNA 甲基化、组蛋白修饰、染色质重塑和 RNA 干扰等。这些分子调控机制在基因转录调控过程中发挥重要作用。

6. 微小 RNA（microRNA，miRNA）

是一组由约 19~25 个核苷酸组成的非编码单链 RNA，通过调节编码蛋白质的 mRNA 或调控基因的转录来抑制特定靶 mRNA 的翻译。目前认为 miRNA 的突变、缺失及表达水平的异常均与肿瘤的发生、发展密切相关，它参与了肿瘤细胞的增殖、分化、凋亡和转移过程。

7. 肿瘤发生是一个多步骤的过程

肿瘤的发生并非单个分子事件，而是一个多步骤的过程，这已由流行病学、分子遗传学和化学致癌的动物模型等研究所证实。要使细胞完全恶性转化，需要多个基因的改变，包括多个癌基因的激活，或肿瘤抑制基因的失活，以及凋亡调节基因和 DNA 修复基因的改变。

（二）肿瘤发生的环境因素

1. 化学因素

化学因素是最常见的致瘤因素，约占环境因素的 90%。根据化学物质致癌活性是否需要经体内代谢转化而获得，将其分为间接化学致癌物和直接化学致癌物。

（1）间接化学致癌物：较常见，包括多环芳烃，如苯并芘、甲基胆蒽等，存在于石油、煤焦油、煤烟、汽车排出的废气、烟草燃烧后的烟雾以及熏烤肉等食品中，与肺癌和胃癌的高发病率有关；芳香胺类，如苯胺、联苯胺与印染厂工人和橡胶工人的膀胱癌高发病率有关；过去食品工业中使用的氨基偶氮染料（奶油黄、猩红）可引起实验性大白鼠肝细胞癌；亚硝胺类、亚硝酸盐可作为肉类食品的保鲜剂与着色剂，又可由细菌分解硝酸盐而产生，具有广泛的致癌谱；黄曲霉毒素广泛存在于霉变的食物中，尤以霉变的花生、玉米及谷类中含量最多，其中黄曲霉毒素 B_1 的致癌性最强。这种毒素主要诱发肝细胞性肝癌。

（2）直接化学致癌物：较少，主要是烷化剂、酰化剂和某些金属元素。一般为弱致癌剂，致癌时间长。烷化剂被用于治疗肿瘤，但有可能诱发恶性肿瘤；砷和镍分别可诱发人类皮肤癌、鼻咽癌；镉与前列腺癌、肾癌有关等。

2. 物理因素

已经证实的物理性致癌因素主要是电离辐射（包括 X 射线、γ 射线和亚原子微粒等）和紫外线照射。与电离辐射相关的肿瘤主要有白血病、肺癌、皮肤癌、甲状腺癌、乳腺癌、骨肿瘤、多发性骨髓瘤和淋巴瘤等，如日本广岛、长崎原子弹爆炸后，幸存者中肿瘤发病率增高，特别是白血病。紫外线长期照射可引起皮肤基底细胞癌、鳞状细胞癌和恶性黑色素瘤。

3. 生物因素

生物致癌因素主要为病毒，也有一些细菌或寄生虫与某些肿瘤发病有关。

（1）DNA 肿瘤病毒：如人乳头状瘤病毒（human papilloma virus, HPV）与子宫颈癌、皮肤癌、肺癌等关系密切；EB 病毒（Epstein-Barr virus, EBV）与多种肿瘤有关，尤其是鼻咽癌和 Burkitt 淋巴瘤；乙型肝炎病毒与肝癌发生有关。

（2）RNA 肿瘤病毒：可诱发白血病、肉瘤、淋巴瘤和乳腺癌等。如人类 T 细胞白血病/淋巴瘤病毒 I 型与成人 T 细胞白血病/淋巴瘤有关。

（3）细菌与寄生虫：如幽门螺杆菌与 MALT 淋巴瘤、胃癌发生有关；华支睾吸虫与胆管癌发病有关；血吸虫感染可引起膀胱癌和结肠癌。

（三）肿瘤发生的内在因素

1. 遗传因素

由于患者的染色体和基因异常，导致他们对某些肿瘤具有易感性：常染色体显性遗传性肿瘤综合征，如家族性视网膜母细胞瘤患者从亲代遗传一个异常的 Rb 等位基因，当另一个 Rb 等位基因发生突变、丢失等异常时，发生视网膜母细胞瘤；常染色体隐性遗传性肿瘤综合征，如毛细血管扩张性共济失调症，患者易发生急性白血病和淋巴瘤。这些疾病与 DNA 修复基因异常；一些肿瘤具有明显的家族聚集现象，如乳腺癌、胃肠癌等，可能与多因素遗传有关。

2. 免疫因素

正常机体存在免疫监视功能，可以发现并清除恶性转化细胞，起到抗肿瘤的作用。机体的抗肿瘤免疫反应主要是细胞免疫。参加细胞免疫的效应细胞主要有细胞毒性 T 淋巴细胞（cytotoxic T lymphocyte, CTL）、NK 细胞和巨噬细胞等。激活的 CTL 通过细胞表面 T 细胞受体识别与 MHC 分子组成复合物的肿瘤特异性抗原，释放酶并以此杀

上篇·生命科学基础

伤肿瘤细胞；NK 细胞激活后可溶解多种肿瘤细胞；巨噬细胞激活后可产生肿瘤坏死因子，参与杀伤肿瘤细胞。免疫系统功能低下者，肿瘤的发生机会增加，如艾滋病患者常发生卡波西肉瘤（Kaposi sarcoma）和非霍奇金淋巴瘤；器官移植术后大量应用免疫抑制剂的患者，恶性肿瘤的发病率是正常人的 100 倍，以淋巴瘤居多。

3. 营养因素

流行病学调查发现，营养不良是肿瘤发生的危险因素之一。目前认为，维生素 A 可防止上皮组织癌变，维生素 D 具有一定的抗肿瘤作用，维生素 C 和维生素 E 可抑制胃内亚硝胺化合物的形成，微量元素铁、钼、锌的缺乏与食管癌发生相关。

4. 内分泌因素

内分泌功能紊乱与某些肿瘤的发生有相关性，例如雌激素水平过高可诱发乳腺癌、子宫内膜癌等，雄激素与前列腺癌的关系密切。

第六节　缺　氧

人和动物的生命活动离不开氧。氧的获得和利用包括外呼吸、气体在血液中的运输和内呼吸 3 个基本过程。组织氧供不足或用氧障碍，导致机体代谢、功能和形态结构发生异常变化，这一病理过程称为**缺氧（hypoxia）**。缺氧是临床常见的一种病理过程，也是多种疾病引起死亡的重要原因。

一、常用的血氧指标

临床上可依据血氧指标的变化判断组织氧的供应和利用情况。

（1）**血氧分压（partial pressure of oxygen，PO_2）**指物理溶解于血液中的氧所产生的张力。动脉血氧分压（PaO_2）取决于吸入气的氧分压和肺的外呼吸功能，正常约为 100 mmHg；静脉血氧分压（PvO_2）反映内呼吸状态，正常约为 40 mmHg。

（2）**血氧容量（oxygen binding capacity，CO_2max）**是指 100 ml 血液中的**血红蛋白（hemoglobin，Hb）**完全氧合后的最大携氧量。正常值约为 20 ml/dl，取决于血液中 Hb 的量及其与 O_2 结合的能力。

（3）**血氧含量（oxygen content，CO_2）**指 100ml 血液中实际含有的氧量，包括物理溶解和与 Hb 结合的氧量。正常时，血液中物理溶解的氧量甚微，可忽略不计，故 CO_2 主要受 Hb 结合的氧量影响，其高低取决于血氧分压和血氧容量。正常动脉血氧含量（CaO_2）约为 19 ml/dl，静脉血氧含量（CvO_2）约为 14 ml/dl，动 - 静脉血氧含量的差值反映了组织的摄氧能力，正常约为 5ml/dl。

（4）**血氧饱和度（oxygen saturation，SO_2）**指 Hb 结合氧的百分数，约等于血氧含量 / 血氧容量。正常动脉血氧饱和度（SaO_2）约为 95%~98%，静脉血氧饱和度（SvO_2）约为 70%~75%。

SO_2 主要取决于 PO_2，二者之间的关系曲线呈"S"形，称为氧解离曲线。除了与 PO_2 有关外，SO_2 还受血液 pH、温度、CO_2 分压，以及红细胞内 2,3- 二磷酸甘酸（2,3-DPG）

变化的影响。血液 pH 下降、温度升高、CO_2 分压升高或 2,3-DPG 增多时，血氧饱和度减小，氧解离曲线右移；反之，血氧饱和度增大，氧解离曲线左移。P50 表示血氧饱和度为 50% 时的血氧分压，反映 Hb 与氧的亲和力。

二、缺氧的类型、原因和发生机制

　　根据缺氧的原因和血氧变化特点，一般将缺氧分为四种类型：低张性缺氧、血液性缺氧、循环性缺氧及组织性缺氧（图 6-11）。

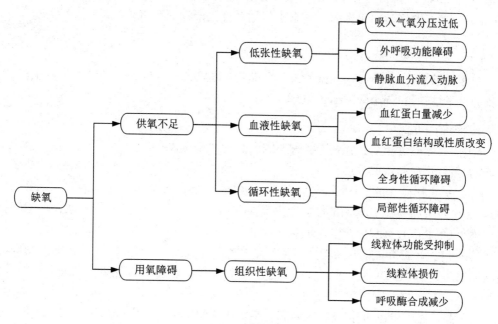

图6-11　缺氧的病因分类

（一）低张性缺氧

　　低张性缺氧（hypotonic hypoxia）的主要特征是动脉血氧分压降低，动脉血氧含量降低，又称**乏氧性缺氧**（hypoxic hypoxia）。

　　1. 原因和机制

　　（1）吸入气氧分压过低：多发生于海拔 3000 m 以上的高原、高空，或通风不良的矿井、坑道或吸入缺氧混合气体时，因吸入气氧分压低，导致肺泡气氧分压和 PaO_2 也降低。

　　（2）外呼吸功能障碍：肺的通气和（或）换气障碍引起 PaO_2 和血氧含量降低而发生的缺氧，又称**呼吸性缺氧**（respiratory hypoxia）。常见于呼吸道狭窄或阻塞、胸腔及肺部疾患等。

　　（3）静脉血分流入动脉：多见于某些先天性心脏病，如法洛四联症、房间隔或室间隔缺损同时伴有肺动脉高压时，由于右心的压力高于左心，出现右向左的分流，右心静脉血未经氧合就直接掺入左心的动脉血中，导致 PaO_2 和血氧含量降低。

2. 血氧变化特点

低张性缺氧时，PaO_2 降低为其特征，当 PaO_2 降至 60mmHg 以下时，CaO_2 和 SaO_2 显著减小。由于 PaO_2 降低导致氧扩散的动力减弱，氧扩散减少，使动 - 静脉血氧含量差缩小；慢性低张性缺氧时，由于组织利用氧的能力增强，则动 - 静脉血氧含量差的变化可不明显。CO_2max 一般正常，但在慢性低张性缺氧时可因红细胞和血红蛋白代偿性增多而增高。

低张性缺氧时，血液中脱氧血红蛋白浓度增高。当毛细血管血液中脱氧血红蛋白浓度由正常时的 2.6 g/dl 增加到 5 g/dl 及以上时，皮肤与黏膜呈青紫色，称为**发绀**（**cyanosis**）。当血红蛋白正常时，可根据发绀程度判断缺氧程度。

（二）血液性缺氧

血液性缺氧（**hemic hypoxia**）的主要特征是血氧含量降低，但动脉血氧分压正常，又称为**等张性缺氧**（**isotonic hypoxia**）。

1. 原因和机制

1）血红蛋白含量减少：见于各种原因引起的严重贫血。

2）血红蛋白结构或性质改变

（1）一氧化碳中毒：Hb 可与一氧化碳（CO）结合形成碳氧血红蛋白（HbCO）。CO 与 Hb 的亲和力比氧与 Hb 的亲和力高 210 倍，故而，即使吸入较低浓度的 CO 就可产生大量 HbCO，使其失去携氧能力。同时，CO 与 Hb 中的某个血红素结合后，将增加其余 3 个血红素对氧的亲和力，使其结合的氧不易释放。此外，CO 还能抑制红细胞内糖酵解，使 2,3-DPG 生成减少，氧解离曲线左移，也影响血红蛋白结合氧的释放。因此，CO 中毒很容易引起组织严重缺氧。

（2）高铁血红蛋白血症：Hb 中的 Fe^{2+} 在氧化剂的作用下氧化成 Fe^{3+}，生成高铁血红蛋白（$HbFe^{3+}OH$）。在生理情况下，$HbFe^{3+}OH$ 的含量不超过血红蛋白总量的 1%~2%。但体内氧化剂中毒时，$HbFe^{3+}OH$ 的含量可超过 10%，发生高铁血红蛋白血症。高铁血红蛋白中的 Fe^{3+} 因与羟基牢固结合而丧失携氧能力，亦可影响剩余 Fe^{2+} 结合氧的释放，而导致组织缺氧。高铁血红蛋白血症最常见于亚硝酸盐中毒。如食用含大量硝酸盐的腌菜或变质蔬菜后，肠道细菌将硝酸盐还原为亚硝酸盐，吸收入血后导致高铁血红蛋白血症。

（3）Hb 与氧的亲和力异常增高：某些因素可增强 Hb 与氧的亲和力，氧解离曲线左移，氧不易释放，引起组织缺氧。常见于输入大量库存血（其中红细胞 2,3-DPG 含量较低）或输入大量碱性液时。

2. 血氧变化特点

血液性缺氧时，因外呼吸功能正常，PaO_2 和 SaO_2 正常。贫血时，因 Hb 数量减少，CO_2max 和 CaO_2 均下降；因毛细血管床中的平均血氧分压较低使得氧扩散进入组织减少，动 - 静脉血氧含量差减小。

一氧化碳中毒时，因 HbCO 增加，CaO_2 降低，但 CO_2max 可正常或增高；因 Hb 与氧亲和力增加，血红蛋白结合的氧不易释出，使动 - 静脉血氧含量差减小。

Hb 与 O_2 亲和力异常增高引起血液性缺氧时，因与 Hb 结合的氧不易释出，动 - 静脉血氧含量差小于正常。CO_2max 和 CaO_2 可不低或增高。

严重贫血患者的皮肤、黏膜呈苍白色；一氧化碳中毒患者的皮肤、黏膜呈樱桃红色；高铁血红蛋白血症患者，皮肤、黏膜可出现棕褐色（咖啡色）或类似发绀的颜色，称为**肠源性发绀（enterogenous cyanosis）**；单纯由 Hb 与氧亲和力增高引起的缺氧，皮肤、黏膜呈鲜红色。

（三）循环性缺氧

循环性缺氧（circulatory hypoxia）是指由于组织的血流量减少，而引起的组织氧供不足，又称**低动力性缺氧（hypokinetic hypoxia）**。

1. 原因和机制

（1）全身性循环障碍：见于心力衰竭、休克等。由于心输出量减少，导致全身组织血液灌流不足而发生缺血性缺氧，亦可因静脉回流不畅发生淤血性缺氧。全身性循环障碍引起的缺氧易导致酸中毒，影响心肌收缩力，进一步加重组织缺氧，形成恶性循环。严重时，患者可因心、脑、肾等重要器官功能衰竭而死亡。

（2）局部性循环障碍：见于动脉硬化、血栓形成或栓塞、血管炎、血管痉挛或受压等，引起缺血性或淤血性缺氧。其后果主要取决于病变发生的部位，心肌梗死和缺血性脑卒中是最常见的致死原因。

2. 血氧变化特点

循环性缺氧时，PaO_2、CO_2max、CaO_2 和 SaO_2 均正常。循环障碍使血液流经组织毛细血管的时间延长，组织细胞从单位体积血液中摄取的氧量增多，使动 - 静脉血氧含量差增大；但单位时间内流过毛细血管的总血量减少，故扩散到组织、细胞的总氧量减少，导致组织缺氧。

若全身性循环障碍累及肺，如左心衰竭引起肺淤血或休克引起急性呼吸窘迫综合征时，可合并低张性缺氧，使 PaO_2、CaO_2 和 SaO_2 下降。

缺血性缺氧时，皮肤黏膜苍白；淤血性缺氧时，组织细胞从血液中摄取的氧量增多，毛细血管中去氧血红蛋白含量增多，易出现紫绀。

（四）组织性缺氧

组织性缺氧（histogenous hypoxia）是指组织、细胞对氧的利用障碍，又称**氧利用障碍性缺氧（dysoxidative hypoxia）**。

1. 原因和机制

（1）线粒体功能受抑制：氧化磷酸化是细胞利用氧、生成 ATP 的主要途径，线粒体是氧化磷酸化的主要场所，线粒体中的细胞色素分子通过可逆性氧化还原反应进行电子传递是氧化磷酸化的关键步骤。氰化物、硫化物、磷等毒物通过干预上述环节引起组织中毒性缺氧，其中最典型的是氰化物中毒。氰化物迅速与氧化型细胞色素氧化酶铁原子中的配位键结合，生成氰化高铁细胞色素氧化酶，使之不能还原，失去传递电子的功能，导致呼吸链中断，阻断生物氧化。

（2）线粒体结构损伤：高温、大剂量放射线照射和细菌毒素等可损伤线粒体的结构，影响线粒体功能，导致氧化磷酸化障碍。

（3）呼吸酶合成减少：维生素 B_1、维生素 B_2（核黄酸）、FAD（核黄素腺嘌呤二核苷酸）和维生素 PP（烟酰胺）等是呼吸链中许多脱氢酶的辅酶，当其严重缺乏时，引起呼吸酶合成障碍，从而影响氧化磷酸化过程。

2. 血氧变化的特点

组织性缺氧时氧的供应正常，因此，PaO_2、CO_2max、CaO_2 和 SO_2 等相关指标均正常。但氧的利用障碍，故静脉血氧含量升高，使动 - 静脉血氧含量差减小。毛细血管中氧合血红蛋白含量增加，患者皮肤、黏膜可呈鲜红色或玫瑰红色。

在临床上，缺氧多为混合性。如大量失血可出现循环性缺氧，复苏时大量输液使血液稀释进而出现血液性缺氧，若并发呼吸系统功能障碍可发生低张性缺氧。各型缺氧血氧变化的特点见表 6-6。

表 6-6 各型缺氧的血氧变化特点

缺氧类型	动脉血氧分压（PaO_2）	血氧容量（CO_2max）	动脉血氧含量（CaO_2）	动脉血氧饱和度（SaO_2）	动静脉氧差（CaO_2-CvO_2）
低张性缺氧	↓	N 或 ↑	↓	↓	↓ 或 N
血液性缺氧	N	↓ 或 N	↓ 或 N	N	↓
循环性缺氧	N	N	N	N	↑
组织性缺氧	N	N	N	N	↓

注：↓降低，↑升高，N 正常

三、缺氧时机体的功能和代谢变化

缺氧对机体的影响可因缺氧的原因、速度和机体的反应、代偿程度不同而不同。轻度缺氧主要引起机体的代偿反应，严重缺氧机体代偿不全常发生损伤性反应，导致细胞、组织、器官的功能障碍。急性缺氧时机体往往来不及充分代偿，以损伤性反应为主；而慢性缺氧时，机体的代偿反应和缺氧的损伤反应并存。

各种类型缺氧所引起的变化既相似又不同。下面以低张性缺氧为例说明缺氧对机体的影响。

（一）组织细胞的变化

1. 代偿性反应

（1）载氧蛋白表达增加：缺氧时，肌红蛋白、脑红蛋白、胞红蛋白等多种载氧蛋白含量增加，组织细胞对氧的摄取和储存能力增强，提高细胞耐受缺氧的能力。

（2）细胞利用氧的能力增强：慢性缺氧时，细胞内线粒体数量和膜表面积均增加，生物氧化相关酶如琥珀酸脱氢酶、细胞色素氧化酶含量增多和活性增强，提高组织细胞利用氧的能力。

（3）糖酵解增强：缺氧时，ATP 生成减少，使 ATP/ADP 比值下降，致糖酵解关键酶磷酸果糖激酶活性增强，促进糖酵解过程加强。糖酵解在不消耗氧的条件下，通过氧化磷酸化生成 ATP，在一定程度上补偿能量生成的不足。

（4）低代谢状态：缺氧时细胞的耗能过程减弱，如糖、蛋白质合成减少，离子泵功能受抑制，使细胞处于低代谢状态，以维持氧的供需平衡，有利于缺氧情况下的生存。

2. 损伤性变化

（1）细胞膜损伤：细胞膜是缺氧最早发生损伤的部位。缺氧时 ATP 生成不足，离子泵转运障碍及自由基作用使细胞膜对离子的通透性增高，离子顺浓度差通过细胞膜，其后果是：Na^+ 内流使细胞水肿；K^+ 外流，一方面使细胞内缺 K^+，使细胞合成代谢障碍，另一方面引发高钾血症；Ca^{2+} 内流引起钙超载，抑制线粒体功能，激活磷脂酶，导致溶酶体损伤及水解酶释出，加重细胞的损伤。

（2）线粒体损伤：急性缺氧时，线粒体氧化磷酸化功能降低，ATP 生成减少。严重缺氧可因氧化应激作用和钙超载破坏线粒体结构，出现肿胀、嵴断裂崩解、外膜破裂和基质外溢等。

（3）溶酶体损伤：缺氧引起的酸中毒、钙超载可激活磷脂酶，分解膜磷脂，使膜通透性增高，严重时溶酶体破裂，大量溶酶体酶释出引起周围组织细胞发生坏死。

（二）呼吸系统的变化

1. 代偿性反应

PaO_2 降低，可刺激颈动脉体和主动脉体化学感受器，反射性兴奋呼吸中枢，使呼吸加深加快，肺通气量增加，是急性缺氧最重要的代偿反应。代偿意义：呼吸深快，有利于肺泡通气量和肺泡气氧分压升高，提高 PaO_2 并降低 $PaCO_2$；扩大肺泡扩散面积，促进氧扩散，提高 PaO_2 和 SaO_2；胸廓呼吸运动的增强使胸内负压增大，可促进静脉回流，增加心输出量和肺血流量，有利于氧的摄取和运输。

2. 损伤性变化

（1）高原性肺水肿：少数人从平原快速进入 3000 m 以上的高原时，出现呼吸困难、发绀、咳嗽、咳粉红色泡沫痰、肺部湿啰音等临床表现，称高原性肺水肿。其发生可能与肺动脉高压和肺血管壁通透性增加有关。

（2）中枢性呼吸衰竭：当 $PaO_2 < 30$ mmHg 时，缺氧对呼吸中枢的直接抑制作用超过 PaO_2 降低对外周化学感受器的兴奋作用，发生中枢性呼吸衰竭，主要表现为呼吸抑制、呼吸节律和频率不规则、通气量降低。

（三）循环系统的变化

1. 代偿性反应

（1）心输出量增加：可提高机体供氧量，对急性缺氧有一定代偿意义，其发生机制主要为：心率加快及心肌收缩力增强；PaO_2 降低可引起胸廓运动增强，刺激肺牵张感受器，抑制心迷走神经，反射性兴奋交感神经，使心率加快；交感 - 肾上腺髓质系统兴奋，通过儿茶酚胺作用使心率加快、心肌收缩力增强；回心血量增加：胸廓及心脏活动增强，从而使回心血量增加。

（2）血流重新分布：缺氧时，心和脑的血流量增多，而皮肤、内脏、骨骼肌和肾组织的血流量减少。其发生机制为：儿茶酚胺使富含 α- 肾上腺素受体的组织如皮肤、内脏、骨骼肌和肾的血管明显收缩，血流量减少；心、脑则因 α- 肾上腺素受体密度低、反应性弱而不收缩，主要受局部代谢产物乳酸、腺苷、PGI_2 等的扩血管作用使血流量增加；缺氧时心、脑血管平滑肌细胞膜的钾离子通道开放，钾离子外流增多，细胞膜超极化，使 Ca^{2+} 内流减少，血管平滑肌松弛，血管扩张。这种血流重新分布，可保证重要器官的血液供给，具有重要的代偿意义。

（3）肺血管收缩：急性缺氧引起肺血管收缩，有利于保证肺泡通气与血流比例适当，使流经这部分肺泡的血流仍能获得较充分的氧，从而维持较高的 PaO_2。缺氧引起肺小动脉收缩的机制与交感神经兴奋、缩血管物质增多以及肺动脉平滑肌 K^+ 外流减少、Ca^{2+} 内流增多有关。

（4）组织毛细血管增生：慢性缺氧时，缺氧诱导因子 -1 可促进 VEGF 合成增加，从而促进毛细血管增生，尤其以心、脑和骨骼肌更明显。此外，缺氧时腺苷增多，腺苷也刺激血管生成。毛细血管增生使组织中毛细血管密度增加，从而增加氧弥散面积、缩短氧的弥散距离，增加组织供氧量，发挥代偿作用。

2. 损伤性变化

（1）肺动脉高压：肺泡缺氧所致肺血管持续性收缩反应可增加肺循环阻力，导致严重的肺动脉高压。慢性缺氧时，肺小动脉由功能性收缩发展为结构性肥厚，即血管壁中成纤维细胞及平滑肌细胞增生肥大，胶原和弹性纤维沉积，致使血管硬化，血管狭窄，形成稳定的肺动脉高压，加重右心室后负荷，导致右心功能障碍。此外，缺氧所致红细胞增多，使血液黏度增高，也增加肺血管阻力。

（2）心肌舒缩功能障碍：严重缺氧时 ATP 减少、酸中毒乃至心肌收缩蛋白破坏，使心肌的收缩与舒张功能障碍。

（3）心律失常：PaO_2 明显降低可经颈动脉体反射性兴奋迷走神经而致心动过缓；缺氧可导致心肌细胞静息膜电位降低，兴奋性、自律性增高，传导性降低出现期前收缩、心室纤颤等心律失常。

（4）回心血量减少：长期慢性缺氧，乳酸、腺苷等代谢废物在体内堆积，致外周血管床扩大，大量血液淤积在外周，回心血量减少；严重缺氧可抑制呼吸中枢，胸廓运动减弱，亦可使静脉回流减少。回心血量的减少导致心输出量减少。

（四）血液系统的变化

1. 代偿性反应

（1）红细胞和血红蛋白增多：急性缺氧时，交感神经兴奋，肝、脾等储血器官血管收缩，将储存的血液释放入体循环，使循环血中红细胞数目增多。慢性缺氧时肾小管旁间质细胞产生的促红细胞生成素增多，刺激骨髓造血功能增强，从而增加红细胞数量和血红蛋白含量。适度的红细胞和 Hb 增多可增加血液的 CO_{2max} 和 CaO_2，使组织的供氧量增加，具有重要的代偿反应。

（2）红细胞内 2,3-DPG 增多、释氧的能力增强：缺氧时,红细胞糖酵解增强,2,3-DPG 生成增多；同时因肺通气代偿过度出现呼吸性碱中毒,2,3-DPG 分解减少,致使 2,3-DPG

增多。2,3-DPG 增多使氧解离曲线右移，利于红细胞释放更多的氧供组织利用。

2. 损伤性反应

红细胞过度增多，可引起血液黏滞度和血流阻力增加，加重心脏后负荷；2,3-DPG 过度增多，将影响血红蛋白与氧的结合，使得动脉血氧饱和度下降。

（五）中枢神经系统的变化

脑对缺氧非常敏感。急性缺氧可引起头痛、思维能力降低、情绪激动及动作不协调等。严重者可出现惊厥或意识丧失。慢性缺氧时神经症状比较缓和，表现为注意力不集中、记忆力减退、易疲劳，轻度抑郁等。缺氧引起中枢神经系统功能障碍与脑水肿和脑细胞受损有关。

四、影响机体缺氧耐受性的因素

机体在不同的条件下对缺氧的耐受性不同，缺氧的发生和发展，除取决于引起缺氧的原因、程度外，还与多种因素的影响有关。

（1）年龄：不同年龄对缺氧的耐受性有很大差别。老年人全身血管逐渐硬化，血管阻力增加，血流速度变慢，加之肺组织纤维化和老年性肺气肿使肺泡通气量减少，故其对缺氧耐受性较低，缺氧引起的损伤也更严重。

（2）机体的代谢和功能状态：机体代谢率高时，耗氧量大，对缺氧的耐受性低。反之，体温降低、神经系统功能受抑制等能降低耗氧量而对缺氧耐受性升高，故心外科采用低温麻醉以延长手术所必需的阻断血流时间。

（3）个体差异：机体对缺氧的耐受能力有显著个体差异，研究显示这种差异可能与遗传有关。

（4）适应性锻炼：体育锻炼可改善心肺功能，提高血液运氧能力，从而增强机体对缺氧的耐受性。

五、缺氧治疗的病理生理学基础

缺氧治疗的主要原则是针对病因和纠正缺氧。

（一）去除病因

去除病因或消除缺氧的原因是缺氧治疗的前提和关键。对高原脑水肿患者应尽快脱离高原缺氧环境；对慢性阻塞性肺疾病、支气管哮喘、严重急性呼吸综合征等患者应积极治疗原发病，改善肺的通气和换气功能；对先天性心脏病患者，应及时进行手术治疗；对各类中毒引起缺氧的患者，应及时解毒。

（二）氧疗

通过吸入氧分压较高的空气或纯氧治疗疾病的方法称为**氧疗（oxygen therapy）**。氧疗是治疗缺氧的首要措施，已在临床医疗中广泛应用。吸氧能提高血浆中溶解的氧量和与 Hb 结合的氧量，因而可增加动脉血氧含量，提高对组织的供氧能力，故吸氧对各种类型缺氧均有一定的疗效，但其效果因缺氧的原因不同而有所不同，其中对低张性缺氧的治疗效果最好。

（三）氧中毒

氧疗虽然对治疗缺氧十分重要，但如果吸入氧分压过高、给氧时间过长，则可引起组织、细胞损害，称为**氧中毒（oxygen intoxication）**。

氧中毒的发生主要取决于吸入气氧分压而不是氧浓度。吸入气氧分压（PiO_2）与吸入气体的压力（PB）和氧浓度（FiO_2）成正比，$PiO_2 = (PB - 47) \times FiO_2$[其中 47 为水蒸气压力（mmHg）]。根据吸入气的压力、氧浓度及给氧持续时间不同，氧中毒的表现也不同。高气氧分压引起的急性氧中毒以脑功能障碍为主，慢性氧中毒以肺损伤为主。此外，新生儿长期吸入高浓度氧可导致视网膜损害。氧中毒的发生机制尚不完全清楚，一般认为与活性氧的毒性作用有关。

学习小结

（1）机体存在健康、亚健康和疾病三种生命状态。疾病的发生遵循 4 种主要规律：内环境稳态的打破、损伤与抗损伤、因果交替、局部与整体；存在 4 种基本机制：神经机制、体液机制、细胞机制和分子机制；存在 2 种基本结局：康复与死亡。

（2）组织细胞的适应改变主要表现为萎缩、肥大、增生和化生；损伤性改变主要包含亚致死性改变的细胞水肿、脂肪变、玻璃样变、病理性钙化、病理性色素沉积，及致死性改变的坏死与凋亡，前者包含凝固性坏死、液化性坏死和特殊类型坏死。机体通过再生和纤维性修复来完成对损伤的修复，肉芽组织是纤维性修复的病理基础，瘢痕则是其修复的结局。

（3）局部血液循环障碍包括血量的增多，即充血和淤血、血液内容物的异常，即血栓形成，在此基础上可发生栓塞，栓子运行途径与血流方向基本一致，导致相应脏器缺血，而引起梗死，根据含血细胞的多少分为贫血性梗死和出血性梗死。

（4）炎症是具有血管系统的活体组织对损伤因子所发生的防御反应，其基本病理变化包括变质、渗出和增生，体现机体损伤、抗损伤与修复的复杂过程。急性炎症时以渗出性病变最为突出，在炎症介质的调控下，机体通过血管反应和白细胞反应对损伤因子做出快速反应，故而急性炎症病理学类型常表现为渗出性炎，包括浆液性炎、纤维素性炎、化脓性炎及出血性炎。大多数急性炎症能痊愈，少数迁延为慢性炎症，极少数可蔓延播散到全身。慢性炎症以增生性病变为主，分为非特异性慢性炎症和特异性慢性炎症（肉芽肿性炎）。肉芽肿的形成具有疾病诊断价值。

（5）肿瘤是在各种致瘤因素作用下，局部组织的细胞在基因水平上失去对其生长的正常调控，导致克隆性异常增生而形成的新生物。肿瘤异型性是良、恶性肿瘤辨别的重要组织学依据，包括组织结构异型性和细胞的异型性。肿瘤呈现膨胀性生长、外生性生长和浸润性生长，以浸润性生长为主的恶性肿瘤容易发生直接蔓延和远处转移，导致器官结构和功能破坏，严重危害人类健康。上皮组织的恶性肿瘤可经历异型增生—原位癌—浸润癌的病变过程。

（6）缺氧的发生与供氧不足和用氧障碍有关。根据病因，缺氧分为低张性缺氧、血液性缺氧、循环性缺氧和组织性缺氧。各类型缺氧的血氧变化特点及皮肤黏膜颜色不同，据此可帮助判定缺氧的类型。缺氧时，机体功能代谢的变化包括代偿性反应和损伤性变化，去除病因和纠正缺氧是治疗缺氧的重要原则。

复习思考题

（1）以肺淤血为例，整合损伤与修复、缺氧、局部血液循环障碍的知识，阐明疾病的病因、病理变化和对机体的影响。

（2）患者，女，46岁。体检时，发现左乳腺乳头外上方有一下皮下肿块。请问如何确定该肿块的病变性质？

（3）患者，男，66岁。冠心病病史10年，近一周因感冒出现呼吸困难、发绀、咳嗽、咳粉红色泡沫痰等症状。请分析该患者发生缺氧的机制及血氧变化特点。

第六章　复习思考题答案　　　　第六章　单元测试题　　　　第六章　单元测试题答案

下 篇

人体结构、功能与疾病

人体是由各类细胞构成的，细胞是构成人体形态结构和功能的基本单位；组织是界于细胞及器官之间的细胞架构，由许多形态相似的细胞及细胞间质组成。几种组织相互结合，组成具有一定形态和功能的结构，称为器官。若干个功能相关的器官联合起来，共同完成某一特定的生理功能，即形成系统。本篇按照人体系统介绍组织、器官结构、生理功能和相关疾病。

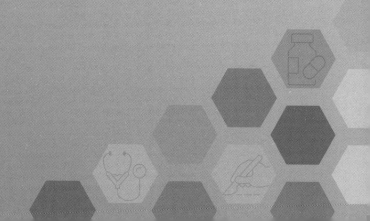

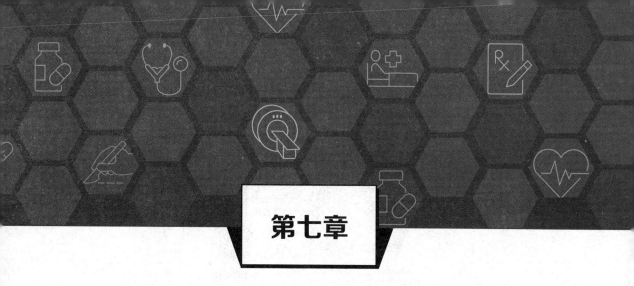

第七章

人体组成、运动系统及运动系统疾病

学习目标

（1）能够叙述人体解剖学姿势并运用方位术语描述位置。

（2）能够掌握运动系统的基本组成和主要功能。

（3）能够解释运动系统常见疾病的发病原因和临床表现。

第一节　人体组成、人体解剖学方位术语

一、人体概述

　　人体共有九大系统，即运动系统、消化系统、呼吸系统、泌尿系统、生殖系统、循环系统、内分泌系统、感觉器和神经系统。这些器官系统在神经系统和体液的调节下，相互联系和相互制约，既分工又合作，实现各种复杂的生命活动，使人体成为一个完整统一的有机体。

第七章 人体概述 运动系统

　　人体可分为头部、颈部、躯干和四肢。头部又可分为颅和面；颈部又可分为颈和项；躯干又可分为背部、胸部、腹部和盆部；四肢又可分为上肢和下肢。上肢再分为肩、臂、前臂和手；下肢再分为臀、大腿、小腿和足。

二、人体解剖学的标准姿势和方位术语

　　1. 解剖学标准姿势

　　身体直立，面部向前，两眼向正前方平视，上肢下垂于躯干两侧，下肢并拢，掌心和足尖向前（图7-1）。

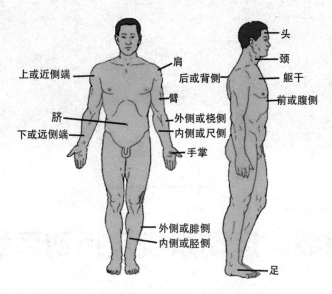

图7-1　人体解剖学姿势和常用方位术语

2. 解剖学方位术语（图7-1）

以解剖学标准姿势为准，近头者为**上**（superior），近足者为**下**（inferior），近腹者为**前**（anterior），又称腹侧，近背者为**后**（posterior），又称背侧。以身体正中面为准，距正中面近者为**内侧**（medial），远者为**外侧**（lateral）。前臂的内侧也叫尺侧，外侧也叫桡侧；小腿的内侧也叫胫侧，外侧也叫腓侧。凡空腔器官，在腔里者为**内**（internal），在腔外者为**外**（external）。以体表为准，近表面者为**浅**（superficial），距表面远者为**深**（profundal）。在四肢，距离躯干近者为**近侧**（proximal），距离躯干远者为**远侧**（distal）。

肌性标志、骨性标志和皮纹，如肱二头肌、臀大肌、颧弓、肋弓、肘横纹、掌纹等。临床上常用这些标志来确定内脏器官、血管和神经的位置以及针灸取穴的部位。

第二节　运 动 系 统

运动系统由**骨**（bone）、**骨连结**（bony joint）和**骨骼肌**（skeletal muscle）组成。全身各骨借骨连接相连形成骨骼，构成骨支架，有运动、支持、保护等作用。运动中，骨起着杠杆作用，关节是运动的枢纽，骨和骨连接是运动系统的被动部分，骨骼肌则是动力器官。

一、骨骼

成人有206块骨，可分为颅骨、躯干骨、上肢骨和下肢骨四部分（图 7-2）。

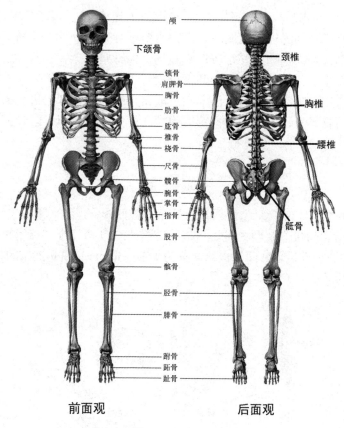

前面观　　　　　　　　　后面观

图7-2　人体骨骼

（1）**骨的形态**（彩图 7-3）：按形态，骨可分为 4 类：**长骨（long bone）、短骨（short bone）、扁骨（flat bone）和不规则骨（irregular bone）**。长骨呈长管状，分布于四肢，分一体两端。一体又称骨干，内有骨髓腔，容纳骨髓。两端膨大称骺。骨干与骺相邻的部分称干骺端，幼年时是软骨，称骺软骨，软骨细胞不断分裂使骨加长。成年后，骺软骨骨化，骨干与骺融为一体，其间遗留一骺线。短骨形似立方体，多分布在连结牢固且较灵活的部位，如腕骨和跗骨。扁骨呈板状，主要构成颅腔、胸腔和盆腔的壁，起保护作用，如颅盖骨和肋骨。不规则骨形状不规则，如椎骨。

（2）**骨的构造**（彩图 7-3）：骨由**骨质（bone substance）、骨膜（periosteum）、骨髓（bone marrow）**构成。

骨质是骨的主要成分，分密质和松质。骨密质分布于骨的表面。骨松质由骨小梁排列而成，分布于骨的内部，骨小梁的排列与骨所承受的压力和张力的方向一致，因而能承受较大的重量。除关节面的部分外，新鲜骨的表面都覆有骨膜。骨膜由纤维结缔组织构成，含有丰富的神经和血管，对骨的营养、再生和感觉有重要作用。骨髓则充填于骨髓腔和松质间隙内。胎儿和幼儿的骨髓内含发育阶段不同的红细胞和某些白细胞，称红骨髓，具有造血功能。5 岁以后，长骨骨干内的红骨髓逐渐被脂肪组织代替，呈黄色，称黄骨髓，失去造血活力。但在慢性失血过多或重度贫血时，黄骨髓可转化为红骨髓，恢复造血功能。而在椎骨、髂骨、肋骨、胸骨及肱骨和股骨的近侧端松质内，终生都是红骨髓，因此，临床常选髂前上棘或髂后上棘等处进行骨髓穿刺，检查骨髓象。

　　骨主要由有机物和无机物组成。有机物主要是骨胶原纤维束和黏多糖蛋白等，使骨具有弹性和韧性。无机物主要是碱性磷酸钙，使骨坚硬挺实。两种成分的比例，随年龄的增长而发生变化。幼儿有机物和无机物各占一半，故弹性较大，柔软，易发生变形，在外力作用下不易骨折或折而不断。成年人骨有机物和无机物的比例约为3:7，最为合适，因而骨具有很大硬度和一定的弹性，较坚韧。老年人的骨无机物所占比例更大，骨的脆性较大，易发生骨折。

二、骨连结

　　骨与骨之间藉纤维结缔组织、软骨或骨相连，形成骨连结。按骨连结的不同方式，可分为直接连结和间接连结两大类。直接连结是骨与骨藉纤维结缔组织或软骨直接连结形成，不活动或少许活动。间接连结又称为**关节**（joints），是骨连结的最高分化形式，一般具有较大的活动性（图7-4）。

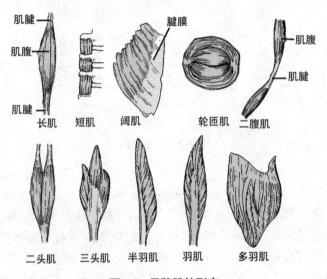

图7-4　骨骼肌的形态

（一）关节的基本组成（图7-5）

　　包括**关节面**（articular surface）、**关节囊**（articular capsule）和**关节腔**（articular cavity）。关节面是参与组成关节的各相关骨的接触面，每一关节至少包括两个关节面，一般为一凸一凹，凸者称为关节头，凹者称为关节窝，关节面上被覆有关节软骨。关节软骨不仅使粗糙不平的关节面变为光滑，同时在运动时可以减少关节面的摩擦，缓冲震荡和冲击。关节囊是附着于关节周围的纤维结缔组织膜，它包围关节，封闭关节腔，

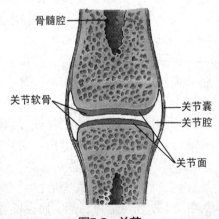

图7-5　关节

可分为内、外两层。外层为纤维膜，厚而坚韧。内层为滑膜，滑膜富含血管网，能产生滑液。滑液不仅能增加润滑，而且也是关节软骨、半月板等新陈代谢的重要媒介。关节腔为关节囊滑膜层和关节面共同围成的密闭腔隙，腔内含有少量滑液。

（二）关节的辅助结构

包括**韧带**（ligaments）、**关节盘**（articular disc）和**关节唇**（articular labrum）。韧带是连于相邻两骨之间的致密纤维结缔组织束，有加强关节的稳固或限制其过度运动的作用。关节盘位于两骨的关节面之间，其周缘附于关节囊，将关节腔分成两部。关节盘可使关节面更为适配，减少外力对关节的冲击和震荡。此外，分隔而成的两个腔可增加关节运动的形式和范围。关节唇是附于关节窝周缘的纤维软骨环，它加深关节窝，增大关节面，增加了关节的稳固性。

人体各部分骨通过各种形式的骨连接串连在一起，构成人体的基本架构，即骨骼。骨骼可提供肌肉附着，支撑体重，承载和保护内脏。

三、骨骼肌

人体肌肉根据构造的不同可分为平滑肌、心肌和骨骼肌。平滑肌主要分布于内脏的中空器官及血管壁；心肌为构成心壁的主要成分；骨骼肌主要存在于躯干和四肢。

骨骼肌按其外形大致可分为长肌、短肌、阔肌和轮匝肌4种。长肌多分布在四肢，短肌多分布在躯干深部，阔肌扁而薄，多分布在胸壁、腹壁，轮匝肌主要由环形肌构成，位于孔裂周围，收缩时可以关闭孔裂（图7-4）。

每块骨骼肌包括**肌腹**（belly of muscle）和**肌腱**（tendon）两部分。肌性部分主要由肌纤维（即肌细胞）组成。腱性部分主要由平行致密的胶原纤维束构成，强韧而无收缩功能，位于肌性部分的两端。肌肉通过腱附着于骨骼，而阔肌的腱性部分呈薄膜状，称腱膜。

人体骨骼肌按位置可分为躯干肌、头颈肌、上肢肌和下肢肌四部。①躯干肌：包括背肌、胸肌、膈肌、腹肌和会阴肌。②头颈肌：包括头肌和颈肌两部分，头肌又可分为面肌和咀嚼肌。③上肢肌：包括肩肌、臂肌、前臂肌和手肌。④下肢肌：包括髋肌、大腿肌、小腿肌和足肌。

第三节　运动系统常见疾病

运动系统常见疾病包括肩周炎、生长痛、骨质增生（颈椎骨质增生、腰椎骨质增生）、氟骨病、佝偻病（先天性佝偻病、婴幼儿佝偻病、儿童期佝偻病、青少年佝偻病）、软骨病、骨质疏松、骨折、骨头坏死等。

一、关节炎

关节炎泛指发生在人体关节及其周围组织的炎性疾病，临床表现为

第七章第3节运动系统常见疾病 PPT

关节的红、肿、热、痛、功能障碍及关节畸形。临床常见的关节炎主要包括以下几种：类风湿关节炎、骨关节炎、强直性脊柱炎、痛风性关节炎、反应性关节炎、感染性关节炎、创伤性关节炎、银屑病关节炎、肠病性关节炎、其他全身性疾病（包括系统性红斑狼疮、肿瘤、血液病等）的关节表现。

发病原因：关节炎的病因复杂，主要与关节过度运动和膳食不平衡、酸性体质、炎症、自身免疫反应、感染、代谢紊乱、创伤、退行性病变等因素有关。

1. 关节过度运动和膳食不平衡

这会导致机体偏酸性，软骨浸泡在酸性体液中就会降解，损失软骨成分。同时酸性体液也导致骨骼末端变得不平滑并形成骨刺（大的骨骼突起）。滑液的润滑效果也会变差，由此引起发炎并限制关节的运动，这是主要的关节炎的病因。

2. 酸性体质

酸性体质的人会造成大量的钙流失，钙平衡的失调会导致钙在软组织中堆积，引起肌肉疼痛，风湿性关节炎患者的骨骼末端会接合并融合在一起，这也是导致关节炎的病因。

二、骨质疏松症

骨质疏松症是多种原因引起的一组骨病，多见于老年，女性多于男性，可见于过度吸烟、长期使用糖皮质激素治疗者，是一种以骨组织显微结构受损、骨矿物质成分和骨基质等比例不断减少、骨皮质变薄、骨小梁数量减少、骨脆性增加和骨折危险度升高为特征的一种全身骨代谢障碍的疾病。

1. 分类

骨质疏松症分为原发性和继发性两大类。原发性骨质疏松症又分为绝经后骨质疏松症（Ⅰ型）、老年性骨质疏松症（Ⅱ型）和特发性骨质疏松（包括青少年型）3 种。绝经后骨质疏松症一般发生在妇女绝经后 5~10 年内；老年性骨质疏松症一般指老人 70 岁后发生的骨质疏松；特发性骨质疏松主要发生在青少年，病因尚不明确。

2. 临床表现

（1）疼痛：原发性骨质疏松症最常见的症状以腰背痛多见，占疼痛患者中的 70%~80%。疼痛沿脊柱向两侧扩散，仰卧或坐位时疼痛减轻，直立时后伸或久立、久坐时疼痛加剧，日间疼痛轻，夜间和清晨醒来时加重，弯腰、肌肉运动、咳嗽、大便用力时加重。

（2）身长缩短、驼背：多在疼痛后出现。脊椎椎体前部几乎多为松质骨组成，而且此部位是身体的支柱，负重大，容易压缩变形，使脊椎前倾，背曲加剧，形成驼背，随着年龄增长，骨质疏松加重，驼背曲度加大，致使膝关节挛拘显著。

（3）骨折：这是退行性骨质疏松症最常见和最严重的并发症。

（4）呼吸功能下降：胸、腰椎压缩性骨折，脊椎后弯，胸廓畸形，可使肺活量和最大换气量显著减少，患者往往可出现胸闷、气短、呼吸困难等症状。

3. 发病原因

导致骨质疏松的原因很多，钙的缺乏是被公认的因素，降钙素以及维生素 D 的不足也很重要。然而随着医学的发展，人们对骨质疏松症研究的深入，越来越多的科学研究证实，人体内的正常环境是弱碱性，即体液的 pH 值维持在 7.35~7.45 之间。可是因为饮食、生活习惯、周围环境、情绪等的影响，人的体液很多时候都会趋于酸性，尤其是在人体摄入大量高蛋白质、高碳水化合物等食物时，机体为了维持体液的酸碱平衡，就会动用体内的碱性物质来中和这些酸性物质。而体内含量最多的碱性物质就是钙质，它们大量存在于骨骼中。那么，在大量进食酸性食物的时候，身体就会自然地消耗骨骼中的钙质来中和体液中的酸性物质，以维持酸碱平衡。因此，酸性体质是钙质流失、骨质疏松的重要原因。由此可见，通过改善酸性体质的途径预防骨质疏松就显得尤为重要。食用碱性食物是防止体液酸化、保持人体弱碱性环境以及预防和治疗骨质疏松、防止钙流失的有效方法。骨质疏松与人们的不良生活方式有密切关系，其他原因也不容忽视。

（1）饮食因素：钙是人体中含量最丰富也是最重要的矿物质，占体重的 2%，其中99% 存在于骨骼内。骨基质主要由碱性磷酸钙等无机盐组成，其中按规则排列着大量纤维束和黏多糖蛋白。后者使骨有弹性和韧性，前者使骨挺硬坚实。人类出生前身体内的钙质来自母体，出生后主要靠营养吸收。母乳中含有充足的钙质；许多食物都含有钙质，含钙丰富的食物有牛奶、鱼、虾、蚌、萝卜、芹菜、菠菜、白菜、卷心菜、甘蓝和各种豆制品。

研究发现，长期大量饮酒和酗酒者，骨质变得疏松。无论哪种酒，都含有乙醇。乙醇进入人体后，在肝脏内代谢解毒。长期大量饮酒，肝脏受到损害，功能下降，导致营养物质代谢异常。饮酒势必多吃菜，高脂类食物摄入过多，可造成机体钙营养代谢失衡，不仅可影响食物中钙的吸收，而且可使骨钙大量迁移，尿排钙量大幅度增加，从而导致骨骼严重缺钙，最终引发骨质疏松症。

此外，吸烟、喝咖啡、饮食口味太重，都会导致钙吸收障碍。食物中缺少铜、锰和锌等微量元素也会影响骨密度。

（2）接受日光照射不足：维生素 D 是人体必需的营养素，其作用是帮助人体吸收钙质。没有它，食物中钙质再多也吸收不了。在日光紫外线照射下，人体可以体内的胆固醇为原料自行转化制造维生素 D。因此，一般来说，只要经常进行适当的户外活动，接受阳光照射，维生素 D 就不会缺乏。但现代社会中有些人因为工作性质（如长年夜班、井下工作），或整天工作、生活在高楼大厦。出门以车代步，受阳光照射机会太少，导致体内维生素 D 不足，影响钙质吸收，造成骨质疏松。

（3）运动减少：骨骼系统的功能是负重和运动活动越多。肌肉越发达，骨骼吸收钙也越多，变得越坚强。我们知道，宇航员在太空吃的"太空食品"，营养丰富而均衡。当然不会缺少钙质和维生素 D。但在"失重"状态下生活几个月，其骨质损失相当惊人。因此，他们在太空必须设法进行体育锻炼。通过肌肉收缩，使骨骼受力，以预防肌肉萎缩和骨质疏松。由此可见运动对保持骨密度是多么重要。现代人生活越来越舒适体力劳动更多地被机械所代替，如不注意锻炼，骨质疏松便难以避免。

（4）遗传因素：目前已有相当充分的证据说明，骨质疏松症与遗传因素关系密切。

下篇·人体结构、功能与疾病

225

澳大利亚的约翰·艾斯博士于1995年鉴定出人类骨质疏松基因。有两种骨质基因通过锁定维生素D受体调节骨钙的吸收，对骨代谢起主导作用。研究人员强调随着年龄增长，遗传因素逐渐减弱，而环境因素影响加大。

（5）药物因素：老年人身体或多或少患有某些疾病，需要长年服药，而有些药物正是骨质疏松症的诱发因素。据统计，这部分患者占整个骨质疏松症患者中的8%~15%，值得引起重视。这些药物主要有：人工合成的肾上腺糖皮质激素，如泼尼松及促肾上腺皮质激素释放激素、肝素（抗凝剂）、甲状腺激素等，抗癫痫药如苯妥英钠、苯巴比妥等，可促进维生素D降解，引起骨质疏松。此外，某些利尿剂、抗癌药和异烟肼也可能影响骨代谢，导致骨质疏松。

三、骨肿瘤

骨肿瘤是发生于骨骼或其附属组织（血管、神经、骨髓等）的肿瘤，是常见病。同身体其他组织肿瘤一样，其确切病因不明。骨肿瘤有良性、恶性之分。良性骨肿瘤易根治，预后良好。恶性骨肿瘤发展迅速，预后不佳，死亡率高。至今尚无满意的治疗方法。恶性骨肿瘤可以是原发性的，也可以是继发性的。从体内其他组织或器官的恶性肿瘤经血液循环、淋巴系统转移至骨骼或直接侵犯骨骼。还有一类病损称瘤样病变，肿瘤样病变的组织不具有肿瘤细胞形态的特点，但其生态和行为都具有肿瘤的破坏性，一般较局限，易根治。

四、强直性脊柱炎

强直性脊柱炎是以骶髂关节和脊柱附着点炎症为主要症状的疾病。与HLA-B$_{27}$（人白细胞抗原B$_{27}$型，human leucocyte antigen）呈强关联。某些微生物（如克雷白杆菌）与易感者自身组织具有共同抗原，可引发异常免疫应答。它是以四肢大关节、椎间盘纤维环及其附近结缔组织纤维化、骨化以及关节强直为病变特点的慢性炎性疾病。强直性脊柱炎属风湿病范畴，是血清阴性脊柱关节病的一种。该病病因尚不明确，是以脊柱为主要病变部位的慢性病，累及骶髂关节，引起脊柱强直和纤维化，造成不同程度眼、肺、肌肉、骨骼病变属自身免疫性疾病。

五、颈椎病

颈椎病又称颈椎综合征，是颈椎骨关节炎、增生性颈椎炎、颈神经根综合征、颈椎间盘脱出症的总称，是一种以退行性病理改变为基础的疾患。主要由于颈椎长期劳损、骨质增生、椎间盘脱出、韧带增厚，致使颈椎脊髓、神经根或椎动脉受压，出现一系列功能障碍的临床综合征。表现为颈椎间盘退行性变及其继发性的一系列病理改变，如椎节失稳、松动，髓核突出或脱出，骨刺形成，韧带肥厚和继发的椎管狭窄等，刺激或压迫邻近的神经根、脊髓、椎动脉及颈部交感神经等组织，引起一系列症状和体征。

颈椎病可分为颈型颈椎病、神经根型颈椎病、脊髓型颈椎病、椎动脉型颈椎病、交感神经型颈椎病、食管压迫型颈椎病。

六、腰椎病

腰椎病是腰椎处的退行性病变的总称，涵盖了腰椎间盘突出、腰椎骨质增生、腰肌劳损、腰扭伤、腰椎退行性病变、风湿或类风湿性腰痛、腰椎结核、风寒湿性腰痛、瘀血性腰痛、湿热性腰痛、肾虚性腰痛等疾患。在腰椎 X 线片上常可看到腰椎退行性变、骨质增生，并有腰部疼痛，活动功能障碍的疾病，就可以称为腰椎病。

七、股骨头坏死

股骨头坏死是股骨头血供中断或受损，引起骨细胞及骨髓成分死亡及随后的修复，继而导致股骨头结构改变、股骨头塌陷、关节功能障碍的疾病。股骨头坏死又称股骨头缺血性坏死，是骨科领域常见的难治性疾病。股骨头坏死可分为创伤性和非创伤性两大类，前者主要是由股骨颈骨折、髋关节脱位等髋部创伤引起，后者在我国的主要发病原因为皮质类固醇的应用及酗酒。

八、肩周炎

肩周炎又称肩关节周围炎，俗称凝肩、五十肩，是以肩部逐渐产生疼痛，夜间为甚，逐渐加重，肩关节活动功能受限而且日益加重，达到某种程度后逐渐缓解，直至最后完全复原为主要表现的肩关节囊及其周围韧带、肌腱和滑囊的慢性特异性炎症。肩周炎是以肩关节疼痛和活动不便为主要症状的常见病症。本病的好发年龄在 50 岁左右，女性发病率略高于男性，多见于体力劳动者。如得不到有效治疗，有可能严重影响肩关节的功能活动。肩关节可有广泛压痛，并向颈部及肘部放射，还可出现不同程度的三角肌的萎缩。

九、骨质增生

骨质增生即骨关节炎，为一种退行性变，系由于年龄增长、肥胖、劳损、创伤、关节先天性异常、关节畸形等诸多因素引起的关节软骨退化损伤、关节边缘和软骨下骨反应性增生，又称骨关节病、退行性关节炎、老年性关节炎、肥大性关节炎等。临床表现为缓慢发展的关节疼痛、压痛、僵硬、关节肿胀、活动受限和关节畸形等。

学习小结

（1）关节炎：泛指发生在人体关节及其周围组织的炎性疾病，临床表现为关节的红、肿、热、痛、功能障碍及关节畸形。

（2）骨质疏松症：骨质疏松症是多种原因引起的一组骨病，多见于老年，女性多于男性。

（3）骨肿瘤：骨肿瘤是发生于骨骼或其附属组织（血管、神经、骨髓等）的肿瘤，是常见病。

复习思考题

（1）骨质疏松症分类是什么？

（2）颈椎病的临床类型是什么？

第七章　复习思考题答案

第七章　单元测试题

第七章　单元测试题答案

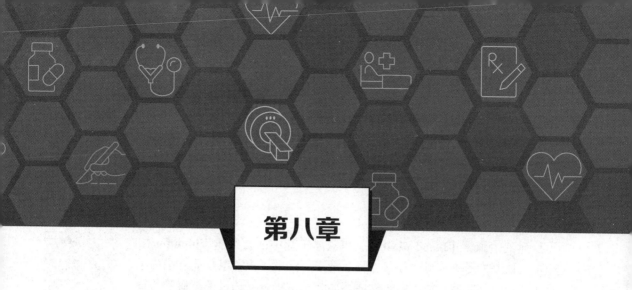

第八章

血液的组成、功能与疾病

学习目标

（1）能够叙述血浆渗透压组成及意义，红细胞与白细胞的主要生理功能，血小板的生理特性。

（2）能够说明血液凝固过程、纤溶系统组成。

（3）能够叙述ABO血型系统组成、输血原则。

（4）熟悉髓系肿瘤分类，了解髓系肿瘤的临床特点。

思政元素 8-1 倡导无偿献血

　　无偿献血是指公民向血站自愿、无报酬地提供自身血液的行为。国际红十字会和世界卫生组织从20世纪30年代起就开始建议和提倡无偿献血。经过几十年的不懈努力，世界上很多国家都从过去的有偿献血，逐步向无偿献血过渡，最终实现了公民无偿献血。血液是拯救伤病员生命的重要物质，至今仍无法人工制造，只能依靠人们用爱心提供。每当人们不计报酬地献出自己宝贵而有限的血液，去挽救他人生命，我们的社会就又多了一份关爱。无偿献血是社会文明和进步的体现，是中华民族优良品德的具体体现，是救死扶伤的崇高行为。

　　血液（blood）是一种流体组织，充满于心血管系统中，在心脏的推动下不断循环流动。如果流经体内任何器官的血流量不足，均可能造成严重的组织损伤，人体大量失血或血液循环严重障碍将危及生命。血液在医学诊断上有重要价值，因为很多疾病可导致血液组成成分或性质发生特征性的变化。

第一节　血液的组成和理化性质

一、血液的组成和血量

（一）血液的基本组成

血液由**血浆（blood plasma）**和悬浮于其中的**血细胞（blood cell）**组成。血浆的基本成分是晶状体物质溶液，溶解了多种电解质、小分子有机化合物和一些气体。由于这些溶质和水都很容易透过毛细血管的管壁，与组织液进行交换，故其电解质含量与组织液基本相同。临床检测循环血液中各种电解质物质浓度，可大致反映组织液中这些物质浓度的改变。

血液的组成、功能
PPT

血浆的另一成分是**血浆蛋白（plasma protein）**，它是血浆中多种蛋白的总称。用盐析法可将血浆蛋白分为**清蛋白（albumin）**、**球蛋白（globulin）**和**纤维蛋白原（fibrinogen）**三类。

血细胞可分为**红细胞（erythrocyte 或 red blood cell, RBC）**、**白细胞（leukocyte 或 white blood cell, WBC）**和**血小板（platelet 或 thrombocyte）**三类，其中红细胞的数量最多，约占总数的99%，白细胞最少（彩图8-1）。若将一定量的血液与抗凝剂混匀，置于刻度比容管中，以3000r/min的速度离心30分钟，由于相对密度的不同，血细胞将与血浆分层，上层淡黄色液体为血浆，下层深红色为红细胞，二者之间有一薄层白色不透明的白细胞和血小板。血细胞在血液中所占的容积百分比称为**血细胞比容（hematocrit）**。正常成年男性的血细胞比容为40%~50%，成年女性为37%~48%。

由于血液中白细胞和血小板仅占总容积的0.15%~1%，故血细胞比容可反映血液中红细胞的相对浓度。贫血患者血细胞比容降低。

（二）血量

血量（blood volume）是指循环系统中存在的血液总量，包括循环血量和储备血量。循环血量是指在心血管中循环流动的血量，占总血量的80%。其余的血液则贮存在肝、肺及腹腔静脉丛等处，流动缓慢，称为储备血量。当机体大失血、激烈运动时，这些储备血量可补充循环血量，维持正常血压及心、脑等重要脏器的血液供应。正常成年人血液总量占体重的7%~8%，即每千克体重有70~80ml的血液，因此，体重60kg的人，其血量约为4.2~4.8L。

二、血液的理化特性及其生理意义

（一）血液的理化特性

1. 血液的相对密度

血液的相对密度约为1.050~1.060，血浆的相对密度约为1.025~1.030。血液中红细胞数越多，则血液密度越大，血浆中蛋白质含量越多，则血浆密度越大。血液密度大于血浆，说明红细胞相对密度大于血浆。利用红细胞和血浆相对密度差异可以进行血细胞比容、红细胞沉降率的测定，以及红细胞与血浆的分离。

2. 血液的黏滞性

血液具有一定的**黏滞性**（**viscosity**），也称**黏度**，它是由血液内部分子或颗粒之间摩擦所形成的。血液黏滞性通常是在体外测定血液或血浆与水相比的相对黏滞性。以水的黏滞性为 1 计算，全血的相对黏滞性为 4~5，血浆为 1.6~2.4。在人体内，血流速度因某些疾病而显著减慢时，红细胞容易发生叠连和聚集，使血黏滞度增大，因而影响血液循环的正常进行。

3. 血浆渗透压

血浆渗透压由两部分溶质构成：由血浆晶体物质如无机离子、尿素、葡萄糖所形成的渗透压，称为**晶体渗透压**（**crystal osmotic pressure**）；由血浆蛋白所形成的渗透压称为**胶体渗透压**（**colloid osmotic pressure**）。在血浆蛋白中，清蛋白浓度高且分子小，颗粒数量多，故血浆胶体渗透压的 75%~80% 由清蛋白产生。正常血浆渗透压约 770kPa（5800 mmHg），其中胶体渗透压仅占 3.3kPa（25mmHg）。渗透压的高低与溶液中溶质的颗粒数目成正比，而与溶质的种类和颗粒的大小无关。血浆与组织液晶体渗透压相等。由于细胞外液的晶状体物质中的绝大部分不易透过细胞膜，故细胞外液的晶体渗透压是调节细胞内外水分交换、维持细胞正常形态和体积的重要因素。细胞外液晶体渗透压升高时，细胞脱水；反之，细胞水肿，甚至破裂。血浆蛋白不易通过毛细血管壁，此时血管内外的渗透压差主要是胶体渗透压差。血浆胶体渗透压可吸引组织液中的水分进入血管，以维持血容量及调节血管内外水分的交换。血浆蛋白浓度降低，血浆胶体渗透压下降，可致水潴留于组织间隙而形成水肿。

4.血浆的pH

正常人血浆 pH 为 7.35~7.45。在代谢过程中，经常有各种酸性或碱性物质进入血液，但血浆的 pH 却保持在一个相对稳定的范围内，这有赖于血液中缓冲系统的调节作用，如：$NaHCO_3/H_2CO_3$、蛋白质钠盐 / 蛋白质、$KHCO_3/H_2CO_3$、Na_2HPO_4/NaH_2PO_4 等，其中最主要的是 $NaHCO_3/H_2CO_3$。

（二）血液的功能

1.运输功能

血液循环流动于全身，可以将 O_2、营养物质运送到各器官、细胞，将细胞代谢产物、CO_2 及代谢产生的热运送到排泄器官而排出体外。血液也可运输激素到相应靶细胞，而参与体液调节过程。

2.缓冲功能

血液具有缓冲功能，它含有多种缓冲物质，可缓冲进入血液的酸性或碱性物质引起的 pH 变化。血液中含大量水，由于水的比热容大，可吸收代谢产生的热量，而本身温度升高不多，参与维持体温的相对恒定。血液在维持机体内环境稳态中起着非常重要的作用。

3.防御保护功能

血液中的白细胞、抗体、补体是机体抵御病原微生物和异物入侵的重要防御机制。血液中的血小板和凝血因子在机体生理性止血反应中起重要作用。

第二节　血　细　胞

一、红细胞

（一）红细胞的数量和形态

红细胞是血液中数量最多的一种血细胞，我国成年男性的红细胞数量为（4.5~5.5）×10^{12}/L，平均 $5.0×10^{12}$/L；成年女性为（3.8~4.6）×10^{12}/L，平均 $4.2×10^{12}$/L；新生儿可高达 $6.0×10^{12}$/L 以上。红细胞含有血红蛋白（hemoglobin，Hb），因而使血液呈红色。我国成年男性血红蛋白浓度为 120~160g/L；成年女性为 110~150g/L。年龄、性别和居住地的海拔高度均可影响红细胞数量和血红蛋白浓度，如新生儿的红细胞数量和血红蛋白含量均较高，高原居民红细胞数量与血红蛋白含量均高于海平面地区居民。

正常红细胞呈双凹圆碟形，平均直径约 7~8μm，周边稍厚。红细胞保持正常双凹圆碟形需消耗能量。成熟红细胞无线粒体，糖酵解是其获得能量的唯一途径。红细胞从血浆摄取葡萄糖，通过糖酵解产生 ATP，维持细胞膜上 Na^+ 泵的活动，以保持红细胞内外正常 Na^+、K^+ 的分布以及细胞容积和双凹圆碟状的形态。低温贮存较久的血液，由于低温下代谢几乎停止，Na^+ 泵不能活动，其血浆中 K^+ 浓度往往升高。

（二）红细胞的生理特性

1. 可塑变形性

血液循环中的红细胞通过小于其直径的毛细血管和血窦孔隙时，会发生扭曲变形，通过后又恢复原状，此特性称为**可塑变形性（plastic deformation）**。变形能力减弱的红细胞在血液流动过程中容易破裂而发生溶血。

2. 悬浮稳定性

将盛有抗凝血的红细胞沉降管垂直静置，尽管红细胞的相对密度大于血浆，但正常时红细胞下沉缓慢，这表明红细胞能相对稳定地悬浮于血浆中，这一特性称为红细胞的**悬浮稳定性（suspension stability）**。通常以红细胞在第 1 小时末下沉的距离来表示红细胞的沉降速度，称为**红细胞沉降率（erythrocyte sedimentation rate，ESR）**，简称**血沉**。正常成年男性红细胞沉降率为 0~15mm/h，成年女性为 0~20mm/h。红细胞沉降率越大，表示红细胞的悬浮稳定性越小。

红细胞能相对稳定地悬浮于血浆中，是由于红细胞与血浆之间的摩擦阻碍了红细胞的下沉。具有较大的表面积与体积之比，双凹圆碟形的红细胞产生的摩擦较大，故红细胞下沉缓慢。在某些疾病时（如活动性肺结核、风湿热等），红细胞彼此能较快地以凹面相贴，称之为**红细胞叠连**。红细胞叠连后，红细胞团块的总表面积与总体积之比减小，摩擦力相对减小而红细胞沉降率加快。决定红细胞叠连形成快慢的因素不在于红细胞本身，而在于血浆成分的变化。通常血浆中纤维蛋白原、球蛋白及胆固醇含量增高时，可加速红细胞叠连和沉降；血浆中清蛋白、卵磷脂含量增多时则抑制叠连，使红细胞沉降率减慢。

3. 渗透脆性

红细胞在低渗盐溶液中发生膨胀、破裂、溶血的特性，称为红细胞的**渗透脆性**（osmotic fragility），可反映红细胞对低渗盐溶液的抵抗能力。若抵抗力大，表示渗透脆性小，不易破裂；抵抗力小，表示渗透脆性大，易破裂。

正常情况下，红细胞的渗透压与血浆基本相等，约相当于 0.9%（154mmol/L）NaCl 溶液的渗透压。如果将红细胞悬浮于 0.9% NaCl 溶液中，则其形状和大小保持不变。将红细胞悬浮于不同浓度的低渗溶液中时，可见红细胞随着渗透压的降低，逐渐膨胀、变为球形，最后破裂、溶血（红细胞膜破裂，血红蛋白溢入血浆的现象称为溶血）。正常人的红细胞一般在 0.42%（76.5mmol/L）的 NaCl 溶液中开始溶血，在 0.35%（59.5mmol/L）的 NaCl 溶液中完全溶血。如果红细胞在高于 0.42% 的 NaCl 溶液中已经发生溶血，说明其渗透脆性大；在低于 0.42% 的 NaCl 溶液中才开始溶血，说明其渗透脆性小。新生的红细胞脆性小，抵抗力大，不易破裂；相反，衰老的红细胞脆性大，抵抗力小，易破裂。

（三）红细胞的功能

红细胞的主要功能是运输 O_2 和 CO_2。此外，红细胞具有多种缓冲对，对酸碱物质有一定的缓冲作用。

（四）红细胞的生成

1. 红细胞的生成过程

骨髓是成年人生成红细胞的唯一场所。红骨髓内的造血干细胞首先分化成为红系定向祖细胞，再经过原红细胞、早幼红细胞、中幼红细胞、晚幼红细胞及网织红细胞分化为成熟的红细胞。

2. 红细胞生成所需物质

合成血红蛋白的基本原料是蛋白质和铁。维生素 B_{12} 和叶酸是幼红细胞在发育、成熟过程中合成 DNA 所需要的重要辅助因子。此外，红细胞生成还需要氨基酸、维生素 B_6、维生素 B_2、维生素 E、维生素 C 和微量元素等。

铁是合成血红蛋白必需的原料。成人每天需要 20~30 mg 的铁用于红细胞生成，但每天仅需从食物中吸收 1mg 以补充排泄的铁，其余 95% 来自体内铁的再利用。衰老的红细胞被巨噬细胞吞噬后释放出铁，血浆中的转铁蛋白穿行在巨噬细胞和幼红细胞之间，将铁运至骨髓参与红细胞的生成，此过程也称为体内铁的再利用循环。故体内缺铁或铁代谢紊乱，均可导致血红蛋白合成障碍，生成细胞质不足（小红细胞）及血红蛋白含量减少（低色素）的成熟红细胞，故缺乏铁造成的贫血又称为小细胞低色素性贫血。

叶酸和维生素 B_{12} 是合成 DNA 所需的重要辅酶。叶酸在体内需要转化成四氢叶酸才能参与 DNA 的合成过程。叶酸的转化需要维生素 B_{12} 的参与。维生素 B_{12} 缺乏时，叶酸的利用率下降，可引起叶酸的相对不足。因此，叶酸或维生素 B_{12} 缺乏，DNA 合成减少，幼红细胞分裂增殖减慢，细胞体积增大，导致巨幼红细胞性贫血。机体对维生素 B_{12} 的吸收必须要有内因子的参与，由胃黏膜壁细胞产生的内因子，通过与维生素 B_{12} 结合而形成内因子-维生素 B_{12} 复合物，而促进维生素 B_{12} 在回肠远端的吸收。当胃大部分切除或胃壁细胞损伤，机体缺乏内因子，或体内产生抗内因子抗体，或回肠切除后，均可致维生素 B_{12} 吸收障碍而导致巨幼红细胞性贫血。

3. 红细胞生成的调节

血细胞的生成过程是由造血干细胞在造血微环境中经多种调节因子的作用逐渐完成的。目前已证明，不同发育阶段的红系祖细胞受不同调节因子的调控：一种是由白细胞产生的糖蛋白，称为**爆式促进活性物质（burst promoting activity，BPA）**，它可加强早期红系祖细胞的增殖活动，晚期红系祖细胞对 BPA 不敏感；**促红细胞生成素（erythropoietin，EPO）**则主要促进晚期红系祖细胞的发育、增殖，它对早期红系祖细胞的增殖分化也有促进作用。EPO 是一种糖蛋白，主要由肾脏合成，肝脏也可合成少量 EPO。当组织细胞缺氧时，肾脏合成 EPO 增加，EPO 刺激骨髓的红系祖细胞增殖分化，红细胞生成增加，从而缓解缺氧状况。

雄激素对红细胞生成也有促进作用，它既可促进肾脏产生 EPO，又能增加骨髓红系祖细胞的数量，所以临床上用人工合成的雄激素衍生物治疗再生障碍性贫血有一定疗效。成年男性的红细胞数量和血红蛋白含量高于女性，可能与性激素的不同有关。

（五）红细胞的破坏

正常人红细胞的平均寿命约为 120 天，每天约有 0.8% 的衰老红细胞被破坏。90% 的衰老红细胞由巨噬细胞吞噬（血管外破坏）。由于衰老红细胞的变形能力减退，脆性增高，难以通过微小孔隙，特别易于被滞留在脾和骨髓中而被巨噬细胞所吞噬。此外，还有 10% 的衰老红细胞在血管中受机械冲击破损（血管内破坏），所释放的血红蛋白立即与血浆中的触珠蛋白结合，进而被肝摄取，血红蛋白的血红素经代谢释放出铁，生成胆红素而经胆汁排出。

二、白细胞

（一）白细胞的分类与数量

白细胞是一类有核的血细胞。正常成年人白细胞总数是（4.0~10）$\times 10^9$/L，每日不同的时间和机体不同的功能状态下，白细胞在血液中的数目是有较大范围变化的。如新生儿高于成年人；进食、情绪激动及剧烈运动时均可升高；女性在月经、妊娠和分娩期，白细胞也有所升高。病理情况下，白细胞数量增多常见于各种急性感染，尤其是细菌感染。

根据胞质内有无特殊颗粒，白细胞可分为颗粒细胞和无颗粒细胞。无颗粒细胞又可分为单核细胞和淋巴细胞；颗粒细胞根据颗粒的嗜色特性的不同又可分为中性粒细胞、嗜酸性粒细胞和嗜碱性粒细胞。各类白细胞数量在白细胞总数中均占一定比例，临床上用分类百分比来计数。各类白细胞的分类计数如下：中性粒细胞 50%~70%；嗜酸性粒细胞 0~7%；嗜碱性粒细胞 0~1%；单核细胞 3%~8%；淋巴细胞 20%~40%。

（二）白细胞的生理特性和功能

各类白细胞均参与机体的防御功能。白细胞所具有的变形、游走、趋化和吞噬等特性，是执行防御功能的生理基础。除淋巴细胞外的白细胞都能伸出伪足作变形运动，凭借这种运动白细胞得以穿过毛细血管壁，这一过程称为白细胞**渗出**（diapedesis）。渗出到血管外的白细胞也可借助变形运动在组织内游走，在某些化学物质吸引下到达炎症区并发挥其生理作用。白细胞朝向某些化学物质运动的特性称为**趋化性**（chemotaxis）。能吸引白细胞发生定向运动的化学物质称为**趋化因子**（chemokine）。人体细胞的降解产物、抗原-抗体复合物、细菌毒素和细菌等都具有趋化活性。白细胞按照这些物质的浓度梯度游走到炎症部位将细菌等异物**吞噬**（phaocytosis），从而将其消化、杀灭。

1. 中性粒细胞

中性粒细胞的胞核呈分叶状，又称多形核白细胞。血液中的**中性粒细胞**（neutrophil）约有一半随血液循环，称为循环池；另一半则附着在血管壁上，称为边缘池。另外，骨髓中还储备了大量成熟的中性粒细胞。当机体需要时，边缘粒细胞和骨髓储备粒细胞可大量进入血液循环发挥其防御功能。中性粒细胞在血液中停留的时间较短（6~7小时），很快进入到周围组织中发挥作用。中性粒细胞的变形能力、趋化性，以及吞噬能力都很强，它处在机体抵抗病原微生物（尤其是化脓性细菌）感染的第一线。中性粒细胞的数量明显减少时，机体的抵抗力明显下降，发生感染的机会将大大增加。另外，中性粒细胞还参与吞噬、清除抗原-抗体复合物以及衰老、坏死的细胞和组织碎片等。

2. 嗜碱性粒细胞

嗜碱性粒细胞的胞质中存在较大的碱性染色颗粒，颗粒内含有肝素、组胺、嗜酸性粒细胞趋化因子 A 和白三烯等多种生物活性物质。其在血管内停留约 12h，释放的肝素具有抗凝血作用，有利于保持血管的通畅，使吞噬细胞能够到达抗原入侵部位而将其破坏。肝素作为酯酶的辅基可加快脂肪分解为游离脂肪酸的过程。组胺和白三烯可使毛细血管壁通透性增加，局部充血水肿，并可使支气管平滑肌收缩，引起哮喘、荨麻疹等过敏反应的症状。此外，嗜酸性粒细胞趋化因子 A 可把嗜酸性粒细胞吸引过来，聚集于局部以限制嗜碱性粒细胞在过敏反应中的作用。

3. 嗜酸性粒细胞

其主要功能有：一是抑制嗜碱性粒细胞在速发型过敏反应中的作用；嗜酸性粒细胞一方面通过产生前列腺素 E 抑制嗜碱性粒细胞合成和释放生物活性物质；另一方面又通过吞噬嗜碱性粒细胞、肥大细胞所排出的颗粒，及释放组胺酶等酶类，而破坏嗜碱性粒细胞所释放的生物活性物质。二是参与对蠕虫的免疫反应。因此，过敏反应或某些寄生虫感染时，常伴血液中嗜酸性粒细胞数目的升高。

4. 单核细胞

从骨髓进入血液的单核细胞仍然是尚未成熟的细胞。单核细胞在血液中停留 2~3 天后迁移到周围组织中，细胞体积继续增大，直径可达 50~80μm，细胞内所含的溶酶体颗粒和线粒体的数目也增多，成为成熟的细胞。固定在组织中的单核细胞称为组织巨噬细胞，它们经常大量存在于淋巴结、肺泡壁、骨髓、肝和脾等器官。激活了的单核细胞和组织巨噬细胞能生成并释放多种细胞毒、干扰素和白介素，参与机体防卫机制，还产生一些能促进内皮细胞和平滑肌细胞生长的因子。在炎症周围单核细胞能进行细胞分裂，并包围异物。

5. 淋巴细胞

淋巴细胞是免疫细胞中的一大类，它们在免疫应答过程中起着核心作用。根据细胞成长发育的过程和功能的不同，淋巴细胞分成 T 细胞和 B 细胞两类。在功能上 T 细胞主要与细胞免疫有关，B 细胞则主要与体液免疫有关。

三、血小板

血小板是从骨髓发育成熟的巨核细胞胞质裂解脱落下来的小块胞质。巨核细胞虽然在骨髓的造血细胞中为数最少，仅占骨髓有核细胞总数的 0.05%，但其产生的血小板却对机体的止血功能极为重要。每个巨核细胞均可产生 1000~6000 个血小板。血小板体积小，无细胞核，呈双面微凸的圆盘状，直径约为 2~3μm。当血小板与玻片接触或受刺激时，可伸出伪足而呈不规则形。

（一）血小板的数量和功能

正常成年人的血小板数量是（100~300）× 10^9/L。血小板有维护血管壁完整性的功能。当血小板数减少到 50 × 10^9/L 以下时，微小创伤或仅血压增高也使皮肤和黏膜下出现血瘀点，甚至出现大块紫癜。血小板还可释放血小板源性生长因子，促进血管内皮细胞、平滑肌细胞及成纤维细胞的增殖，也有利于受损血管的修复。循环中的血小板一般处于"静止"状态，当血管受损伤时，血小板可被激活而在生理止血过程中起重要作用。

（二）血小板的生理特性

血小板具有黏附、释放、聚集、收缩和吸附等多种生理特性，在促进凝血和止血过程中发挥重要作用。

1. 黏附

血小板与非血小板表面的黏着称为**血小板黏附（platelet adhesion）**。血小板并不能黏附于正常内皮细胞表面。当血管内皮细胞受损时，血小板即可黏附于内皮下组织。血小板的黏附需要血小板膜糖蛋白、内皮下成分（主要是胶原纤维）及血浆 Von Wille-brand 因子（简称 vWF）的参与。

2. 释放

血小板内含有致密体、α- 颗粒和溶酶体三种颗粒。致密体内主要含有 ADP、ATP、5-羟色胺及 Ca^{2+}，其生物学作用主要与进一步促进血小板的活化有关。α- 颗粒中也含有多种生物活性物质，如 β - 血小板巨球蛋白、凝血因子、vWF、纤维蛋白原、凝血酶敏感蛋白、血小板源性生长因子（plateletderived growth factor, PDGF）等。受刺激的血小板将储存在致密体、α- 颗粒或溶酶体内的物质排出的现象，称为**血小板释放（platelet release）**。此外，血小板被激活后也可即时合成释放血栓烷 A_2（thromboxane A_2）等物质。血小板释放的这些物质可以进一步促进血小板的活化、聚集，加速止血过程。

3. 聚集

血小板与血小板之间的相互黏着称为**血小板聚集（platelet aggregation）**。该过程需要纤维蛋白原、Ca^{2+} 及血小板膜上 GPIIb／Ⅲa 的参与。血小板的聚集通常出现两个时相：即第一聚集时相和第二聚集时相。第一聚集时相发生迅速，也能迅速解聚，为可逆性聚集；第二聚集时相发生缓慢，但不能解聚，为不可逆性解聚。已知 ADP、肾上腺素、5- 羟色胺、组胺、胶原、凝血酶、TXA2 等物质均具有促血小板聚集作用。

4. 收缩

血小板具有收缩能力。血小板的收缩与血小板的收缩蛋白有关。血小板活化后，细胞质内 Ca^{2+} 的增高可引起血小板的收缩反应。当血凝块中的血小板发生收缩时，可使血块回缩。

5. 吸附

血小板表面可吸附血浆中多种凝血因子（如凝血因子Ⅰ、Ⅴ、Ⅺ、ⅩⅢ等）。如果血管内皮破损，随着血小板黏附和聚集于破损的局部，可使局部凝血因子浓度升高，有利于血液凝固和生理性止血。

第三节　血液凝固与纤维蛋白溶解

一、血液凝固

血液凝固（blood coagulation）是指血液由流动的液体状态变成不能流动的凝胶状态的过程，是生理止血过程的重要环节。血液凝固的实质就是血浆中的可溶性纤维蛋白原转变成不溶性纤维蛋白的过程。当纤维蛋白交织成网时，可把血细胞及血液的其他成分网罗在内，从而形成血凝块。血液凝固是一系列复杂的酶促反应过程，需要多种凝血因子的参与。

（一）凝血因子

血浆与组织中直接参与凝血的物质，统称为**凝血因子（blood clotting factors）**。目前已知的凝血因子主要有 14 种，其中按国际命名法依发现的先后顺序用罗马数字编号的有 12 种，即凝血因子Ⅰ~ⅩⅢ（简称 FⅠ~FⅩⅢ，其中 FⅥ是血清中活化的 FⅤa，故不再视为一个独立的凝血因子）。此外还有前激肽释放酶、高分子激肽原等（表 8-1）。在这些凝血因子中，除 FⅣ是 Ca^{2+} 外，其余凝血因子均为蛋白质，而且 FⅡ、FⅦ、FⅨ、FⅩ、FⅪ、FⅫ、FⅩⅢ和前激肽释放酶都是丝氨酸蛋白酶，能对某特定的肽链进行有限水解。但正常情况下这些蛋白酶是以无活性的酶原形式存在，必须通过其他酶的有限水解而暴露或形成活性部位后，才具有酶的活性。这一过程称为凝血因子的激活。习惯上在凝血因子代号的右下角加"a"（activated）表示其"活化型"，如 F Ⅱ 被激活为 F Ⅱ a。除 F Ⅲ 外，其他凝血因子均存在于新鲜血浆中，且多数在肝脏合成，其中 F Ⅱ 、F Ⅶ、F Ⅸ 、F Ⅹ 的生成需要维生素 K 的参与，故它们又称依赖维生素 K 的凝血因子。依赖维生素 K 的凝血因子的分子中均含有 γ - 羧基谷氨酸，和 Ca^{2+} 结合后发生变构，暴露出与磷脂结合的部位而参与凝血。当肝脏病变时，可出现凝血功能障碍。

表 8-1　按国际命名法编号的凝血因子

编　号	同　义　名
因子 Ⅰ	纤维蛋白原（fibrinogen）
因子 Ⅱ	凝血酶原（prothrombin）
因子 Ⅲ	组织凝血激素（tissue thromboplastin）
因子 Ⅳ	Ca^{2+}
因子 Ⅴ	前加速素（proaccelerin）
因子 Ⅶ	前转变素（proconvertin）
因子 Ⅷ	抗血友病因子（antihemophilic factor, AHF）
因子 Ⅸ	血浆凝血激酶（plasma thromboplastin component, PTC）
因子 Ⅹ	Stuart-Prower 因子
因子 Ⅺ	血浆凝血激酶前质（plasma thromboplastin antecedent, PTA）
因子 Ⅻ	接触因子（contact factor）
因子 ⅩⅢ	纤维蛋白稳定因子（fibrin-stabilizing factor）

（二）凝血过程

血液凝固是指凝血因子按一定顺序相继被激活而生成的凝血酶最终使纤维蛋白原变为纤维蛋白的过程。凝血酶原激活是在凝血酶原酶复合物的作用下进行的。因此，凝血过程可分为凝血酶原酶复合物的形成、凝血酶的生成和纤维蛋白的生成三个基本阶段。

1. 凝血酶原酶复合物形成

凝血酶原酶复合物可通过内源性凝血途径和外源性凝血途径合成。两条参与途径主要区别在于启动方式和参与的凝血因子不同，但两条途径中的某些凝血因子可以相互激活，故两者间相互密切联系，并不各自独立。

（1）内源性凝血（intrinsic coagulation）途径由因子Ⅻ被激活而启动，参与凝血的因子全部都在血浆中。首先，因子Ⅻ接触到异物表面而被激活成Ⅻa，Ⅻa转而使因子Ⅺ激活，成为Ⅺa。因子Ⅻ在体外可由带负电的物质所激活，如玻璃、胶原纤维等；在体内以血管内皮下胶原组织的激活作用最为重要。形成的Ⅻa可裂解前激肽释放酶使之成为激肽释放酶，此酶反过来又能激活因子Ⅻ，以正反馈的效应形成大量的Ⅻa。生成的Ⅺa在 Ca^{2+} 的参与下将因子Ⅸ转变为Ⅸa。此外，因子Ⅸ还能被因子Ⅶa和组织因子复合物所激活。接着，IX a 再与因子Ⅷ a、Ca^{2+}、PF_3 形成复合物，即可使因子 X 激活成 X a。

（2）外源性凝血（extrinsic coagulation）途径是指由凝血因子Ⅲ所启动的凝血过程。因子Ⅲ也称**组织因子（tissue factor，TF）**，它可由受损组织释放。在 Ca^{2+} 的存在下，因子Ⅲ与因子Ⅶ形成复合物，进一步激活因子 X 成为 X a。另外，因子Ⅶ和Ⅲ形成的复合物还能激活IX成为IX a，从而将内、外源性凝血联系起来，共同完成凝血过程。

2. 凝血酶原的激活和纤维蛋白的生成

由内源性和外源性凝血途径所生成的 F X a，在 Ca^{2+} 存在下可与 F V a 在磷脂膜表面形成 F X a- V a-Ca^{2+}- 磷脂复合物，即凝血酶原酶复合物，从而激活凝血酶原为凝血酶。其中，F V a 为辅因子，可使 FXa 对凝血酶原激活的速度提高 10000 倍。凝血酶是一种多功能凝血因子，其主要作用是使纤维蛋白原转变为纤维蛋白单体。凝血酶也能激活 F X Ⅲ为 F X Ⅲ a。F X Ⅲ a 在 Ca^{2+} 作用下使纤维蛋白单体相互聚合，形成不溶于水的交联纤维蛋白多聚体凝块。此外，凝血酶还可激活 F V 、F Ⅻ、F X Ⅲ、F Ⅺ，对凝血过程起正反馈促进作用；凝血酶可使血小板活化，从而为因子 X 酶复合物和凝血酶原酶复合物的形成提供有效的磷脂表面，也可加速凝血过程。上述凝血过程如图 8-2 所示。

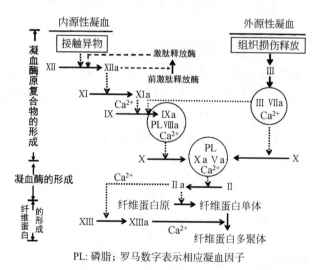

PL: 磷脂；罗马数字表示相应凝血因子

图8-2　凝血过程示意图

二、纤维蛋白溶解

正常情况下，组织损伤后所形成的止血栓，在完成止血使命后将逐步溶解，从而保证血管的畅通，也有利于受损组织的再生和修复。止血栓的溶解主要通过纤维蛋白溶解系统（简称纤溶系统）实现。纤维蛋白被分解液化的过程称为**纤维蛋白溶解（fibrinolysis），简称纤溶**。纤溶系统主要包括**纤维蛋白溶解酶原（plasminogen）**简称**纤溶酶原，又称血浆素原；纤维蛋白溶解酶（plasmin）**简称纤溶酶，又称血浆素；纤溶酶原激活物与纤溶抑制物。纤溶过程可分为纤溶酶原的激活与纤维蛋白（或纤维蛋白原）降解两个基本阶段。

（一）纤溶酶原激活

纤溶酶原是纤溶酶的无活性前体（图8-3），只有在被纤溶酶原激活物等转化为纤溶酶后才具有降解纤维蛋白的作用。纤溶酶原激活物包括组织型纤溶酶原激活物、尿激酶型纤溶酶原激活物、激肽释放酶等，其中以前两种最为重要。组织型纤溶酶原激活物和尿激酶型纤溶酶原激活物主要由血管内皮细胞和肾小管、集合管上皮细胞产生。

当血液与异物表面接触而激活 F Ⅻ时，一方面启动内源性凝血系统，另一方面也通过 F Ⅻ a 激活激肽释放酶而激活纤溶系统，使凝血与纤溶相互配合，保持平衡。在体外循环时，由于循环血液大量接触带负电荷的异物表面，此时 F Ⅻ a、激肽释放酶可以成为纤溶酶原的主要激活物。

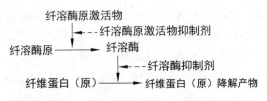

图8-3 纤维蛋白溶解系统激活与抑制示意图

（二）纤维蛋白与纤维蛋白原的降解

纤溶酶属于丝氨酸蛋白酶，它最敏感的底物是纤维蛋白和纤维蛋白原。在生理情况下，纤溶酶主要生成于纤维蛋白沉积的部位，并可将纤维蛋白和纤维蛋白原分解为许多不溶性小肽，称为纤维蛋白降解产物。纤维蛋白降解产物通常不再发生凝固，其中部分小肽还有抗凝血作用。纤溶酶是血浆中活性最强的蛋白酶，特异性较低，除主要降解纤维蛋白及纤维蛋白原外，对F Ⅱ、F Ⅴ、F Ⅷ、F Ⅹ、F Ⅶ等凝血因子也有一定降解作用。当纤溶亢进时，可因凝血因子的大量分解及纤维蛋白降解产物的抗凝作用而有出血倾向。

（三）纤溶抑制物

体内有多种物质可抑制纤溶系统的活性，主要有纤溶酶原激活物抑制剂－1和α_2-抗纤溶酶，二者分别在纤溶酶原的激活水平和纤溶酶水平抑制纤溶系统的活性，防止血块过早溶解和避免出现全身性纤溶。其中α_2-抗纤溶酶是血液中的主要抑制物。临床上常用的止血药如止血芳酸、6-氨基己酸和凝血酸等，用于抑制纤溶酶的生成及其作用。

第四节 血 型

血型（blood group or blood type）是指血细胞膜上特异性抗原的类型。如果将两种不同血型的血液混合，会出现红细胞彼此凝集成簇，这种现象称为红细胞**凝集反应**

（**agglutination**）。此反应过程是不可逆的，即凝集的红细胞无论怎样振荡均不能散开，如发生在体内可造成微循环的阻塞和溶血，引起严重的输血反应。血型主要指红细胞血型，即红细胞膜上特异性抗原的类型。故红细胞凝集的实质是红细胞膜上的特异性**抗原（agglutinogen，凝集原）**和相应的**抗体（agglutinin，凝集素）**发生的抗原-抗体反应。研究发现红细胞膜上有 23 个血型系统，193 种抗原，如 ABO、Rh、MNS、Kell 等血型系统，其中与临床关系密切的是 ABO 血型和 Rh 血型。

一、ABO 血型系统

ABO 血型是指根据红细胞膜上是否存在 A 抗原和 B 抗原而将血液分为四种类型。凡红细胞膜上只含 A 抗原者为 A 型；只含 B 抗原者为 B 型；含有 A 与 B 两种抗原者为 AB 型；A 和 B 两种抗原都没有者为 O 型。不同血型的人，其血清中含有不同的抗体，但不含有与他自身红细胞抗原相对应的抗体（表 8-2）。ABO 血型系统还有亚型，其中最为重要的亚型是 A 型中的 A_1 与 A_2 亚型。在 A_1 型红细胞上含有 A 抗原和 A_1 抗原，而 A_2 型红细胞上仅含有 A 抗原；在 A_1 型血清中只含有抗 B 抗体，而 A_2 型血清中则含有抗 B 抗体和抗 A_1 抗体。同理，AB 型血型中也有 A_1B 和 A_2B 两种主要亚型。虽然在我国汉族人中 A_2 型和 A_2B 型分别只占 A 型和 AB 型人群的 1% 以下，但由于 A_1 型红细胞可与 A2 型血清中的抗 A_1 抗体发生凝集反应，而且 A_2 型和 A_2B 型红细胞比 A_1 型和 A_1B 型红细胞的抗原性弱得多，在与抗 A 抗体反应时，易使 A_2 型和 A_2B 型被误定为 O 型和 B 型。因此在输血时仍应注意 A 亚型的存在。

表 8-2 **ABO 血型系统中的凝集原和凝集素**

血 型		红细胞上的抗原	血清中的抗体
A 型	A_1	$A+A_1$	抗 B
	A_2	A	抗 B+ 抗 A_1
B 型		B	抗 A
AB 型	A_1B	$A+A_1+B$	无
	A_2B	$A+B$	抗 A_1
O 型		无 A，无 B	抗 A+ 抗 B

二、Rh 血型系统

1940 年 Landsteiner 和 Wiener 将用**恒河猴（Rhesus monkey）**红细胞重复注射入家兔体内，引起家兔体内产生抗恒河猴红细胞的抗体，再将含这种抗体的血清与人的红细胞混合，发现在白种人中，约有 85% 的人其红细胞可被这种血清凝集，表明这些人的红细胞上具有与恒河猴红细胞同样的抗原，称为 Rh 阳性血型；另有约 15% 的人红细胞不被这种血清凝集，称为 Rh 阴性血型。这一血型系统称为 Rh 血型系统。在我国汉族和其他大部分民族的人中，Rh 阳性的约占 99%，Rh 阴性的人只占 1% 左右。但是在某些少数民族中 Rh 阴性的人较多，如塔塔尔族为 15.8%，苗族为 12.3%，布依族和乌兹别克族为 8.7%。

与 ABO 血型系统不同，人血清中不存在抗 Rh 的天然抗体，只有当 Rh 阴性的人接受 Rh 阳性的血液后，通过体液性免疫才产生抗 Rh 的免疫性抗体，血清中抗 Rh 抗体的水平逐渐增高，并于输血后 2~4 月达高峰。因此，Rh 阴性受血者第一次接受 Rh 阳性的血液输血后一般不产生明显的反应，但在第二次，或多次输入 Rh 阳性血液时即可发生抗原 - 抗体反应，输入的 Rh 阳性红细胞即被凝集而溶血。

由于 Rh 系统的抗体主要是 IgG，因其分子较小能透过胎盘。当一个 Rh 阴性的母亲怀有 Rh 阳性的胎儿时，阳性胎儿的少量红细胞或 D 抗原可以进入母体，可刺激母体产生抗 D 抗体。这种抗体可以透过胎盘进入胎儿的血液，可使胎儿的红细胞发生凝集和溶血，造成新生儿溶血性贫血，严重时可致胎儿死亡。由于一般只有在分娩时才有胎儿红细胞进入母体，而母体血液中的抗体浓度是缓慢增加的，通常需要数月的时间，故在母亲和胎儿 Rh 血型不合时，第一胎很少出现新生儿溶血病。但在第二次妊娠时，母体内的抗 Rh 抗体可进入胎儿体内而引起新生儿溶血病。

三、输血原则

输血（blood transfusion）是一种特殊而重要的治疗手段，它在恢复和维持有效循环血量、补充丢失的血液成分、增强机体的止血和抗凝血作用等方面具有重要意义。但如果错误输血，将会造成严重后果，因此为确保输血安全，必须严格遵守输血原则。

在输血之前，首先必须鉴定血型，其次是在同一血型系统中还需进行**交叉配血试验（cross-match test）**。交叉配血试验有主、次侧之分，将供血者的红细胞与受血者的血清进行配合试验为主侧；将受血者的红细胞与供血者的血清进行配合试验为次侧（图 8-4）。若主、次侧均不出现凝集反应，则为配血相合，可以进行输血；若主侧出现凝集反应，则为配血不合，不能输血；如果主侧不出现凝集反应，而次侧出现，则只能在紧急情况下输血，且输血量不宜太多，速度不宜太快，同时密切监视输血过程。

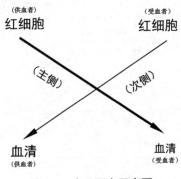

图8-4　交叉配血示意图

因此，为了避免凝集反应的发生，输血原则是首选同型输血，慎选异型间输血。选择异型输血的血型时，O 型是最理想的供血者，因其红细胞膜上没有凝集原；而 AB 型是最理想的受血者，因其血浆中没有凝集素。

随着血液学及其相关学科技术的发展，输血疗法已从输注全血发展到成分输血。成分输血是用各种方法分离出红细胞、粒细胞、血小板及血浆的不同成分，进行再输入。成分输血不仅针对性强、节约血源，而且因纯度大、浓度高而疗效好，还可减少不良反应，使输血更加安全，已成为目前输血的主要手段。另外，近年自体输血也得到迅速发展。自体输血是指收集病人自身血液进行回输。这种输血疗法不仅可以节约库血，减少输血反应和疾病传播，而且输血前不需要进行血型检测和交叉配血试验。

第五节　髓系肿瘤

第5节　髓系肿瘤
PPT

　　髓系肿瘤，是骨髓内具有多向分化潜能的造血干细胞克隆性增生。根据受累细胞系的不同进行命名，包括粒细胞、单核细胞、红细胞和巨核细胞来源的肿瘤。因干细胞位于骨髓内，故髓系肿瘤多表现为白血病，且常有二级造血器官，如脾、肝和淋巴结的累及，并伴髓外造血。白血病是骨髓造血干细胞克隆性增生形成的恶性肿瘤，其特征为骨髓内异常的白细胞弥漫性增生取代正常骨髓组织，并进入周围血和浸润肝、脾、淋巴结等全身各组织和器官，造成贫血、出血和感染。WHO分类将髓系肿瘤分为4大类，分别是：①急性髓性白血病，以不成熟髓细胞在骨髓内聚集以及骨髓造血抑制为特征；②慢性骨髓性增生疾病，常伴终末分化的髓细胞数量的增加、极度增生的骨髓象以及外周血细胞数量的明显增加；③骨髓异常增生综合征，以骨髓无效造血和外周血细胞减少为特征；④骨髓异常增生，为骨髓增生性疾病的表现。

　　由于所有髓系肿瘤都来源于造血干细胞，故该组肿瘤在临床表现和病理形态学改变上常有重叠。与其他恶性肿瘤一样，随着疾病的进展，某种髓系肿瘤可能转化为侵袭性更高的疾病形式，如骨髓异常增生综合征和骨髓增殖性肿瘤常"转化"成急性髓系白血病。同时，也可见到骨髓增殖性肿瘤或慢性髓系白血病转化成急性淋巴母细胞白血病的情况，这与肿瘤性造血干/祖细胞的多向分化潜能有关。

学习小结

　　（1）阐述血液的组成和作用以及主要几种血细胞（包括红细胞、白细胞及血小板）的生物学作用。

　　（2）阐述ABO血型系统和RH血型系统特点和临床输血原则。

　　（3）阐述血液凝固过程和纤溶系统的作用。

　　（4）髓系肿瘤小结：①髓系肿瘤是骨髓内具有多向分化潜能的造血干细胞克隆性增生。②WHO分类将髓系肿瘤分为4大类，分别为急性髓性白血病、慢性骨髓性增生疾病、骨髓异常增生综合征、骨髓异常增生。

复习思考题

　　（1）阐述红细胞的生理特性。

　　（2）阐述ABO血型系统的分布。

　　（3）髓系肿瘤分类有哪些？

第八章　复习思考题答案

第八章　单元测试题

第八章　单元测试题答案

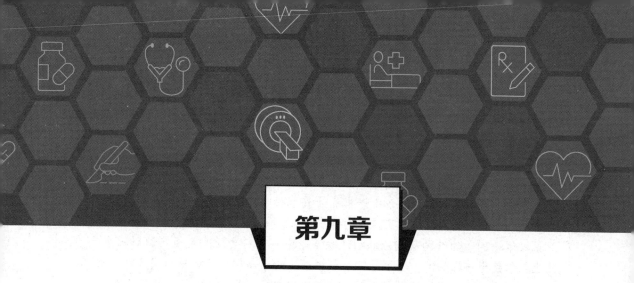

第九章

循环系统的结构、功能与疾病

学习目标

（1）能够叙述循环系统的基本组成；掌握心脏壁、动脉的形态结构特点；掌握毛细血管的分类及三类毛细血管的结构特点。

（2）熟悉淋巴结与脾脏的形态结构与功能；熟悉静脉的形态结构特点；了解淋巴器官的分类及胸腺功能。

（3）掌握心脏的泵血功能、动脉血压的形成原理、中心静脉压。

（4）熟悉影响动脉血压、静脉回心血量的因素，微循环的调节，组织液生成与回流及其影响因素，心血管活动的调节。

（5）掌握动脉粥样硬化的病理变化，冠状动脉粥样硬化性心脏病的病变类型，缓进型原发性高血压的病理变化，心力衰竭的概念，心力衰竭时机体主要的功能代谢变化及其发病机制，休克的概念及其发病机制，弥散性血管内凝血概念及其发病机制。

（6）熟悉慢性心瓣膜病的概念、类型及并发症，心力衰竭的原因、诱因和分类，心力衰竭时机体的代偿反应，休克时细胞代谢改变和器官功能障碍，弥散性血管内凝血的功能代谢变化和临床表现及其分期和分型。

（7）了解动脉粥样硬化的病因和发病机制，冠状动脉粥样硬化性心脏病的病因和发病机制，原发性高血压病因和发病机制，急进型原发性高血压的病变特点。

思政元素 9-1 著名的生理学家哈维

　　威廉·哈维（William Harvey），著名生理学家，他发现了血液循环的规律，奠定了近代生理学的基础。哈维在吸收前人研究成果基础上，经过十多年废寝忘食、艰苦卓绝的工作，终于发现及证明血液在体内以循环方式流动，提出了血液循环的伟大理论。他的《心血运动论》一书成为整个科学史上极为重要的文献，标志着新的生命科学的诞生。他纠正了盖伦的许多错误，第一次弄清了血液运动的来龙去脉，他把机体解剖学的结构及相应的功能联系起来，并将力学和定量实验引入生理学，使生理学成为一门科学。哈维是第一个把血液的运动归之于机械原因，即心脏肌肉收缩的人，从而否定了流传千年的"灵气动力说"，威廉·哈维因此被人们尊称为近代生理学之父。

第一节　循环系统的结构

　　循环系统（circulatory system）是由一系列复杂封闭的管道连合而成，按照其中所含的液体成分不同，可分为**心血管系统**（cardiovascular system）及**淋巴系统**（lymphatic system）两部分。心血管系统由心脏、动脉、毛细血管和静脉组成。在心血管系统的管道内，循环流动着血液。淋巴系统由淋巴管道、淋巴器官和淋巴组织组成。在淋巴系统的管道内，流动着淋巴液。循环系统通过血液循环和淋巴循环，不断地把消化管吸

循环系统·解剖结构
PPT

收的营养物质、肺吸入的氧和内分泌腺分泌的激素输送到身体各组织细胞，进行新陈代谢；同时将全身各组织细胞的代谢产物，如二氧化碳和尿素等分别运输到肺、肾和皮肤等器官排出体外，从而保证人体生理活动正常进行。

一、心血管系统

　　循环系统中最重要的器官是心脏。心脏是推动血液循环的动力器官，其主要功能是泵血。动脉输送血液离开心，反复分支到身体各部，最后移行于毛细血管。静脉起于毛细血管，引导血液回心脏。毛细血管连通于最小动脉与最小静脉之间，管壁极薄，具有渗透性，呈网状分布于全身各器官。血液在毛细血管内流动缓慢，血液中一部分液体（含有氧和营养物质）可以通过极薄的毛细血管壁到组织间隙内

心血管系统的组成
视频

成为组织液，再与组织细胞进行气体交换和物质交换，含有代谢产物的组织液，除由毛细血管回收沿着静脉回流入心脏外，还通过淋巴系统回流入静脉，所以淋巴系统是静脉的辅助管道。根据血液循环途径不同，可分为**体循环**（systemic circulation）和**肺循环**（pulmonary circulation）。体循环主要特点是路程长，流经范围广泛，以动脉血滋养全身各部，又将其代谢产物经静脉运回心。肺循环的特点是路程短，只通过肺，主要功能是完成气体交换。体循环与肺循环二者同步进行，通过左、右房室互相衔接

交通。因此两种循环虽然路径不同，功能各异，但都是人体整个血液循环的一个组成部分（彩图 9-1）。血液循环的途径中任何一处发生病变，都会影响血液循环的正常进行。

（一）心脏

1. 心脏的解剖结构

心（heart）位于胸腔中间的纵隔下部，2/3 位于正中线左侧，1/3 位于正中面右侧，心尖朝向左前下方。前面与胸骨体和 2~6 肋软骨相邻；后面平第 5~8 胸椎之间；上面连有出入心的大血管；下面与膈相邻。心脏周围裹以结缔组织构成的心包（彩图 9-2）。

心脏周而复始自主有节律的跳动依赖于心的传导系统。该系统由心脏本身含有的一种特殊的心肌纤维构成，它比一般心肌纤维粗、肌原纤维少，肌浆较多，没有收缩能力，具有自动节律性兴奋的能力。它包括窦房结、房室结、房室束、左右束支和浦肯野纤维。心脏兴奋的传导途径和方向是：窦房结→房室结→房室束→左、右束支→浦肯野纤维→心室肌（彩图 9-3）。

心脏内有四个腔，后上有两个腔，称左、右心房，互不相通；前下有两个腔，称左、右心室，亦互不相通。但右半部的心房与心室之间借房室口相通，左半部也是如此。心房和心室再借与心脏相连的大血管与外周器官间构成供血液流动的循环通路。

心脏上端由右向左可见三条大血管，分别是上腔静脉、主动脉和肺动脉干。在这三条大血管后方，心脏两侧各有一对稍细的大血管，分别是右肺静脉和左肺静脉；心脏下端可见一条大血管，是下腔静脉；在上述大血管中，负责将血液运回心的为静脉，负责将血液输出心的为动脉。此外，心壁上还可见负责心脏自身血液循环的冠状动脉和冠状窦。

2. 心脏的微细结构

心血管系统由中胚层分化而来，首先形成的是原始心血管系统，在此基础上经过生长、合并、新生和萎缩等改建过程而逐渐完善。约在胚胎第 3 周末开始血液循环，心血管系统是胚胎发生中功能活动最早的系统。

循环系统组织结构
PPT

心脏的壁很厚，主要由心肌构成。心壁由心内膜、心肌膜和心外膜三层构成。

（1）心内膜（endocardium）：由内皮（endothelium）和内皮下层（subendothelial layer）组成。内皮为单层扁平上皮，表面光滑，利于血液流动。内皮下层由结缔组织构成，可分内外两层：内层薄，为细密的结缔组织，其中有少量平滑肌纤维；外层靠近心肌膜，也称心内膜下层（subendocardial layer），为疏松结缔组织，含小血管和神经。在心室，心内膜下层中有心脏传导系统的分支。

（2）心肌膜（myocardium）：主要由心肌构成，于心房较薄，于左心室最厚。心肌纤维呈螺旋状排列，大致可分为内纵行、中环行和外斜行三层。心肌纤维多集合成束，肌束之间、心肌纤维之间有数量不等的结缔组织和极为丰富的毛细血管。在心房肌和心室肌之间，有由致密结缔组织组成的坚实的支架结构，称心骨骼（cardiac skeleton）。

心房肌和心室肌分别附着于心骨骼，两部分心肌不相连续。

（3）**心外膜（epicardium）**：心包的脏层。其表面被覆一层间皮，深面为薄层疏松结缔组织，这样的结构称**浆膜（serosa）**。心外膜中含有血管、神经，并常有脂肪组织。

（4）**心瓣膜（cardiac valve）**：位于房室孔和动脉口处，是心内膜向腔内凸起形成的薄片状结构。瓣膜表面为内皮，内部为致密结缔组织。心瓣膜的功能是阻止心房和心室收缩时血液倒流。

（二）血管

肺循环的血管包括肺动脉和肺静脉。

体循环的血管包括由心脏发出的主动脉及其各级分支，以及返回心脏的上腔静脉、下腔静脉、冠状窦及各级属支（彩图 9-3）。

1. 体循环的动脉

（1）**主动脉（aorta）**：是体循环的动脉主干，根据其行程可分为三部：升主动脉、主动脉弓和降主动脉。升主动脉起自左心室主动脉口，向右前上方斜行续于主动脉弓。自升主动脉的根部发出左、右冠状动脉。主动脉弓接续升主动脉，呈弓状弯向左后方，移行于降主动脉。自主动脉弓凸侧发出 3 个大的分支，自右向左依次为头臂干（无名动脉）、左颈总动脉和左锁骨下动脉。头臂干向右上方斜行，分为右颈总动脉和右锁骨下动脉。降主动脉为主动脉最长的一段，上接主动脉弓，沿脊柱前面下降穿过膈进入腹腔，到第 4 腰椎体处分为左、右髂总动脉。降主动脉以膈为界，在膈以上的部分称为胸主动脉，膈以下的部分称为腹主动脉。

（2）**头颈部的动脉**：颈总动脉是头颈部的动脉主干，左、右各一支。右颈总动脉起自头臂干，左颈总动脉直接起自主动脉弓。在颈总动脉分为颈内、外动脉处，有两个重要结构，即**颈动脉窦（carotid sinus）**和**颈动脉小球（carotid glomus）**。颈动脉窦是颈内动脉起始处膨大的部分。其壁内有感觉神经末梢，为压力感受器。当动脉血压升高时，颈动脉窦壁内压力感受器所受的刺激增强，可反射性地调节使心率减弱、末梢血管舒张和动脉血压下降；反之，当动脉血压降低时，颈动脉窦壁内压力感受器所受的刺激减弱，则反射性地调节引起心率增快，末梢血管收缩和动脉血压回升。颈动脉小球是一个麦粒状小体，位于颈内、外动脉分叉处的稍后方，以结缔组织连于动脉壁上。小球内含有化学感受器，可感受血液中二氧化碳浓度变化的刺激。当二氧化碳浓度升高时，可反射性地使呼吸加深加快。

（3）**上肢的动脉**：锁骨下动脉是上肢部的动脉主干。

（4）**胸部的动脉**：胸主动脉是胸部的动脉主干，可分为脏支和壁支。

（5）**腹部的动脉**：腹主动脉是腹部的动脉主干，可分为脏支和壁支。

（6）**盆部的动脉**：髂总动脉发出的髂内动脉是盆部的动脉主干，亦分为脏支和壁支。

（7）**下肢的动脉**：髂总动脉发出的髂外动脉是下肢的动脉主干。

2. 体循环的静脉

始于毛细血管，最后注入右心房，在血液循环中起导血回心的作用。静脉管壁较薄，管腔比相应的动脉大。静脉壁内面具有静脉瓣，顺血流开放，逆血流关闭，可防止血液倒流。人体凡受重力影响较大、血液回流比较困难的部位，静脉瓣就多，反之瓣膜甚少或完全无瓣膜。如四肢，尤其是下肢的静脉，瓣膜甚多，而头颈部和胸部的静脉，大多数无瓣。体循环的静脉可分为浅静脉和深静脉。浅静脉位于皮下组织内，故又称皮下静脉。深静脉走在深筋膜的深面或体腔内，多与动脉伴行，收集血液的范围与伴行动脉的分布区域基本一致。浅静脉最后都注入深静脉。

体循环静脉可分为上腔静脉系、下腔静脉系、心静脉系和门静脉系。

（1）上腔静脉系：是收集头颈、上肢和胸背部等处静脉血回心的管道。

（2）下腔静脉系：是收集腹部、盆部、下肢等处静脉血回心的管道。

（3）心静脉系：是收集心壁静脉血回心的管道。

（4）门静脉系：是收集胃、小肠、大肠（到直肠上部）、胰、胆囊和脾等器官的静脉血入肝的静脉管道，入肝处形成门静脉。门静脉入肝后，在肝内又分成毛细血管网（与肝动脉血一起注入肝血窦），然后再由肝静脉出肝，经下腔静脉回流至心脏。

3. 血管的微细结构

1）动脉：动脉包括大动脉、中动脉、小动脉和微动脉四种，管壁均可分为内膜、中膜和外膜三层。随着动脉管腔逐渐减小，管壁各层也发生组织成分与厚度的变化，其中以中膜的变化最为明显。

（1）大动脉（large artery）：包括主动脉、肺动脉、无名动脉、颈总动脉、锁骨下动脉、髂总动脉等。大动脉管壁中有多层弹性膜和大量弹性纤维，故又称**弹性动脉（elastic artery）**。

① **内膜（tunica intima）：**由内皮和内皮下层构成，内皮下层较厚，为疏松结缔组织。② **中膜（tunica media）：**很厚，成人大动脉有 40~70 层**弹性膜（elastic membrane）**，在血管横切面上，由于血管收缩，弹性膜呈波浪状。弹性膜由弹性蛋白构成，各层弹性膜由弹性纤维相连。弹性膜之间有环行的平滑肌纤维和少量胶原纤维。在病理状况下，中膜的平滑肌纤维可迁移入内膜增生，并产生结缔组织成分，使内膜增厚，是动脉硬化发生过程的重要环节。③ **外膜（tunica adventitia）：**由疏松结缔组织构成，细胞成分以成纤维细胞为主。其中的小血管称**营养血管（vasa vasorum）**，进入外膜后分支成毛细血管，分布到外膜和中膜。内膜一般无血管分布，其营养由管腔内血液渗透供给。

（2）中动脉（medium-sized artery）：除大动脉外，凡在解剖学中有名称的动脉大多为中动脉。中动脉管壁的平滑肌相当丰富，故又名**肌性动脉（muscular artery）**。中动脉管壁结构特点如下：① **内膜（tunica intima）**，内皮下层较薄，在与中膜交界处有一层内弹性膜。② **中膜（tunica media）**，较厚，由 10~40 层环行平滑肌纤维组成，肌纤维间有一些弹性纤维和胶原纤维。③ **外膜（tunica adventitia）**，由疏松结缔组织构成，除小血管外，还有较多神经纤维，它们伸入中膜平滑肌，调节血管的舒缩。多数中动脉的中膜和外膜交界处有明显的外弹性膜。

（3）小动脉（small artery）：管径 0.3~1mm 的动脉称为小动脉，也属肌性动脉。较大的小动脉，内膜有明显的内弹性膜，中膜有几层平滑肌纤维，外膜厚度与中膜相近，结构与中动脉相似，但一般缺乏外弹性膜。

（4）微动脉（arteriole）：管径在 0.3mm 以下的动脉称微动脉。内膜无内弹性膜，中膜由 1~2 层平滑肌纤维组成，外膜较薄。

4. 毛细血管（capillary）

毛细血管是管径最细、分布最广的血管，它们分支并互相吻合成网。

1）毛细血管的结构：毛细血管管径一般为 6~8μm，血窦较大，直径可达 40μm。毛细血管管壁主要由一层内皮细胞和基膜组成。细的毛细血管横切面由一个内皮细胞围成，较粗的毛细血管由 2~3 个内皮细胞围成。在内皮与基膜之间散在分布着一种扁而有突起的**周细胞（pericyte）**，其突起紧贴在内皮细胞基底面。周细胞具有收缩功能。在毛细血管受到损伤时，周细胞可增殖，分化为内皮细胞和成纤维细胞，参与组织再生。

2）毛细血管的分类：光镜下各种毛细血管结构相似，电镜下观察根据内皮细胞的结构特点，将毛细血管分为 3 类。

（1）连续毛细血管（continuous capillary）：特点为内皮细胞相互连续，细胞间有紧密连接封闭了细胞间隙，基膜完整，胞质中有大量吞饮小泡。连续毛细血管主要以吞饮小泡方式在血液和组织液之间进行物质交换。连续毛细血管分布于结缔组织、肌肉组织、中枢神经系统、胸腺和肺等处，参与了血 - 脑脊液屏障等屏障性结构的组成。

（2）有孔毛细血管（fenestrated capillary）：特点是内皮细胞不含核的部分极薄，有许多贯穿细胞质的内皮窗孔，直径为 60~80nm，一般有厚 4~6nm 的隔膜封闭。内皮窗孔易化了血管内外中、小分子物质的交换。此型毛细血管主要存在于胃肠黏膜、某些内分泌腺和肾血管球等处。

（3）血窦（sinusoid）：也称**窦状毛细血管（sinusoid capillary）**，管腔较大，形状不规则，内皮细胞间隙较大，易化了大分子物质或血细胞出入血液。血窦主要分布于肝、脾、骨髓和某些内分泌腺，不同器官内的血窦结构有较大差别。

5. 静脉

静脉由细至粗逐级汇合，管壁也逐渐增厚，因此可分为大静脉、中静脉、小静脉和微静脉。静脉管壁结构的变异比动脉大，甚至一条静脉的各段也常有较大的差别。静脉管壁大致也可分内膜、中膜和外膜三层，但三层界限不如动脉明显。静脉壁的平滑肌和弹性组织不及动脉丰富，结缔组织成分较多，故切片标本中的静脉管壁常呈塌陷状，管腔变扁或不规则。

（1）微静脉（venule）：管腔不规则，管径 50~200μm，内皮外的平滑肌或有或无，外膜薄。紧接毛细血管的微静脉称毛细血管**后微静脉（postcapillary venule）**，其管壁结构与毛细血管相似，但管径略粗；在有的部位，其内皮细胞间隙较大，故通透性也较大，有物质交换功能。

（2）小静脉（small vein）：管径在 200μm 以上，内皮外渐有一层较完整的平滑肌纤维。

（3）中静脉（medium sized vein）：除大静脉以外，凡有解剖学名称的静脉都属中静脉。中静脉管径 2~9mm，内膜薄，内弹性膜不明显。中膜比其相伴行的中动脉薄很多，环行平滑肌纤维分布稀疏。外膜一般比中膜厚，由结缔组织组成，没有外弹性膜，有的中静脉外膜可有纵行平滑肌束。

（4）**大静脉**（large vein）：管壁内膜较薄，中膜很不发达，为几层排列疏松的环行平滑肌纤维，有时甚至没有平滑肌。外膜则很厚，结缔组织内有大量纵行平滑肌束。

（5）**静脉瓣**（venous valve）：管径2mm以上的静脉常有瓣膜。瓣膜由内膜凸入管腔褶叠而成，表面覆以内皮，内部为含弹性纤维的结缔组织。静脉瓣的游离缘朝向血流方向，可防止血液逆流。

二、淋巴系统

淋巴系统与心血管系统密切相关，是人体的重要防卫体系。其包含的淋巴管道遍布全身，功能类似静脉，可将10%的组织液（即淋巴液）回流至静脉。淋巴液在淋巴管道中向心流动过程中要通过一系列淋巴结（lymph nodes）。淋巴结多沿血管排列，可分为浅、深淋巴结。淋巴结一般成群存在于较隐蔽的部位和胸、腹腔大血管附近。淋巴结的主要功能是滤过淋巴液、产生淋巴细胞和参与免疫反应。当某器官或部位发生病变时，细菌、毒素、寄生虫或肿瘤细胞可沿淋巴管道进入相应的局部淋巴结，防止病菌、肿瘤细胞的扩散，起保护作用。全身各部的主要淋巴结分布如下：①头颈部的淋巴结，如下颌下淋巴结、颈外侧浅淋巴结、颈外侧深淋巴结；②上肢淋巴结，如腋淋巴结；③胸部的淋巴结，如支气管肺淋巴结、气管支气管淋巴结、气管旁淋巴结；④下肢的淋巴结，如腹股沟浅淋巴结、腹股沟深淋巴结；⑤盆部的淋巴结，如髂外淋巴结、髂内淋巴结、髂总淋巴结；⑥腹部的淋巴结，如腰淋巴结、腹腔淋巴结、肠系膜上淋巴结、肠系膜下淋巴结。

淋巴器官是以淋巴组织为主的器官，又称免疫器官。根据发生和功能的不同，可分为中枢淋巴器官和周围淋巴器官。中枢淋巴器官包括骨髓（见血液部分）和胸腺，是培育淋巴细胞的场所；周围淋巴器官包括淋巴结、脾和扁桃体等，是产生免疫应答的主要场所。

（一）胸腺

胸腺分左右两叶，表面有薄层结缔组织**被膜**（capsule）。被膜结缔组织成片状伸入胸腺内部形成小叶间隔，将实质分隔成许多不完全分离的**胸腺小叶**（thymic lobule）。每个小叶都有皮质和髓质两部分，所有小叶的髓质都相互连续。皮质内胸腺细胞（即胸腺内分化发育的各期T细胞）密集，故着色较深；胸腺细胞在皮质中被选择，仅5%分化成熟并移行入髓质。髓质含较多上皮细胞，故着色较浅，髓质内有胸腺上皮细胞构成胸腺小体，成熟的胸腺细胞由髓质迁出，进入周围淋巴器官执行免疫功能。胸腺为T细胞分化发育提供了独特的微环境。自青春期始，胸腺中出现脂肪组织，随着年龄增长，胸腺实质结构逐渐萎缩，被脂肪组织替代。

（二）淋巴结

1. 淋巴结的结构（彩图9-4）

淋巴结表面有薄层致密结缔组织构成的被膜，数条输入淋巴管（**afferent lymphatic**

vessel）穿越被膜，与被膜下淋巴窦相通连。淋巴结的一侧凹陷，为门部，有血管和**输出淋巴管（efferent lymphatic vessel）**。被膜和门部的结缔组织伸入淋巴结实质，形成相互连接的**小梁（trabecula）**，构成淋巴结的粗支架，血管行于其内。在小梁之间为淋巴组织和淋巴窦。淋巴结实质分为皮质和髓质两部分，二者无截然界限。

（1）皮质：位于被膜下方，由浅层皮质、副皮质区及皮质淋巴窦构成。

浅层皮质（superfacial cortex）含淋巴小结及小结之间的弥散淋巴组织，为B细胞区。

副皮质区（paracortex zone）位于皮质深层，为较大片的弥散淋巴组织，其淋巴细胞主要为T细胞，故又称**胸腺依赖区（thymus dependent area）**。副皮质区有许多高内皮微静脉，是淋巴细胞再循环的重要部位。

皮质淋巴窦（cortical sinus）包括被膜下方和与其通连的小梁周围的淋巴窦，分别称被膜下窦和小梁周窦。被膜下窦为一宽敞的扁囊，包绕整个淋巴结实质，其被膜侧有数条输入淋巴管通入。小梁周窦末端常为盲端，仅部分与髓质淋巴窦直接相通。淋巴窦壁由扁平的内皮细胞衬里，内皮外有少量网状纤维及一层扁平的网状细胞。淋巴窦内有呈星状的内皮细胞支撑窦腔，有许多巨噬细胞附着于内皮细胞。淋巴在窦内缓慢流动，有利于巨噬细胞清除抗原。

（2）髓质：由髓索及其间的髓窦组成。**髓索（medullary cord）**是相互连接的索条状淋巴组织，主要含浆细胞、B细胞和巨噬细胞。其中浆细胞来自皮质淋巴小结，它们在此分泌抗体。**髓窦（medullary sinus）**与皮质淋巴窦的结构相同，但较宽大，腔内的巨噬细胞较多，因而有较强的滤过功能。

（3）淋巴结内的淋巴通路：淋巴从输入淋巴管进入被膜下窦和小梁周窦，部分渗入皮质淋巴组织，然后渗入髓窦，部分经小梁周窦直接流入髓窦，继而汇入输出淋巴管。淋巴流经单个淋巴结需数小时，含抗原越多则流速越慢。淋巴经滤过后，其中的细菌等抗原即被清除。淋巴组织中的细胞和产生的抗体等也不断进入淋巴，因此，输出的淋巴常较输入的淋巴含较多的淋巴细胞和抗体。

2. 淋巴结的功能

（1）滤过淋巴：进入淋巴结的淋巴常带有抗原物质，如细菌、病毒、毒素等，在缓慢地流过淋巴结时，可被巨噬细胞清除，正常淋巴结对细菌的滤过清除率可达99.5%。

（2）免疫应答：抗原进入淋巴结后，巨噬细胞和交错突细胞可捕获和处理抗原，并呈递给具有相应抗原受体的初始T细胞或记忆性T细胞，后者于副皮质区增殖，副皮质区明显扩大，效应T细胞输出增多，引发细胞免疫。B细胞在接触抗原后，在Th细胞的辅助下于浅层皮质增殖分化，该部位淋巴小结增多、增大，髓索中浆细胞增多，输出淋巴管内含的抗体量明显上升。淋巴结内细胞免疫应答和体液免疫应答常同时发生。

（三）脾

脾是胚胎时期的造血器官，自骨髓开始造血后，脾演变成人体最大的外周淋巴器官。

1. 脾的结构

在新鲜的脾切面，可见大部分组织为深红色，称红髓；其间有散在分布的灰白色点状区域，称白髓，两者构成了脾的实质（彩图9-5）。

（1）**被膜与小梁**：脾的被膜较厚，由富含弹性纤维及平滑肌纤维的致密结缔组织构成，表面覆有间皮。被膜和脾门的结缔组织伸入脾内形成小梁，构成脾的粗支架。脾动脉从脾门进入后，分支随小梁走行，称小梁动脉。

（2）**髓窦**（medullary sinus）：由动脉周围淋巴鞘、淋巴小结和边缘区构成，相当于淋巴结的皮质。小梁动脉的分支离开小梁，称中央动脉。中央动脉周围有厚层弥散淋巴组织，由大量T细胞和少量巨噬细胞与交错突细胞等构成，称**动脉周围淋巴鞘**（**periarterial lymphatic sheath**），相当于淋巴结的副皮质区，但无毛细血管后微静脉。在动脉周围淋巴鞘的一侧，可有淋巴小结，主要由大量B细胞构成。初级淋巴小结受抗原刺激后形成生发中心，包括明区与暗区，小结帽朝向红髓。

在白髓与红髓交界的狭窄区域，称**边缘区**（marginal zone），宽约100μm。该区含有T细胞、B细胞及较多巨噬细胞。中央动脉的侧支末端在此区膨大，形成小的血窦，称**边缘窦**（marginal sinus），是血液内抗原及淋巴细胞进入白髓的通道。白髓内的淋巴细胞也可进入边缘窦，参与再循环。

（3）**红髓**（red pulp）：分布于被膜下、小梁周围及白髓边缘区外侧的广大区域，由脾索和脾血窦组成。**脾索**（**splenic cord**）由富含血细胞的淋巴组织构成，呈不规则的索条状，并互连成网，而网孔即为脾血窦。**脾血窦**（**splenic sinus**）宽12~40μm，形态不规则，也互连成网。纵切面上，血窦壁如同多孔隙的栅栏，由一层纵向平行排列的长杆状内皮细胞围成，内皮外有不完整的基膜及环行网状纤维；横切面上，可见内皮细胞沿血窦壁排列，核突入管腔，细胞间有0.2~0.5μm宽的间隙。脾索内的血细胞变形后，穿越内皮细胞间隙进入血窦。血窦外侧有较多巨噬细胞，其突起可通过内皮间隙伸向窦腔。脾血窦汇入小梁静脉，再于脾门汇合为脾静脉出脾。

2. 脾的功能

（1）**滤血**：进入脾索的血细胞大部分经变形后，穿过血窦内皮细胞间隙，回到血液循环。而衰老的血细胞，主要是红细胞在脾索中被巨噬细胞清除。

（2）**免疫应答**：脾是各类免疫细胞居住的场所，也是对血源性抗原物质产生免疫应答的部位。

（3）**造血**：胚胎早期的脾有造血功能，成年后，脾内仍含有少量造血干细胞，当机体严重缺血或某些病理状态下，脾可以恢复造血功能。

第二节　心　脏　生　理

血液循环系统由心脏和血管组成，血液在心脏的泵血功能作用下，在血管中定向流动并伴有瓣膜的开启和关闭，周而复始地运行，称血液循环。血液循环的主要功能：完成物质运输从而保证机体新陈代谢不断正常进行；携带内分泌腺分泌的激素和其他体液性因子运输到相应的靶器官，以完成体液调节及血液的防御功能；保证机体内环境

下篇·人体结构、功能与疾病

的相对稳定等。

心脏是血液循环系统的动力器官。它以其节律性的收缩和舒张活动及瓣膜的单向导向作用，推动血液按一定的方向流动，起着"泵"的作用，故心脏主要功能是泵血。

循环系统功能 PPT

一、心动周期与心率

1. 心动周期

心脏每收缩和舒张一次，构成一个心脏的机械活动周期，称为**心动周期（cardiac cycle）**。一次心动周期中，心房和心室均经历一次收缩期和舒张期，因此心脏的一个心动周期包括心房收缩期、心房舒张期及心室收缩期、心室舒张期4个过程。由于心室在心脏泵血活动中起主要作用，所以心动周期通常是指心室的活动周期。

心动周期 动画

2. 心率

心动周期的时程长短与心率有关。以健康成人心率75次/min计算，一个心动周期历时0.8秒，其中心房收缩0.1s，舒张期0.7s，心室收缩期0.3s，舒张期0.5s。由此可见，心房和心室舒张的时间都比收缩的时间为长，心室、心房共同舒张的时间为0.4s，因而心脏在每次收缩后能得到充分舒张，有利于血液回心及心肌能充分休息而不易疲劳。当心率增快时，心动周期缩短，但舒张期的缩短更为显著，因此心率增加时，心肌工作时间相对延长，休息时间则相对缩短（彩图9-6）。

二、心脏的泵血过程

在心脏的泵血活动中，心室所起的作用比心房更重要，故常以左心室为例来说明心室的射血和充盈过程。左心室的一个心动周期包括收缩和舒张两个阶段，每个阶段又可分为若干时相。

循环 - 心脏泵血 - 视频1

1. 心室收缩期

包括等容收缩期、快速和减慢射血期。

循环 - 心脏泵血 - 视频2

（1）**等容收缩期**：心房收缩结束进入舒张期的同时，心室开始收缩，使室内压迅速上升超过房内压，导致房室瓣关闭，而此时室内压尚低于主动脉压，故主动脉瓣仍处于关闭状态，故心室处于压力不断增加的等容封闭状态，这段时间称为等容收缩期，持续0.05s左右。

（2）**快速射血期**：等容收缩期间室内压升高到超过主动脉压时，半月瓣被打开，等容收缩期结束，进入射血期。射血期的最初1/3左右的时间内，心室肌仍在强烈收缩，由心室射入主动脉的血量很大（约占每搏输出量的2/3），流速也很快。与此同时，心室容积明显缩小，室内压继续上升达峰值，这段时间称为快速射血期（0.1s）。

（3）**减慢射血期**：由于大量血液进入主动脉，主动脉压相应升高，随后由于心室内血液减少，以及心室肌收缩强度减弱，心室容积的缩小也相应在变得缓慢，射血速度逐渐减慢，这段时间为减慢射血期（0.15s）。

2. 心室舒张期

包括等容舒张期、快速充盈期、减慢充盈期和心房收缩期。

（1）**等容舒张期**：心室开始舒张时，室内压迅速下降，使半月瓣关闭；而此时室内压尚高于房内压，故房室瓣仍关闭。由于心室肌还在继续舒张，故心室处于压力不断下降的等容封闭状态，这段时间称为等容舒张期，持续 0.06~0.08s。

（2）**快速充盈期**：当心室继续舒张至室内压低于房内压时，房室瓣开放，进入心室充盈期。在充盈初期，由于心室继续强烈舒张，使室内压更低于房内压甚至造成负压，使心房和大静脉内的血液因心室的"抽吸作用"而快速充盈心室，称为快速充盈期（0.11s）。

（3）**减慢充盈期**：随着心室内充盈的血量增多，心室与心房、大静脉之间的压力差减小，血液流入心室的速度变慢，称之为减慢充盈期（0.22s）。

（4）**心房收缩期**：在心室舒张的最后时期，由于下一心动周期心房的收缩，又"挤入"额外的血液到心室，称为心房收缩期（0.1s）。

三、心脏功能的评定

心脏不断泵血以保证机体代谢的需要，因此心脏泵出的血液量是衡量心脏功能的基本指标。

（一）心脏的输出量

1. 每搏输出量

一侧心室每次收缩所射出的血量，称为**每搏输出量**（stroke volume），简称**搏出量**。安静时，健康成年男性每搏输出量为 60~80ml。

2. 射血分数

安静时，健康成年男性每搏输出量为 60~80ml，而舒张期末心室腔内血液有130~145ml。可见，每次心室收缩并没有将心室内血液全部射出。因此，在评定心脏泵血功能时，只考虑每搏输出量而不考虑心舒末期容积是不全面的。每搏输出量占心舒末期容积的百分比，称为**射血分数**（ejection fraction）。健康成人安静时的射血分数为 55%~65%。

3. 每分输出量

每分钟由一侧心室射入动脉的血液总量，称为**每分输出量**（minute volume），简称**心输出量**，它等于每搏输出量乘以心率。

健康成年男性在静息状态下，心率平均为 75 次 /min，每搏输出量为 60~80ml，则心输出量为 4.5~6.0L/min。女性比同体重的男性的心输出量约低 10%。心输出量随机体代谢和活动情况而变化，在剧烈运动时，心输出量比安静时可提高 5~7 倍。

4. 心指数

人体静息时的心输出量也和基础代谢一样，不与体重成正比，而与体表面积成正比。为便于比较，一般以安静和空腹状态下，每平方米体表面积的心输出量来表示，称为

心指数（cardiac index）。一般身材的成年人，体表面积约 1.6~1.7m²，安静空腹情况下，心输出量为 5~6L/min，则心指数为 3.0~3.5L/（min·m²）。

（二）心脏做功

心脏收缩将血液射入动脉时，由心脏做功释放的能量转化为血液的动能和压强能，以驱动血液循环流动。因此单纯用心脏输出的血量评定心功能也有不足之处，心脏做功也是评价心功能的重要指标。

四、影响心脏泵血功能的因素

心脏泵血功能具体体现为心输出量，心输出量＝每搏输出量 × 心率，因此，凡能影响每搏输出量和心率的因素均可影响心输出量。

（一）影响每搏输出量的因素

每搏输出量取决于心室肌收缩的强度和速度。心肌和骨骼肌一样，其收缩的强度和速度也受前负荷、后负荷和心肌收缩能力的影响。

1. 前负荷对每搏输出量的影响——异长自身调节

此处的前负荷是指心室肌收缩前所承受的负荷，它决定着心肌的初长，而心室肌的初长又取决于心室舒张末期充盈血量或充盈压。因此，在一般情况下，心室肌的前负荷、心室肌的初长、心室舒张末期压力或容积，三者的含义可以看成是对同一种变化从不同角度测量时的不同表达形式。所以，可应用心室舒张末期压力或容积来表示心肌前负荷（初长度）。

心室前负荷指心室肌收缩前所承受的负荷，即心室舒张末期的容积，与静脉回心血量有关。前负荷的变化可调节心搏出量，使搏出量随静脉回心血量的变化而变化，即在生理范围内，心脏能将回流的血液全部搏出。这种调节方式是因心肌细胞初长度改变所引起的心肌细胞收缩强度的改变，故又称异长自身调节，其生理意义在于可以对搏出量进行精细的调解。

2. 后负荷对每搏输出量的影响

后负荷是指肌肉收缩后所遇到的负荷。心室肌收缩时，必须克服动脉压的阻力，推开动脉瓣，才能将血液射入动脉。因此，动脉压是心室收缩射血时所承受的后负荷。如其他条件不变，动脉压升高，后负荷即增大，导致等容收缩期延长，射血期缩短，心肌缩短的程度和速度均减小，因而每搏输出量必然减少。但在正常情况下，每搏输出量减少会引起射血末期心室内剩余血量增加，如果此时静脉回心血量不变，则心舒末期充盈量将增加，心肌细胞初长度增加，通过心肌细胞的异长自身调节，心肌收缩强度就会增加，从而使每搏输出量逐步恢复到正常水平。

3. 心肌收缩能力对每搏输出量的影响（等长自身调节）

心肌收缩能力是指心肌不依赖于前、后负荷而能改变其力学活动的一种内在特性。这种特性形成基础主要是心肌细胞兴奋-收缩耦联过程中活化的横桥数量和 ATP 酶的活性。由于这种调节方式与心肌初长度无关，故称为等长自身调节。

（二）心率的影响

心率是决定心输出量的另一基本因素。在一定范围内，心率与心输出量成正比。但当心率过快时，由于心室充盈期明显缩短，充盈量减少，可使每搏输出量显著减少，心输出量反而下降；反之，如心率过慢，低于 40 次 /min，则可因为心舒期过长，心室充盈已接近最大限度（达到最适前负荷），心肌的伸展性小，充盈量不再能增加，故每搏输出量不会再增加，从而导致心输出量明显下降。

五、心音

心动周期中，由于心肌收缩和舒张、瓣膜启闭、血流冲击心室壁和大动脉壁等因素引起的机械振动，通过周围组织传播到胸壁，将听诊器放置于胸壁一定部位，所听到的与心动周期同步的声音称为**心音（heart sound）**。在每一个心动周期中，多数情况下只能听到两个心音，分别叫第一心音和第二心音。

1. 第一心音

第一心音发生在等容收缩期初，标志着心室收缩期的开始。形成原因包括心室肌的收缩、房室瓣突然关闭以及随后射血入动脉等引起的振动。第一心音听诊的最佳部位在心尖搏动处，即在左侧第 5 肋间隙锁骨中线内侧（左房室瓣听诊区）或第 4 肋间胸骨上或胸骨右缘（右房室瓣听诊区）。第一心音的特点是：音调低，持续时间较长，历时 0.12~0.14s，心肌收缩力愈强，第一心音也愈强。

2. 第二心音

第二心音发生在等容舒张期初，标志着心舒期的开始。形成原因是动脉瓣关闭、大动脉中血流减速和室内压迅速下降而引起的振动。第二心音的最佳听诊部位是在第 2 肋间隙胸骨右缘（主动脉瓣听诊区）和第 2 肋间隙胸骨左缘（肺动脉瓣听诊区）。第二心音的特点是：音调较高，持续时间较短。

六、心脏泵功能储备（心力储备）

心力储备是指心输出量能随机体代谢需要而增加的能力。正常成年人静息时心输出量为 5~6L/min，而剧烈运动或重体力劳动时，心输出量可高达 25~30L/min，为静息状态时的 5~7 倍，说明健康人有相当大的心力储备。心力储备有心率储备和每搏输出量储备两种形式。

第三节　血　管　生　理

血管可分为动脉、毛细血管和静脉。在血液循环中主要发挥输送血液和物质交换的作用。

下篇　·　人体结构、功能与疾病

一、各类血管的结构和功能特点

根据各类血管的结构和功能特点，可将血管分为以下几类：

1. 弹性贮器血管

它是指主动脉和肺动脉主干及其发出的 1~2 级分支，其功能除运输血液外，还使来源于心脏的动脉压的巨大波动通过阻尼作用而逐渐变小，并使心室间断射血变为连续血流。

2. 阻力血管

它相当于小动脉的末梢和微动脉，其管径介于 0.3~1mm，是造成血流阻力的主要部分。它对调节动脉血压和各器官的血流量起着重要作用。

3. 交换血管

相当于毛细血管，血液和组织间液之间的气体和小分子物质，可以在此通过扩散而进行交换。

4. 容量血管

它是指静脉系统的血管，静脉血管管壁较薄，口径较粗，故容量大。据计算，在安静状况下，循环血量中有 60%~70% 的血液容纳在静脉中。

二、动脉血压

动脉血压（arterial blood pressure）是指血液对单位面积动脉管壁产生的侧压力，即压强。

1. 动脉血压的形成

心血管系统是一封闭的管道系统。在这一系统中，有足量的血液充盈是形成血压的物质基础，心室射血和外周阻力是产生动脉血压的两个基本条件。如仅有心肌收缩做功，而无外周阻力，则心室收缩释放的能量将全部表现为动能，使血液全部迅速流至外周，因而不能维持动脉血压。

大动脉的弹性贮器作用在血压形成中也起重要的缓冲作用。大动脉的弹性贮器作用，一方面把心室收缩时释放的一部分能量以势能的形式贮存起来，在心舒期推动血液继续流动，使心室的间断射血变为连续血流；另一方面，使每个心动周期中动脉血压的变动幅度远小于左心室内压的变动幅度，起了缓冲动脉血压变化的作用，使心室收缩时动脉内血压不至过高，舒张期动脉内血压不至过低。

2. 动脉血压的正常值及其生理变动

心室收缩时动脉压升高，其上升达到的最高点称为**收缩压**（systolic pressure），我国健康成年人在安静时收缩压为 100~120mmHg。心室舒张时，主动脉压下降，在心舒末期动脉血压下降达到的最低值称为**舒张压**（diastolic pressure），正常值为 60~80mmHg。**脉搏压**（pulse pressure）是指收缩压与舒张压的差值，简称脉压。一个心动周期中每一瞬间动脉血压的平均值，称为**平均动脉压**（mean arterial pressure），大约等于舒张压加 1/3 脉压。

3. 影响动脉血压的因素

动脉血压主要受心输出量和外周阻力两方面影响，故凡是能够影响心输出量和外周阻力的各种因素，都能影响动脉血压。

（1）**每搏输出量**：如果搏出量增多，心缩期射入主动脉的血液增多，主动脉和大动脉内中血液增多，血管壁所受到的侧压也更大，故收缩压的升高更为明显。舒张压也有升高，但不如收缩压明显，这是因为收缩压升高对动脉管壁扩张得更大，心舒期弹性回缩力也更大，推动血液继续向外周流动的速度加快，因此，到了舒张末期存留在主动脉中的血量中虽然也有所提高，但提高不多。可见，在一般情况下，收缩压的高低主要反映心脏与搏出量的多少。

（2）**心率**：如果心率加快，而搏出量和外周阻力不变，由于心舒期缩短，在心舒期内流至外周的血液减少，心舒期末主动脉和大动脉内存留的血液增多，使舒张压升高。由于动脉血压升高使血流速度加快，在心缩期内有较多的血液流至外周，故收缩压的升高不如舒张压明显，脉压比心率增加前降低。

（3）**外周阻力**：如果每搏输出量不变，而外周阻力加大，心舒期中血液向外周流动的速度减慢，心舒期末存留在主动脉的血量增多，故舒张压升高。在心缩期，由于动脉血压升高使血流速度加快，因此，收缩压的升高不如舒张压的升高明显，故脉压也相应减少。可见，舒张压的高低主要反映外周阻力的大小。

（4）**大动脉管壁的弹性**：具有缓冲动脉血压变化的作用。到了老年期，大动脉血管中的平滑肌与弹性纤维逐渐被增生的胶原纤维所代替，血管逐渐硬化，管壁弹性逐渐变小，因此老年人可表现为收缩压升高、舒张压降低、脉压增大。

（5）**循环血量和血管系统容量的比例**：循环血量和血管系统容量之间的相互关系，即循环系统的血液充盈程度，也影响动脉血压。如果循环血量减少或血管系统容积加大，动脉血压下降，反之则相反。

上述对影响动脉血压的各种因素，都是在假设其他因素不变的前提下，分析某一因素发生变化时对动脉血压可能发生的影响。实际上，在各种不同的生理情况下，上述各种影响动脉血压的因素可同时发生改变。因此，在某种生理情况下动脉血压的变化，往往是各种因素相互作用的综合结果。

三、静脉血压

静脉与其相应的动脉比较，具有管壁较薄，平滑肌和弹性纤维少，管腔较大，容量较大，血流较慢，以及四肢静脉内有瓣膜等特征。因此，静脉不仅是血液回流入心脏的通道，还起着贮存血液的作用。

1. 静脉血压

静脉血压远低于动脉血压，而且越靠近心脏越低，分为中心静脉压和外周静脉压。通常将右心房和胸腔内大静脉的血压称为**中心静脉压**（central venous pressure），而各器官静脉的血压称为**外周静脉压**（peripheral venous pressure）。中心静脉压的高低取决于心脏射血能力和静脉回心血量之间的相互关系。如果心脏射血能力较强，能及时地将回流入心脏的血液射入动脉，则中心静脉压就较低。反之，心脏射血能力减弱时，中心静脉压就升高。另一方面，如果静脉回流速度加快，中心静脉压也会升高。可见，中心静脉压是反映心血管功能的又一指标。

2. 静脉回心血量及其影响因素

单位时间内的静脉回心血量取决于外周静脉压和中心静脉压的差，以及静脉对血流的阻力。故凡能影响外周静脉压、中心静脉压以及静脉阻力的因素，都能影响静脉回心血量。

（1）**体循环平均充盈压**：体循环平均充盈压是反映血管系统充盈程度的指标。血管系统内血液充盈程度愈高，静脉回心血量也就愈多。

（2）**心脏收缩力量**：如果心脏收缩力量强，射血时心室排空较完全，在心舒期心室内压就较低，对心房和大静脉内血液的抽吸力量也就较大。

（3）**体位改变**：当人体从卧位转变为立位时，身体低垂部分静脉扩张，容量增大，故回心血量减少。

（4）**骨骼肌的挤压作用**：一方面，肌肉收缩时可对肌肉内和肌肉间的静脉发生挤压，使静脉血流加快；另一方面，因静脉内有瓣膜存在，使静脉内的血液只能向心脏方向流动而不能倒流。这样，骨骼肌和静脉瓣膜一起，对静脉回流起着"泵"的作用，作为"静脉泵"或"肌肉泵"。

（5）**呼吸运动**：呼吸运动也能影响静脉回流。由于胸膜腔内压为负压，胸腔内大静脉的跨壁压较大，故经常处于充盈扩张状态。在吸气时，胸膜腔负压值进一步增大，有利于外周静脉内的血液回流入右心房。呼气时，胸膜腔负压值减小，由静脉回流入右心房的血量也相应减少。可见，呼吸运动对静脉回流也起着"泵"的作用。

四、微循环

微循环（microcirculation）是指微动脉和微静脉之间的血液循环。血液循环最根本的功能是进行血液和组织之间的物质交换，这一功能就是在微循环部分实现的。

1. 微循环的组成

由于各组织器官的形态与功能不同，其微循环的组成和结构也不相同。典型的微循环一般由微动脉、后微动脉、毛细血管前括约肌、真毛细血管、通血毛细血管、动 - 静脉吻合支和微静脉等部分组成。

2. 微循环的血流通路

微循环的血液可通过 3 条途径从微动脉流向微静脉。

（1）**迂回通路**：血液从微动脉→ 后微动脉 →毛细血管前括约肌→ 真毛细血管 →微静脉的通路。这一通路管壁薄，途径长，血流速度慢，通透性好，有利于物质交换，故又称营养通路，是血液与组织细胞之间进行物质交换的主要场所。

（2）**直捷通路**：血液从微动脉经→ 后微动脉→ 通血毛细血管→ 微静脉的通路。这一通路途径较短，血流快并经常处于开放状态，主要是促使血液迅速通过微循环由静脉回流入心，在骨骼肌中这类通路较多。

（3）**动 - 静脉短路**：血液从微动脉→动 - 静脉吻合支→微静脉的通路。在人体某些部分的皮肤和皮下组织这类通路较多，在体温调节中发挥重要作用。

五、组织液

组织液存在于组织细胞的间隙内，占细胞外液的 4/5，除大分子蛋白质较少外，组织液中各种离子的成分与血浆基本相同。

组织液生成与回流
动画

（一）组织液的生成

组织液是血浆滤过毛细血管壁而形成的，除基本不含大分子蛋白质外，其他成分与血浆大致相同。

液体通过毛细血管壁的滤过和重吸收取决于四个因素，即毛细血管血压、组织液静水压、血浆胶体渗透压和组织液胶体渗透压。其中，毛细血管血压和组织液胶体渗透压是促使液体由毛细血管内向血管外滤过的力量，而血浆胶体渗透压和组织液静水压是将液体从血管外重吸收入毛细血管内的力量。滤过的力量和重吸收的力量之差，称为**有效滤过压**（**effective filtration pressure**）（图 9-7）。

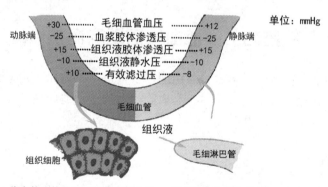

+代表使液体滤出毛细血管的力量；－代表使液体吸收回毛细血管的力量

图9-7 组织液生成与回流示意图

有效滤过压＝（毛细血管血压＋组织液胶体渗透压）－（血浆胶体渗透压＋组织液静水压）

在毛细血管动脉端有效滤过压约为 10mmHg，在毛细血管静脉端有效滤过压约为 –8mmHg，故组织液在毛细血管动脉端生成，组织液 90% 在静脉端回吸收，其余 10% 经毛细淋巴管回吸收。

（二）影响组织液生成与回流的因素

上述决定有效滤过压的各种因素以及毛细血管通透性和淋巴循环的变化，都可影响组织液的生成和回流。

1. 毛细血管血压

毛细血管血压是促进组织液生成、阻止组织液回流的主要因素。其他条件不变，毛细血管血压增高，有效滤过压增大，组织液生成增多，回流减少，从而引起水肿。

2. 血浆胶体渗透压

血浆胶体渗透压是促进组织液回流、阻止组织液生成的因素，它由血浆蛋白分子（主要是清蛋白）形成。某些肾脏疾病或肝脏疾病时，导致血浆胶体渗透压降低，有效滤过压增大，组织液生成增多，造成全身性水肿。

3. 毛细血管壁的通透性

正常情况下，血浆蛋白不易通过正常毛细血管壁，这就使血浆胶体渗透压和组织液胶体渗透压总能保持正常水平和一定的差值。在烧伤、变态反应时，组织释放大量组胺，使毛细血管壁通透性显著升高，部分血浆蛋白渗出毛细血管，使病变部位组织液胶体渗透压升高，组织液生成增多而回流减少，导致局部水肿。

4. 淋巴回流

正常时约有 10% 的组织液经淋巴管回流入血液，从而保持组织液生成量和回流量的平衡。如果淋巴回流受阻，在受阻淋巴管远心端的组织液回流受阻而积聚，也可引起局部水肿，如丝虫病引起的下肢水肿等。

第四节　心血管活动的调节

循环系统的基本功能就是给全身各组织器官提供足够的血液量，并随组织器官或机体代谢水平的变化而调整其灌注量。心血管活动的这种适应性变化主要是在神经系统和体液因素的调节下实现的。

一、神经调节

心肌和血管平滑肌接受自主神经支配。机体对心血管活动的神经调节是通过各种心血管反射实现的。

（一）心脏的神经支配

支配心脏的传出神经为**心交感神经**（cardiac sympathetic）和**心迷走神经**（vagus nerve）。前者加强心脏活动，后者抑制心脏活动，两者对心脏的作用是相互拮抗的。

1. 心交感神经及其作用

心交感节前神经元为胆碱能神经元，其末梢释放的递质是乙酰胆碱，与节后神经元细胞膜上的胆碱能 N 受体结合，引起节后神经元兴奋。心交感节后纤维属肾上腺素能纤维，其末梢释放的递质为去甲肾上腺素。心肌细胞膜上的肾上腺素能受体是 β_1 受体。去甲肾上腺素与 β_1 受体结合，使心率加快（正性变时作用）、心缩力加强（正性变力作用）、房室交界传导性加强（正性变传导作用）。

2. 心迷走神经及其作用

心迷走神经的节前神经元和节后神经元均属于胆碱能神经元。其神经的轴突末梢释放的神经递质是乙酰胆碱。当迷走神经兴奋时，纤维末梢释放的乙酰胆碱与心肌细胞膜上 M 型受体结合，使心率减慢（负性变时作用）、房室传导速度减慢（负性变传导作用）、心房肌收缩力减弱（负性变力作用）。心迷走神经和乙酰胆碱对心脏的作用可被 M 型受体阻滞剂（如阿托品等药物）所阻滞。

（二）支配血管的神经

除真毛细血管外，支配血管的神经纤维可分为缩血管神经纤维和舒血管神经纤维两大类，两者又统称为血管运动神经纤维。

1. 缩血管神经纤维

缩血管神经纤维都是交感神经纤维，其节前神经元位于脊髓第 2 胸段至第 2~3 腰段灰质侧角，节后神经元位于椎旁和椎前神经节内，末梢释放去甲肾上腺素，它主要与血管平滑肌细胞膜上的 α 肾上腺素能受体（简称 α 受体）结合，产生缩血管效应。

在安静状态下，交感缩血管纤维持续发放低频率（低于 10 次 /s）的神经冲动，称为交感缩血管神经的紧张性活动。

2. 舒血管神经纤维

一般血管只接受缩血管神经的支配，因此，只要缩血管神经发放的冲动减少，血管平滑肌即松弛。此外，有少数器官，如脑、唾液腺、胃肠道腺体和外生殖器等，血管除接受交感缩血管神经支配外，还接受副交感舒血管纤维的支配。副交感舒血管起调节器官组织局部血流的作用，对循环系统总的外周阻力影响很小。

（三）心血管中枢

在中枢神经系统中，控制心血管活动有关的神经元集中的部位称为**心血管中枢**（cardiovascular center），最基本的心血管中枢位于延髓。

（四）心血管反射

在整体内心血管活动经常接受来自外界和机体内部各种刺激的影响。这些刺激作用于外部或内部感受器，由其传入神经传导至中枢神经系统的有关心血管中枢部位，再经传出神经而作用于心脏和血管，引起心率和心力的改变，以及身体各部分血管平滑肌的收缩和舒张，实现对心泵功能和血量分配的调节，并表现出血压的变化。

颈动脉窦和主动脉弓压力感受器反射：血压变化经压力感受器等反射弧活动而维持血压于稳态的反射称为**压力感受性反射**（baroreceptor reflex）。

（1）反射弧：在颈动脉窦和主动脉弓血管壁的外膜下有丰富的感觉神经末梢，其分支末端膨大呈卵圆形，分别称颈动脉窦压力感受器和主动脉弓压力感受器。动脉的压力感受器并不是直接感受血压的变化，而是感受血管壁受到的机械牵张程度，因此它们是机械感受器或血管壁牵张感受器。颈动脉窦压力感受器传入神经为窦神经，它与舌咽神经合并进入延髓，主动脉弓的压力感受器传入纤维称为主动脉神经，走行于迷走神经而后进入延髓。兔的主动脉弓神经在颈部自成一束，与迷走神经和颈交感神经伴行，称为**降压神经**，在颅底并入迷走神经干。压力感受器反射的传出神经为心迷走神经、心交感神经和交感缩血管神经，效应器为心脏和血管。

（2）反射效应：当动脉血压突然升高时，颈动脉窦和主动脉弓压力感受器受到的牵张刺激加强，其发放冲动的频率增高，分别经窦神经与主动脉神经传至延髓心血管中枢，使心迷走中枢紧张性增强，心交感中枢和交感缩血管中枢紧张性减弱，分别通过各自的传出神经作用于心脏和血管，使心率减慢、心缩力减弱、心输出量减少，同时使血管舒张、外周阻力下降。由于心输出量减少和外周阻力减低，因而动脉血压降低。反之，当动脉血压降低时，则发生相反的效应，使心率加快，心缩力加强，心输出量增加；血管收缩，外周阻力增加，则使动脉血压回升。由于正常血压对动脉管壁已具有一定的牵张作用，所以，颈动脉窦和主动脉弓压力感受器经常发放一定数量的传入冲动，使心迷走中枢紧张性加强，心交感中枢和交感缩血管中枢紧张性减弱，其效应使血压下降，故颈动脉窦和主动脉弓压力感受器反射又称**降压反射（减压反射）**。

（3）减压反射的特点：压力感受性反射功能曲线的中间部分较陡，向两端渐趋平坦。这说明当窦内压在正常平均动脉压水平（大约13.3kPa或100mmHg）的范围内发生变动时，压力感受性反射最为敏感，纠正偏离正常水平的血压的能力最强，动脉血压偏离正常水平愈远，压力感受性反射纠正异常血压的能力愈低。

（4）减压反射的生理意义：在压力感受性反射对动脉血压进行快速调节过程中起重要的作用，使动脉血压不至发生过分的波动，压力感受性反射在动脉血压的长期调节中并不起重要作用。

二、体液调节

心血管活动的体液调节，是指血液和组织液中的一些化学物质，对心肌和血管平滑肌活动的调节。

1. 肾上腺素和去甲肾上腺素

肾上腺髓质所释放的激素中，肾上腺素占80%，去甲肾上腺素占20%，但交感神经节后纤维释放的递质则几乎全部是去甲肾上腺素。这部分递质释放后大部分又被交感神经末梢摄取，用以重新合成去甲肾上腺素，只有极少量进入血液中。肾上腺素和去甲腺素对心脏和血管都有兴奋作用。

肾上腺素和去甲肾上腺素对心血管的作用既有共性，又并不完全相同。

（1）对心脏的作用：在心肌细胞膜上有 β_1 肾上腺素能受体，肾上腺素与去甲肾上腺素都可与它结合，使心率加快，心缩力加强，心输出量增加。但在整体内，静脉注射去甲肾上腺素常出现心率减慢，这是因为去甲肾上腺素主要作用于血管平滑肌上的 α 受体，使多数血管收缩，血压升高，再通过降压反射使心率减慢，从而掩盖了去甲肾上腺素对心脏的直接兴奋效应。

（2）对血管的作用：在血管壁平滑肌上分布有 α 和 β_2 肾上腺素能受体，兴奋 α 受体可使血管收缩，兴奋 β_2 受体则使血管舒张。肾上腺素与 α 和 β_2 受体的结合能力都很强，因此，对血管的效应取决于两种受体在血管上的分布情况。在皮肤、肾脏、胃肠道等器官的血管平滑肌细胞膜上，α 受体数量占优势，故肾上腺素可使这些器官的血管收缩；而在骨骼肌、肝脏和冠状血管中，β_2 受体分布占优势，故肾上腺素可使这些血管舒张。肾上腺素对血管的作用主要在于重新分配血量，而无明显改变外周阻力和升压作用。去甲肾上腺素与 α 受体结合能力较强，可使全身各器官的血管广泛收缩，外周阻力明显加大，动脉血压升高。

鉴于肾上腺素有明显的强心作用，故临床常作为强心急救药。去甲肾上腺素有明显的升压作用，临床上常用作升压药。

2. 肾素-血管紧张素系统

肾脏近球细胞释放肾素进入血液后，可将血浆中的血管紧张素原水解为血管紧张素 I，经肺循环时，在肺血管紧张素转换酶的作用下，转变为血管紧张素 II，后者又在氨基肽酶作用下转变为血管紧张素 III。

血管紧张素 II 是一种活性很高的升血压物质，其主要作用有：①强力收缩全身小动脉和静脉，前者可加大外周阻力，后者可增加静脉回心血量，使心输出量增加，二者共同作用使动脉血压升高；②促进肾上腺皮质分泌醛固酮。醛固酮作用于肾远曲小管和集合管，促进对 Na^+ 的重吸收，使血容量增加，血压升高。由于肾素、血管紧张素和醛固酮之间功能上相连续而密切相关，因此特称肾素 - 血管紧张素 - 醛固酮系统，是动脉血压长时程稳定调节的重要因素之一。

第五节 心血管系统常见疾病

心血管系统包括心脏、动脉、微循环和静脉，是维持血液循环、血液和组织间物质交换及传递体液信息的结构基础。因此，心脏、血管发生病变将对全身各系统、器官或组织造成严重影响，甚至危及生命。心血管系统疾病是严重威胁人类健康与生命的一组疾病，在许多国家和地区，其死亡率高居总死亡率之首，常见的心血管疾病有冠状动脉粥样硬化及冠状动脉粥样硬化性心脏病、原发性高血压、慢性心瓣膜病等。

第 5 节心血管系统疾病 PPT

心血管系统疾病视频 1

一、动脉粥样硬化

动脉粥样硬化（atherosclerosis，AS）主要累及大、中动脉，病变特征为血中脂质沉积在动脉内膜，导致内膜灶性纤维性增厚及其深部成分的坏死、崩解，形成粥样物，从而使动脉壁变硬、管腔狭窄，临床上常有心、脑等重要脏器缺血引起的症状。动脉粥样硬化多见于中老年人，但以 40~49 岁发展较快，因此不应仅视为老年病。目前在我国本病呈上升趋势，尸检中动脉粥样硬化的检出率北方高于南方。

（一）病因和发病机制

动脉粥样硬化的确切病因尚未清楚，目前认为重要的危险因素包括以下几种：①高脂血症，血脂升高和凡能引起血脂（胆固醇、甘油三酯）升高的疾病均易导致和促进动脉粥样硬化的发生和发展。②高血压，原发性高血压患者动脉粥样硬化发病较早且病变较重，其发病率比血压正常者高 4 倍，其机制可能是由于高血压直接作用于血管壁，使血管内皮细胞损伤，促进脂质沉积。③其他，如吸烟，被认为是独立的心肌梗死危险因素；糖尿病和高胰岛素血症可加快动脉粥样硬化的进程。此外，遗传因素、内分泌因素、年龄等，也与动脉粥样硬化发展有关。

心血管系统疾病视频2

对于动脉粥样硬化的研究已有 100 多年，目前认为动脉粥样硬化病变的形成是多种因素参与、相互影响、相互作用的复杂过程，主要体现于脂质在动脉内膜沉积与清除平衡的失调。有关学说颇多，主要有脂源性学说、损伤应答学说、平滑肌致突变学说、受体缺失学说、炎症学说等。

（二）病理变化

1. 基本病变

动脉粥样硬化病理一般可分为 3 期。

（1）脂纹、脂斑期：是动脉粥样硬化的早期病变，肉眼可见动脉内膜面有黄色的斑点或长短不一的条纹，平坦或微隆起。光镜下，病灶处为大量泡沫细胞聚集及脂类物质和基质的沉积。泡沫细胞呈圆形、体积大，胞质中有大量脂质空泡。泡沫细胞可来源于血液中的单核细胞和血管中膜平滑肌细胞。该期病变被视为可逆性病变，并非都必然发展为纤维斑块。

（2）纤维斑块期：肉眼观，内膜表面出现散在、不规则的隆起斑块，可因胶原纤维玻璃样变而呈瓷白色。光镜下，病灶表面为大量胶原纤维、中膜的平滑肌细胞、少量弹性纤维及蛋白聚糖形成的纤维帽，其下为增生的平滑肌细胞、巨噬细胞及其来源的泡沫细胞、脂质和炎细胞。

（3）粥样斑块期：病变继续加重，纤维斑块的深层组织发生坏死、崩解，并与病灶内的脂质相混合形成粥糜状物质，故称粥样斑块，又称粥样瘤，是动脉粥样硬化的典型病变。肉眼观，病变内膜表面隆起、呈灰黄色，切面可见纤维帽下有大量黄色粥糜样物质（彩图 9-8）。光镜下，在玻璃样变性的纤维帽深部，有大量粉红染的无定形物质，其中可见大量的胆固醇结晶（彩图 9-9 HE 切片中呈针状空隙）。斑块周边和底部可见肉芽组织，中膜可出现不同程度的萎缩。

2. 继发性病变

动脉粥样硬化主要发生在主动脉、冠状动脉、颈动脉、脑动脉、肾动脉、四肢动脉等大、中型动脉，在粥样斑块的基础上可继发斑块内出血、斑块破裂、血栓形成、钙化、动脉瘤，形成多种并发症。

二、冠状动脉粥样硬化及冠状动脉粥样硬化性心脏病

冠状动脉粥样硬化（coronary atherosclerosis）是动脉粥样硬化中对人体威胁最大的疾病，是除主动脉外最早累及的动脉。冠状动脉粥样硬化最多见于左冠状动脉前降支，斑块多发生于心壁侧，呈新月形，管腔呈偏心性狭窄。因冠状动脉狭窄所致心肌缺血引起的心脏病称为冠状动脉性心脏病，简称冠心病，也称缺血性心脏病。由冠状动脉粥样硬化引起的占其中的绝大多数，因此习惯上把冠心病视为冠状动脉粥样硬化性心脏病。

（一）病因及发病机制

造成心肌缺血、缺氧的原因主要是在动脉粥样硬化的基础上，加之某些诱因（如情绪激动、寒冷刺激、过度劳累、血压骤升、心动过速）的作用，导致冠状动脉供血进一步下降或心肌耗氧量剧增。冠心病的发病机制主要有两方面，冠状动脉供血不足和心肌耗氧量增加。常见的有以下原因：

1. 冠状动脉粥样硬化

冠状动脉粥样硬化造成管腔狭窄，使心肌供血减少、缺氧。

2. 斑块的继发病变

冠状动脉粥样硬化斑块发生继发改变，造成冠状动脉进一步狭窄，甚至闭塞，比如斑块内出血、斑块破裂、继发血栓形成等。

3. 冠状动脉痉挛

在动脉粥样硬化的基础上造成心肌缺血、缺氧，再加之某些诱因（如情绪激动、寒冷刺激、过度劳累、血压骤升、心动过速）的作用，导致冠状动脉痉挛，使冠状动脉供血进一步下降甚至完全停止。

4. 心肌耗氧量剧增

情绪激动、剧烈体力活动等原因造成心肌耗氧量增加，使供求矛盾进一步上升，从而导致冠心病的发生。

（二）病变类型

冠心病常见有 4 种类型：

1. 心绞痛（angina pectoris）

心绞痛是由于冠状动脉供血不足或心肌耗氧量骤增，导致的心肌急性、短暂性缺血、缺氧所引起的临床综合征，其典型表现为阵发性胸骨后部的压榨性或紧缩性疼痛，并可向心前区及左上肢放射，一般持续数分钟，可因休息或服用硝酸酯类药物而缓解、消失。

2. 心肌纤维化（myocardial fibrosis）

心肌纤维化是由于冠状动脉病变血管发生中、重度的狭窄，引起心肌长期、缓慢的缺血、缺氧，导致心肌细胞萎缩或肥大、间质纤维组织增生、广泛多灶性的心肌纤维化。

3. 心肌梗死（myocardial infarction，MI）

心肌梗死是冠状动脉持续性供血中断，引起一定范围的心肌缺血性坏死；临床有剧烈而持续的胸骨后疼痛，休息及硝酸酯类药物不能使其缓解；本病多见于中老年人，是冠心病最为严重和常见的类型（彩图9-10）。

4. 冠状动脉性猝死

冠状动脉性猝死多见于40~50岁患者，男性多于女性。发生于某种诱因后（如饮酒、劳累、吸烟及运动），患者可突然昏倒、四肢抽搐，或突然发生呼吸困难、迅速昏迷，发病数小时内死亡，但也有在无人察觉的情况下死于夜间，推测可能与冠状动脉粥样硬化性狭窄的基础上并发冠状动脉痉挛有关。

三、原发性高血压

原发性高血压是我国最常见的心血管疾病，其发病率目前仍呈上升趋势。多见于40岁以上的中老年人，男女发病无明显差异。原发性高血压多主要累及全身细、小动脉，造成全身细、小动脉硬化；晚期常引起心、脑、肾等重要脏器的病变及相应的临床表现。

原发性高血压（hypertension）是一种原因未明的以体循环动脉血压升高为主要表现的全身性、独立性疾病。成年人高血压被定为：收缩压 ≥18.62kPa（140mmHg）和（或）舒张压 ≥12.0kPa（90mmHg）。高血压分为原发性和继发性两大类：继发性高血压继发于其他疾病（如肾动脉狭窄、肾炎、肾上腺和垂体肿瘤等），其血压升高只是某一疾病的一个体征或症状，故又称为症状性高血压。原发性高血压最多见，占全部高血压的90%~95%。

（一）病因和发病机制

本病病因尚未完全清楚，可能与下列因素有关。

1. 遗传因素

本病常有明显的家族集聚性，与无高血压家族史者比较，双亲均有原发性高血压者发病率高2~3倍，单亲有原发性高血压者发病率高1.5倍。

2. 精神和饮食因素

长期处于紧张状态，或其他一些不良情绪之中（如暴怒、惊恐、忧伤等），可促进本病的发生、发展；日均摄盐量高的人群原发性高血压的发病率较摄盐量低的人群明显升高，多食富含 K^+ 和 Ca^{2+} 的饮食可降低发病率。

3. 其他因素

年龄增长、肥胖、吸烟、缺乏体力劳动等也是促发原发性高血压的因素。

原发性高血压的发病机制相当复杂，各种学说各有侧重。

（1）功能性血管收缩：长期的精神、心理上过度紧张导致大脑皮质高级中枢功能失调，使交感神经节后纤维分泌儿茶酚胺类物质增多，引起细、小动脉痉挛收缩使血压升高。细、小动脉痉挛则可引起肾缺血，刺激肾素-血管紧张素-醛固酮系统，使其活动增强，使细、小动脉强烈收缩，同时引起水、钠潴留，增加血容量，进而增加心输出量而使血压升高。

（2）水、钠潴留：各种造成水、钠潴留的因素均可导致血容量的增加，进而心输出量增加，引发高血压。摄入钠盐过多，能引起肾利钠自稳功能缺陷，结果导致肾性水、钠潴留；或是各种原因的醛固酮过多，也可造成水、钠潴留，升高血压。

（3）结构性血管肥厚：过度、长期的血管收缩使平滑肌细胞肥大、增生，管壁增厚，管腔缩小，外周阻力增大，使血压持续或永久升高。事实上，原发性高血压发病机制中的参与因素要比上述的复杂得多，多种因素常相互联系。

（二）类型和病理变化

原发性高血压可以分为两种类型，即缓进型原发性高血压和急进型原发性高血压。

1. 缓进型原发性高血压

又称为良性原发性高血压，占原发性高血压的 95% 以上，多见于中老年人，病程长，进展慢，可达 20 年以上。按其发展过程可分为 3 期。

（1）功能紊乱期：原发性高血压的早期基本改变为全身细、小动脉的间歇性痉挛，伴有高级神经功能的失调，无血管的器质性病变。此期可无明显临床表现，仅有血压升高，但波动大。本期无须服用降压药物，说明此期与精神、心理因素有关。

（2）动脉病变期：长期反复的细、小动脉痉挛和血压升高，使这些血管逐渐发生器质性病变，主要表现是细动脉壁玻璃样变（透明变性），这是原发性高血压具有诊断意义的特征性病变；也会导致小动脉硬化，光镜下主要为内膜胶原纤维及弹力纤维增生、内弹力板分裂，中膜有不同程度的平滑肌细胞增生、肥大，最终管壁增厚、管腔狭窄。此期临床表现为血压进一步升高，并持续稳定在一个较高水平，需服用降压药物才能有所下降，头痛、头昏等症状更加明显。

（3）内脏病变期：在原发性高血压后期，多脏器可相继受累，常见受累脏器主要包括心、脑、肾、视网膜等。①心脏病变：长期的血压升高，使左心室压力负荷增加，从而发生代偿性肥大。这种由于原发性高血压而导致的心脏改变，称为高血压心脏病。②肾脏病变：肉眼观，双肾体积缩小，重量减轻，质地变硬，表面呈均匀弥漫的细颗粒状。光镜下，肾入球动脉呈典型的玻璃样变性，所属肾单位因缺血而使肾小球体积缩小、硬化，相应的肾小管萎缩、消失，间质纤维化；残存肾小球肥大，相应的肾小管也代偿扩张，病变严重时可出现慢性肾衰竭。③脑病变：由于脑细、小动脉的硬化，可引起脑实质的病变，表现为脑出血、脑水肿、脑软化等，常使患者症状加重，预后不良。④视网膜病变：视网膜血管是人体唯一可直接观察的细动脉，其变化直接反映原发性高血压的进展时期。细动脉硬化时，眼底视网膜血管可见迂曲、反光增强，动静脉交叉处静脉受压，晚期则可见视乳头水肿和视网膜出血等，视力可受到不同程度的影响。

2. 急进型原发性高血压

又称为恶性原发性高血压，多见于青壮年，多数发病即是恶性原发性高血压，少数继发于缓进型高血压，病情严重，进展迅速，预后差。患者血压显著升高，尤以舒张压明显，常高于 130mmHg。其特征性病变是坏死性细动脉炎和增生性小动脉炎，主要累及肾脏，也可发生于脑和视网膜。患者一般较早出现蛋白尿、血尿、管型尿，多在 1 年内死于尿毒症，也可因脑出血或心力衰竭致死。

四、慢性心瓣膜病

慢性心瓣膜病是心瓣膜因先天性发育异常或后天各种致病因素造成的瓣膜变形等器质性病变，此病绝大多数为风湿性心内膜炎和感染性心内膜炎的结局。本病常表现为瓣膜口狭窄和（或）关闭不全，瓣膜狭窄是瓣膜开放时不能充分张开，使瓣膜口缩小，血流通过障碍；瓣膜关闭不全是瓣膜关闭时瓣膜口不能充分闭合，使一部分血液反流。常见的瓣膜病包括左房室瓣狭窄、左房室瓣关闭不全、主动脉瓣狭窄、主动脉瓣关闭不全等，病变可累及一个瓣膜，也可两个以上联合受累，称联合瓣膜病。心瓣膜病必然导致血液循环障碍，引起血流动力学紊乱，加重相应心房或心室的压力负荷或容积负荷，早期可代偿，晚期则发生心力衰竭。慢性心瓣膜病可导致心力衰竭、心房纤维性颤动、亚急性感染性心内膜炎、肺感染等并发症。

五、心力衰竭

心力衰竭（heart failure）又称**泵衰竭**（pump failure），是由于心脏收缩和（或）舒张功能障碍，使心输出量绝对或相对减少（即心泵功能降低），以致不能满足机体代谢需要的一种病理过程。心力衰竭属于心功能不全的失代偿阶段，因而患者出现明显的临床症状和体征；而心功能不全则包括了心泵功能下降但处于代偿阶段直至失代偿阶段，两者在本质上是相同的，只有程度上的差异。心脏舒缩功能降低是心力衰竭发病机制的主要环节，心输出量减少和血液在静脉系统淤积是心力衰竭时各种临床表现的病理学基础。

（一）心力衰竭的原因、诱因和分类

1. 心力衰竭的原因

原发性心肌舒缩功能障碍是引起心力衰竭的重要原因，常见于心肌病变，如病变严重、范围广泛的心肌炎、心肌梗死、心肌病和心肌纤维化等；或者心肌能量代谢障碍，如冠状动脉粥样硬化、严重贫血、低血压（造成心肌缺血、缺氧）和严重维生素 B_1 缺乏（影响三羧酸循环）等。也见于心脏负荷过重，包括压力负荷过重和容量负荷过重。压力负荷过重亦称后负荷过重，是心脏收缩时所承受的负荷增加，使收缩期心腔压力过高；左心室压力负荷过重主要见于高血压、主动脉瓣狭窄，右心室压力负荷过重主要见于肺动脉高压、阻塞性肺疾患、肺动脉瓣狭窄等。容量负荷过重亦称前负荷过重，是心脏舒张末期心室容积增加，使心肌室壁张力过高；左心室容量负荷过重主要见于左房室瓣或主动脉瓣关闭不全，右心室容量负荷过重主要见于右房室瓣或肺动脉瓣关闭不全、室间隔缺损及高动力循环状态。

2. 心力衰竭的诱因

各种感染，尤其是呼吸道感染是最常见的诱因；心律失常，尤其是快速型心律失常时，心肌耗氧量增加、心室充盈障碍，同时，舒张期缩短妨碍冠状动脉血液灌流，易诱发心力衰竭；酸碱平衡及电解质代谢紊乱、妊娠与分娩、过度劳累、情绪激动、输液

过多过快、甲状腺功能亢进、洋地黄中毒、创伤及手术等也可诱发心力衰竭。

3. 心力衰竭的分类

心力衰竭的分类方法很多，可以按心力衰竭的发生部位分类，分为左心衰竭、右心衰竭和全心衰竭；也可以按心力衰竭发生的速度分类，分为急性心力衰竭和慢性心力衰竭，当心力衰竭呈慢性经过，并伴有血容量和组织间液增多及静脉系统严重淤血时，又称**充血性心力衰竭**（congestive heart failure）；或者按心力衰竭时心输出量的高低分类，可分为低心输出量性心力衰竭和高心输出量性心力衰竭。

（二）心力衰竭的发病机制

心力衰竭的发病机制比较复杂，迄今尚未完全阐明，但一般认为心力衰竭的基本机制为心肌的舒缩功能障碍。心肌的收缩性是决定心输出量的关键因素，因而心肌收缩性减弱是造成心力衰竭最重要的机制。

1. 收缩相关蛋白的破坏

心肌细胞死亡或凋亡后，与心肌收缩相关的蛋白质随即被分解，心肌收缩力随之下降。

2. 心肌能量代谢紊乱

心肌收缩是一个主动耗能过程，因此，能量生成、储存和利用的任何一个环节发生障碍都会影响心肌的收缩性。

3. 心肌兴奋-收缩耦联障碍

心肌兴奋（电活动）和收缩（机械活动）是耦联在一起的，任何心肌兴奋 - 收缩耦联异常都将影响心肌的收缩性，进而导致心力衰竭。

4. 心室的舒张功能异常

心脏的射血功能不但取决于心脏的收缩性，还取决于心室的正常舒张功能，通过舒张过程实现心室血液充盈，是心脏射血的前提。临床上约有 30% 的心力衰竭是由于心室舒张功能异常引起的。①心室的舒张功能障碍：心肌舒张与心肌收缩一样是一个主动耗能过程，同时需要 Ca^{2+} 的参与，因此当心肌缺血、缺氧、ATP 供应不足、Ca^{2+} 代谢紊乱时将影响心脏的舒张过程。②**心室顺应性**（ventricular compliance）降低：心室顺应性是心室在单位压力变化下所引起的容积改变（dv/dp），其倒数（dp/dv）即为心室僵硬度。心肌肥大、心肌炎、心肌纤维化时，室壁僵硬度增加，致使心室顺应性降低，妨碍了心室的充盈。

此外，心输出量正常除主要与心肌舒缩功能的正常有关外，还需要心房和心室有规律、协调地进行舒缩活动。破坏心脏舒缩在时间和空间上的协调性，将因心泵功能紊乱而导致心输出量下降，这也是心力衰竭的发病机制之一。

（三）心力衰竭时机体的代偿反应

心肌受损或心脏的负荷加重时，体内可出现一系列的代偿活动。通过代偿反应，心输出量能满足机体正常活动而暂时不出现心力衰竭临床表现为**完全代偿**（complete

compensation）；如果心输出量仅能满足机体轻度体力活动或安静状态下的需要称**不完全代偿（incomplete compensation**）；如果心输出量不能满足安静状态下的需要，而出现明显的心力衰竭表现则为**代偿失调（decompensation**）。由于急性心力衰竭发展较快，机体往往不能充分代偿；慢性心力衰竭发展缓慢，机体可较充分地发挥代偿功能，在相当长的时间内能维持相对正常的生命活动。

1. 心率加快

这是一种快速型代偿反应。心率加快在一定范围内可以提高心输出量，但超过一定限度（成人 >180 次 /min）时，心输出量又会下降。

2. 心脏紧张源性扩张

这是心脏病尤其是伴有前负荷增大时，机体增加心输出量的一种重要代偿方式。心脏在一定范围内扩张、容量加大并伴有收缩力的增强，此称为紧张源性扩张，具有代偿作用。但当其扩张超过一定限度，心肌收缩力随着心脏扩张反而下降。这种伴有心肌收缩力下降的心脏扩张称为肌源性扩张，是一种代偿失调后出现的扩张。

3. 心肌肥大（myocardial hypertrophy）

心肌肥大是指心肌细胞体积增大、重量增加。肥大心肌的收缩力增加，往往具有明显的代偿作用，但是单位重量肥大心肌的收缩力低于单位重量正常心肌的收缩力，因此一旦心脏负荷和心肌损害进一步加重，心肌收缩力就会很快下降，从而出现一系列失代偿的表现。

除心脏本身代偿之外，机体还会有心外代偿反应。①血容量增加：心输出量减少时，促进肾小管对钠、水的重吸收，使得血容量增加。血容量增加在一定范围内可提高心输出量和组织的血液灌流量，具有代偿意义。②外周血液重新分配：心输出量减少和动脉充盈不足，导致血液重分配——皮肤、骨骼肌和腹腔脏器的血供减少，而保证心、脑等重要脏器血供，具有代偿意义。③红细胞增多：心力衰竭造成低动力性缺氧，促进骨髓造血，使血红蛋白和红细胞增多，有利于携带氧。④组织利用氧的能力增强：心力衰竭时，细胞内线粒体数目增加和线粒体生物氧化酶活性增强，对组织利用氧有促进作用。

另外一种代偿是神经 - 体液的代偿反应。①交感 - 肾上腺髓质系统兴奋：心功能受损时，交感 - 肾上腺髓质系统兴奋，儿茶酚胺分泌增多，可导致心率加快，心肌收缩力加强，同时，肾脏滤过减少，重吸收增加，以确保有足够的循环血量。②肾素 - 血管紧张素 - 醛固酮系统的激活：交感兴奋，可进一步带动其他神经 - 体液因素的变化，主要是肾素 - 血管紧张素 - 醛固酮系统被激活。其中血管紧张素 Ⅱ 可增强交感 - 肾上腺髓质系统的心血管效应；另外，醛固酮可加强对钠和水的重吸收，有利于扩容。

心力衰竭的病因如不能及时消除，上述代偿反应长期持续下去，会造成心脏负荷过大、心肌耗氧量增加及水钠潴留而逐渐失去代偿作用。

（四）心力衰竭时机体主要的功能代谢变化

心力衰竭时机体发生一系列功能代谢变化的根本原因在于心脏泵功能降低，其临床表现从血流动力学角度来看，大致可归为两大类：静脉淤血综合征和低心输出量综合征。

1. 静脉淤血综合征

（1）肺循环淤血：左心衰竭时可引起不同程度的肺循环淤血，淤血严重时可出现肺水肿。肺水肿是急性左心衰竭最严重的表现，此时患者可咳出粉红色泡沫样痰，多见于大面积的急性左心室心肌梗死和严重的心律不齐患者，亦可见于慢性心力衰竭发生劳力性或夜间阵发性呼吸困难时。

（2）体循环淤血：是全心衰竭或右心衰竭的结果，导致体循环静脉系统过度充盈、压力增高、内脏器官充血、水肿等，常表现为颈静脉怒张、肝颈静脉反流征阳性、皮下水肿、腹腔积液、胸腔积液、肝脾肿大。

2. 低心输出量综合征

心力衰竭最根本的血流动力学变化是心输出量绝对或相对减少，心脏储备能力降低是心力衰竭时最早出现的改变，进而心输出量明显下降，常表现为皮肤苍白或发绀、疲乏无力、失眠、嗜睡、尿量减少，甚至发生心源性休克。

六、休克

休克（shock）是指机体在受到各种有害因子作用后发生的以组织微循环灌流量急剧减少为主要特征的急性血液循环障碍，致使各重要器官功能、代谢发生严重紊乱和结构损害的复杂的全身性病理过程，是机体受到强烈刺激后发生的一种危急状态，是涉及临床各科的常见的、严重威胁生命的病理过程。休克患者临床主要表现为面色苍白、皮肤湿冷、血压下降、心率加快、脉搏细速、尿量减少、意识烦躁不安或表情淡漠甚至昏迷等。

休克不同于**晕厥**（syncope），后者临床表现为面色苍白、心率减慢、血压下降和意识障碍，它是一种短暂的心血管系统反射性调节障碍，主要是由于血压突然降低、脑部缺血而引起的暂时性意识丧失，常见于直立性低血压、严重心律不齐、疲劳、闷热等情况，恐惧、紧张、晕针等也可诱发晕厥，平卧休息或采取头低位后即可恢复。

（一）休克的原因

引起休克的原因很多，常见的原因有：

1. 失血与失液

大量失血可引起**失血性休克**（hemorrhagic shock），常见于创伤出血、上消化道出血、异位妊娠破裂、产后大出血等急性大出血。休克的发生取决于血量丢失的速度和丢失量，15min内失血少于全血量的10%时，机体一般可通过代偿使血压和组织灌流量保持稳定；若快速失血，失血量超过全血量20%时，即可引起休克；超过总血量50%则常致迅速死亡。也可因腹泻、剧烈呕吐、大汗淋漓等导致体液大量丢失，又未能及时补充，引起有效循环血量的锐减而引起休克。

2. 烧伤

大面积烧伤可引起烧伤性休克（burn shock）。早期多由疼痛或伴有血浆大量丢失而致有效循环血量不足引起，晚期可因继发感染而发展为**败血症休克**（septic shock）。

3. 创伤

各种严重的创伤如骨折、挤压伤、大手术等可导致**创伤性休克**（traumatic shock），尤其是在战争时期多见。休克的发生与疼痛和失血有关。

4. 感染

细菌、病毒、立克次体等引起的严重感染，特别是革兰氏阴性细菌感染常可引起**感染性休克**（infectious shock）。其中细菌内毒素起重要作用，静脉注入内毒素可引起**内毒素休克**（endotoxic shock）。细菌性痢疾、流脑等发生的感染性休克常伴有败血症，故又称败血症休克。

5. 过敏

注射某些药物（如青霉素）、血清制剂或疫苗时可致过敏体质的人发生**过敏性休克**（anaphylactic shock），它是因为过敏造成外周血管紧张性下降、血管床容量增加及毛细血管通透性增加导致有效循环血量减少而引起的。

6. 急性心力衰竭

大面积心肌梗死、心脏压塞、急性心肌炎及严重的心律不齐（心房纤颤与心室纤颤），引起心输出量显著减少，有效循环血量和灌流量下降，发生**心源性休克**（cardiogenic shock）。

7.强烈的神经刺激

常见于剧烈疼痛、高位脊髓麻醉或损伤等，可引起**神经源性休克**（neurogenic shock）。

（二）休克的分类

休克的种类很多，有多种分类方法，至今尚未统一，常见的是按原因和发生的起始环节进行分类，主要分为失血性休克、烧伤性休克、创伤性休克、感染性休克、过敏性休克、心源性休克和神经源性休克。虽然引起休克的原因不同，但休克发生的起始环节主要是血容量减少、心输出量急剧减少和外周血管容量的扩大，其中任何一个环节发生改变均可使有效循环血量减少，从而引起微循环血液灌流量不足而导致休克，据此休克可分为 3 类，即低血容量性休克、心源性休克和血管源性休克。

另外，还可按休克时血流动力学变化的特点分类。①低排高阻型休克（低动力型休克）：是临床最常见的类型，其特点是心输出量降低而外周血管阻力高。由于皮肤血管收缩，皮肤温度降低，又称"冷休克"。失血失液性、心源性、创伤性和大多数感染性休克属此类型。②高排低阻型休克（高动力型休克）：较为少见，其特征是外周血管阻力低，心输出量高。由于皮肤血管扩张，血流量增多，皮肤温度可增高，故也称"暖休克"。部分感染性休克属此型。

（三）分期与发病机制

尽管各类休克发生的始动环节不同，但在其发展过程中都将引起微循环障碍。休克是一个以急性微循环障碍为主的综合征，因此，微循环障碍是各类休克发生的共同发病环节，其特征是体内重要器官微循环处于低灌流状态。以典型的失血性休克为例，根据休克时血流动力学和微循环变化的规律，可将休克的过程分为以下 3 个时期。

1. 缺血性缺氧期（休克早期，代偿期）

本期微循环变化的特点：在休克早期，皮肤与内脏的微动脉、后微动脉、毛细血管前括约肌和微静脉、小静脉都发生持续痉挛，其中后微动脉和毛细血管前括约肌收缩更显著。毛细血管前阻力明显增加，大量真毛细血管网关闭，微循环内血流速度显著减慢，可出现齿轮状运动；开放的毛细血管减少，毛细血管血流仅流经直接通路，使微循环灌流量急剧减少，出现少灌少流、灌少于流或无灌的现象，致使组织缺血、缺氧。该期称为**缺血性缺氧期**（ischemic anoxia phase）。

本期主要临床表现：患者面色苍白、四肢厥冷、心率加快、脉搏细速、少尿或无尿、烦躁不安。血压可骤降（如大失血），也可略降，甚至正常，脉压明显降低，所以血压下降并不是判断早期休克的指标。而且，血液重新分配可以使心、脑灌流正常，常不出现意识不清的症状。此期为休克的可逆期，如能及时消除休克的动因，控制病情发展的条件，采取恰当的治疗措施，可防止向休克期发展。

2. 淤血性缺氧期（休克期，可逆性失代偿期）

患者在休克早期如未能得到及时治疗，引起休克的病因仍存在，病情可发展到休克期。

本期微循环变化的特点：微动脉、后微动脉及毛细血管前括约肌痉挛减轻甚至转为舒张，毛细血管血流不再局限于休克早期的直接通路开放，而是经过毛细血管前括约肌大量涌入真毛细血管网，内脏微循环内出现多灌而少流的血液淤滞，称为**淤血性缺氧期**（stagnant anoxia phase）。另外，微静脉端血流缓慢，红细胞及血小板聚集，白细胞滚动、黏附、贴壁嵌塞，血黏度增加等，使毛细血管后阻力大于前阻力，组织多灌而少流，灌大于流，必然导致微循环内血流更慢，甚至"泥化"淤滞，组织处于严重的低灌流状态，缺氧更为严重。同时回心血量急剧减少，有效循环血量无法维持，动脉血压显著下降。

本期主要临床表现：血压进行性下降，可低于 7kPa（53mmHg），脉压低，脉搏细速；并随着血压下降，血流变慢，动脉血灌流量更减少，可致心、脑、肾供血不足；患者出现抑制状态，表现为表情淡漠、反应迟钝，皮肤由苍白转为发绀，并出现花斑（周围循环衰竭），尿量进一步减少甚至无尿，如不及时抢救，则微循环衰竭转入难治期。

3. 休克难治期（休克晚期，不可逆期，DIC）

本期微血管平滑肌麻痹，对任何血管活性物质失去反应，故称**微循环衰竭期**（microcirculatory failure stage）。该期可发生弥散性血管内凝血或重要器官衰竭，甚至发生多系统、多器官衰竭。此期在微循环淤血的基础上有大量微血栓阻塞，甚至循环血液停止，不灌不流；随后凝血因子耗竭，纤溶活性亢进，常有局灶性或弥散性出血；组织、细胞可因严重缺氧和酸中毒而发生变性、坏死。

休克晚期，临床表现为血压进一步下降，甚至测不出，全身多部位出血，微血管病性溶血性贫血，各重要实质脏器坏死、衰竭，病情迅速恶化甚至死亡。

上述为休克时微循环障碍的一般规律，而临床上各型休克常各具特点。以各型休克发展的阶段性而言，失血失液性休克常呈现典型的3期改变；感染性休克与创伤性休克，由于凝血系统激活较快，常提前进入DIC期；过敏性休克则由于开始即有毛细血管前阻力显著降低，微循环缺血期常不明显。

（四）休克时细胞代谢改变和器官功能障碍

1. 休克时细胞的代谢变化和结构损害

休克时细胞的代谢障碍和功能、结构损害既是组织低灌流、微循环血液流变学改变和（或）各种毒性物质作用的结果，又是引起各重要器官衰竭和造成不可逆性休克的原因。

休克时最早发生损伤性变化的部位是细胞膜，缺氧、ATP不足、高钾、酸中毒及溶酶体酶释放、自由基引起的脂质过氧化、细胞因子及炎症介质等，都可造成细胞膜损伤，导致细胞膜上离子泵运转失灵。水、Na^+、Ca^{2+}内流，造成细胞水肿，跨膜电位下降。休克时的严重微循环障碍导致组织低灌流和细胞供氧减少，首先发生的细胞代谢变化是供能形式的转变，即从优先利用脂肪酸供能转向优先利用葡萄糖供能。然而，此时细胞缺氧，葡萄糖有氧氧化受阻，使ATP生成显著减少，无氧酵解过程加强，丙酮酸不能氧化而转变为乳酸，乳酸产生增多而导致酸中毒。由于ATP不足，细胞膜上的钠泵（Na^+-K^+-ATP酶）运转失灵，细胞内Na^+增多，而细胞外K^+增多，导致细胞水肿和高钾血症。

缺氧时首先发生变化的细胞器是线粒体，休克时线粒体出现不同程度肿胀，较重时可见嵴崩解、线粒体膜断裂等病理变化。线粒体损伤造成呼吸链障碍，通过氧化磷酸化而产生的能量物质进一步减少。休克时随着缺氧、酸中毒加重，溶酶体肿胀、体积增大，并在溶酶体内有空泡形成，最终溶酶体膜破裂，溶酶体酶释放，引起组织细胞自溶。

2. 重要器官衰竭

（1）肾脏是休克时最早受损害的器官。各种类型的休克常有急性肾衰竭，称为**休克肾（shock kidney）**。临床表现有少尿或无尿、氮质血症、高钾血症及代谢性酸中毒等。临床上，尿量的变化是判断休克患者内脏微循环灌流状况的重要指标，一般尿量每小时<20ml，提示有肾及内脏微循环灌流不足。一般来说，最初没有发生肾小管坏死时，恢复肾脏血液灌流后可使肾功能立刻恢复，称为**功能性肾衰竭（functional renal failure）**或**肾前性衰竭（prerenal failure）**；休克持续时，严重而长时间的肾缺血或肾毒素可导致**急性肾小管坏死（acute tubular necrosis，ATN）**，即使肾血液灌流恢复后，肾功能也不会立刻逆转，只有在肾小管上皮修复再生后，肾功能才能恢复，称为**器质性肾衰竭（parenchymal renal failure）**。

（2）严重休克患者可出现进行性缺氧和呼吸困难，导致缺氧血症性呼吸衰竭，称为**休克肺（shock lung）**，属于**急性呼吸窘迫综合征（acute respiratory distress syndrome，ARDS）**之一。临床表现为呼吸困难进行性加重，动脉血氧分压、血氧含量均降低，有明显发绀，可出现呼吸性酸中毒，肺部可闻干、湿性啰音。

休克肺是休克患者死亡的重要原因之一，约 1/3 休克死亡是休克肺引起的。休克肺的主要病理变化为：严重间质性肺水肿和肺泡水肿，肺淤血、出血，局部肺不张，微血栓及肺泡内透明膜（由毛细血管逸出的蛋白质和细胞碎片等凝成的一层膜样物，覆盖在肺泡膜表面）形成等。这些变化导致气体弥散障碍，通气血流比例失调，动脉血氧分压和血氧含量降低，从而导致急性呼吸衰竭甚至死亡。

（3）心功能不全是休克常伴有的器官功能损害表现。在心源性休克中，原发性心功能障碍、心肌收缩力减弱是休克的原因；其他类型休克的晚期，由于心肌长时间缺血、缺氧，加之其他损害因素的影响，也可发生急性心力衰竭。心功能不全是休克恶化的重要因素，可使循环障碍进一步加重。

（4）休克早期，由于血液重新分布和脑循环的自身调节，脑血流量得到相对保证，没有明显的脑功能障碍表现，患者仅有应激所致的烦躁不安。随着休克的发展，动脉血压下降至 7kPa（53mmHg）以下或脑循环出现 DIC 时，脑血管灌流量减少，脑微循环障碍加重，患者可出现表情淡漠、意识不清甚至昏迷的脑组织缺血、缺氧症状。有时由于脑组织缺氧和毛细血管通透性增高，可发生脑水肿，使脑功能障碍加重。

（5）休克时，由于血压下降及有效循环血量减少，引起肝及胃肠道缺血、缺氧，继之发生淤血、出血及微血栓形成，导致胃肠和肝功能障碍。胃肠运动减弱，黏膜糜烂或形成应激性溃疡，消化腺分泌抑制使消化液分泌减少，肠道内细菌大量繁殖，此时，除可引起中毒性肠麻痹外，肠道屏障功能严重削弱，致使大量肠腔细菌的内毒素甚至细菌可以进入血液。内毒素、细菌入血可引起大量炎症介质释放，导致全身性炎性反应综合征，从而使休克加重。肝功能障碍导致肝屏障功能降低，使来自门脉的肠腔细菌的内毒素不能被充分解毒，导致内毒素血症，促使休克恶化。

（6）多系统器官衰竭（multiple system organ failure，MSOF）：主要是患者在严重创伤、感染、休克或复苏后，在短时间内，出现两个或两个以上系统、器官相继或同时发生衰竭。MSOF 常出现在休克晚期，且常是致死的原因。衰竭的器官越多，病死率也越高。如 3 个以上器官发生衰竭时，病死率可达 80% 以上。一般认为，在 MSOF 之前常有或长或短时间的多器官功能障碍综合征（multiple organ dysfunction syndrome，MODS）。MODS 主要是各种危急疾病时某些器官不能维持其自身功能而出现的器官功能障碍，如能得到及时治疗可获逆转，否则病情进一步加重，即可发展为 MSOF。

在临床上 MSOF 有两种表现形式：一种是创伤与休克直接引起的速发型，又称单相型，即病变的进程只有一个高峰，发展迅速，发病后很快出现肝、肾及呼吸功能障碍，常在短期内死亡或恢复；另一种是创伤、休克后继发感染引起的迟发型，又称双相型，即病变进程中有两个高峰出现，此型患者常有一个相对稳定的间歇期（1~2d），以后迅速发生败血症，败血症发生后才相继出现多系统器官衰竭。

七、弥散性血管内凝血

弥散性血管内凝血（disseminated intravascular coagulation，DIC）是以广泛微血栓形成以及相继出现出血、凝血功能障碍为特征的综合征。DIC 的基本特征：由于某些

下篇 · 人体结构、功能与疾病

致病因子的作用，机体凝血系统和血小板激活，大量促凝物质入血，凝血酶增加，进而在微循环中产生大量纤维蛋白（fibrin，Fb）构成的微血栓。在这个过程中，凝血因子和血小板大量消耗，同时继发纤维蛋白溶解活性增强，导致机体的凝血功能发生障碍而形成出血倾向。DIC的主要临床表现是出血、休克、多系统器官功能障碍和微血管病性溶血性贫血。

（一）弥散性血管内凝血的病因和发病机制

1. 病因

引起DIC的原发病病种很多，几乎在临床各科都能见到，其中以感染、产科意外、大手术、严重创伤、烧伤、恶性肿瘤、急性早幼粒白血病等较为常见（表9-1）。

表9-1　DIC常见病因

类　型	主　要　疾　病
感染性疾病	革兰氏阳性或阴性菌感染、败血症等，病毒性肝炎、流行性出血热、病毒性心肌炎等
肿瘤性疾病	胰腺癌、结肠癌、食管癌、胆囊癌、肝癌、胃癌、肾癌、膀胱癌、前列腺癌、绒毛膜上皮癌、卵巢癌、子宫颈癌、恶性葡萄胎、白血病等
妇产科疾病	流产、不全流产刮宫术、妊娠中毒症、绒毛膜炎、子痫及先兆子痫、胎盘早期剥离、羊水栓塞、子宫破裂、宫内死胎、腹腔妊娠、剖宫产手术等
创伤及手术	大面积烧伤，严重软组织创伤，挤压综合征，多发性开放性骨折，断肢，肝、脑、肺、胰腺、前列腺等脏器大手术，器官移植，体外循环等

2. DIC发病机制

DIC发生、发展的机制十分复杂，许多方面至今仍未完全清楚。DIC发病的中心环节是血管内凝血系统激活，引起血管内凝血酶生成增加，导致血液凝固性增强。近年来的研究证明，以组织因子为始动的外源性凝血系统的激活，在启动凝血过程中起重要作用。

（1）组织严重损伤使组织因子释放入血，启动外源性凝血系统：组织损伤引起DIC的关键环节是**组织因子（tissue factor，TF）**的释放。TF又称凝血因子Ⅲ，广泛存在于机体各部位组织细胞，以脑、肺、胎盘等组织最为丰富，当人体组织或血管内皮细胞受到损伤时（如大手术，严重创伤、感染等），TF从损伤内皮细胞的内质网中释放入血，从而启动凝血反应。临床上，严重创伤、烧伤、宫内死胎大手术等促使TF大量进入血液循环，启动外源性凝血系统，这是DIC发生的重要途径。

（2）血管内皮细胞损伤激活凝血因子Ⅻ，启动内源性凝血系统：血管内皮细胞在严重感染、创伤、内毒素血症、酸中毒以及持续性缺血、缺氧等情况下较常见。当血管内皮细胞损伤时，内皮下大量的含负电荷的胶原纤维暴露，血液中无活性的凝血因子Ⅻ与之接触后被激活从而启动内源性凝血系统引发DIC。

（3）血细胞破坏：血小板内含有丰富的促凝物质和血管活性物质在DIC的发生、发展中起重要的作用。疾病过程中内毒素、抗原抗体复合物和其他各种原因引起血管内皮损伤，暴露出胶原纤维后，血小板膜产生黏附作用，同时血小板被激活，释放功能增强。释放的促凝物质可以进一步促进血小板聚集，促进血栓形成。血小板内的血管活性物质如血栓素 A_2（TXA_2）、ADP、5- 羟色胺等可进一步激活血小板，结果形成微聚体，促进 DIC 形成。

如发生异型输血、恶性疟疾等溶血性疾病时，红细胞大量破坏可释放出 ADP 和红细胞素。红细胞素是一种类似血小板第 3 因子的促凝物质，ADP 则具有促进血小板聚集和释放血小板第 3 因子和第 4 因子等方面的作用。

正常白细胞中促凝物质活性较弱，但内毒素作用后的白细胞促凝活性明显加强。白细胞中的单核细胞和中性粒细胞受到内毒素作用后，会引起组织因子合成增加。凝血因子Ⅶ和Ⅶ a 对内毒素激活的单核细胞具有较大的亲和力，当有 TF 因子Ⅶ a 和 Ca^{2+}存在时，即能激活因子Ⅹ，从而触发凝血过程。

（4）其他促凝物质入血：某些恶性肿瘤细胞不但能表达 TF，而且能分泌其特有的促凝蛋白，可直接激活Ⅹ因子；出血性胰腺炎时，可因大量胰蛋白酶进入循环使凝血酶原直接被激活；外源性毒素（如蛇毒）能直接激活Ⅹ因子，促使凝血酶原转变成为凝血酶或作用于纤维蛋白原使其转变为纤维蛋白而引起凝血。

（二）影响弥散性血管内凝血发生、发展的因素

临床上某些疾病虽然存在引起 DIC 的发病原因，但患者并不一定发生 DIC；若患者同时又存在一些诱发因素，则可促进 DIC 的发生或加重 DIC 的程度。如能及时防止、延缓或排除这些诱发因素，就可预防、减轻或避免 DIC 的发生和发展。

1. 单核吞噬细胞系统功能受损

单核吞噬细胞系统可吞噬、清除循环血液中的凝血酶、组织因子、纤维蛋白原及其他促凝物质，也可清除纤溶酶、纤维蛋白降解产物以及内毒素等物质，因此，单核吞噬细胞系统有防止凝血和避免纤溶亢进的双重作用，如其功能严重障碍会促进 DIC 的形成。例如在内毒素性休克中，单核吞噬细胞系统可因吞噬大量坏死组织、细菌或内毒素而使其功能受封闭；或严重酮血症酸中毒时，吞噬细胞可因吞噬大量脂质而封闭其功能，这时机体再与内毒素接触则易于发生 DIC。

2. 肝功能严重障碍

肝脏能合成凝血因子，又能合成抗凝物质，还能灭活某些活化的凝血因子，因此肝功能严重障碍时，凝血、抗凝和纤溶作用失衡，易于发生 DIC。此外，肝细胞大量坏死本身也释放 TF，启动外源性凝血系统；肝功能障碍时机体处理乳酸的能力降低，酸中毒又可损伤血管内皮细胞和促进血小板聚集等，均可启动凝血过程。

3. 血液的高凝状态

血液高凝状态是在某些生理或病理条件下，血液凝固性增高，有利于血栓形成的一种状态。

妊娠期妇女血液中血小板和凝血因子通常明显增加，而抗凝物质常明显减少，机体表现为高凝血和低纤溶状态。妊娠 3 周时，血液中凝血因子和血小板逐渐增多，到妊娠末期最为明显。因此，当孕妇发生产科意外时，极易诱发 DIC。

酸中毒可损伤血管内皮细胞，启动内源性和外源性凝血系统，可使肝素抗凝活性减弱，血小板聚集性增高，是严重缺氧时引起血液高凝状态、诱发 DIC 的重要因素。

此外，某些疾病 [如抗磷脂综合征（血清中有高滴度的抗磷脂抗体，可诱发血液高凝状态）] 以及机体应激时也表现血液高凝状态。

4. 微循环障碍

休克等原因导致的微循环严重障碍，常有血细胞聚集性增强、血液淤滞（甚至可呈泥化淤滞）、局部被激活的凝血因子不易被清除等；巨大血管瘤时毛细血管中血流极度缓慢，血流出现涡流，均有利于 DIC 的发生。微循环衰竭时，由于肝、肾等脏器处于低灌流状态，导致机体无法及时清除某些凝血或纤溶产物，也可促进 DIC 的发生、发展。

（三）弥散性血管内凝血的分期和分型

1. 分期

根据发展过程和病理生理特点，一般可将典型的 DIC 分为 3 期。

（1）高凝期：该期的表现主要是血液处于高凝状态，各脏器微循环中可有严重程度不同的微血栓形成。这是由于各种原因导致凝血系统被激活，使凝血酶含量升高所致。

（2）消耗性低凝期：该期的表现是有出血症状，也可有休克或某些脏器功能障碍的临床表现。这是由于产生大量微血栓，使血液中的凝血因子和血小板被大量消耗而减少，加上纤溶系统被激活，血液处于低凝状态。

（3）继发性纤溶亢进期：该期的表现是出血症状十分明显，严重患者有多器官衰竭和休克的临床症状。本期由于纤溶系统被激活，纤溶酶大量产生，继而 FDP 形成，进一步增强纤溶和抗凝作用。

2. 分型

按发生的速度，习惯上将 DIC 分为急性、亚急性和慢性 3 种。

（1）急性 DIC：常见于严重感染（特别是革兰氏阴性细菌）、异型输血、严重创伤、移植排斥等情况下，此型 DIC 可在数小时或 1~2d 发病。患者的临床表现明显，以休克和出血为主，进展迅速，病情凶险，病死率高。此时凝血因子明显降低，凝血与纤溶的实验室检查明显异常。此型分期不明显。

（2）亚急性 DIC：常见于恶性肿瘤转移、宫内死胎、胎盘早期剥离、羊水栓塞等患者。DIC 在几天到数周内逐渐形成，各种凝血因子降低较轻。其临床表现介于急性与慢性之间。

（3）慢性 DIC：此型较少见，发病缓慢，病程较长，临床表现不明显或较轻，常以局部栓塞引起的器官功能不全为主，易与原发病混淆，诊断较困难。有的患者在存活时不易发现，往往要到其死亡后尸检时才能明确。本型在一定条件下可转化为急性型。慢性 DIC 多见于肿瘤性疾病、胶原病、慢性溶血性贫血等。

（四）弥散性血管内凝血时的功能代谢变化和临床表现

DIC 患者的功能代谢变化与临床表现因原发病的性质、DIC 的进程以及机体的状态等因素而复杂多样。一般来说，DIC 患者的主要临床表现为出血、休克、器官功能障碍和微血管病性溶血性贫血 4 个方面。DIC 各种变化的基础是机体凝血活性增强而形成大量微血栓、继发性凝血物质消耗和纤溶亢进、凝血和抗凝血过程失衡。

学习小结

（1）重点学习循环系统的基本组成和主要功能，掌握心的基本构造、心血管的血液循环途径和主要淋巴器官的功能。

（2）心血管系统中，心脏是推动血液循环的动力器官，其主要功能是泵血。作为典型的肌性器官，心脏壁较厚，主要由心肌构成。心脏壁自内向外共分为三层，分别为心内膜、心肌膜和心外膜。心内膜由内皮和内皮下层以及心内膜下层组成。内皮为单层扁平上皮，表面光滑，利于血液流动。心肌膜主要由心肌纤维构成；心外膜即心包膜的脏层，其结构为浆膜。动脉输送血液离开心脏，经反复分支到身体各部并最后移行于毛细血管。静脉起于毛细血管，引导血液回心脏。

（3）动脉包括大动脉、中动脉、小动脉和微动脉四种，其血管壁自内向外均为内膜、中膜和外膜三层，其中以中膜的变化最为明显。静脉管壁大致也可分内膜、中膜和外膜三层，但三层界限不如动脉明显。且静脉管壁结构的变异较动脉更为明显，甚至同一条静脉的各段管壁结构也常有较大的差别。

（4）淋巴器官是以淋巴组织为结构基础的器官，可分为中枢淋巴器官和周围淋巴器官。中枢淋巴器官包括骨髓（见血液部分）和胸腺，是培育淋巴细胞的场所，其相当于培养淋巴细胞的"军官学校"；周围淋巴器官包括淋巴结、脾和扁桃体等，是产生免疫应答的主要场所，其可比喻为"兵营"与"战场"。

（5）心脏生理：心脏的泵血过程包括心室收缩期（等容收缩期、快速射血期、减慢射血期）和心室舒张期（等容舒张期、快速充盈期、减慢充盈期、心房收缩期）；心脏功能的评定包括心脏的输出量（每搏输出量、射血分数、每分输出量、心指数）和心脏做功；第一和第二心音出现的时间、标志的含义及其形成心音的主要原因。

（6）血管生理：动脉血压形成的主要机制（有足量的血液充盈、心室射血、外周阻力、大动脉的弹性贮器作用）和影响因素；中心静脉压的概念及其影响因素；微循环包括 3 条途径（直捷通路、迂回通路、动 - 静脉短路）及意义；组织液的生成过程，尤其是重点掌握有效滤过压 =（毛细血管血压 + 组织液胶体渗透压）-（血浆胶体渗透压 + 组织液静水压），影响组织液生成与回流的因素。

（7）心血管活动的调节：神经调节主要有心交感神经和心迷走神经对心脏的支配作用，交感缩血管神经对血管的作用，颈动脉窦和主动脉弓压力感受器反射；体液调节主要掌握肾上腺素与去甲肾上腺素的作用。

（8）病理学学习小结：①动脉粥样硬化病因和发病机制、病理变化（基本病变，脂纹、脂斑期，纤维斑块期，粥样斑块期，继发性病变）。②冠状动脉粥样硬化及冠状动脉粥样硬化性心脏病病因及发病机制、病变类型（心绞痛、心肌纤维化、心肌梗死、冠状动脉性猝死）。③高血压病病因和发病机制、类型和病理变化。④慢性心瓣膜病，即心瓣膜因先天性发育异常或后天各种致病因素造成的瓣膜变形等器质性病变，此病绝大多数为风湿性心内膜炎和感染性心内膜炎的结局。⑤心力衰竭的原因、诱因和分类、发病机制（收缩相关蛋白的破坏、心肌能量代谢紊乱、心肌兴奋－收缩耦联障碍、心室的舒张功能异常），心力衰竭时机体的代偿反应、机体主要的功能代谢变化。⑥休克的原因、分类、分期与发病机制 [缺血性缺氧期（休克早期、代偿期），血性缺氧期（休克期、可逆性失代偿期），休克难治期]，休克时细胞代谢改变和器官功能障碍。⑦弥散性血管内凝血的病因和发病机制，影响弥散性血管内凝血发生、发展的因素，弥散性血管内凝血的分期（高凝期、消耗性低凝期、继发性纤溶亢进期）和分型。

复习思考题

（1）心脏为何能周而复始自主有节律地跳动？

（2）剧烈运动时呼吸为何会加深、加快？

（3）请阐述心脏的泵血过程各个时期房室瓣与半月瓣（动脉瓣）的状态。

（4）缓进型原发性高血压的病理变化是什么？

第九章　复习思考题答案

第九章　单元测试题

第九章　单元测试题答案

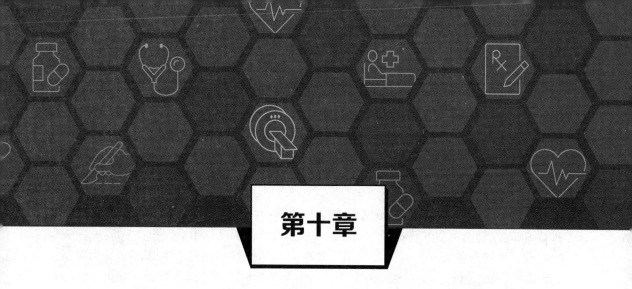

第十章

呼吸系统的结构、功能与疾病

学习目标

（1）掌握肺脏导气部、呼吸部的组成及其结构演变规律。对比掌握两种肺内上皮细胞的结构及功能。

（2）掌握呼吸部的结构特点和气–血屏障的组成及功能。熟悉气管管壁的结构特点。了解肺的非呼吸功能。

（3）呼吸的概念和过程，肺泡表面活性物质，气体交换的原理，气体在血液中的运输形式，肺牵张反射。

（4）掌握肺通气的动力、潮气量、肺活量、时间肺活量、肺泡通气量、呼吸的化学感受性调节。

（5）掌握慢性支气管炎、肺气肿、慢性肺源性心脏病的病理变化，掌握大叶性肺炎、小叶性肺炎的病理变化及临床病理联系，掌握结核病基本病理变化，原发性肺结核病的病变特点，继发性肺结核病的病变特点及病变类型，掌握肺癌的类型，掌握呼吸衰竭的概念，呼吸衰竭的原因和发病机制。

（6）熟悉慢性支气管炎、肺气肿、慢性肺源性心脏病的临床病理联系、结局及并发症，呼吸衰竭时机体主要的功能代谢变化。

（7）了解慢性支气管炎、肺气肿、慢性肺源性心脏病、肺炎、结核病的发病原因和发病机制。

思政元素 10-1

肺通气中肺内压与大气压的压力差是肺通气直接动力，建立这种压力差是人工呼吸的基本原理，人工呼吸每年挽救不少患者的生命。医学生要将增进和维护人民健康作为自己的崇高目标，在日常学习中要不断增长自己的才干和本领。

第一节 呼吸器官

一、呼吸系统概述

呼吸系统（respiratory system）包括鼻、咽、喉、气管、主支气管和肺等器官。肺由主支气管在肺内的各级分支以及终末的肺泡组成。鼻、咽、喉、气管和各级支气管为呼吸道，肺泡是气体交换的场所。临床上常将鼻、咽、喉称为上呼吸道；将气管、主支气管和肺内各级支气管称为下呼吸道（彩图 10-1）。

第十章 呼吸系统1-解剖结构 PPT

呼吸系统的基本功能是维持机体与外界之间的气体交换，即吸入氧气，呼出二氧化碳。另外，喉内有声带，呼气时气流振动声带可以发声，故喉兼有发音功能。

二、主要呼吸器官

（一）鼻（nose）

鼻是呼吸道的起始部，又是嗅觉器官。可分为外鼻、鼻腔和鼻旁窦三部分。外鼻位于面部中央，以骨和软骨为支架，覆以皮肤。鼻腔是由骨和软骨围成的不规则的空腔，其内面覆以黏膜和皮肤。鼻腔被鼻中隔分成左、右两腔，向前以鼻前孔通外界，鼻前孔内面衬以皮肤，上有鼻毛，能过滤灰尘净化空气；向后以鼻后孔通于咽腔。鼻腔的黏膜可分为嗅部和呼吸部。嗅部黏膜内含嗅细胞，能感受嗅觉刺激；呼吸部黏膜含有丰富的血管、黏液腺及纤毛，可调节吸入空气的温度和湿度，净化其中的细菌和灰尘。鼻旁窦是位于鼻腔周围颅骨中与鼻腔相通的含气小腔，可减轻颅骨重量并对声音起到共鸣效果。

（二）咽（pharynx）

咽是一呈漏斗形的肌性管道，上起自颅底，下续于食管，全长 12cm，位于上 6 个颈椎之前，在鼻腔、口腔和喉腔之后，故咽可分为鼻咽部、口咽部和喉咽部。咽是消化管从口腔到食管的必经之路，也是呼吸道中联系鼻腔和喉腔的要道。因此，咽是消化和呼吸共同的器官。

（三）喉（larynx）

喉既是呼吸道，又是发音器官。位于颈前部正中，居皮下，可触及。向上开口于咽，向下与气管相通。由于发音功能的分化，喉的结构也比较复杂，它以软骨作为支架，关节、韧带和肌肉相连，内面衬以黏膜构成。

喉的软骨主要有单个的甲状软骨、环状软骨、会厌软骨及成对的杓状软骨。甲状软骨是最大的喉软骨，其中间向前突出的部分称为喉结，成年男子高而显著。会厌软骨位于甲状软骨的后上方，形似叶片状，上宽下窄，下端连于甲状软骨后面，上端游离，形成喉入口前的遮盖（即会厌），吞咽时会厌盖住喉入口，防止食物进入气管。环状软骨位于甲状软骨的下方，构成喉的底座，形似指环，前窄后宽，是喉和气管中唯一完整的软骨环。杓状软骨位于环状软骨的上方，左右各一。环状软骨与甲状软骨和杓状软骨间分别构成环甲关节和环杓关节，参与声带的紧张、松弛和声门裂的扩大、缩小。

在喉腔侧壁上，有上、下两对黏膜皱襞，上方一对称为前庭襞；下方一对称为声襞，声襞内含有韧带和肌纤维，共同构成声带。两侧声襞间的裂隙称为声门裂。声门裂是喉腔最狭窄的部位，发声时，声门裂形成窄隙，呼出的气流由此通过，振动声带，同时调节声带的长度和紧张度，即发出不同的声调。

（四）气管（trachea）和主支气管（principal bronchus）

气管为后壁略平的圆筒形管道，成人长 11~13cm，主要以 14~16 个 "C" 形气管软骨作为支架，其内覆黏膜，外盖结缔组织构成。气管上端与环状软骨相连，向下至第 4、5 胸椎体交界处（相当胸骨角平面），分为左、右主支气管。左主支气管细长，较水平，右主支气管粗短，较垂直。因此，气管异物容易落入右主支气管和右肺内。

（五）气管和主支气管的组织学结构（彩图 10-2）

第十章　呼吸系统 2-组织结构 PPT

气管管壁由内向外依次分为黏膜、黏膜下层和外膜三层。

1. 黏膜（mucosa）

由上皮和固有层组成。上皮为假复层纤毛柱状，由纤毛细胞、杯状细胞、刷细胞、基细胞和小颗粒细胞组成。

（1）**纤毛细胞（ciliated cell）**：最多，呈柱状，游离面有密集的纤毛，纤毛向咽部快速摆动，将黏液及其黏附的尘埃、细菌等推向咽部，经咳嗽反射咳出，净化吸入的空气。

（2）**杯状细胞（goblet cell）**：较多，形状与肠道杯状细胞相同。分泌的黏蛋白与混合腺的分泌物在上皮表面构成黏液性屏障，可黏附空气中的异物颗粒，溶解吸入的 SO_2 等有毒气体。

（3）**基细胞（basal cell）**：呈椎体形，为干细胞，可增殖分化为上皮中其他各类细胞。

（4）**刷细胞（brush cell）**：呈柱状，游离面有排列整齐的微绒毛，形如刷状。它可能为一类化学感受器，具有感受刺激信号的作用。

（5）**小颗粒细胞（small granule cell）**：属于神经内分泌细胞，数量少，为锥体形，单个或成团分布在上皮深部，胞质内有许多分泌颗粒，含 5- 羟色胺等物质，可调节呼吸道平滑肌的收缩和腺体的分泌。

上皮与固有层之间，在光镜下可见明显的基膜。固有层结缔组织中有较多弹性纤维，也常见淋巴组织、浆细胞和肥大细胞等，浆细胞与上皮细胞联合分泌型 IgA，具有局部免疫防御功能。

2. 黏膜下层（submucosa）

黏膜下层为疏松结缔组织，与固有层和外膜无明显界限，内有较多混合性腺体。

3. 外膜（adventitia）

外膜较厚，主要含 16~20 个 "C" 形透明软骨环结构，软骨环之间以弹性纤维构成的膜状韧带连接，它们共同构成管壁的支架。软骨环的缺口处为气管后壁，内有弹性纤维组成的韧带和平滑肌束。

主支气管壁的结构与气管相似，随着管腔变小，管壁变薄，三层分界不明显；环状软骨逐渐变为不规则的软骨片，而平滑肌纤维逐渐增多，呈螺旋形排列。

（六）肺（lungs）

肺为呼吸系统的重要器官，呈海绵状，由肺内支气管的各级分支、终末肺泡、血管及淋巴管等所组成，是气体交换的场所。小儿肺呈淡红色，随年龄的增长不断吸入空气中灰尘积尘于肺内，因此成人的肺可变为暗红色，老年人的肺为蓝黑色。吸烟人的肺，到老年可呈棕黑色。

肺位于胸腔内，纵隔的两侧，左右各一。左肺因心脏偏左，较右肺窄而长；右肺因膈下有肝，较左肺宽而短。左肺有两叶，右肺有三叶。两肺形态略呈圆锥形，可分为一尖、一底和两面。肺尖钝圆，高出锁骨内侧段上方2~3cm。肺底略向上凹，与膈相贴。外侧面较凸隆，与胸廓内面相贴。内侧面对向纵隔，此面中央为肺门，有主支气管、肺静脉、肺动脉、淋巴管及神经等出入。

（七）肺的组织学结构

肺表面被覆浆膜（胸膜脏层）。肺组织分实质和间质两部分。间质包括结缔组织及血管、淋巴管、神经等。实质即肺内支气管的各级分支及其终末的大量肺泡（彩图10-3）。

从主支气管经肺门入肺，至肺泡大约有24级分支。分别为叶支气管、段支气管、小支气管、细支气管、终末细支气管、呼吸性细支气管、肺泡管、肺泡囊和肺泡。因主支气管的反复分支呈树枝状，故称支气管树。其中，从叶支气管到终末细支气管为肺的导气部，呼吸性细支气管以下各段均出现了肺泡，为肺的呼吸部。每一细支气管连同它的分支和肺泡，组成一个肺小叶（pulmonary lobule）。肺小叶呈锥形，尖朝向肺门，底向肺表面，小叶之间有结缔组织间隔，在肺表面可见肺小叶底部轮廓，直径1~2.5cm。每叶肺有50~80个肺小叶，它们是肺的基本结构单位。

1. 肺导气部

（1）叶支气管至小支气管：管壁结构与主支气管相似，可分为黏膜、黏膜下层和外膜三层。但随管径变小，管壁变薄，三层结构分界不明显。上皮仍为假复层纤毛柱状上皮，但逐渐变薄；杯状细胞、腺体和软骨片都逐渐减少；平滑肌纤维相对增多，呈现为不成层的环形平滑肌束。

（2）细支气管（bronchiole）：细支气管内径约1mm，上皮由假复层纤毛柱状渐变成单层纤毛柱状，杯状细胞、腺体和软骨片逐渐减少或消失，环行平滑肌更为明显，黏膜常形成皱襞。

（3）终末细支气管（terminal bronchiole）：终末细支气管内径约0.5mm，上皮为单层柱状上皮，杯状细胞、腺体和软骨片全部消失，有完整的环行平滑肌。细支气管和终末细支气管壁中的环行平滑肌可在自主神经的支配下收缩或舒张，调节进入肺小叶的气流量。终末细支气管上皮类型主要为纤毛细胞和无纤毛的**克拉拉细胞**（**Clara cell**），其细胞呈高柱状，顶部胞质内有较多低电子密度的分泌颗粒，其分泌物中含有蛋白水解酶、黏液溶解酶，可分解管腔内的细胞碎片，降低黏液黏稠度，保持气道通畅。

2. 肺呼吸部

1）呼吸性细支气管（respiratory bronchiole）：管壁不完整，出现少量肺泡，故具有了气体交换功能。管壁上皮为单层立方上皮，有克拉拉细胞和少许纤毛细胞，上皮下有少量环行平滑肌。在肺泡开口处，单层立方上皮移行为单层扁平上皮。

2）肺泡管（alveolar duct）：为相邻两个肺泡之间的部分，因其管壁上有许多肺泡开口，故其自身管壁结构较少，在切片上呈现为一系列相邻肺泡开口之间的结节状膨大。膨大表面覆有单层立方或扁平上皮，内部有结缔组织和平滑肌组织。

3）肺泡囊（alveolar sac）：实为若干肺泡的共同开口处。相邻肺泡开口之间无平滑肌，故无结节状膨大。

4）肺泡（pulmonary alveoli）：是支气管树的终末部分，其为半球形或多面形囊泡，直径约 200μm，开口于肺泡囊、肺泡管或呼吸性细支气管，是肺内进行气体交换的部位。成人肺有 3 亿 ~5 亿个肺泡。肺泡由肺泡上皮细胞构成，是肺的基本结构和功能单位。肺泡壁很薄，由单层肺泡上皮及其基膜组成。相邻肺泡之间有少量结缔组织，富含毛细血管，为肺泡隔，属于肺间质成分。

（1）肺泡上皮：由Ⅰ型肺泡细胞和Ⅱ型肺泡细胞组成。

Ⅰ型肺泡细胞（type Ⅰ alveolar cell） 细胞扁平，除含核部略厚外，其余部分菲薄，厚约 0.2μm。Ⅰ型肺泡细胞覆盖了肺泡约 95% 的表面积，是进行气体交换的主要部位。Ⅰ型上皮细胞无增殖能力，损伤后由Ⅱ型肺泡细胞增殖分化补充。

Ⅱ型肺泡细胞（type Ⅱ alveolar cell） 细胞较小，呈立方形或圆形，散在分布于Ⅰ型肺泡细胞之间，覆盖肺泡约 5% 的表面积。其细胞核圆形，胞质着色浅，呈泡沫状。Ⅱ型肺泡细胞具有分泌功能，可分泌磷脂（主要是二棕榈酰卵磷脂），在肺泡上皮表面铺展形成一层薄膜，为**肺表面活性物质（pulmonary surfactant）**，有降低肺泡表面张力、稳定肺泡大小的重要作用。肺泡表面张力是使肺泡缩小的力量。

肺泡表面活性物质降低肺泡表面张力的作用，它具有重要的生理意义：①维持肺泡容积的相对稳定；②防止体液在肺泡积聚；③降低吸气阻力。

成年人患肺炎、肺血栓等疾病时，可因肺泡表面活性物质减少而发生肺不张，表现为吸气困难。早产儿也可因缺乏肺泡表面活性物质发生肺不张，形成肺泡内表面透明质膜，造成呼吸困难，称为呼吸窘迫综合征。相对于肺内气道上皮细胞与Ⅰ型肺泡细胞，Ⅱ型肺泡细胞表面高水平表达新型冠状病毒能够结合的 ACE2 受体，故为新型冠状病毒感染机体呼吸道的主要细胞类型。

（2）肺泡隔（alveolar septum）：相邻肺泡之间的薄层结缔组织构成肺泡隔，其内有密集的连续毛细血管、丰富的弹性纤维、成纤维细胞、肺巨噬细胞和肥大细胞等。肺泡隔内的弹性纤维与吸气后肺泡的弹性回缩有关。当肺泡弹性纤维变性时，可致肺泡弹性降低，肺泡扩大，引发肺气肿。

肺巨噬细胞（pulmonary macrophage） 由单核细胞演化而来，广泛分布于肺间质，于肺泡隔中最多。有的游走进入肺泡腔。肺巨噬细胞具有活跃的吞噬功能，能清除进入肺泡和肺间质的尘粒、细菌等异物，发挥重要的免疫防御作用。吞噬了较多尘粒的肺巨噬细胞称为**尘细胞（dust cell）**。

（3）**肺泡孔**（**alveolar pore**）：是相邻肺泡之间气体流通的小孔，一个肺泡壁上有一个至数个，其可均衡肺泡间气体的含量。肺泡孔的数目随着年龄增大而增加，当某个终末细支气管或呼吸性细支气管阻塞时，肺泡孔起侧支通气作用，以防止肺泡萎陷。

（4）**气-血屏障**（**blood-air barrier**）：是肺泡内气体与毛细血管内血液携带气体进行交换所需要通过的结构，包括肺泡表面活性物质层、Ⅰ型肺泡细胞及其基膜、薄层结缔组织、毛细血管内皮细胞及其基膜。气-血屏障结构很薄，总厚度为 $0.2\sim0.5\mu m$，有利于气体迅速交换。当肺纤维化或肺水肿时，气-血屏障增厚，引发肺功能障碍。

（八）胸膜（pleura）

胸膜为一层浆膜，分为脏、壁两层，脏层胸膜覆盖于肺的表面，壁层胸膜贴于胸廓内面、膈上面和纵隔表面，两层胸膜在肺门处相互移行，并形成密闭且呈负压状态的胸膜腔。

（九）纵隔（mediastinum）

纵隔是左、右两侧纵隔胸膜之间的所有器官、结构的总称，分为上纵隔和下纵隔，下纵隔又分为前、中、后纵隔。

第二节 肺 通 气

机体与外界环境之间的气体交换过程称为**呼吸**（respiration）。呼吸过程是通过三个环节来完成的：①**外呼吸**（external respiration），外界空气与肺泡之间的气体交换，以及肺泡与肺毛细血管血液之间的气体交换，前者称为肺通气，后者称为肺换气。②**气体在血液中的运输**，氧和二氧化碳在血液中的运输。③**内呼吸**（internal respiration），细胞通过组织液与血液之间的气体交换过程，又称为组织换气。

第十章 呼吸系统3-
生理功能 PPT

呼吸运动（胸式与
腹式呼吸）视频

一、肺通气原理

肺通气是指肺与外界环境之间的气体交换过程。

（一）肺通气动力

气体进出肺是靠气压差推动的，呼吸肌收缩、舒张产生的呼吸运动是实现肺通气的原动力。

1. 呼吸运动

呼吸肌收缩、舒张引起的胸廓扩大和缩小称为**呼吸运动**（respiratory movement），包括吸气运动和呼气运动。主要的吸气肌有膈肌和肋间外肌，主要的呼气肌有肋间内肌和腹肌。

在平静呼吸时，吸气动作主要通过膈肌和肋间外肌的收缩，使胸腔上下径、左右径和前后径增大；呼气动作则是膈肌与肋间外肌舒张，肋骨和胸骨借重力作用而恢复原位，膈肌也因腹腔器官的推挤和胸腔负压吸引而恢复原位，胸腔随之缩小，产生呼气。

在呼吸运动中，以肋间肌舒张和收缩、胸部起伏为主的呼吸运动称为胸式呼吸，以膈肌舒张和收缩、腹部起伏为主的呼吸运动称为腹式呼吸。小儿及男性以腹式呼吸为主，女性在妊娠时，以胸式呼吸为主。

2. 肺内压

肺内压（intrapulmonary pressure）是指气道和肺泡内气体的压力。肺通过呼吸道与外界相通，在呼吸暂停、呼吸道通畅时，肺内压与大气压相等。在呼吸过程中，气体之所以能进出肺泡，是因肺泡与大气之间存在着一定的压力差，气体从压力高处流向压力低处。吸气之初，由于肺随着胸廓扩大而增大了容积，肺泡内原有气量未变，致使肺内压力下降而低于大气压，空气借此压力差通过呼吸道从外界进入肺泡；到吸气末期，进入的空气已充满了扩大的肺，故肺内压又与大气压相等。呼气时，肺容积缩小，气体被压缩，于是肺内压高于大气压，肺泡内气体通过呼吸道流向外界；至呼气末期，肺内压又与大气压相等（图10-4）。

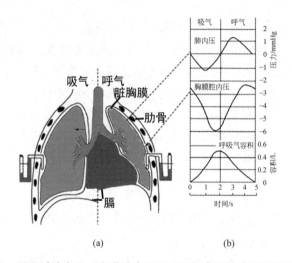

(a)　　　　　　　　(b)

图10-4　呼吸时肺内压、胸膜腔内压及呼吸气容积的变化及胸膜腔内压测量

3. 胸膜腔内压

胸膜腔内压（intrapulmonary pressure）是指胸膜腔内的压力，简称胸内压。胸膜腔是由脏层胸膜和壁层胸膜紧密相贴而形成的一个密闭潜在的腔隙，其内有少量的浆液。胸膜腔内的浆液，不仅起着润滑作用，减少呼吸运动时两层胸膜间的摩擦，而且由于液体分子的吸附作用，使两层胸膜互相紧贴，不易因胸廓增大或减小而分开，从而保证呼吸运动中肺能紧贴胸廓内侧，随胸廓大小的变化而变化（图10-4）。

在平静呼吸过程中，胸内压较大气压低，故称为负压。胸膜内层表面的压力有两个：一是肺泡内的压力，吸气末或呼气末与大气压相等，它使肺扩张；二是肺组织由于被动扩张而产生的弹性回缩力，其作用方向与肺内压相反，因此胸膜腔内的实际压力是：

胸内压=肺内压（大气压）-肺回缩力

若以大气压力为零位标准，肺处于静止状态时：胸内压=-肺回缩力

由于胸内负压是肺回缩力造成的，故当吸气时胸廓扩大，肺被扩张，回缩力增大，

胸内负压也增大。呼气时相反，胸内负压减小。但紧闭声门用力呼气时，胸内压也可以成为正值。

胸内负压有重要的生理意义：①使肺和小气道维持扩张状态；②有助于静脉血和淋巴液的回流。因为位于胸腔内的肺泡、小气道、腔静脉、胸导管等由于管壁薄，胸内负压可使其易于被动扩张。

当胸膜腔的密闭性遭到破坏时，空气立即进入胸膜腔，形成气胸，两层胸膜彼此分开，肺将因回缩力而塌陷，严重影响呼吸以及循环功能。

（二）肺通气阻力

肺通气的阻力包括弹性阻力和非弹性阻力两种。

1. 弹性阻力

外力作用于弹性物体使之变形时所遇到的阻力称为弹性阻力。呼吸器官的弹性阻力包括肺的弹性阻力和胸廓的弹性阻力两方面，是平静呼吸时的主要阻力，约占总阻力的70%。

（1）肺的弹性阻力：肺的弹性阻力有2/3左右来自肺泡表面液-气界面所产生的肺泡表面张力，1/3左右来自肺内弹力纤维，二者共同形成阻止肺扩张的力量。在正常情况下，肺总是处于一定程度的扩张状态，因此肺总是表现有弹性阻力。

（2）胸廓的弹性阻力：胸廓的弹性阻力来自胸廓的弹性成分，胸廓处于自然位置时的肺容量，相当于肺总容量的67%左右，此时胸廓无变形，不表现有弹性阻力。当肺容量小于肺总容量的67%时，胸廓被牵引向内而缩小，其弹性阻力向外，是吸气的动力、呼气的阻力；当肺容量大于肺总容量的67%时，胸廓被牵引向外而扩大，其弹性阻力向内，成为吸气的阻力、呼气的动力。

2. 非弹性阻力

非弹性阻力主要是指气流通过呼吸道时产生的气道阻力和呼吸运动中呼吸器官移位的惯性阻力以及组织的黏滞阻力。

二、肺容量与肺通气量

（一）肺容积

肺容积是指四种互不重叠的呼吸气量，全部相加后等于肺总容量。

1. 潮气量

平静呼吸时每次吸入或呼出的气量称为**潮气量**（tidal volume）。平静呼吸时为400~600ml，平均约500ml。

2. 补吸气量

平静吸气末，再尽力吸入的气量称为**补吸气量**（inspiratory reserve volume）。正常成年人为1500~2000ml。

3. 补呼气量

平静呼气末，再尽力呼出的气量称为**补呼气量**（expiratory reserve volume）。正常成年人为900~1200ml。

4. 残气量

最大呼气末存留于肺内不能再呼出的气量称为**残气量**（residual volume）。正常成年人为 1000~1500ml。

（二）肺容量

肺容量是肺容积中两项或两项以上的联合气量。

1. 深吸气量

从平静呼气末做最大吸气时所能吸入的气量称为**深吸气量**（inspiratory capacity），即补吸气量和潮气量之和。

2. 功能残气量

平静呼气末肺内存留的气量称为**功能残气量**（functional residual volume），即补呼气量和残气量之和。

肺内压与人工呼吸视频

3. 肺活量

在最大吸气后，用力呼气所能呼出的气量称为**肺活量**（vital capacity），它是补吸气量、潮气量和补呼气量三者之和。正常成年男性平均约为 3500ml，女性约为 2500ml。肺活量可反映一次呼吸的最大通气量。

4. 时间肺活量

在最大吸气后，以最快速度呼气所能呼出的最大气量称为**时间肺活量**（timed vital capacity），又称为用力呼气量。它是在测定肺活量的基础上，分别测定呼气的第 1 秒、第 2 秒、第 3 秒末所呼出气体量（分别用 FEV1、FEV2、FEV3 表示），及其占肺活量的百分数（分别用 FEV1%、FEV2%、FEV3% 表示）。正常成年人 FEV1% 约为 83%，FEV2% 约为 96%，FEV3% 约为 99%。它不仅反映一次呼吸的最大通气量，而且反映呼吸时所遇阻力的变化，是评价肺通气功能的较好指标。

（三）肺通气量

1. 每分通气量

每分通气量（minute ventilation volume）是指每分钟呼出或吸入的气体量，每分通气量＝潮气量 × 呼吸频率。正常成人平静呼吸时为 6~8L/min。

以最大的呼吸深度和呼吸速度所达到的每分通气量称为最大通气量。正常成人最大通气量可达 70~120L/min。

2. 无效腔和肺泡通气量

上呼吸道至呼吸性细支气管以前的呼吸道内的气体，因不参与气体交换过程，故将这部分呼吸道容积称为解剖无效腔，成年人其容积约为 150ml。由于解剖无效腔的存在，每次吸气能进行气体交换的新鲜气体量应是能到达肺泡的气体量，它等于潮气量减去解剖无效腔气量。因此从气体交换的角度考虑，真正有效的通气量是肺泡通气量。

肺泡通气量（alveolar ventilation）是指每分钟进入肺泡或由肺泡呼出的气体量，肺泡通气量＝（潮气量－无效腔气量）× 呼吸频率。

如果某人潮气量为 500ml，则每次吸入肺泡的新鲜空气量是 350ml，若呼吸频率为 12 次/min，则肺泡通气量为 4.2L/min。当每分钟通气量不变，浅快呼吸时的肺泡通气量比深慢呼吸时明显减少。因此，从气体交换的效果看，适当深而慢的呼吸，肺泡通气量较大，有利于气体交换。

第三节　气体交换和运输

呼吸气体的交换是指肺泡和血液之间、血液和组织细胞之间的氧和二氧化碳的交换过程，这种交换是通过扩散完成的。扩散是指气体分子从分压高处向分压低处发生的净转移，气体分压差是气体扩散的动力。

一、气体交换的原理

两个区域之间的某一种气体的分压差（ΔP）是该气体扩散的动力，分压差大，则扩散快、扩散速率大，分压差小，则扩散慢、扩散速率小。分压（P）是指混合气体中，某一种气体所具有的压力。气体分压也等于总压力乘以该气体的容积百分比。扩散的方向只决定于各气体本身的分压差，而不受其他气体或其分压的影响。

气体扩散速率是指单位时间内气体扩散的容积，它受下列因素的影响：

$$扩散速率 = \frac{分压差 \times 扩散面积 \times 温度 \times 气体溶解度}{扩散距离 \times \sqrt{分子量}}$$

二、肺换气与组织换气

（一）肺换气

1. 肺换气的过程

静脉血流经肺毛细血管时，其 PO_2 为 5.32kPa，比肺泡气 PO_2 低，肺泡气中的 O_2 顺此分压差由肺泡向血液扩散；混合静脉血的 PCO_2 约为 6.12kPa，肺泡气的 PCO_2 为 5.32kPa，所以，CO_2 则以相反方向由血液扩散进入肺泡。O_2 和 CO_2 的扩散都极为迅速，仅需约 0.3s 即可达到平衡。

2. 影响肺泡气体交换的因素

影响肺泡气体交换的因素除气体分压差外，还有气体溶解度、扩散面积、扩散距离、气体分子量及温度等。现扼要介绍扩散面积和扩散距离等因素的影响。

肺泡气体与肺毛细血管血液之间进行气体交换所通过的组织结构，称为呼吸膜，它具有很大的通透性。人两肺呼吸膜的总面积可达 $70m^2$。

（1）呼吸膜的面积：在肺部，扩散面积是指与毛细血管血液进行气体交换的呼吸膜面积。单位时间内气体扩散量与扩散面积成正比，扩散面积大则单位时间内扩散的气体量就多。正常成人约有 3 亿多个肺泡。在运动或劳动时，则因肺毛细血管舒张和开放数量增多，呼吸膜的扩散面积可增大到安静状态两倍左右。扩散面积可因肺本身的病变而减少（如肺不张、肺实变和肺气肿等），也可因毛细血管关闭和阻塞而减少。

（2）呼吸膜的厚度：呼吸膜的厚度即气体的扩散距离，肺泡气透过呼吸膜与血液进行气体交换。气体扩散速率与扩散距离即呼吸膜的厚度成反比，呼吸膜越厚，扩散速率就越慢，单位时间内的扩散气体量就越少，如肺纤维化和肺水肿等。

（3）通气 / 血流比值（V_A/Q）是指每分肺泡通气量（V_A）与每分钟肺血流量（Q）的比值。正常人安静时肺泡通气量约为 4.2L/min，心输出量（右心输出量也就是肺血流量）约为 5L/min，则 V_A/Q 为 0.84。此时的匹配最为合适，即流经肺部的混合静脉血能充分地进行气体交换，全部变成动脉血。V_A/Q 比值可作为评价肺换气功能的指标。

（二）组织换气

在组织内由于 O_2 被细胞利用，PO_2 降到 4.0kPa 以下，组织代谢产生的 CO_2 可使 PCO_2 上升至 6.65kPa 以上。当动脉血流经组织毛细血管时，O_2 便顺分压差由血液向组织扩散，CO_2 则由组织向血液扩散，动脉血因失去 O_2 和得到 CO_2 而变成了静脉血。

三、气体在血液中的运输

通过肺泡气体交换，O_2 扩散到肺毛细血管中，经血液循环运至全身各组织；与此同时，细胞内氧化代谢所产生的 CO_2，经过组织气体交换，进入体毛细血管，经血液循环运至肺。因此，无论是 O_2 或 CO_2，在完成各自的气体交换过程中都存在靠血液运输的过程，血液循环通过对气体的运输将肺泡气体交换和组织气体交换联系起来。

（一）氧和二氧化碳在血液中的存在形式

O_2 和 CO_2 在血液中都有两种存在形式，即物理溶解和化学结合。

血液中运输 O_2 和 CO_2 的主要形式是化学结合，物理溶解的量较小，但从气体交换的角度来看，物理溶解却起着十分重要的作用。

（二）氧的运输

血液运输的 O_2 主要是与血红蛋白（Hb）以化学结合的形式存在于红细胞内（约占总量的 98.5%），物理溶解的量极少（约占总量的 1.5%）。

血液中的 O_2 主要是以**氧合血红蛋白（oxyhemoglobin，HbO_2）**的形式存在。O_2 与血红蛋白的结合和解离是可逆反应，可以用下式表示：

$$Hb+O_2 \underset{\text{组织（PO}_2\text{低）}}{\overset{\text{肺（PO}_2\text{高）}}{\rightleftharpoons}} HbO_2$$

这一反应很快，不需酶的催化，是可逆的。氧合血红蛋白呈鲜红色，去氧血红蛋白呈紫蓝色，当皮肤浅表毛细血管中去氧血红蛋白含量达 5g/100ml 时，皮肤或黏膜会出现青紫色，称之为发绀，是缺氧的表现。另外，一氧化碳（CO）也能与 Hb 结合成 HbCO，使 Hb 丧失运输 O_2 的能力，而且 CO 的结合力比 O_2 大 210 倍，但由于 HbCO 呈樱桃红色，患者虽严重缺氧却不出现发绀。

（三）二氧化碳的运输

从组织进入血液的 CO_2，也是以物理溶解和化学结合两种方式来运输的。物理溶解的量只占总量的 5% 左右，化学结合的量占 95%。化学结合的方式有两种：一是碳酸氢盐形式（88%）；另一是氨基甲酸血红蛋白形式（7%）。

第四节 呼吸运动的调节

一、呼吸中枢

呼吸运动是靠呼吸肌的舒缩活动来完成的，呼吸肌虽受大脑皮质的控制，在一定限度内可以随意舒缩，呼吸运动因主要不受意识支配而具有自动节律的性质。应用分段横截脑干的办法，可以证明基本呼吸节律产生于延髓。正常呼吸运动是在各级中枢相互配合共同调节下进行的，当受到各种因素影响时，可反射性地引起呼吸频率和深度的变化，从而改变肺的通气量以适应机体代谢的需要。

二、呼吸的反射性调节

节律性呼吸运动还受到各种感受器传入信息的反射性调节，使呼吸运动的频率、深度和形式等发生相应的改变。这些反射可分为机械感受性反射（主要包括肺牵张反射）、化学感受性反射等。

（一）肺牵张反射

由肺扩张引起吸气抑制或肺缩小萎陷引起吸气的反射称为**肺牵张反射（pulmonary stretch reflex）**，也叫**黑-伯反射**。它包括肺扩张反射与肺萎陷反射。

1. 肺扩张反射

肺扩张反射是肺充气或扩张时抑制吸气的反射。其感受器位于气管至细支气管的平滑肌中，是一种牵张感受器。当肺扩张牵拉呼吸道使之扩张时，感受器兴奋，冲动经迷走神经中的粗纤维传入延髓。通过一定的神经联系使吸气切断机制兴奋，切断吸气，转为呼气。这样便加强了吸气和呼气的交替，使呼吸频率增加。当切断迷走神经后，吸气延长、加深，呼吸变慢。

2. 肺萎陷反射

肺萎陷反射是指肺缩小萎陷时引起吸气的反射。其感受器也在气道平滑肌内，传入神经纤维走行于迷走神经干中。肺萎陷反射在肺明显缩小时才出现，它在平静呼吸时调节意义不大，但在阻止呼气过深时起一定作用，并可能与气胸时发生的呼吸增强有关。

（二）化学感受性反射

血液中缺氧以及二氧化碳和氢离子浓度的增加，可刺激化学感受器，引起呼吸中枢活动的改变，增加肺的通气量，以保证动脉血氧分压、二氧化碳分压及 pH 值的相对恒定。

1. 外周和中枢化学感受器

化学感受器是指能感受血液中化学物质刺激的感受器，因其所在部位的不同，分为**外周化学感受器（peripheral chemoreceptor）**和**中枢化学感受器（central** chemoreceptor)。

（1）外周化学感受器：是指颈动脉体和主动脉体化学感受器。外周化学感受器感受动脉血中 PCO_2、PO_2 和 $[H^+]$ 变化的刺激，对呼吸调节来说，颈动脉体的作用远大于主动脉体。需要指出的是外周化学感受器感受的是动脉血 PO_2 的刺激，而不是动脉血的 O_2 含量，因为在贫血或 CO 中毒时，血 O_2 含量虽然下降，但 PO_2 正常，只要血流量充分，外周化学感受器的传入冲动便不增加。

（2）中枢化学感受器：现已证明在延髓腹外侧浅表部位存在一种化学感受器，与延髓呼吸中枢截然分开，称为中枢化学感受器。中枢化学感受器的生理刺激是脑脊液和局部细胞外液中的 $[H^+]$。

血液中的 CO_2 能迅速透过血-脑脊液屏障，与脑脊液中的 H_2O 结合成 H_2CO_3，然后解离出 $[H^+]$，对中枢化学感受器起刺激作用。如果只提高脑脊液中的 CO_2 浓度，保持 pH 不变，则刺激作用不明显。任何提高脑脊液中 $[H^+]$ 的因素，都能加强呼吸，并与 $[H^+]$ 的增加呈平行关系。血液中的 $[H^+]$ 本身不易透过血-脑脊液屏障，故血液中 $[H^+]$ 对中枢化学感受器的作用不及 CO_2。

中枢化学感受器与外周化学感受器不同，它不感受缺氧刺激，但对 CO_2 的敏感性比外周化学感受器高，反应潜伏期比较长。

2. PCO_2、$[H^+]$ 和 PO_2 对呼吸的调节

（1）PCO_2 对呼吸的调节：PCO_2 是促进呼吸的最重要的生理性刺激因素，一定水平的 PCO_2 对维持呼吸中枢的兴奋性是必要的。

CO_2 刺激呼吸是通过两条途径实现的：一是通过刺激中枢化学感受器再兴奋呼吸中枢，二是刺激外周化学感受器反射性调节呼吸中枢的活动，但主要是通过中枢化学感受器而起作用。

（2）PO_2 对呼吸的调节：动脉血 PO_2 降低时，能反射性地引起呼吸加深加快，肺通气量增加。缺氧完全是依靠刺激外周化学感受器而使呼吸加强的，动脉血 PO_2 愈低，则传入冲动愈多。缺氧刺激外周化学感受器使呼吸加强，但是缺氧对呼吸中枢的直接作用则是抑制作用。在外周化学感受器不起作用的情况下，逐步提高缺氧的程度，呼吸中枢逐渐被抑制，最后使呼吸停止。

（3）$[H^+]$ 对呼吸的调节：当动脉血中 $[H^+]$ 增加时，可引起呼吸加强；动脉血中 $[H^+]$ 下降时，则引起呼吸抑制。$[H^+]$ 对呼吸的影响是通过外周化学感受器和中枢化学感受器两条途径实现的。因为 $[H^+]$ 不易透过血-脑脊液屏障，所以对中枢化学感受器的作用较小，而以通过外周化学感受器的途径为主。

第五节 呼吸系统常见疾病

呼吸系统是机体与外界相通的门户，肺又是体内唯一接受全部心输出量的器官，环境中的有害气体、粉尘、病原微生物及某些致敏原和血流中的致病因子易侵入肺内引起疾病。以往，呼吸系统疾病中以感染性疾病居多，尤其是大、小叶性肺炎和肺结核病较常见。随着抗生素的普遍应用，感染性疾病得到有效控制，而由于大气污染、吸烟和某些其他因素，慢性阻塞性肺病、肺癌、职业性肺疾病、慢性肺源性心脏病等的发病率和死亡率则日趋增高，近年来肺结核病发病也呈上升趋势，应引起足够重视。

第 5 节　呼吸系统
疾病 PPT

慢性阻塞性肺病（chronic obstructive pulmonary disease，COPD）是一组慢性气道阻塞性疾病的统称，主要包括慢性支气管炎、支气管扩张和肺气肿，我们重点学习不可逆性气道阻塞的慢性支气管炎和肺气肿两种疾病。

一、慢性支气管炎

慢性支气管炎（chronic bronchitis）简称慢支，是气管、支气管黏膜及其周围组织的慢性非特异性炎症，临床上以反复发作的咳嗽、咳痰或伴有喘息症状为特征，呈慢性过程。通常症状每年持续约 3 个月，连续两年以上，病情进展常并发肺气肿和肺源性心脏病。本病是一种严重危害人类健康的常见病，尤以老年人多见，是 40 岁以上男性人群中最常见的疾病之一，40~65 岁人群的患病率可达 15%~20%。

（一）病因和发病机制

慢性支气管炎往往因多种因素长期综合作用所致，起病与感冒有密切关系，多发生于冬、春季，凡能引起上呼吸道感染的病毒、细菌在慢性支气管炎的发病过程中都可起重要作用，另外，也与大气污染、吸烟、感染和过敏等因素有关。

（二）病理变化

早期，病变常限于较大的支气管，随病情进展逐渐累及较小的支气管和细支气管。主要病变为：①呼吸道黏液 - 纤毛排送系统受损，纤毛柱状上皮变性、坏死脱落，再生的上皮杯状细胞增多，并发生鳞状上皮化生；②黏膜下腺体增生肥大和浆液性上皮发生黏液腺化生，导致分泌黏液增多；③管壁充血水肿，淋巴细胞、浆细胞浸润；④管壁平滑肌断裂、萎缩（喘息型者：平滑肌束增生、肥大），软骨可变性、萎缩或骨化。

慢性支气管炎反复发作的结果，不仅使病变逐渐加重，而且逐级向纵深发展蔓延，受累的细支气管数量也不断增多。细支气管因管壁薄，炎症易向管壁周围组织及肺泡扩展，导致细支气管周围炎，而且还可以发生纤维闭塞性细支气管炎，是引起慢性阻塞性肺气肿的病变基础。

（三）临床病理联系

患者因支气管黏膜的炎症、黏液分泌物增多而出现咳嗽、咳痰症状，痰一般呈白色黏液泡沫状，在急性发作期，咳嗽加重，并出现黏液脓性或脓性痰。听诊时，两肺可闻及哮鸣音，干、湿性啰音。病变导致小气管狭窄或阻塞时，出现阻塞性通气障碍，呼吸困难，以呼气困难为主，使肺过度充气，残气量增大，病变广泛严重者，可导致呼吸功能不全。

（四）结局及并发症

患者如能积极做好病因学预防，如戒烟或不接触有害气体、粉尘等，同时又能及时、有效治疗感染，并适当进行体育锻炼，增强机体抗寒和抗感染能力，慢性支气管炎可逐渐痊愈。但是，如果致病因素继续存在，防治又不及时、不彻底，病变可加重而导致肺气肿、肺心病和支气管扩张症等并发症。

二、肺气肿

肺气肿（pulmonary emphysema）是呼吸性细支气管、肺泡管、肺泡囊和肺泡因过度充气呈持久性扩张，并伴有肺泡间隔破坏，以致肺组织弹性减弱、容积增大的一种病理状态，是支气管和肺疾病常见的并发症。

（一）病因和发病机制

肺气肿与小气道感染、吸烟、空气污染及尘肺等关系密切，慢性阻塞性细支气管炎是引起肺气肿的重要原因，α_1-抗胰蛋白酶缺少症和老年性肺弹性减退等因素也可引起肺气肿的发生，但较少见。

（二）病理变化

肉眼观察：肺的体积膨大，边缘钝圆，色灰白，肺组织柔软而缺少原有的弹性，指压后遗留压迹；切面由于缺血略显干燥，可见扩大的肺泡囊腔，大者直径超过 1mm。光镜下观察：肺泡扩张，间隔变窄或断裂，相邻肺泡互相融合形成较大囊腔；肺泡壁受压，其内的毛细血管床减少，肺小动脉内膜呈纤维性增生、肥厚；小支气管和细支气管可见慢性炎症。

（三）临床病理联系

肺功能降低，肺活量减少，残气量增加；严重的肺气肿胸廓呈过度吸气状态，肋骨上举，肋间隙增宽，膈肌下降，胸廓前后径增宽，几乎与左右径相等，形成桶状胸；肺泡间隔毛细血管床减少和受压，使肺循环阻力增加，导致肺源性心脏病；肺边缘的肺大泡如破裂可引起自发性气胸。

（四）结局及并发症

结局与病情的程度及是否进行合理的治疗有关，严重肺气肿患者，可引起肺源性心脏病及右心衰竭、呼吸衰竭和肺性脑病、自发性气胸等并发症。

三、慢性肺源性心脏病

肺源性心脏病简称肺心病，根据起病缓急和病程长短，可分为急性和慢性两类，临床上以后者多见。本部分重点介绍慢性肺源性心脏病。

慢性肺源性心脏病（chronic corpulmonale）是因慢性肺疾病、肺血管及胸廓的病变导致肺循环阻力增加、肺动脉压力升高而引起的以右心室肥厚、扩大甚至发生右心衰竭的心脏病，简称慢性肺心病。本病在我国较为常见，患病年龄多在 40 岁以上，随着年龄增长，患病率增加，多在冬春寒冷季节发病。

（1）病因：以慢性阻塞性肺病中慢性支气管炎并发阻塞性肺气肿最为多见，占80%~90%；其次为胸廓运动障碍性疾病和肺血管疾病等。

（2）病理变化：肺心病时，肺内主要的病变是肺小动脉内膜和中膜纤维增生，肺泡毛细血管数量显著减少，存留的肺血管也因原有的肺气肿、炎症及纤维化等原因而发生管腔狭窄、闭锁；右心室肥厚，心腔扩张，心尖钝圆，心尖部主要由右心室构成，心脏重量增加。光镜下，可见代偿区心肌细胞肥大，核增大，染色深；缺氧区心肌纤维萎缩，肌浆溶解、横纹消失以及间质胶原增生等。

（3）临床病理联系：肺心病发展缓慢，其临床表现除原有的肺疾病症状和体征之外，逐渐出现右心衰竭的症状及体征，全身淤血、腹腔积液、下肢水肿、心悸及心率增快、呼吸困难和发绀等均属肺心病失代偿的表现。此外，肺心病时由于脑缺氧、呼吸性酸中毒常并发肺性脑病，患者出现头痛及精神症状，如烦躁、抽搐、嗜睡甚至昏迷等。

（4）结局及并发症：肺心病常反复急性发作，随着心、肺功能损害的加重而病情逐渐加重，多数预后不良，病死率为 10%~15%，但经积极治疗可以延长寿命，提高患者生活质量。常见并发症有肺性脑病、酸碱失衡及电解质紊乱、心律失常，偶可引起休克、消化道出血、DIC 等。

四、肺炎

肺炎（pneumonia）通常是指肺的急性渗出性炎症，为呼吸系统的常见病、多发病。肺炎可由不同的致病因子引起，根据病因可将肺炎分为感染性（如细菌性、病毒性、支原体性、真菌性、寄生虫性）肺炎、理化性（如放射性、吸入性和类脂性）肺炎以及变态反应性（如过敏性和风湿性）肺炎。由于致病因子和机体反应性不同，炎症发生的部位、累及范围和病变性质也往往不同。炎症发生于肺泡内者称肺泡性肺炎，累及肺间质者称间质性肺炎，累及一个或多个肺大叶者称大叶性肺炎，病变范围以肺小叶为单位者称小叶性肺炎，累及肺段者称节段性肺炎。按病变性质可分为浆液性、纤维素性、化脓性、出血性、干酪性及肉芽肿性肺炎等不同类型。在实际运用时，一般综合上述分类进行诊断。

呼吸系统疾病视频 1

呼吸系统疾病视频 2

（一）大叶性肺炎

大叶性肺炎（lobar pneumonia）是指主要由肺炎球菌（或称肺炎链球菌）引起的以肺泡内弥漫性纤维素渗出为主的炎症，病变起始于肺泡，并迅速扩展至肺段或整个肺大叶，多见于青壮年。临床表现为起病急、寒战、稽留型高热、胸痛、咳嗽、咳铁锈色痰、呼吸困难及发绀，并有肺实变体征及白细胞增高等；经过 5~10d，体温下降，症状消退。

1. 病因及发病机制

多种细菌可引起大叶性肺炎，但 90% 以上是由肺炎球菌或称肺炎链球菌引起的，其中 1、2、3 和 7 型多见，但以 3 型毒力最强。此外，肺炎杆菌、金黄色葡萄球菌、流感嗜血杆菌、溶血性链球菌也可引起，但均少见。肺炎链球菌存在于正常人鼻咽部，带菌的正常人常是本病的传播源。当受寒、醉酒、疲劳和麻醉时，呼吸道的防御功能减弱，机体抵抗力降低，易致细菌侵入肺泡而发病。进入肺泡内的病原菌迅速生长繁殖并引发肺组织的变态反应，导致肺泡间隔毛细血管扩张、通透性升高，浆液和纤维蛋白原大量渗出，并与细菌共同通过肺泡间孔（Cohn孔）或呼吸性细支气管向邻近肺组织蔓延，波及部分或整个肺大叶，而肺大叶之间的蔓延则是经肺叶支气管播散所致。

2. 病理变化及临床病理联系

大叶性肺炎的主要病理变化为肺泡腔内的纤维素性炎，常发生于单侧肺，多见于左肺或右肺下叶，也可同时或先后发生于两个或多个肺叶。典型的自然发展过程大致可分为四期。

（1）充血水肿期：发病的第1~2天，病变肺叶肿胀，暗红色。镜下见肺泡间隔内毛细血管弥漫性扩张充血，肺泡腔内有大量的浆液性渗出液，其内混有少量的红细胞、中性粒细胞和巨噬细胞（彩图10-5）。渗出液中常可检出肺炎链球菌。此期患者因毒血症而寒战、高热及外周血白细胞计数升高等。胸片X线检查显示片状分布的模糊阴影。

（2）红色肝样变期：一般于发病后的第3~4天，肿大的肺叶充血呈暗红色，质地变实，切面灰红，似肝脏外观，故称红色肝样变期。镜下见肺泡间隔内毛细血管仍处于扩张充血状态，而肺泡腔内则充满纤维素及大量红细胞，其间夹杂少量中性粒细胞和巨噬细胞。其中纤维素连接成网并穿过肺泡间孔与相邻肺泡内的纤维素网相连（彩图10-6）。此期渗出物中仍能检测出较多的肺炎链球菌。X线检查可见大片致密阴影，若病变范围较广，患者动脉血中氧分压因肺泡换气和肺通气功能障碍而降低，可出现紫绀等缺氧症状。肺泡腔内的红细胞被巨噬细胞吞噬、崩解后，形成的含铁血黄素随痰液咳出，致使痰液呈铁锈色。病变波及胸膜时，则引起纤维素性胸膜炎，发生胸痛，并可随呼吸和咳嗽而加重。

（3）灰色肝样变期：发病后的第5~6天，病变肺叶仍肿大，但充血消退，由红色逐渐转变为灰白色，质实如肝，故称灰色肝样变期。镜下见肺泡腔内渗出的纤维素增多，相邻肺泡纤维素丝经肺泡间孔互相连接的现象更为多见（彩图10-7）。纤维素网中有大量中性粒细胞，因肺泡壁毛细血管受压迫，肺泡腔内几乎很少见到红细胞。此期肺泡仍不能充气，但病变肺组织因肺泡间隔毛细血管受压，血流量显著减少，静脉血氧含量不足反而减轻，使缺氧状况得以改善。患者咳出的铁锈色痰逐渐转为黏液脓痰。渗出物中的致病菌除被中性粒细胞吞噬杀灭外，此时机体的特异性抗体已形成，故不易检出细菌。

（4）溶解消散期：发病后1周左右进入该期。此时机体的防御功能显著增强，病菌被消灭殆尽。肺泡腔内中性粒细胞变性坏死，并释放出大量蛋白水解酶，它将渗出物中的纤维素溶解，由淋巴管吸收或经气道咳出。肺内实变病灶消失，病变肺组织质地较软。肺内炎症病灶完全溶解消散后，肺组织结构和功能恢复正常，胸膜渗出物亦被吸收或机化。患者体温下降，临床症状和体征逐渐减轻、消失，胸部X线检查结果恢复正常。此期历时1~3周。

大叶性肺炎的上述病理变化是一个连续的过程，彼此之间无绝对的界限，同一病变肺叶的不同部位亦可呈现不同阶段的病变。现今常在疾病的早期即开始对患者使用抗生素类药物，干预了疾病的自然过程，故已很少见到典型的四期病变过程，临床症状也不典型，病变范围往往比较局限，表现为节段性肺炎，病程也明显缩短。

3. 结局及并发症

绝大多数病例经及时治疗可以痊愈，如延误诊断或治疗不及时，则可导致中毒性休克、肺脓肿及脓胸、败血症或脓毒败血症和肺肉质变等并发症。

（二）小叶性肺炎

小叶性肺炎（lobular pneumonia）是以细支气管为中心、以肺小叶为单位的急性化脓性炎，故又称**支气管肺炎**（bronchopneumonia）。此病多见于小儿、老人以及体弱多病或久病卧床者，冬春寒冷季节发病率增高。临床上有发热、咳嗽、咳痰等症状，听诊肺部可闻及散在的湿性啰音。

1. 病因及发病机制

小叶性肺炎大多由细菌引起，凡能引起支气管炎的细菌几乎均可导致小叶性肺炎，常见的致病菌为葡萄球菌、肺炎球菌、嗜血流感杆菌、肺炎克雷伯菌、链球菌、铜绿假单胞菌及大肠埃希菌等。小叶性肺炎多见于混合菌感染，其发病常与那些致病力较弱的菌群有关。病原菌绝大多数经气道侵入肺组织，偶尔也可在败血症时经血道引起肺炎。由于这些细菌多系正常人上呼吸道的常驻寄生菌，故支气管肺炎的发生常有种种诱因。凡能引起上呼吸道黏液分泌增多、机体抵抗力特别是呼吸道生理性防御功能降低的情况，均可作为诱因诱发此病。

2. 病理变化

小叶性肺炎的病变特征是在肺组织内散在一些以细支气管为中心的化脓性炎症病灶。肉眼观：两肺表面和切面上散在分布着灰黄色实变病灶，尤以下叶和背侧多见；严重者，病灶互相融合甚或累及全叶，形成融合性支气管肺炎；一般不累及胸膜。光镜下，病变的细支气管黏膜充血、水肿，纤毛柱状上皮变性、坏死、脱落，管腔内充满脓性渗出物；其周围的肺泡腔内出现较多中性粒细胞，并形成脓性渗出物；病灶周围肺组织充血，可有浆液渗出（彩图 10-8）。病灶间未累及的肺组织可伴有不同程度的代偿性肺气肿和肺不张，部分肺组织结构可保持正常。

3. 临床病理联系

临床上较早就可出现发热、咳嗽和咳黏液脓性痰；因病灶一般较小且散在分布，故除融合性支气管肺炎外，肺实变的体征一般不明显；由于病变区细支气管和肺泡内含有渗出物，听诊可闻及湿性啰音；X 线胸透检查可见散在小灶状致密阴影。

4. 结局及并发症

由于抗生素的广泛应用，本病经及时治疗，多数病灶可吸收、消散而痊愈，但幼儿、老人，特别是营养不良、麻疹、百日咳及其他疾病并发小叶性肺炎者，预后较差，常易发生心功能不全、呼吸功能不全、呼吸衰竭、肺脓肿及脓胸、支气管扩张症等并发症。

（三）间质性肺炎

间质性肺炎是发生于肺间质的炎症，主要由病毒或支原体引起，包括病毒性肺炎和支原体性肺炎。

1. 病毒性肺炎（viral pneumonia）

常由上呼吸道病毒感染向下蔓延所致，引起该类肺炎常见的病毒有流感病毒，其次为呼吸道合胞病毒、腺病毒、副流感病毒、麻疹病毒、单纯疱疹病毒及巨细胞病毒等。除流感病毒、副流感病毒外，其余病毒所致肺炎多见于儿童。此类肺炎发病可由一种病毒感染，也可由多种病毒混合感染或继发于细菌感染。临床症状差别较大，除有发热和全身中毒症状外，还表现为频繁咳嗽、气急和发绀等。

2. 支原体肺炎（mycoplasmal pneumonia）

支原体肺炎是由肺炎支原体引起的一种**间质性肺炎（interstitial pneumonia）**。寄生于人体的支原体有数十种，但仅有肺炎支原体对人体致病。儿童和青少年发病率较高，秋冬季发病较多，主要经飞沫传播，常为散发性，偶尔流行。患者起病较急，多有发热、头痛、咽喉痛及顽固而剧烈的咳嗽、气促和胸痛，咳痰常不显著，听诊常闻及干、湿性啰音，胸部 X 线检查结果显示节段性纹理增强及网状或斑片状阴影。白细胞计数轻度升高，淋巴细胞和单核细胞增多。本病临床不易与病毒性肺炎鉴别，但可由患者痰液、鼻分泌物及咽拭培养出肺炎支原体而诊断。大多数支原体肺炎预后良好，死亡率为 0.1%~1%。

五、结核病

（一）概述

结核病（tuberculosis）是由结核杆菌引起的一种慢性感染性肉芽肿性炎，以肺结核最常见，但可见于全身各器官。典型病变为结核结节形成伴有不同程度干酪样坏死，临床上常表现有低热、盗汗、食欲不振、消瘦和红细胞沉降率加快等结核中毒症状。

1. 病因和发病机制

结核病的病原菌是结核杆菌，人型结核杆菌感染的发病率最高，牛型次之。结核病主要经呼吸道传染，也可经消化道传染，极少数经皮肤伤口传染。结核杆菌既不产生内、外毒素，也无侵袭性酶类，其致病性主要是由菌体和细胞壁内某些成分所决定。

结核病的免疫反应和变态反应常同时发生或相伴出现，免疫反应的出现提示机体已获得免疫力，对病原菌有杀伤作用，然而变态反应除包含免疫力外，常同时伴随干酪样坏死，引起组织结构的破坏。已致敏的个体动员机体防御反应较未致敏的个体快，但组织坏死也更明显。因此机体对结核杆菌感染所呈现的病理变化取决于不同的反应，如以免疫反应为主，则病灶局限，结核杆菌被杀灭；如以变态反应为主时，则呈现急性渗出性炎和干酪样坏死（表 10-1）。

表 10-1　结核病基本病变与机体的免疫状态

病　变	免疫力	机体状态变态反应	结核杆菌菌量	毒　力	病 理 特 征
渗出为主	低	较强	多	强	浆液性或浆液纤维素性炎
增生为主	较强	较弱	少	较弱	结核结节
坏死为主	低	强	多	强	干酪样坏死

2. 基本病理变化

结核杆菌在机体内引起的病变虽然有一般炎症的变质、渗出和增生 3 种基本变化，但亦有其特殊性，由于机体的反应性和入侵细菌的量及毒力不同，可形成不同类型的病变。

（1）以渗出为主的病变：出现于结核性炎症的早期或机体抵抗力低下、菌量多、毒力强或变态反应较强时，主要表现为浆液性或浆液纤维素性炎。此型变化好发于肺、浆膜、滑膜和脑膜等处，渗出物可完全吸收不留痕迹，或转变为以增生或变质为主的病变。

（2）以增生为主的病变：当细菌量少、毒力较低或人体免疫反应较强时，则发生以增生为主的病变，形成具有诊断价值的结核结节。结核结节是在细胞免疫的基础上形成的，是由类上皮细胞、朗格汉斯巨细胞以及外周局部集聚的淋巴细胞和少量反应性增生的成纤维细胞构成的特异性肉芽肿，典型的结核结节中央常有干酪样坏死。吞噬有结核杆菌的巨噬细胞体积增大逐渐转变为类上皮细胞，多个类上皮细胞互相融合成朗格汉斯巨细胞，为一种多核巨细胞，核的数目由十几个到几十个不等，核排列在胞质周围，呈花环状、马蹄形或密集在胞体一端。

（3）以变质为主的病变：在结核杆菌数量多、毒力强和机体抵抗力低或变态反应强烈时，上述以渗出为主或以增生为主的病变均可继发干酪样坏死。坏死灶由于含脂质较多而呈淡黄色，均匀细腻，质地较实，状似奶酪或豆腐渣，故称干酪样坏死，光镜下为红染无结构的颗粒状物。干酪样坏死物中大都含有一定量的结核杆菌，在某种情况下，可发生液化，致使病菌大量繁殖，成为结核病恶化进展的原因。干酪样坏死与结核结节都是结核病的特征性病变，对本病的诊断有一定的意义。渗出、变质和增生3种变化往往同时存在而以某一种改变为主，它们可以互相转化。

（二）发展和结局

结核病的发展和结局取决于机体抵抗力和结核杆菌致病力之间的矛盾关系，在机体抵抗力增强时，结核杆菌被抑制、杀灭，病变转向愈合，渗出性病变可以被吸收、消散，增生性改变和小的干酪样坏死灶可逐渐纤维化、纤维包裹及钙化；反之，则转向恶化，表现为浸润进展和溶解播散。

结核杆菌的感染途径主要是呼吸道，因此结核病中最常见的是肺结核病。根据初次感染和再次感染结核菌时机体反应性的不同，其导致肺部病变发生、发展的特点不同，可将肺结核病分为原发性肺结核病和继发性肺结核病两大类。

1. 原发性肺结核病

原发性肺结核病是第一次感染结核杆菌所引起的肺结核病，多发生于儿童，又称儿童型肺结核病，但也偶见于未感染过结核杆菌的青少年或成人。免疫功能严重受抑制的成年人，由于丧失对结核杆菌的免疫力，可多次发生原发性肺结核病。

（1）病变特点：原发性肺结核病的病理特征是原发综合征。结核杆菌被吸入肺泡后，最先引起的病变称为原发病灶。原发病灶以右肺多见，通常只有1个，常位于通气较好的上叶下部或下叶上部近胸膜处，绝大多数病例病灶中央有干酪样坏死。因初次感染结核菌，机体缺乏特殊免疫力，原发病灶的结核杆菌游离或被巨噬细胞吞噬，很快侵入淋巴管，循淋巴液引流到局部肺门淋巴结，引起相应结核性淋巴管炎和淋巴结炎，表现为淋巴结肿大和干酪样坏死。原发性肺结核患者肺部原发病灶、淋巴管炎和肺门淋巴结炎的统称为原发复合征，又称贡氏复合征（Ghon complex），X线检查等呈哑铃状阴影，临床上症状和体征多不明显。

（2）结局：①愈合。原发复合征形成后，虽然在最初几周内有细菌通过血道或淋巴道播散到全身其他器官，但随着细胞免疫的建立，约95%的患者不再发展，小的病灶可吸收、纤维化、纤维包裹和钙化。②播散。少数营养不良或同时患有其他传染病的患儿，肺内原发灶及肺门淋巴结病变继续扩大，并通过支气管、淋巴管和血道播散。

2. 继发性肺结核病

继发性肺结核病是再次感染结核杆菌所引起的肺结核病，多见于成人，又称成人型肺结核病。结核杆菌来源：①外源性再感染。结核菌由外界再次侵入机体。②内源性再感染。细菌由原发性肺结核病血源播散而致。与原发性肺结核病相比，继发性肺结核病有以下不同特点：病变多始发于肺尖部。由于超敏反应，病变发生迅速而且剧烈，易发生干酪样坏死；同时由于免疫反应较强，在坏死灶周围每每有以增生为主的病变，形成结核结节，免疫反应使病变局限化。病程较长，病情复杂，临床类型多样。

继发性肺结核病常见以下几种：

（1）局灶型肺结核，是继发性肺结核病的最早期病变，属非活动性肺结核病。病变多以增生为主，中央为干酪样坏死，周围有纤维组织包裹。临床上患者常无明显自觉症状，多在体检时发现。如患者免疫力较强，病灶常发生纤维化、钙化而痊愈；如免疫力降低，可发展为浸润型肺结核。

（2）浸润型肺结核，是临床上最常见的活动性肺结核病，多由局灶型肺结核发展而来。病变常位于肺尖部或锁骨下肺组织，故又称锁骨下浸润。病变以渗出为主，中央有干酪样坏死，病灶周围有病灶周围炎。患者常有低热、疲乏、盗汗、咳嗽和咯血等症状，痰中可检出病菌。

（3）慢性纤维空洞型肺结核，为继发性肺结核的最晚期表现，该型病变有以下特点：肺内有一个或多个厚壁空洞。同侧或对侧肺组织，特别是肺下叶，可见由支气管播散引起的很多新旧不一、大小不等、病变类型不同的病灶，越往下越新鲜。后期肺组织严重破坏、广泛纤维化，胸膜增厚并与胸壁粘连，演变为硬化型肺结核。病变空洞与支气管相通，成为结核病的传染源，故此型又有开放性肺结核之称。体积较大的空洞，内壁坏死组织脱落，肉芽组织逐渐变成纤维瘢痕组织，由支气管上皮覆盖，空洞仍存在，但已无菌，称开放性愈合（彩图10-9）。

（4）干酪样肺炎，可由浸润型肺结核恶化进展而来，也可由急、慢性空洞内的细菌经支气管播散所致。光镜下，见肺泡腔内有大量浆液纤维素性渗出物，内含巨噬细胞等炎细胞，且见广泛的干酪样坏死。根据病灶范围大小的不同，可将其分为小叶性和大叶性干酪样肺炎。临床上起病急剧，病情危重，中毒症状明显，病死率高，故有"百日痨"或"奔马痨"之称。

（5）结核球，又称结核瘤，是有纤维包裹的、孤立的、境界分明的球型干酪样坏死灶。多为单个，常位于肺上叶（彩图10-10）。结核球可来自：浸润型肺结核的干酪样坏死灶纤维包裹；结核空洞引流支气管阻塞，空洞由干酪样坏死物填充；多个干酪样坏死病灶融合并纤维包裹。结核球为相对静止的病变，临床多无症状，但由于其纤维包膜的存在，抗结核药不易发挥作用，有恶化进展的可能。X线等上有时需与肺癌鉴别，因此临床上多采取手术切除。

（6）结核性胸膜炎：原发性、继发性肺结核病的各个时期，只要累及胸膜均可发生结核性胸膜炎。结核性胸膜炎根据病变性质可分干性和湿性两种，以湿性结核性胸膜炎为常见。

六、肺癌

肺癌（carcinoma of lung）是常见的恶性肿瘤之一。近几十年来，世界许多国家和地区原发性肺癌的发病率和死亡率呈上升趋势，尤以人口密度较高的工业发达国家更为突出。据世界卫生组织统计，在发达国家 16 种常见肿瘤中，肺癌居首位。我国肺癌发病率和死亡率近年也有明显上升趋势，据不完全统计，肺癌在我国多数大城市的发病率居所有恶性肿瘤的第一或第二位；患病年龄在 40 岁以上，高峰发病年龄为 40~70 岁，男女发病之比为 2∶1，近年来女性吸烟者增多，其肺癌发病率比例也相应提高。

肺癌的病因复杂，大量研究证明，吸烟，尤其是通常吸用的卷烟是肺癌发生的重要危险因素，据统计，每日吸 40 支卷烟者的肺癌发病率为不吸烟者的至少 20 倍。工业及生活用能源（煤、汽油、柴油等）燃烧后的废气或烟尘、行驶机动车的排气、放射性元素以及砷、镍等均可造成空气污染，工业化城市中肺癌发病率与空气中苯并芘的浓度呈正相关。另外，长期从事某些职业如采矿（如铀矿、锡矿、萤石矿等）、冶炼（镍业等）、石棉、接触砷粉及放射线的人员，在工作中长期接触化学致癌物质和放射性物质的人，其肺癌的发生率增高。肺癌发生是否与遗传因素有关，尚无定论，但各种致癌因素引起细胞的基因变化进而导致癌变确是事实。目前已知，在肺癌患者中发现 10~20 种癌基因的突变或肿瘤抑制基因的失活。

此外，EB 病毒、人乳头状病毒（HPV）与肺癌发生的关系也日益受到重视。

（一）肺癌的类型

肺癌的形态多种多样，根据其部位和形态不同，可将其分为中央型、周围型和弥漫型 3 种主要类型。

1. 中央型（肺门型）

此型是从主支气管壁或叶支气管壁发生的肺癌，最为常见，占肺癌的 60%~70%。癌位于肺门部，进一步发展时，癌沿支气管纵深方向浸润扩展，除浸润管壁外，还累及周围组织，并经淋巴管蔓延至支气管淋巴结，在肺门部融合成环绕癌变支气管的巨大癌块，形状不规则或呈分叶状，与肺组织的界线不清（彩图 10-11）。

2. 周围型

此型常是在靠近胸膜的肺周边部形成孤立的癌结节，多起源于肺段以下的末梢支气管或肺泡。肿瘤形态多为结节型或巨块型，直径为 2~8cm。本型发生肺门淋巴结转移常较中央型晚，但可侵犯胸膜，其发生率仅次于中央型。

3. 弥漫型

此型少见。肿瘤呈多数播散性的粟粒大小的结节，弥漫侵犯部分肺大叶或全肺叶，似肺炎或播散性肺结核。

另根据 1999 年世界卫生组织对肺癌的分类，还可将其分为鳞状细胞癌、小细胞癌、腺癌、大细胞癌、腺鳞癌、多形性肉瘤样癌 6 种基本类型。其中最常见的是鳞状细胞癌。

（二）肺癌的扩散途径

1. 直接蔓延

中央型肺癌常直接侵及纵隔、心包及周围血管，或沿支气管向同侧甚至对侧肺组织蔓延。周围型肺癌可直接侵犯胸膜，在胸壁生长。

2. 转移

肺癌早期即可发生广泛的淋巴管和（或）血道转移。沿淋巴转移时首先转移至肺门淋巴结，再扩散至纵隔、锁骨上、腋窝和颈部淋巴结。患者患周围型肺癌时，癌细胞可到达胸膜下淋巴丛，在胸膜下形成实体性癌条索并引起胸膜腔的血性渗出液（癌性胸膜炎）。血道转移常见于肝、脑、肾上腺、骨及肾等处。

肺癌早期因症状不明显易被忽视，患者可有咳嗽、咳痰带血及胸痛等症状，其中咯血是最易引起注意的症状：癌肿块压迫或阻塞支气管可引起远端肺组织萎陷或化脓性炎、脓肿形成（阻塞性肺脓肿）；癌组织侵及胸膜可引起癌性胸膜炎、积液；侵犯纵隔，压迫上腔静脉，可引起面颈部水肿及颈、胸部静脉曲张（上腔静脉综合征）；肺尖部肺癌易侵犯交感神经引起病侧眼睑下垂、瞳孔缩小和胸壁皮肤无汗等交感神经麻痹综合征；如食管受侵犯，可引起气管 - 食管瘘。

肺癌的预后较差，因此早期诊断非常重要，临床常采用 X 线、痰涂片细胞学和纤维支气管镜活检、组织病理学检查，以期能做出早期诊断。

七、呼吸衰竭

呼吸衰竭（respiratory failure）是由于外呼吸功能严重障碍，导致肺吸入氧气和（或）排出二氧化碳功能不足，出现动脉血氧分压（PaO_2）低于参考范围，伴有或不伴有二氧化碳分压（$PaCO_2$）升高的病理过程，一般以 PaO_2 低于 8kPa、$PaCO_2$ 高于 6.67kPa 作为判断呼吸衰竭的标准。

PaO_2 降低是呼吸衰竭的必备指征，根据 $PaCO_2$ 是否升高，将呼吸衰竭分为缺氧血症型（Ⅰ型）和高碳酸中毒型（Ⅱ型）；依主要发病机制，可将其分为通气性和换气性呼吸衰竭；按照原发病变部位，可将其分为中枢性和外周性呼吸衰竭。

（一）呼吸衰竭的原因和发病机制

外呼吸包括肺通气和肺换气两个基本过程，前者是通过呼吸运动使肺泡与外界气体交换的过程，后者是肺泡气与血液间的气体交换过程。呼吸衰竭是由肺通气功能障碍和（或）肺换气功能障碍所致，肺换气功能障碍又包括弥散障碍、肺泡通气 - 血流比例失调及解剖分流增加。在呼吸衰竭的发病机制中，单纯的通气不足、弥散障碍或肺泡通气 - 血流比例失调的情况较少，往往是几个因素同时存在或相继发生作用。例如慢性阻塞性肺疾病时，由于细支气管管壁充血、水肿及纤维性增厚，管腔可狭窄而发生阻塞性通气障碍；同时，肺内继发炎症及肺泡融合又可使肺泡膜增厚、弥散面积减少，引起换气障碍；还可因支气管阻塞致小叶性肺不张，使该部分肺泡通气减少或消失，造成肺泡通气 - 血流比例失调等。因此，对各种疾病导致的呼吸衰竭机制必须加以具体分析。

（二）呼吸衰竭时机体的主要功能代谢变化

呼吸衰竭时发生的缺氧血症和高碳酸中毒可引起机体各系统代谢和功能的改变。首先是引起一系列代偿适应性反应，以改善组织的供氧，调节酸碱平衡，改变组织器官的功能、代谢以适应新的内环境。呼吸衰竭严重时，如机体代偿不全，则可出现严重的代谢功能紊乱。

1. 酸碱平衡及电解质紊乱

外呼吸功能障碍可引起呼吸性酸中毒、代谢性酸中毒、呼吸性碱中毒，也可并发代谢性碱中毒，常见的多为混合性酸碱平衡紊乱。

（1）呼吸性酸中毒：Ⅱ型呼吸衰竭时，肺泡通气不足，二氧化碳排出受阻而潴留，可引起呼吸性酸中毒，此时血液电解质发生变化可导致高血钾症和低氯血症。

（2）代谢性酸中毒或呼吸性酸中毒合并代谢性酸中毒：由于严重缺氧使无氧酵解加强，乳酸等酸性产物增多，可引起代谢性酸中毒或呼吸性酸中毒并发代谢性酸中毒。另外，呼吸衰竭时可能出现肾功能不全，肾小管排酸保碱功能降低，亦可导致代谢性酸中毒。

（3）呼吸性碱中毒：Ⅰ型呼吸衰竭的患者常因缺氧引起肺过度通气，血中 $PaCO_2$ 明显降低，可发生呼吸性碱中毒，此时，血 K^+ 浓度可降低，血 Cl^- 浓度则可升高。此外，有些患者还可并发代谢性碱中毒，如使用人工呼吸机频率过快，排出大量 CO_2，而原来代偿增加的 HCO^- 又不能迅速排出，可导致 HCO^- 增高和碱中毒；治疗用排钾利尿药和肾上腺皮质激素等也可导致低钾血症性碱中毒；过量使用 $NaHCO_3$ 纠正酸中毒也可引起代谢性碱中毒。

2. 呼吸系统变化

外呼吸功能障碍导致的缺氧血症和高碳酸中毒必然影响呼吸功能。$PaCO_2$ 降低可刺激颈动脉体和主动脉体化学感受器，$PaCO_2$ 升高则主要作用于中枢化学感受器，二者可反射性地或直接使呼吸中枢兴奋，引起呼吸加深、加快，以增加肺泡通气量。但是，当 PaO_2 低于 4kPa 时，缺氧对中枢的抑制作用将大于反射性的兴奋作用而使呼吸抑制；当 $PaCO_2$ 高于 10.7kPa 时，反而抑制呼吸中枢，形成中枢 CO_2 麻醉。此时，呼吸运动主要靠动脉血缺氧分压对血管化学感受器的刺激维持。在这种情况下，氧疗只能吸入 30% 的氧，以免缺氧完全纠正后反而抑制呼吸，使高碳酸中毒加重，病情更恶化。中枢性呼吸衰竭或严重缺氧时，呼吸中枢兴奋性降低则见呼吸浅而慢，可出现潮式呼吸、间歇呼吸、抽泣样呼吸或叹气样呼吸等呼吸节律紊乱，甚至呼吸停止。

3. 循环系统变化

（1）代偿性心率加快、心收缩力增强：一定程度的 PaO_2 降低和 $PaCO_2$ 升高，可兴奋心血管运动中枢，使心率加快、心收缩力增强、呼吸运动增强、静脉回流增加，导致心输出量增加。脑血管与冠状血管因呼吸衰竭时局部代谢产物（如腺苷等）的直接扩血管作用，并不发生收缩反而扩张，从而导致血流分布的改变，这有利于保证心、脑的血液供应，但是，严重缺氧和二氧化碳潴留可直接抑制心血管运动中枢，直接抑制心脏活动和扩张血管，导致血压下降、心收缩力减弱、心律失常，甚至心脏骤停等严重后果。

（2）慢性右心衰竭：呼吸衰竭可累及心脏，主要引起右心肥大与衰竭，即肺源性心脏病。其主要原因是多种因素造成的肺动脉高压；加之呼吸困难时用力呼气使胸内压异常升高，心脏受压，影响心脏的舒张功能；用力吸气则胸内压异常降低，即心脏外面的负压增大，可增加右心收缩的负荷，促使右心衰竭。另外，缺氧、二氧化碳潴留、酸中毒和电解质紊乱均可损害心肌，促使右心衰竭的发生。

呼吸衰竭可否累及左心尚有争论，目前倾向于可累及左心。因为肺源性心脏病患者心功能失代偿时有半数肺动脉楔压增高，显示有左心功能不全；急性呼吸窘迫综合征的死亡病例中有半数发生左心衰竭。

4. 中枢神经系统变化

中枢神经系统对缺氧最为敏感。早期，当 PaO_2 降至 8kPa 时，可出现智力和视力轻度减退。在 PaO_2 迅速降至 5.33~6.67kPa 以下时，则出现欣快感、烦躁，逐渐发展为定向与记忆障碍、精神错乱、嗜睡，甚至昏迷等一系列神经精神症状；PaO_2 低于 2.67kPa 时，几分钟就可造成神经元的不可逆损害。二氧化碳潴留使 $PaCO_2$ 超过 10.7kPa 则可引起头痛、头晕、烦躁不安、言语不清、扑翼样震颤、精神错乱、嗜睡、昏迷、抽搐、呼吸抑制等二氧化碳麻醉症状。由呼吸衰竭引起的以中枢神经系统功能障碍为主要表现的综合征称为肺性脑病。

5. 肾功能变化

此时肾脏结构往往无明显变化，故常为功能性肾衰竭，可出现少尿、氮质血症和代谢性酸中毒等变化。肾衰竭的基本发病机制在于缺氧与高碳酸中毒反射性引起肾血管收缩，从而使肾血流量严重减少。

6. 胃肠变化

严重缺氧可使胃壁血管收缩，降低胃黏膜的屏障作用，二氧化碳潴留可增强胃壁细胞碳酸酐酶活性，使胃酸分泌增多，故呼吸衰竭时可出现胃肠黏膜糜烂、坏死、出血与溃疡形成等病变。

学习小结

1. 呼吸系统结构

（1）从解剖学角度看，呼吸系统主要包括鼻、咽、喉、气管、主支气管和肺等器官，而肺由主支气管在肺内的各级分支以及终末的肺泡组成。从功能学角度看，以鼻、咽、喉、气管和各级支气管为通道进行通气，最终在肺内肺泡完成气体交换。而在组织学层面，呼吸系统多器官结构具有共性特点，应关注各个呼吸器官个性化、与众不同的组织学结构特点。

（2）气管管壁由内向外依次分为黏膜、黏膜下层和外膜三层。其中黏膜由上皮和固有层组成。上皮为假复层纤毛柱状上皮，由纤毛细胞、杯状细胞、刷细胞、基细胞和小颗粒细胞组成。其中纤毛细胞最为关键，尤其细胞游离面有密集的纤毛，纤毛向咽部快速摆动，将黏液及其黏附的尘埃、细菌等推向咽部，经咳嗽反射咳出。固有层结缔组织中有较多弹性纤维，也常见淋巴组织与多种免疫细胞，其主要执行免疫功能。黏膜下层为疏松结缔组织，与固有层和外膜无明显界限。内有较多混合性腺。外膜主要含 16~20 个 "C" 形透明软骨环结构。

（3）肺表面被覆浆膜，其内肺组织分实质和间质两部分。以肺实质结构为重点，即肺内支气管的各级分支及其终末的大量肺泡，形成支气管树结构。临床上相关肺实质疾病，如哮喘、肺炎、肺癌等，多可站在支气管树角度去理解把握疾病的组织学特点。肺实质又分为导气部和呼吸部，其中导气部结构变化规律为"三少一多"，即杯状细胞、腺体和软骨片逐渐减少或消失，而环行平滑肌逐渐增多。而呼吸部的关键在于理解气－血屏障结构对呼吸功能的重要意义，此外应掌握构成肺泡的两类上皮细胞的特点：Ⅰ型肺泡细胞，细胞扁平，除含核部略厚外，其余部分菲薄，其覆盖了肺泡约95%的表面积，是进行气体交换的主要部位；Ⅱ型肺泡细胞呈立方形或圆形，散在分布于Ⅰ型肺泡细胞之间，覆盖肺泡约5%的表面积，Ⅱ型肺泡细胞具有分泌功能，主要分泌表面活性物质，有降低肺泡表面张力、稳定肺泡大小的重要作用。

2. 呼吸系统功能

（1）肺通气：肺通气的动力主要包括：呼吸运动是原动力，肺内压与大气压的压力差是直接动力，胸内压是间接动力；肺泡表面活性物质具有降低肺泡表面张力的作用，其生理意义包括维持肺泡容积的相对稳定，防止体液在肺泡积聚，降低吸气阻力；肺泡通气量的概念，从气体交换的效果看，适当深而慢的呼吸，肺泡通气量较大，有利于气体交换。

（2）气体交换和运输：呼吸气体扩散的方向只取决于各气体本身的分压差，肺换气与组织换气的过程，氧和二氧化碳在血液中的运输形式。

（3）呼吸运动的调节：肺扩张反射可加强吸气和呼气的交替，使呼吸频率增加。当切断迷走神经后，吸气延长、加深，呼吸变慢；血液中缺氧以及二氧化碳和氢离子浓度的增高对呼吸的调节作用。

3. 病理学小结

结合临床呼吸内科常见三大疾病哮喘、慢性阻塞性肺病以及肺癌，针对肺实质结构展开学习，也可结合特发性肺纤维化等疾病，深刻理解肺实质与肺间质的平衡及其相互关系。①慢性支气管炎：病因和发病机制、病理变化、临床病理联系、结局及并发症。②肺气肿：病因和发病机制、病理变化、临床病理联系、结局及并发症。③慢性肺源性心脏病：病因、病理变化、临床病理联系、结局及并发症。④肺炎：大叶性肺炎（病因及发病机制、病理变化及临床病理联系、结局及并发症），小叶性肺炎（病因及发病机制、病理变化及临床病理联系、结局及并发症），间质性肺炎（病毒性肺炎、支原体肺炎）。⑤结核病：病因和发病机制，基本病理变化（以渗出为主的病变、以增生为主的病变、以变质为主的病变），发展和结局。⑥肺癌：肺癌的类型（中央型、周围型、弥漫型），肺癌的扩散途径。⑦呼吸衰竭：呼吸衰竭的原因和发病机制，呼吸衰竭时机体主要的功能代谢变化。

复习思考题

（1）简述肺通气的动力与人工呼吸的联系。

（2）简述血液中缺氧以及二氧化碳和氢离子浓度增加调节呼吸的主要途径。

第十章 复习思考题答案　　第十章 单元测试题　　第十章 单元测试题答案

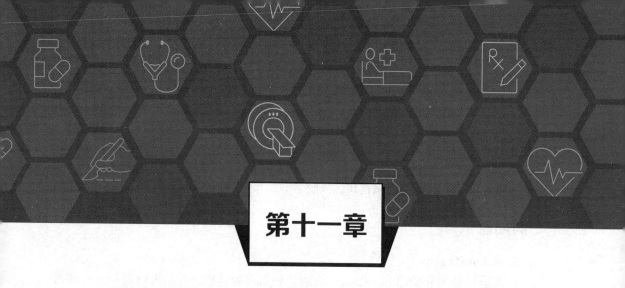

消化系统的结构、功能与疾病

学习目标

（1）阐述消化系统的组成。掌握消化管壁的一般结构。

（2）说明大唾液腺的位置和开口部位、肝的形态和功能、胰的形态和功能；辨别消化管各部位的特点。

（3）掌握：胃液、胰液和胆汁的性质、成分及作用。熟悉：消化道平滑肌生理特性；胃及小肠运动形式。了解：大肠内的消化过程。

（4）理解慢性萎缩性胃炎的病变特点、慢性消化性溃疡病的病变特征及合并症，理解病毒性肝炎和门脉性肝硬化的病理变化和临床病理联系。

（5）理解食管癌、胃癌、肝癌及大肠癌的类型及病理变化和临床病理联系；分析肝炎、肝硬化与肝癌之间的相互关系。

（6）了解慢性消化性溃疡病、病毒性肝炎的病因、发病机制。

第一节　消化系统的构成

消化系统包括消化道（alimentary canal）和消化腺（alimentary gland）两大部分（彩图 11-1）。消化道是指从口腔到肛门的管道，可分为口腔、咽、食管、胃、小肠（十二指肠、空肠和回肠）和大肠（盲肠、阑尾、结肠、直肠和肛管）。临床上通常把从口腔到十二指肠的消化道称为上消化道，空肠及其以下部分的消化道

第十一章　消化系统解剖结构 PPT

第十一章　消化系统组成 - 视频

称为下消化道。消化腺分为大消化腺和小消化腺两种。大消化腺位于消化管壁外，成为一个独立的器官，所分泌的消化液经导管流入消化管腔内，如大唾液腺、肝和胰等。小消化腺分布于消化管壁内，位于黏膜层或黏膜下层，如唇腺、舌腺、食管腺、胃腺和肠腺等。

消化系统的主要功能是消化食物，吸收营养，排出食物残渣。

一、消化管

1. 口腔（oral cavity）

口腔为消化管的起始部分，以上、下颌骨和肌肉为基础，外面覆以皮肤，内面衬以黏膜而构成。口腔前壁及侧壁为口唇和颊，下壁为口腔底，上壁以腭与鼻腔相隔。向前借口裂通体外，向后通咽腔。口腔内有**牙（teeth）**、**舌（tongue）**等重要器官，口腔周围有大唾液腺。牙是人体最坚硬的器官，有咀嚼食物和辅助发音等作用，嵌入上、下颌骨牙槽内，分别排列成上牙弓和下牙弓。人类先后有两组牙发生，第一组称为乳牙，从出生后6个月开始陆续长出，至3岁左右出齐，共20个；第二组称为恒牙，6岁左右时，乳牙开始脱落，长出恒牙，至14岁左右出齐，全部出齐共32个，上下颌各16个。舌是口腔中随意运动的器官，位于口腔底，以骨骼肌为基础，表面覆以黏膜而构成，具有搅拌食物、协助吞咽、感受味觉和辅助发音等功能。

2. 咽

参见呼吸系统。

3. 食管（esophagus）

食管是输送食物的管道，也是消化管中最狭窄的部分。上端于第6颈椎下缘平面与咽相续，下段于第11胸椎体水平与胃的贲门相连。全长约25cm，分颈部、胸部和腹部三部分。

4. 胃（stomach）

胃是消化管最膨大的部分，上连食管，下续十二指肠，胃的形状和大小随内容物多少而不同。胃有两口、两壁、两缘和四部。两口：入口为胃与食管相连处，称为贲门；出口为胃与十二指肠相连处，称为幽门。两壁：胃前壁朝向前上方，胃后壁朝向后下方。两缘：右上缘称胃小弯，左下缘称胃大弯。四部：胃近贲门的部分称为贲门部，自贲门向左上方膨出的部分，称胃底；胃的中间大部分，称为胃体；近于幽门的部分称为幽门部。胃具有储存食物、分泌胃液和初步消化食物的功能。

5. 小肠（small intestine）

小肠是消化管中最长而弯曲的一段，全长5~7m，是消化食物和吸收营养的主要部分。小肠分为**十二指肠（duodenum）**、**空肠（jejunum）**和**回肠（ileum）**三部分。十二指肠为小肠起始段，全长25~30cm，相当于十二个横指并列的距离。上端起于幽门，下端与空肠接续。空肠与回肠迂曲回旋，盘绕在腹腔的中、下部。空肠上端起于十二指肠，回肠下端与盲肠相连。空、回肠之间无明显界限。空肠约占空、回肠全长的近侧2/5，回肠约占空、回肠全长的远侧3/5。

6. 大肠（large intestine）

大肠长约1.5m，围绕在空、回肠的周围形成一个方框。依其位置和特点，分为**盲**

肠（caecum）、阑尾（vermiform appendix）、结肠（colon）、直肠（rectum）和肛管（anal canal）五部分。盲肠为大肠起始端，长 6~8cm，位于右髂窝内，上续升结肠，其下端为盲段，左侧与回肠末端相连接。阑尾形如蚯蚓，又称蚓突，长 6~8cm，上端连通盲肠的后内侧壁，下端游离。结肠为介于盲肠和直肠之间的部分，按其所在位置和形态，可分为升结肠、横结肠、降结肠和乙状结肠四部分。直肠长 15~20cm，位于骨盆腔内，上端接续乙状结肠，沿骶骨和尾骨的前面下行，穿过盆膈，下端连于肛管。肛管为大肠的末段，仅长 3~4cm，上端续于直肠，下端开口即为肛门。结肠和盲肠的三个特征性结构为结肠带、结肠袋和肠脂垂。大肠的主要功能为吸收水分、无机盐和维生素，将食物残渣形成粪便排出体外。

二、消化管的组织学结构

（一）消化管壁一般结构

消化管壁（除口腔与咽外）自内向外分为黏膜、黏膜下层、肌层与外膜四层（彩图 11-2）。

第十一章　消化系统组织结构 PPT

1. 黏膜层

（1）**上皮**：上皮的类型依部位而异。消化管的两端（口腔、咽、食管及肛门）为复层扁平上皮，以保护功能为主；余为单层柱状上皮，以消化和吸收功能为主。上皮与管壁内的腺体相连。

（2）**固有层（1amina propria）**：为疏松结缔组织，细胞成分较多，纤维较细密，有丰富的毛细血管和毛细淋巴管。胃肠固有层内富含腺体和淋巴组织。

（3）**黏膜肌层（muscularis mucosa）**：为薄层平滑肌，其收缩可促进固有层内的腺体分泌物排出和血液运行，有利于物质吸收和转运。

2. 黏膜下层（submucosa）

黏膜下层为疏松结缔组织，含有较大的血管与淋巴管。在食管及十二指肠的黏膜下层内分别有食管腺和十二指肠腺。黏膜下层中还有黏膜下神经丛，可调节黏膜肌的收缩和腺体分泌。在食管、胃和小肠等部位，黏膜与黏膜下层共同向管腔内突起，形成**皱襞（plica）**。

3. 肌层（muscularis）

除口腔、咽、食管上段与肛门处的肌层为骨骼肌外，其余大部分为平滑肌。肌层一般多分为内环行、外纵行两层，其间有肌间神经丛，可调节肌层的运动。

4. 外膜（adventitia）

可分为**纤维膜（fibrosa）**和**浆膜（serosa）**。由薄层结缔组织构成者，称为纤维膜，主要分布于咽、食管和直肠的外膜，与周围组织无明确界限。由薄层结缔组织与间皮共同构成者称为浆膜，主要见于胃、大部分小肠与大肠的外膜，其表面光滑，有效减小摩擦，有利于胃肠活动。

（二）食管

食管腔面形成纵行皱襞，食物通过时皱襞消失。

1. 黏膜

上皮为未角化的复层扁平上皮，其下端上皮结构与胃贲门部的单层柱状上皮骤然相接，是食管癌易发部位。固有层为细密结缔组织，其中在食管上端与下端固有层内可见少量黏液性腺。黏膜肌层由纵行平滑肌束与弹性纤维组成。

2. 黏膜下层

结缔组织中含较多黏液性的食管腺，其导管穿过黏膜开口于食管腔面。

3. 肌层和外膜

肌层由内环行与外纵行两层肌组织构成。其中上 1/3 段为骨骼肌，下 1/3 段为平滑肌，中 1/3 段则兼具两者。外膜为纤维膜。

（三）胃（彩图 11-3）

食物入胃后，与胃液混合为食糜。胃可贮存食物，初步消化蛋白质，吸收部分水、无机盐和醇类。

1. 黏膜

胃腔面可见许多纵行皱襞。黏膜表面有较多浅沟，将黏膜分成许多直径 2~6mm 的**胃小区**（ gastric area ）。黏膜表面还遍布约 350 万个不规则形的小孔，称**胃小凹**（ gastric pit ）。每个胃小凹底部与 3~5 条腺体通连。

1）上皮：为单层柱状上皮，主要由**表面黏液细胞**（ surface mucous cell ）组成。其细胞核呈椭圆形，多位于基部；顶部胞质充满黏原颗粒，在 HE 染色切片上着色浅淡以至透明；细胞间有紧密连接。此细胞分泌含高浓度碳酸氢根的不可溶性黏液，覆盖于上皮表面，对其有重要保护作用。表面黏液细胞不断脱落，由胃小凹底部的干细胞增殖补充，3~5d 更新一次。

2）固有层：内有紧密排列的大量管状腺，根据所在部位和结构的不同，分为胃底腺、贲门腺和幽门腺。腺体之间及胃小凹之间有少量结缔组织，其细胞成分中除成纤维细胞外，还有较多淋巴细胞及部分浆细胞、肥大细胞、嗜酸性粒细胞及平滑肌纤维。

（1）胃底腺（ fundic gland ）：分布于胃底和胃体部，约有 1500 万条，是胃黏膜中最重要的腺体，也是分泌胃液的主要腺体。该腺体多呈分支管状，由主细胞、壁细胞、颈黏液细胞、干细胞和内分泌细胞组成。

主细胞（ chief cell ）又称为胃酶细胞，其数量最多，多分布于腺的下半部。细胞呈柱状，细胞核圆形，位于基部；胞质基部呈强嗜碱性，顶部充满酶原颗粒。在普通固定染色的标本上，顶部的酶原颗粒多溶失，该部位呈色浅淡。此细胞具有典型蛋白质分泌细胞的结构特点，其分泌**胃蛋白酶原**（ pepsinogen ）。

壁细胞（ parietal cell ）又称为泌酸细胞，该细胞多分布于胃底腺的上半部。细胞体积较大，多呈圆锥形。细胞核圆而深染，居中，可见双核；胞质呈强嗜酸性，存在迂曲分支的**细胞内分泌小管**（ intracellular secretory canaliculus ），管壁和细胞顶面质膜相连，并都富含微绒毛结构。分泌小管周围有表面光滑的小管和小泡，称**微管泡系统**（ tubulovesicular system ），其膜结构与分泌小管相同。壁细胞能合成和分泌盐酸，为构成胃液的重要成分。人类壁细胞尚可分泌**内因子**（ intrinsic factor ），这种糖蛋白与食物中的维生素 B_{12} 结合成复合物，以便小肠吸收维生素 B_{12}，供红细胞生成所需。

颈黏液细胞（mucous neck cell）较少，多位于胃底腺颈部，常呈楔形夹在其他细胞之间。细胞核扁平，居细胞基底部，核上方有大量黏原颗粒，HE 染色浅淡，其分泌物为可溶性酸性黏液。

干细胞（stem cell）存在于从胃底腺颈部至胃小凹深部一带。细胞有自我复制能力，能分化为胃表面的上皮及胃腺各种细胞。

内分泌细胞可调节腺体的分泌。

（2）贲门腺（cardiac gland）：分布于近贲门处宽 1~3cm 的区域，为黏液性腺。

（3）幽门腺（pyloric gland）：分布于幽门部宽 4~5cm 的区域，此区胃小凹较深；幽门腺为分支较多而弯曲的管状黏液性腺，可有少量壁细胞和较多内分泌细胞。

上述三种腺体的分泌物混合，统称胃液。成人每日分泌量为 1.5~2.5L，pH 为 0.9~1.5，除含有盐酸、胃蛋白酶、内因子、黏蛋白外，还有大量水、NaCl、KCl 等电解质。

3）黏膜肌层：由内环行与外纵行两薄层平滑肌组成。

2. 黏膜下层

黏膜下层为疏松结缔组织，内含较大血管、淋巴管和神经，可见成群的脂肪细胞。

3. 肌层

肌层较厚，一般由内斜行、中环行和外纵行三层平滑肌构成。环行肌在贲门和幽门部增厚，分别形成贲门括约肌和幽门括约肌。

4. 外膜

外膜为浆膜。

（四）小肠

小肠是食物消化和吸收的主要部位，分为十二指肠、空肠和回肠。其腔面有典型环行皱襞结构，在十二指肠末段和空肠头段极发达，向下移行逐渐减少、变矮，至回肠中段以下基本消失。

1. 黏膜

小肠黏膜表面有许多细小的**肠绒毛**（intestinal villus），由上皮和固有层向肠腔突起而成，以十二指肠和空肠头段最发达。环行皱襞和肠绒毛使小肠内表面积扩大 20~30 倍。绒毛根部的上皮和下方固有层中的小肠腺上皮相连。**小肠腺**（small intestinal gland）呈单管状，直接开口于肠腔。

（1）上皮：为单层柱状上皮，由吸收细胞、杯状细胞和少量内分泌细胞组成；小肠腺除上述细胞外，还有潘氏细胞和少量未分化干细胞。

吸收细胞（absorptive cell）最多，细胞呈高柱状，细胞核椭圆形，多位于基底部。细胞游离面可见纹状缘，由密集而规则排列的微绒毛构成。每个吸收细胞游离面约有 2000~3000 根微绒毛，使细胞游离面表面积扩大约 30 倍。

杯状细胞（goblet cell）散在于吸收细胞间，分泌黏液，有润滑和保护肠黏膜作用。从十二指肠至回肠末端，杯状细胞逐渐增多。

潘氏细胞（Paneth cell）是小肠腺的特征性细胞，多成群位于腺体底部。细胞体积较大，多呈锥体形，顶部胞浆充满粗大的嗜酸性分泌颗粒，该细胞具有蛋白质分泌细胞的结构特点。潘氏细胞可分泌防御素、溶菌酶，对肠道病原微生物有杀灭作用。

（2）**固有层**：为细密的结缔组织,其中除有小肠腺外,还有丰富的淋巴细胞、浆细胞、巨噬细胞、嗜酸性粒细胞和肥大细胞。绒毛中轴的固有层结缔组织内,有1~2条纵行毛细淋巴管,称中央乳糜管。吸收细胞释出的乳糜微粒入中央乳糜管后输出。中央乳糜管周围有丰富的有孔毛细血管网,肠上皮吸收的氨基酸、单糖等水溶性物质主要由此入血转运全身。绒毛内还有少量平滑肌细胞,其收缩使绒毛变短,有利于淋巴和血液运行。固有层中除有上述与消化、吸收功能相关的结构外,尚有执行免疫功能的淋巴小结。其中在十二指肠和空肠多为孤立淋巴小结,移行至回肠（尤其下段）则聚集形成集合淋巴小结,甚至可穿过黏膜肌层抵达黏膜下层。

（3）**黏膜肌层**：由内环行和外纵行两薄层平滑肌组成。

2. 黏膜下层

有较多血管和淋巴管。十二指肠的黏膜下层内有大量十二指肠腺（duodenal gland）,为黏液性腺,其导管穿过黏膜肌层开口于小肠腺底部,分泌黏稠的碱性黏液,保护十二指肠免受胃酸侵蚀。

3. 肌层

由内环行和外纵行两层平滑肌组成。

4. 外膜

外膜除部分十二指肠后壁为纤维膜外,余均为浆膜（彩图11-4）。

（五）大肠

大肠分为盲肠、阑尾、结肠、直肠和肛管,主要功能是吸收水分和电解质,将食物残渣形成粪便。

1. 盲肠、结肠与直肠

这三部分大肠的组织学结构基本相同。

（1）**黏膜**：表面光滑,无肠绒毛;在结肠袋之间的横沟处有半月形皱襞,在直肠下段有三个横行皱襞（直肠横襞）。上皮为单层柱状上皮,由吸收细胞和杯状细胞组成。固有层内有稠密的大肠腺,呈单管状,含大量杯状细胞,分泌黏液、保护黏膜为其重要功能。同时可见孤立淋巴小结。黏膜肌层与小肠结构相同。

（2）**黏膜下层**：为疏松结缔组织,内有小动脉、小静脉和淋巴管,可见成群脂肪细胞。

（3）**肌层**：由内环行和外纵行两层平滑肌组成。内环行肌节段性局部增厚,形成结肠袋;外纵行肌也呈局部增厚,形成三条纵行结肠带。

（4）**外膜**：除升结肠与降结肠后壁,直肠下1/3段、中1/3段的后壁和上1/3段的小部分为纤维膜外,其余为浆膜。

2. 阑尾

阑尾的管腔小而不规则,大肠腺短而少。固有层内有极丰富的淋巴组织,大量淋巴小结可连续成层,并突入黏膜下层,致使黏膜肌层不完整。肌层较薄,外膜为浆膜。

三、消化腺

（一）大唾液腺（salivary gland）

大唾液腺有3对,即腮腺、下颌下腺、舌下腺。它们位于口腔周围,能分泌并向口腔内排泄唾液。腮腺呈不规则的三角形，位于耳郭的前下方，腮腺管开口于平对上颌第二磨牙的颊黏膜上；下颌下腺位于下颌体的内面，略呈卵圆形，其导管开口于舌下阜；舌下腺位于舌下襞的深面，排泄管有两种，舌下腺大管开口于舌下阜，舌下腺小管开口于舌下襞。三种唾液腺的分泌物混合在一起，成为唾液。唾液中的水和黏液起润滑口腔作用，唾液淀粉酶可分解食物中的淀粉，唾液中某些成分（如溶菌酶和干扰素等）具有一定的防御作用。

唾液腺为复管泡状腺，外覆结缔组织被膜，结缔组织伸入腺内，将腺体分隔为若干大小不等的小叶，血管、淋巴管和神经也随同走行其间。腺实质由分支的导管及末端的腺泡组成。腺泡分浆液性、黏液性与混合性三类。在腺细胞和部分导管上皮细胞与基膜之间有肌上皮细胞，其收缩有助于分泌物排出。导管通常包括闰管、纹状管、小叶间导管和总导管。

腮腺为纯浆液性腺，闰管长，纹状管较短。分泌物含大量唾液淀粉酶。下颌下腺为混合性腺，浆液性腺泡多，黏液性和混合性腺泡少，闰管短而不明显，纹状管发达。分泌物含唾液淀粉酶较少，黏液较多。舌下腺为混合性腺，但以黏液性腺泡为主，也多见混合性腺泡，无闰管，纹状管也较短。分泌物以黏液为主。

三种唾液腺的分泌物混合一起，成为唾液。唾液中的水和黏液起润滑口腔作用，唾液淀粉酶可分解食物中的淀粉。唾液中某些成分具有免疫功能，如溶菌酶和干扰素，能抵抗细菌和病毒的侵入；唾液腺间质内的浆细胞与腺细胞协同分泌 sIgA，亦具有重要免疫作用。

（二）肝（liver）

肝大部分位于右季肋区和腹上区，小部分位于左季肋区，是人体内最大的腺体，也是体内最大的消化腺。我国成年人肝的重量：男性为 1240~1470g，女性为 1160~1340g；胎儿和新生儿的肝相对较大。肝的血供十分丰富，故活体的肝呈棕红色。肝的质地柔软而脆弱，易受外力冲击而破裂，并引起腹腔内大出血。

肝呈不规则的楔形，可分为"两面"（上、下面）和"四缘"（前、后、左、右缘）。肝上面膨隆，与膈相接触，故又称膈面。肝膈面有矢状位的镰状韧带附着，借此将肝分为左、右两叶。肝左叶小而薄，肝右叶大而厚。肝下面凹凸不平，邻接一些腹腔器官，又称脏面。肝脏面中部有略呈"H"形的 3 条沟。其中横行的沟位于肝脏面正中，有肝左、右管，肝固有动脉左、右支，肝门静脉左、右支和肝的神经、淋巴管等由此出入，故称肝门。出入肝门的这些结构被结缔组织包绕，构成肝蒂。左纵沟的前部内有肝圆韧带通过，后部容纳静脉韧带。右纵沟的前部为胆囊窝，容纳胆囊，后部为腔静脉沟，容纳下腔静脉。

肝表面覆以致密结缔组织被膜，除在肝下面各沟窝处以及右叶上面后部为纤维膜外，均为浆膜。肝门部的结缔组织随门静脉、肝动脉、肝静脉和肝管的分支伸入肝实质，将实质分成若干肝小叶。肝小叶之间各种管道密集的部位为门管区。

1. 肝小叶（hepatic lobule）

肝小叶是肝实质的基本结构单位，呈多角棱柱体，长约 2mm，宽约 1mm，成人肝脏有 50 万~100 万个肝小叶，相邻肝小叶常连成一片，分界不清。肝小叶中央有一条沿其长轴走行的**中央静脉**（**central vein**），肝索和肝血窦以中央静脉为中心向周围呈放射状排列。

肝细胞单层排列成凹凸不平的板状结构，称**肝板**（hepatic plate）。相邻肝板吻合连接，形成迷路样结构，其断面呈索状，故也称**肝索**（hepatic cord）。肝板之间为肝血窦，血窦经肝板上的孔互相连通。肝细胞相邻面的质膜局部凹陷成槽对接而形成胆小管。肝板（肝索）、肝血窦和胆小管在每个肝小叶内形成各自独立而又密切相关的复杂网络。

（1）**肝细胞**（hepatocyte）：占肝内细胞总数的 90%。肝细胞体积较大，呈多面体形。作为上皮来源的细胞，该细胞具备上皮细胞的共性特点，如有极性，即肝细胞有三种不同的功能面：血窦面、胆小管面和肝细胞连接面。血窦面和胆小管面均有发达的微绒毛，有利于与血液进行物质交换。相邻肝细胞之间的连接面亦有紧密连接、桥粒和缝隙连接等上皮细胞侧面的连接性结构。

肝细胞核大而圆，居中，常染色质丰富，染色浅，核膜、核仁清晰可见，多可见双核；细胞质丰富呈嗜酸性，可见弥散分布的嗜碱性团块，各种细胞器丰富。

（2）**肝血窦**（hepatic sinusoid）：位于肝板之间，腔大而不规则，窦壁由内皮细胞围成，窦内有定居的肝巨噬细胞。含肠道吸收物的门静脉血液和含氧的肝动脉血液，通过门管区的小叶间动脉和小叶间静脉注入肝血窦，由于血窦内血流缓慢，血浆得以与肝细胞进行充分的物质交换，然后汇入中央静脉。

肝血窦内皮细胞有大量内皮窗孔（直径 0.1~2μm），构成筛样结构。细胞与细胞间连接松散，常有较大的细胞间隙。内皮外无基膜，仅有少量网状纤维附着。因此，肝血窦内皮具有较高的通透性，除血细胞和乳糜微粒外，血浆各种成分均可进入窦周隙。

肝巨噬细胞（hepatic macrophage）又称**库普弗细胞**（Kupffer cell），定居在肝血窦。它以板状和丝状伪足附着在内皮细胞上，或穿过内皮窗孔和细胞间隙伸入窦周隙。肝巨噬细胞由血液单核细胞分化而来，作为肝内卫士，在清除从门静脉入肝的抗原异物、衰老血细胞、监视肿瘤与突变细胞等方面发挥重要作用。

（3）**窦周隙**（perisinusoidal space）：为肝血窦内皮与肝板之间的狭小间隙，宽约 0.4μm。由于肝血窦内皮通透性大，故窦周隙充满血浆，肝细胞血窦面的大量微绒毛便浸泡在血浆内，有利于与血浆进行充分而高效的物质交换。同时窦周隙内还分布有网状纤维与**贮脂细胞**（fat-storing cell），贮脂细胞形态不规则，有突起附着于肝细胞和内皮细胞表面，其胞质内含有大小不等的脂滴。贮脂细胞有贮存维生素 A 和产生网状纤维的功能，与肝纤维化关系密切。

（4）**胆小管**（bile canaliculi）：是相邻肝细胞的质膜局部凹陷而成的微细管道，在肝板内连接成网，其管径粗细较均匀，直径为 0.5~1μm。肝细胞的胆小管面形成许多微绒毛，突入管腔。靠近胆小管的相邻肝细胞膜形成由紧密连接、桥粒等组成的连接复合体，可封闭胆小管周围的细胞间隙，防止胆汁外溢至细胞间或窦周隙。当肝细胞有损伤时，胆小管正常结构被破坏，胆汁可入血液而出现黄疸。

2. 门管区（portal area）

相邻肝小叶之间呈三角形或椭圆形的结缔组织区域为门管区，每个肝小叶周围有 3~4 个门管区。其中可见三种伴行的管道，即小叶间静脉、小叶间动脉和小叶间胆管。小叶间静脉是门静脉的分支，管腔较大而不规则，管壁薄；小叶间动脉是肝动脉的分支，管腔小，管壁相对较厚。小叶间胆管管壁为单层立方上皮，它们向肝门方向汇集，最后形成左、右肝管出肝。在非门管区的小叶间结缔组织中，还有单独走行的小叶下静脉，由中央静脉汇集形成，它们在肝门部汇集为肝静脉。

肝的功能极为复杂，它是机体新陈代谢最活跃的器官，不仅参与蛋白质、脂类、碳水化合物和维生素等物质的合成、转化与分解，而且还参与激素、药物等物质的转化和解毒。肝还具有分泌胆汁、吞噬、防御以及在胚胎时期造血等重要功能。

（三）胰（pancreas）

胰是人体第二大消化腺，位于胃的后方，横贴于腹后壁，平对第 1~2 腰椎体，其位置较深。胰形态细长，可分为胰头、胰体和胰尾三部分。

胰腺实质由外分泌部和内分泌部（胰岛）组成。外分泌部分泌的胰液中含多种消化酶，参与蛋白质、糖与脂肪的分解，内分泌部主要分泌胰岛素，调节血糖浓度。胰管位于胰实质内，其走行与胰的长轴一致，从胰尾经胰体走向胰头，沿途接受许多小叶间导管，最后于十二指肠降部的壁内与胆总管汇合成肝胰壶腹，开口于十二指肠大乳头。

胰腺表面覆有薄层结缔组织被膜，结缔组织伸入腺内将实质分隔为若干小叶。胰腺实质由外分泌部和内分泌部（胰岛）组成。

1. 外分泌部

胰腺外分泌部为复管泡状腺，具有浆液性腺的结构特征。

（1）**腺泡（pancreatic acinar）**：胰腺腺泡为外分泌部的分泌单位，每个腺泡含 40~50 个椎体形**胰腺泡细胞（pancreatic acinar cell）**，它们都具有典型浆液性细胞的形态特点。腺泡细胞与基膜之间无肌上皮细胞，腺泡腔面还可见一些较小的扁平或立方形的**泡心细胞（centroacinar cell）**，细胞质染色淡，核圆或卵圆形。泡心细胞是延伸入腺泡腔内的闰管起始部上皮细胞。

（2）**导管**：与腺泡直接相连的一段细而长的导管称为闰管，胰腺闰管较长，管径细，无纹状管。管壁为单层扁平或立方上皮构成。其起始于腺泡腔内，远端逐渐汇入小叶内导管。小叶内导管出小叶后，在小叶间结缔组织汇合为小叶间导管，后者再汇合成一条主导管，贯穿胰腺全长，在胰头部与胆总管汇合，开口于十二指肠乳头。从小叶内导管至主导管，管腔逐渐增大，上皮由单层立方上皮渐变为单层柱状上皮，主导管为单层高柱状上皮。

2. 内分泌部

内分泌部又称为胰岛（pancreas islet），是由内分泌细胞组成的球形细胞团，分布于腺泡之间。在 HE 染色中，胰岛细胞着色浅淡，极易鉴别。成人胰腺约有 100 万个胰岛，约占胰腺体积的 1.5%，胰尾部较多。胰岛大小不等，胰岛细胞聚集成团索状，细胞间有丰富的有孔毛细血管。人胰岛主要分布有 A、B、D、PP、D_1 等五种细胞。

（1）A 细胞：约占胰岛细胞总数的 20%，细胞体积较大，呈多边形，多分布在胰岛周边部。A 细胞分泌**高血糖素（glucagon）**，使血糖浓度升高，满足机体活动的能量需求。

（2）B 细胞：约占胰岛细胞总数的 70%，细胞体积较小，主要位于胰岛的中央部。

B细胞分泌**胰岛素**（insulin），故又称为胰岛素细胞。胰岛素和高血糖素的协同作用能使血糖水平保持动态平衡。

（3）D细胞：约占胰岛细胞总数的5%。D细胞散在分布于A、B细胞之间，并与A、B细胞紧密相贴，细胞间有缝隙连接。D细胞分泌生长抑素，以旁分泌方式或经缝隙连接直接作用于邻近的A细胞、B细胞或PP细胞，抑制调控这些细胞的分泌活动。

（4）PP细胞：数量很少，PP细胞分泌**胰多肽**（pancreatic polypeptide），具有抑制胃肠运动、胰液分泌以及胆囊收缩等消化系活动的作用。

（5）D1细胞：人胰岛内较少，占胰岛细胞总数的2%~5%，D_1细胞主要分布于胰岛周边部，少数分布在胰岛外分泌部和血管周围。该细胞能够分泌舒血管肠肽，促进胰腺腺泡细胞分泌，抑制胃酶分泌，并刺激胰岛素和高血糖素的分泌释放。

第二节 消化系统的功能概述

一、消化的方式

消化（digestion）是指食物在消化道内被分解为可吸收的小分子物质的过程。消化有两种方式：一种是机械消化，即通过消化道肌肉的运动，将食物磨碎，使之与消化液充分混合，并不断向消化道远端推送；另一种是化学消化，即通过消化液中消化酶的作用，将食物分解为小分子物质。

第十一章 消化系统功能PPT

二、消化道平滑肌的一般特性

消化道平滑肌具有肌肉组织的共同特性，如兴奋性、传导性和收缩性等，但还有如下功能特点：

1. 对化学、机械牵张和温度刺激较为敏感

消化道平滑肌对电刺激较不敏感，但对化学、牵张和温度刺激特别敏感，如微量乙酰胆碱可使它收缩，肾上腺素可使它舒张，轻度的突然拉长可引起平滑肌强烈收缩。

2. 紧张性收缩

紧张性收缩是指消化道平滑肌经常保持在一种微弱的持续收缩状态，对保持胃、肠的形状和位置，以及维持消化道腔内一定的基础压力有重要意义。平滑肌的各种收缩活动均是在此基础上发生的。

3. 自动节律性运动

消化道平滑肌在体外适宜环境中，仍能发生节律性收缩与舒张，但其收缩缓慢，节律性远不如心肌规则。

4. 伸展性

消化道平滑肌能适应较大的伸展。对于一个中空的容纳器官，这一特性使消化道可容纳数倍于自身体积的食物。

三、消化道的内分泌功能

胃肠激素的生理作用极为广泛，概括起来，主要有以下三方面：

1. 调节消化腺的分泌和消化道的运动

不同的胃肠激素对不同的消化腺、平滑肌和括约肌产生不同的调节作用。

2. 调节其他激素释放

例如抑胃肽有很强的刺激胰岛素分泌的作用。食物对消化道的刺激引起抑胃肽的分泌，因此葡萄糖被吸收后，很快就分泌胰岛素，这对防止血糖过高而从尿中丢失葡萄糖具有重要的生理意义。

3. 营养作用

一些胃肠激素有促进消化道组织代谢和生长的作用。

第三节　口腔和胃内的消化

一、口腔内的消化

消化过程从口腔开始。食物通过咀嚼被磨碎，并与唾液混合，形成食团而被吞咽。

1. 唾液及其作用

唾液是三对大唾液腺（舌下腺、下颌下腺、腮腺）和口腔黏膜中许多散在的小唾液腺分泌的混合液，为无色无味、近中性、低渗的黏稠液体，成年人每日分泌量为 $1\sim1.5L$。

唾液具有多种生理作用：①唾液可湿润食物，便于吞咽；②唾液淀粉酶可将食物中的淀粉分解为麦芽糖；③清洁口腔，杀灭细菌和病毒。

2. 咀嚼和吞咽

咀嚼（mastication）是随意运动，是咀嚼肌群按一定顺序收缩完成的。它的作用是：①将食物切碎；②将切碎的食物与唾液充分混合，形成便于吞咽的食团；③使食物与唾液淀粉酶充分接触而产生化学性消化作用。吞咽是把口腔内的食团经咽和食管送入胃的过程，由一系列高度协调的反射活动组成。

胃液成分与作用
视频1

二、胃内的消化

胃是消化管道中最膨大的部分，具有暂时贮存食物、消化食物和内分泌的功能。食物入胃后，经过胃壁肌肉运动的机械性消化和胃液中酶的化学性消化。

（一）胃液及其作用

胃液为无色透明的酸性液体，pH $0.9\sim1.5$。正常成年人每日分泌量

胃液成分与作用
视频2

为 1~2.5L。胃液中除含大量水外，主要成分有盐酸、胃蛋白酶原、黏液及内因子等。

1. 盐酸

也称胃酸，由胃腺的壁细胞分泌。盐酸分泌是耗能的主动过程，能量主要来自 ATP 的分解。质子泵在壁细胞泌酸过程中的重要作用，是各种因素引起胃酸分泌的最后通路。临床上，选用质子泵抑制剂（如奥美拉唑）可有效抑制胃酸分泌，可用于治疗消化性溃疡。

盐酸的主要生理作用：①能激活胃蛋白酶原，使之变成有活性的胃蛋白酶；②为胃蛋白酶的作用提供最适 pH；③促进食物中的蛋白质变性，使之易于消化；④高酸度有抑菌和杀菌作用；⑤盐酸进入小肠后，促进胰液、胆汁和小肠液的分泌；⑥酸性环境有助于钙和铁在小肠的吸收。

若胃酸分泌过少，常引起腹胀、腹泻等消化不良症状；但胃酸过多，对胃和十二指肠黏膜有侵蚀作用，是溃疡病发病的原因之一。

2. 胃蛋白酶原

除主细胞能合成和分泌**胃蛋白酶原（pepsinogen）**外，黏液颈细胞、贲门腺和幽门腺的黏液细胞及十二指肠近端的腺体也能分泌胃蛋白酶原。无活性的胃蛋白酶原在胃酸或已有活性的胃蛋白酶作用下，被激活成有活性的胃蛋白酶。

3. 黏液及碳酸氢盐屏障

由胃黏膜表面的上皮细胞、黏液颈细胞、贲门腺和幽门腺共同分泌，以糖蛋白为主要成分的黏液，有润滑作用，能保护胃黏膜免受粗糙食物的机械性损伤。在胃黏膜表面黏液层中的 HCO_3^- 有中和 H^+ 的作用。这种由黏液和 HCO_3^- 共同构筑的抗损伤屏障，称为黏液 - 碳酸氢盐屏障。

4. 内因子

内因子（intrinsic factor）由壁细胞分泌。它有保护维生素 B_{12} 并促进其吸收的作用。若内因子缺乏（如胃大部切除或泌酸功能降低等），则维生素 B_{12} 吸收不良，导致红细胞发育成熟障碍而引起巨幼红细胞性贫血。

（二）胃运动

1. 胃运动的主要形式

（1）容受性舒张：当吞咽食物时，食物刺激咽、食管、胃壁牵张感受器，反射性引起胃底和胃体部肌肉舒张，称为**容受性舒张（receptive relaxation）**。它能使胃容量由空腹时约 50ml 增加到进食后的 1.5L，而胃内压变化不大，以利于完成容纳和贮存食物的功能。

（2）紧张性收缩：指胃壁平滑肌经常处于一定程度的持续收缩状态，这对维持胃的位置与形态及促进化学性消化具有重要的生理作用。如胃的紧张性收缩降低过度，会引起胃下垂或胃扩张，导致消化功能障碍。

（3）蠕动：食物入胃后 5min，蠕动从胃中部开始，约 3 次 /min，需 1min 左右到达幽门。越近幽门，蠕动越强，可将 1~2ml 食糜推入十二指肠。胃蠕动的主要生理作用是磨碎固体食物；促进食物与胃液混合，加强化学消化；将食糜从胃体向幽门部推进，并排入十二指肠。

2. 胃排空及其控制

胃内食糜进入十二指肠的过程称为**胃排空**（gastric empty）。胃排空一般在食物入胃后 5min 开始，排空的速度与食物的理化性状和化学组成有关。一般而言，稀的流体食物比稠的团块食物快；在三种主要营养食物中，碳水化合物最快，蛋白质次之，脂肪最慢。对于混合食物，胃完全排空的时间通常需要 4~6h。

（三）呕吐

呕吐是通过一系列复杂的反射活动，把胃肠的内容物从口腔排出的过程。呕吐前，常伴随恶心、呼吸急促和心跳加快等症状。呕吐时，胃和食管下端舒张，膈和腹肌强烈收缩，挤压胃体，使胃内容物通过食管经口吐出。由于呕吐时胃舒张而十二指肠收缩，压力差倒转，故十二指肠内容物倒流入胃，这是呕吐物中常混有胆汁和小肠液的原因。

呕吐是一种具有保护意义的防御反射，可将胃内有害的物质排出。临床上对食物中毒的患者，可借助催吐方法把胃内有毒物质排出。但剧烈而频繁的呕吐会影响进食和正常的消化功能，由于丢失大量消化液，会导致体内水盐代谢和酸碱平衡失调。

第四节 小肠和大肠内的消化与吸收

小肠内消化是整个消化过程中最重要的阶段。食糜在小肠内停留的时间随其性质而不同，一般为 3~8h。

一、胰液的分泌

（一）胰液的成分及其作用

胰液由胰腺外分泌部（主要由腺泡细胞和导管细胞组成）分泌，为无色透明、无味的弱碱性液体。正常成年人每天分泌量为 1~2L。胰液由无机成分和有机成分组成，无机成分主要有水、碳酸氢盐和多种离子，主要由导管细胞分泌；有机成分主要有多种消化酶，由腺泡细胞分泌。

1. 胰液 HCO_3^- 的作用

胰液中的主要负离子为 HCO_3^-。导管细胞内含有丰富的碳酸酐酶，它可催化 CO_2 与 H_2O 生成 H_2CO_3，后者再离子化，生成 HCO_3^- 和 H^+。

HCO_3^- 主要作用为：①中和进入十二指肠的胃酸，使肠黏膜免受胃酸侵蚀，若此功能降低，则易导致十二指肠溃疡；②为小肠内各种消化酶的活动提供最适 pH。

2. 胰液的有机成分和作用

胰液的有机成分主要是胰腺腺泡细胞分泌的多种消化酶，还有一些抑制因子。

（1）胰淀粉酶：胰淀粉酶以活性形式分泌，能水解淀粉、糖原和大部分其他碳水化合物（纤维素除外），使其分解为双糖和少量的三糖。

（2）胰脂肪酶：在辅脂酶的帮助下，胰脂肪酶可将甘油三酯分解为脂肪酸、甘油一酯和甘油。

（3）蛋白水解酶：胰液中主要的蛋白水解酶是胰蛋白酶和糜蛋白酶。胰腺腺泡细胞分泌的是无活性的酶原。胰液流入肠腔后，经小肠液中肠激酶的激活，使胰蛋白酶原变为具有活性的胰蛋白酶；此外，胰蛋白酶本身也能使胰蛋白酶原活化，并可激活糜蛋白酶原。

由于胰液中含有水解三大类主要营养物的消化酶，因而胰液是消化食物最全面、消化力最强的消化液。

如果胰导管梗阻或胰腺腺泡受损伤，胰液从腺泡和导管壁逸出，进入胰腺间质，胰蛋白酶原被组织液激活，致使胰腺组织发生自身消化，引起急性胰腺炎；此时胰淀粉酶也大量进入血液，并从尿中排出，故测定血、尿中胰淀粉酶含量有助于该病的诊断。

二、胆汁的分泌与排出

胆汁由肝细胞持续分泌，称为肝胆汁，在非消化期间流入胆囊贮存。消化期间，胆汁由肝细胞或由胆囊中大量排至十二指肠。由胆囊排出的胆汁称为胆囊胆汁。

胆汁味苦有色。肝胆汁呈金黄色，透明清亮，偏碱性。胆囊胆汁因浓缩，颜色变深为黄绿色。胆汁中的无机物为 Na^+、K^+、Cl^- 和 HCO_3^- 等，有机物主要是胆盐、胆色素、胆固醇和卵磷脂，不含消化酶。与消化功能有关的是胆盐，它是结合胆汁酸所形成的钠盐。胆固醇是肝脏脂肪代谢的产物，是胆汁酸的前身。在胆汁中，卵磷脂与胆盐形成微胶粒，胆固醇溶于其中，卵磷脂是胆固醇的有效溶剂，胆汁中的胆盐、卵磷脂和胆固醇保持适当比例，使胆固醇呈溶解状态。当胆固醇过多或卵磷脂减少时，胆固醇可沉积形成结石。

胆盐对于脂肪的消化和吸收具有重要意义：①胆盐可降低脂肪的表面张力，使脂肪乳化成微滴，分散于水溶液中，从而增加胰脂肪酶与脂肪作用的面积；②胆盐达到一定浓度后，可聚合成微胶粒，脂肪酸、甘油一酯等掺入到微胶粒中而形成水溶性复合物，能促进胆固醇和脂肪酸的吸收，因而也能促进脂溶性维生素 A、D、E、K 及胆固醇的吸收；若缺乏胆盐，将影响脂肪的消化和吸收，甚至引起脂肪性腹泻。

三、小肠液的分泌

小肠内有两种腺体：十二指肠腺和小肠腺。十二指肠腺分布于十二指肠黏膜下层，它分泌碱性液体，内含黏蛋白，因而黏稠度很高，具有保护十二指肠免受胃酸侵蚀的作用。小肠液为一种弱碱性液体。成年人每天分泌量为 1~3L。有机成分有黏蛋白、IgA 和肠激酶等。

小肠液的主要作用是：①保护作用。十二指肠分泌的碱性黏稠黏液，可起润滑作用，并保护十二指肠黏膜免受胃酸侵蚀。②消化作用。十二指肠腺受促胰液素作用时，可分泌富含 HCO_3^- 的分泌液，这些 HCO_3^- 与肝胆汁等可中和十二指肠内的胃酸，造成弱碱性环境，为小肠内多种消化酶提供适宜的 pH 环境。正如前述，肠激酶可激活胰蛋白酶原为具有活性的胰蛋白酶，促进蛋白质的消化和分解。③稀释作用。大量的小肠液可稀释肠内消化产物，使其渗透压降低，有利于消化产物的消化和吸收。

四、小肠的运动

（一）小肠的运动形式

1. 紧张性收缩

平滑肌的紧张性收缩是小肠保持其基本形状，进行其他形式运动的基础。

2. 分节运动（图 11-5）

动画·小肠分节运动

分节运动（segmentation contraction）是小肠环行肌的节律性收缩和舒张运动，空腹时几乎不存在，进食后分节运动才逐步增强。分节运动的作用是：①使消化液与食糜充分混合，有利于消化酶对食物进行消化；②使食糜与小肠壁紧密接触，促进消化分解产物的吸收；③挤压肠壁，可促进血液和淋巴液回流，有助于吸收。

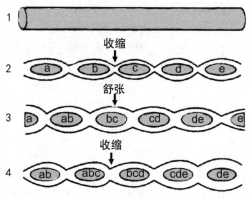

1. 肠管表面观；2、3、4 肠管纵切面观，表示不同阶段的食糜节段分割和合拢组合情况

图11-5　小肠的分节运动

3. 蠕动

蠕动是由小肠的环行肌和纵行肌由上而下依次发生的推进性收缩运动。小肠蠕动的意义在于推进食糜，使受分节运动作用过的食糜到达一个新的肠段，再继续开始分节运动。

（二）回盲括约肌的功能

在回肠末端与盲肠交界处，环行肌明显增厚，起着括约肌的作用，称为回盲括约肌。平时回盲括约肌保持轻度的收缩，可防止回肠内容物过快进入大肠，延长食糜在小肠内的停留时间，有利于小肠内容物的完全消化和吸收。此外，回盲括约肌还具有活瓣样作用，可阻止大肠内容物向回肠倒流，这将保护小肠免遭细菌过度生长繁殖所产生的有害作用。

下篇 · 人体结构、功能与疾病

五、大肠内消化

（一）大肠液及其作用

大肠黏膜分泌少量黏稠的碱性大肠液，其主要成分是黏液和碳酸氢盐。大肠液的主要作用是保护肠黏膜和润滑粪便。

（二）排便反射

大肠的运动少而慢，对刺激反应也迟缓，这一特点有利于粪便在大肠内暂时贮存。食物残渣在大肠内停留时间可达 10h 以上，其中大部分水分被大肠黏膜吸收，同时经过大肠内细菌的发酵与腐败作用，最后形成粪便。粪便除食物残渣外，还包括脱落的肠上皮、粪胆色素、大量的细菌和一些盐类。

通常直肠内没有粪便。当粪便进入直肠时，刺激直肠壁内机械感受器，冲动经盆神经和腹下神经传至脊髓腰骶段初级排便中枢，同时上传到大脑皮质，引起便意和排便反射。这时，传出冲动经盆神经使降结肠、乙状结肠和直肠收缩，肛门内括约肌舒张；与此同时，阴部神经冲动减少，肛门外括约肌舒张，使粪便排出体外。此外，排便时腹肌和膈肌也发生收缩，腹内压增加，促进粪便排出。

由于排便动作受大脑皮质控制，人们可以用意识来加强或抑制排便。若对便意经常予以抑制，则可使直肠壁对粪便压力刺激失去正常的敏感性。如果粪便在大肠内停留时间过久，水分吸收过多而变干硬，则引起排便困难，这是产生便秘的最常见原因之一。

（三）大肠内细菌的作用

大肠内有许多细菌，它们来自空气和食物，由口腔经胃、小肠入大肠，由于大肠内的 pH 和温度对一般细菌繁殖很适宜，故细菌在此大量繁殖。大肠内细菌能利用食物残渣合成维生素 B 复合物和维生素 K，它们经肠壁吸收后被人体利用。长期应用抗生素可导致肠内菌群紊乱和维生素缺乏。

六、小肠内主要营养物质的吸收

吸收（absorption）是指食物消化后的小分子物质通过消化道黏膜进入血液和淋巴的过程。在口腔和食管内，食物基本上不吸收，但某些药物，如硝酸甘油含在舌下可被口腔黏膜吸收。胃的吸收能力很弱，仅能吸收乙醇、少量水分和某些药物（如阿司匹林）等。大肠主要吸收水分和无机盐，此外还能缓慢吸收某些药物。

小肠是吸收的主要部位。因为小肠中的食物已被消化为适于吸收的小分子物质；食物在小肠内停留时间较长，为 3~8h，有充分的吸收时间；小肠有巨大的吸收面积，总面积可达 $200m^2$。

第五节　消化系统常见疾病

一、胃炎

胃炎（gastritis）是指各种原因引起的胃黏膜的炎性病变，可分为急性胃炎和慢性胃炎。

消化系统疾病 PPT

（一）急性胃炎

引起急性胃炎（acute gastritis）的病因很多，大多较明确。根据原因不同，可分为急性刺激性胃炎、急性出血性胃炎、腐蚀性胃炎和急性感染性胃炎。其病理变化为胃黏膜充血、水肿，中性粒细胞浸润，不同程度的出血、糜烂，严重者广泛坏死乃至穿孔。急性胃炎大多数能修复愈合，如反复发作可以迁延为慢性胃炎。

消化系统疾病视频

（二）慢性胃炎

慢性胃炎（chronic gastritis）是指发生在胃黏膜的慢性非特异性炎症，是一种常见病、多发病。其病因及发病机制尚未完全阐明。它与许多因素有关，如幽门螺杆菌感染、长期慢性刺激、十二指肠液和胆汁反流、自身免疫性损伤等均可引起慢性胃炎。其中以**慢性浅表性胃炎（ chronic superficial gastritis ）**最常见。多见于胃窦部，灶性或弥漫性，只累及胃黏膜的浅层，表现为黏膜浅层级上 1/3 有淋巴细胞、浆细胞等慢性炎细胞浸润。**慢性萎缩性胃炎（ chronic atrophic gastritis ）**呈逐年增多趋势，多见于胃窦部，表现为黏膜固有层腺体萎缩，数量减少，体积变小，常伴有肠上皮化生。

二、消化性溃疡

消化性溃疡（peptic ulcer disease）指发生于胃和十二指肠黏膜的慢性溃疡。该病多见于 20~50 岁成人。十二指肠溃疡较胃溃疡多见，二者之比约为 3∶1，胃和十二指肠同时发生溃疡者称复合性溃疡。

（一）病因及发病机制

目前认为，胃、肠黏膜防御屏障的破坏是导致酸性和酶性消化而形成溃疡的主要原因。正常的胃黏膜防御屏障包括黏液 - 碳酸氢盐屏障、黏膜上皮屏障、丰富的黏膜血流。

在某些因素长期作用下导致屏障的破坏，如：①HP 感染；②胃酸分泌过多；③胃排空延缓和胆汁反流，尤其对于胃溃疡而言；④解热镇痛药、抗癌药、非甾体类抗炎药（如吲哚美辛、布洛芬等）均可导致胃黏膜损伤；⑤环境因素，如吸烟、受寒和不良饮食习惯等；⑥遗传因素，在十二指肠溃疡者中，O 型血者较多。

下篇·人体结构、功能与疾病

（二）病理变化

十二指肠溃疡多发生于十二指肠壶腹部的前壁或后壁，直径一般＜1cm。胃溃疡（彩图 11-6）多发生于胃小弯近幽门处，胃窦部多见，直径一般＜2cm。

病理变化：肉眼观，典型的溃疡呈圆形或卵圆形，边缘整齐，底部平坦。切面呈漏斗状或潜掘状，溃疡表面常覆以纤维素性膜或伴化脓而呈灰白或灰黄，溃疡周围黏膜皱襞呈轮辐状向溃疡处集中。

显微镜下，活动性溃疡的底部由表面至深层分四层：①渗出层，由急性炎性渗出物（如中性粒细胞和纤维素等）构成；②坏死层，由坏死的细胞、组织碎片和纤维蛋白样物质构成的凝固性坏死；③肉芽组织层；④瘢痕层，可见中、小动脉管壁增厚、管腔狭窄及血栓形成（增生性动脉炎）。另可见神经节细胞和神经纤维变性或增生，有时可形成创伤性神经瘤。

（三）结局和并发症

多数溃疡经过积极治疗后，渗出、坏死组织被吸收排除后由肉芽组织填充并形成瘢痕，相邻黏膜上皮再生，覆盖表面后愈合。但是也有一些溃疡会发生一些并发症：

1. 出血（hemorrhage）

最常见的并发症，发生率 20%~25%。

2. 穿孔（perforation）

发生率 5%。溃疡穿透浆膜达游离腹腔致急性穿孔，引起急性弥漫性腹膜炎。

3. 幽门梗阻、狭窄（pyloric obstruction or stenosis）

溃疡周围组织充血、水肿或反射性痉挛可形成功能性梗阻。因溃疡愈合、瘢痕形成和组织收缩形成器质性梗阻即狭窄。

4. 癌变（malignant transformation）

发生率 1%，多与胃溃疡相关。十二指肠溃疡通常不发生癌变。

三、病毒性肝炎

病毒性肝炎（viral hepatitis）是一组由肝炎病毒引起的以肝细胞变性、坏死为主要病变的一种常见传染病。

（一）病因及发病机制

各型肝炎病毒所引起的肝损害的机制不尽相同。一般认为 HBV 相关的肝损害与 $CD8^+T$ 淋巴细胞对感染的肝细胞的杀伤有关。$CD8^+T$ 淋巴细胞识别并结合肝细胞膜上由 HLA- Ⅰ类分子递呈的病毒抗原，发挥淋巴细胞毒作用，导致肝细胞的变性和坏死。

（二）病理变化

各型肝炎病变基本相同，都是以肝细胞的变质性改变为主，同时伴有不同程度的炎细胞浸润、肝细胞再生和纤维组织增生。

1. 肝细胞变质性改变

（1）水变性：为最常见的病变，表现为胞质疏松化和气球样变。镜下见肝细胞体积增大、胞质疏松呈网状、半透明，称为胞质疏松化。进一步发展，肝细胞胀大呈球形，胞质几乎完全透明，称为气球样变（彩图 11-7）。

（2）嗜酸性变及嗜酸性小体（acidophilic body or Councillman body）形成：多累及单个或几个肝细胞，散在于肝小叶内。镜下见肝细胞质浓缩、颗粒性消失，呈强嗜酸性。胞核也浓缩以至消失。剩下深红色均一浓染的圆形小体，称为嗜酸性小体。嗜酸性小体是单个肝细胞死亡，属于细胞凋亡。

（3）毛玻璃样肝细胞：多见于 HBsAg 携带者及慢性肝炎患者的肝组织。镜下见肝细胞体积稍大，胞质内充满嗜酸性细颗粒状物质，不透明似毛玻璃样。

（4）肝细胞溶解坏死：根据肝细胞坏死的范围、分布特点及坏死灶的形态，可将肝细胞坏死分为以下四种。

①**点状或灶性坏死**（spotty necrosis）：肝小叶内散在的灶状肝细胞坏死。坏死灶仅累及一至几个肝细胞，同时该处伴以炎细胞浸润。②**碎片状坏死**（piecemeal necrosis）：常发生在肝小叶的界板处。镜下见一小群肝细胞发生变性坏死，淋巴细胞和浆细胞浸润，碎片状坏死是慢性肝炎处于活动期的主要病变。③**桥接坏死**（bridging necrosis）：是指坏死灶呈条索状向小叶内伸展，构成中央静脉之间、门管区之间或中央静脉与门管区之间的桥状连接，常见于中、重度慢性肝炎。④**亚大块坏死**（submassive necrosis）和**大块坏死**（massive necrosis）：特征是肝细胞大片坏死，仅有极少数肝细胞存活时称为大块坏死；当有较多的小岛状排列的肝细胞残留时称为亚大块坏死，常见于急性重型病毒性肝炎。

2. 渗出性病变

肝炎时，在门管区或肝小叶内常有程度不等的炎细胞浸润，浸润的炎细胞主要是淋巴细胞、单核细胞，有时也见少量浆细胞及中性粒细胞等。

3. 增生性病变

病毒性肝炎时，变性和坏死是其主要的病理改变。在度过急性期后，特别是慢性肝炎，还常见再生与增生的改变。再生与增生属于修复反应，但有时使病情更趋复杂，如肝硬化。病毒性肝炎时，再生与增生的主要表现如下所述：

（1）肝细胞再生。肝细胞坏死时，邻近的肝细胞可通过直接或间接分裂而再生修复。在肝炎恢复期或慢性阶段则更为明显。再生的肝细胞体积较大，核大而染色较深，有的可有双核。慢性病例在门管区尚可见细小胆管的增生。

（2）库普弗细胞增生肥大。这是肝内单核吞噬细胞系统的炎性反应。增生的细胞呈梭形或多角形，胞质丰富，突出于窦壁或自壁上脱入窦内成为游走的吞噬细胞。

（3）纤维细胞的增生。反复发生严重坏死病例，由于大量纤维组织增生，可发展成肝纤维化及肝硬化。在肝炎基本病变中，肝细胞质疏松化和气球样变、点状坏死及嗜酸性小体形成对诊断普通型肝炎具有相对的特征性；肝细胞的大片坏死、崩解则是重型肝炎的主要病变特征。

（三）临床病理类型

各型肝炎病毒引起的肝炎的临床表现和病理变化基本相同。从临床病理角度划分，病毒性肝炎可分为普通型及重型两大类，普通型又分为急性、慢性肝炎两种类型。

下篇 · 人体结构、功能与疾病

1. 急性（普通型）肝炎

最常见。肉眼观，肝脏体积增大、包膜紧张。镜下见广泛的肝细胞变性，以胞质疏松化和气球样变最为普遍。肝小叶内可有散在的点状坏死。嗜酸性小体并不常见。由于肝细胞索网状纤维支架没有塌陷，故再生的肝细胞可完全恢复原来的结构和功能。门管区及肝小叶内有少量炎细胞浸润。黄疸型者坏死灶稍多、稍重，毛细胆管管腔中有胆栓形成。由于肝细胞弥漫变性肿胀，使肝体积增大，包膜紧张，为临床上肝大、肝区疼痛或压痛的原因。由于肝细胞坏死，释出细胞内的酶类入血，故血清丙氨酸氨基转移酶等升高，同时还可引起多种肝功能异常。肝细胞坏死较多时，胆红素的摄取、结合和分泌发生障碍，加之毛细胆管受压或有胆栓形成等，则可引起黄疸。急性肝炎大多在半年内可逐渐恢复。点状坏死的肝细胞可完全再生修复。少数病例可发展为慢性肝炎。极少数可恶化为重型肝炎。

2. 慢性（普通型）肝炎

病毒性肝炎病程持续在半年以上者即为慢性肝炎。其中乙型肝炎占绝大多数（80%）。根据细胞损伤、纤维化及再生修复的程度，将慢性肝炎分为轻、中、重度三种类型。

（1）轻度慢性肝炎：病理变化主要为肝细胞变性、点状灶坏死或凋亡小体，偶见轻度碎片状坏死，门管区周围纤维增生，肝小叶结构完整。

（2）中度慢性肝炎：肝细胞坏死明显，有中度碎片状坏死和特征性的桥接坏死，小叶内有纤维间隔形成，但小叶结构大部分保存。

（3）重度慢性肝炎：肝细胞坏死重且广泛，有重度碎片状坏死，桥接坏死范围广并形成相应的桥接纤维化，可见肝细胞不规则再生，多数纤维间隔，导致小叶结构紊乱，或形成早期肝硬化。

3. 重型病毒性肝炎

本型病情严重。根据起病急缓及病变程度，可分为急性重型和亚急性重型肝炎两种。

（1）急性重型肝炎：少见。起病急，病变发展迅猛、剧烈，病死率高。临床上又称为暴发型或电击型肝炎。肉眼观，肝体积显著缩小，尤以左叶为甚，重量减至600~800g，质地柔软，表面被膜皱缩。切面呈黄褐色或红褐色，故又称急性黄色肝萎缩或急性红色肝萎缩。镜下见肝细胞呈大块坏死，仅小叶周边部残留少数变性的肝细胞。残留的肝细胞再生现象不明显。由于大量肝细胞的迅速溶解坏死，可导致：①胆红素大量入血而引起黄疸（肝细胞性黄疸）；②凝血因子合成障碍导致出血倾向；③肝功能衰竭，对各种代谢产物的解毒功能发生障碍。此外，由于胆红素代谢障碍及血液循环障碍等，还可导致肾衰竭。急性重型肝炎的死因主要为肝功能衰竭（肝性昏迷），其次为消化道大出血或急性肾衰竭等。DIC也较常见，是引起严重出血、致死的另一个因素。本型肝炎如能度过急性期，部分病例可发展为亚急性型。

（2）亚急性重型肝炎：多数是由急性重型肝炎迁延而来或一开始病变就比较缓和呈亚急性。少数病例可能由普通型肝炎恶化而来。本型病程可达一至数月。病变特点是既有大片的肝细胞坏死，又有肝细胞结节状再生。此型肝炎如及时治疗有停止进展和治愈的可能。病程迁延较长（如1年）者，则逐渐过渡为坏死后性肝硬化。病情进展者可发生为肝功能不全。

四、肝硬化

肝硬化（liver cirrhosis）是一种常见的慢性肝病，可由多种原因引起。肝细胞弥漫性变性坏死、纤维组织增生和肝细胞结节状再生三种病变反复交错进行，导致肝小叶结构和血液循环途径逐渐被改建，使肝变形、变硬而形成的一种疾病。本病早期可无明显症状，后期则出现一系列不同程度的门静脉高压和肝功能障碍。

（一）病因及发病机制

肝硬化的病因很多，以下几种因素均可引起肝硬化。

1. 病毒性肝炎

在我国，病毒性肝炎（尤其是乙型和丙型）是引起肝硬化的主要原因，其中大部分发展为门脉性肝硬化。

2. 慢性酒精中毒

在欧美国家，因酒精性肝病引起的肝硬化可占总数的 60%~70%。

3. 营养缺乏

动物实验表明，饲喂缺乏胆碱或蛋氨酸食物的动物，可经过脂肪肝发展为肝硬化。

4. 毒物中毒

某些化学毒物如砷、四氯化碳、黄磷等对肝长期作用可引起肝硬化。

国际上按形态将肝硬化分为小结节型（结节直径 <3mm）、大结节型（结节直径 >3mm）（彩图 11-8）、大小结节混合型肝硬化。我国常采用的是结合病因、病变特点以及临床表现的综合分类方法，可分为门脉性、坏死后性、胆汁性、淤血性、寄生虫性和色素性肝硬化等，其中以门脉性肝硬化最常见，其次为坏死后性肝硬化，其他类型较少见。

（二）门脉性肝硬化（portal cirrhosis）

门脉性肝硬化为各型肝硬化中最常见的类型，相当于小结节型肝硬化。上述各种病因均可引起，但本病在欧美国家长期酗酒者中多见（酒精性肝硬化），在我国及日本，病毒性肝炎则可能是其主要原因（肝炎后肝硬化）。

1. 病理变化

（1）肉眼观：早、中期肝体积正常或略增大，质地正常或稍硬。后期肝体积缩小，重量减轻，由正常的 1500g 减至 1000g 以下。肝硬度增加，表面呈颗粒状或小结节状，大小相仿，最大结节直径不超过 1.0cm。切面见小结节周围为纤维组织条索包绕。结节呈黄褐色（脂肪变）或黄绿色（淤胆汁）弥漫分布于全肝。

（2）镜下：正常肝小叶结构被破坏，由广泛增生的纤维组织将肝小叶分割包绕成大小不等、圆形或椭圆形肝细胞团,称为假小叶（彩图 11-9）。假小叶内肝细胞排列紊乱,可有变性、坏死及再生现象。再生的肝细胞体积较大，核大，染色较深，常出现双核肝细胞；中央静脉缺如、偏位或有两个以上。假小叶外周增生的纤维组织中有多少不等的慢性炎症细胞浸润，小胆管受压而出现胆汁淤积现象，同时也可见到新生的细小胆

下篇・人体结构、功能与疾病

管和无管腔的假胆管。

2. 临床病理联系

（1）门脉高压症：门静脉压力超过 1.96kPa。这主要是由于肝的正常结构被破坏，肝内血液循环被改建而造成的。门静脉压升高后，胃、肠、脾等器官的静脉血回流受阻。晚期因代偿失调，患者常出现以下临床症状和体征。

① **慢性淤血性脾肿大（splenomegaly）**：有 70%~85% 患者会出现脾肿大。脾肿大后可引起脾功能亢进。② **胃肠淤血、水肿**：影响消化、吸收功能，导致患者出现腹胀、食欲不振等症状。③ **腹腔积液（ascites）**：在晚期出现，为淡黄色透明的漏出液，量较大，以致腹部明显膨隆。④ **侧支循环形成**：门静脉压升高使部分门静脉血经门体静脉吻合支绕过肝脏直接通过上、下腔静脉回到右心。

主要可导致以下合并症：① 食管下段静脉丛曲张、出血。如食管下段静脉丛曲张发生破裂，可引起大出血，是肝硬化患者常见的死因之一。② 直肠静脉（痔静脉）丛曲张。该静脉丛破裂常发生便血，长期便血可引起贫血。③ 脐周及腹壁静脉曲张，形成"海蛇头"现象。

（2）肝功能不全：主要是肝细胞长期反复受破坏的结果，由此而引起的临床表现有以下 5 种：① **对激素的灭活作用减弱**。由于肝对雌激素灭活作用减弱，导致雌激素水平升高，体表的小动脉末梢扩张形成蜘蛛状血管痣和肝掌。此外，男性患者可出现睾丸萎缩、乳腺发育症，女性患者出现月经不调、不孕等。② **出血倾向**。患者有鼻衄、牙龈、黏膜、浆膜出血及皮下瘀斑等。③ **胆色素代谢障碍**。因肝细胞坏死及肝内胆管胆汁淤积而出现肝细胞性黄疸，多见于肝硬化晚期。④ **蛋白质合成障碍**。肝细胞受损伤后，合成蛋白质的功能降低，使血浆蛋白减少。还可出现血浆白/球蛋白比值降低甚至倒置现象。⑤ **肝性脑病**。这是肝功能极度衰竭的结果，是导致肝硬化患者死亡的又一重要原因。

3. 结局

肝硬化时，肝组织结构已被增生的纤维组织所改建，不易完全恢复原来的结构和功能，但是肝组织有强大的代偿能力，只要及时治疗，常可使病变处于相对稳定状态并可维持相当长时期。如病变持续进展，最终可导致肝功能衰竭，患者可因肝性昏迷而死亡。此外，常见的死因还有食管下段静脉丛破裂引起的上消化道大出血，合并肝癌及感染等。

（三）其他类型肝硬化

（1）坏死后性肝硬化：相当于大结节型肝硬化和大小结节混合型肝硬化，是在肝实质发生大片坏死的基础上形成的。

（2）胆汁性肝硬化：常见的原因为胆管系统的阻塞，有些与自身免疫反应有关。

（3）淤血性肝硬化：常见于慢性充血性心力衰竭。

（4）色素性肝硬化：多见于血色病患者，由于肝细胞内有过多的含铁血黄素沉着而发生坏死，继而发生纤维组织增生，形成肝硬化。

（5）寄生虫性肝硬化：主要见于慢性血吸虫病。

五、消化系统恶性肿瘤

（一）胃癌（gastric carcinoma）

胃癌好发于 40~60 岁人群，男多于女，年轻者发病率有增加趋势。早期胃癌多无明显临床症状。进展期胃癌可出现食欲不振、消瘦、无力、贫血等。胃癌发病可能与土壤地质因素、饮食习惯和食物构成成分的差异有密切关系。幽门螺杆菌与胃癌的关系近来也备受关注。

胃癌好发于胃窦部、胃小弯及前后壁，其次是贲门部。依据癌组织侵及深度，将其分为**早期胃癌**（early gastric carcinoma）和**进展期胃癌**（advanced gastric carcinoma）。

早期胃癌不论范围大小，是否有周围淋巴结转移，癌组织只限于黏膜层或黏膜下层者均称为早期胃癌。早期胃癌术后 5 年生存率 >90%。

进展期胃癌的癌组织侵达肌层或更深者，不论其有否淋巴结转移，均称为进展期胃癌，也称为中、晚期癌。侵犯越深，预后越差，转移可能性越大。肉眼观通常分为三种类型：息肉型；溃疡型（彩图 11-10）；浸润型。组织学类型以腺癌最多见。

胃癌晚期经胸导管转移至左锁骨上淋巴结，最常种植部位为卵巢，多双侧，称 Krukenberg 瘤。

（二）大肠癌

大肠癌（carcinoma of the large intestine）又称结直肠癌，发病年龄多在 40~60 岁，且趋向年轻化，男性稍多于女性，大肠癌早期多无明症状，随肿瘤增大和并发症而出现排便习惯与粪便形状的变化，如便秘和腹泻交替，腹部疼痛，腹部肿块，后期出现贫血、消瘦、腹腔积液及恶病质。各种症状中以便血最多见。

环境因素中，高脂肪、高蛋白和低纤维饮食与大肠癌的发生密切相关。遗传因素中，家族性腺瘤性息肉病发的癌变危险性达 100%。慢性溃疡性结肠炎、肠血吸虫病及克罗恩病（Crohn disease）等可通过黏膜上皮异常增生而发生癌变。

大肠癌好发部位为直肠和乙状结肠。

癌限于黏膜下层，无淋巴结转移称早期大肠癌。侵犯肌层者称进展期大肠癌，肉眼观察可分隆起型、溃疡型、浸润型、胶样型四型。组织学类型以腺癌为最多见。晚期易通过门静脉转移至肝。

（三）原发性肝癌

原发性肝癌（primary carcinoma of liver）是由肝细胞或肝内胆管上皮细胞发生的恶性肿瘤，简称肝癌。发病年龄多在中年以上，男多于女。肝癌发病隐匿，早期无临床症状，发现时多已进入晚期。血中甲胎蛋白（alpha fetoprotein，AFP）测定和影像学检查可提高早期肝癌的检出率，因肝癌患者甲胎蛋白阳性率占 70%~98%。

病毒性肝炎、肝硬化、黄曲霉菌等因素与肝癌发生关系比较密切。

早期肝癌也称小肝癌，是指单个癌结节直径在 3cm 以下或结节数目不超过 2 个，其直径的总和在 3cm 以下，患者常无临床症状，而血清 AFP 阳性的原发性肝癌。中晚期肝癌，肝体积明显增大，可达 2000g 以上。癌组织可局限于肝的一叶（多为右叶），也可弥散于全肝并大多合并肝硬化。

肉眼观察可分三型：巨块型；多结节型；弥漫型。

按组织发生分类，可将肝癌分为三大类：肝细胞癌；胆管上皮癌；混合性肝癌。

肝癌首先在肝内蔓延和转移。肝具有双重血液供应，早期既容易发生淋巴转移也容易发生血道转移。

（四）食管癌（carcinoma of esophagus）

食管癌发病年龄以 40 岁以上男性较多，60~64 岁年龄组最高。早期常缺乏明显症状，中、晚期以进行性吞咽困难为主要临床表现。

环境因素、某些致癌物和病毒感染是重要的相关因素。饮食过热、饮酒及吸烟所引起的食管上皮的损伤与食管癌发生相关。

食管癌好发于食管中段，下段次之、上段较少，可分为早期癌和中晚期癌。

早期癌病变较局限，仅累及黏膜层或黏膜下层，未侵及肌层，无淋巴结转移。临床症状不明显，易被忽视。中、晚期癌临床症状明显。据肉眼观察，可分四型：髓质型、蕈伞型、溃疡型、缩窄型。镜下以鳞状细胞癌最常见。

六、肝性脑病

肝性脑病是继发于严重肝病的以代谢紊乱为基础的中枢神经系统功能失调综合征，其主要临床表现是意识障碍、行为失常和昏迷。

1. 肝性脑病的发病机制

（1）氨中毒学说：大量临床资料表明，80%~90% 的肝性脑病患者血氨升高。肝性脑病的发生与血氨升高有明显关系。

正常人血氨浓度为 59mmol/L 以下，其来源和清除保持着动态平衡。因此，肝性脑病时血氨增高，既可由于氨的清除不足，也可由于氨的生成过多（产氨增加）所致。

血氨增高对中枢神经系统产生毒性作用的机制是：① 干扰脑细胞的能量代谢，使脑组织 ATP 生成减少、消耗增加，导致大脑能量严重不足，难以维持中枢神经系统的兴奋活动而昏迷。② 影响脑内神经递质的平衡，使兴奋性递质谷氨酸、乙酰胆碱减少，而抑制性递质谷氨酰胺、γ-氨基丁酸增加。

（2）假性神经递质学说：肝功能障碍时，由于肝脏解毒功能降低或门-体分流形成，肠道产生的胺类（苯乙胺和酪胺），在肝内清除发生障碍，致使二者在体循环中的浓度增高，大量的苯乙胺和酪胺透过血脑屏障进入脑内，在 β-羟化酶的作用下分别生成苯乙醇胺和羟苯乙醇胺。这两种物质在化学结构上与去甲肾上腺素和多巴胺十分相似，可被脑干网状结构中的肾上腺素能神经元摄取、贮存和释放，但其对突触后膜的生理效应很低，仅相当于去甲肾上腺素的 1/10 左右，所以二者被称为假性神经递质。当苯乙醇胺和羟苯乙醇胺在神经突触堆积至一定程度时，则排挤或取代正常神经递质，致使神经传导发生障碍，兴奋冲动不能传至大脑皮质，大脑因此产生异常抑制而出现意识障碍。

（3）氨基酸代谢失衡学说：慢性复发型肝性脑病患者血浆氨基酸浓度明显异常。主要表现为：① 支链氨基酸（BCAA）含量降低；② 芳香族氨基酸 (AAA) 含量升高。BCAA/AAA 降至 1.0 以下，即可出现肝性脑病。

当血浆 AAA 显著增高或 BCAA 降低时，AAA 大量入脑。AAA 中苯丙氨酸和酪氨酸与正常神经递质多巴胺和去甲肾上腺素的代谢密切相关。当脑中苯丙氨酸过多时，增多的苯丙氨酸可抑制酪氨酸羟化酶的活性，使酪氨酸不能循正常途径羟化成多巴，转而在芳香族氨基酸脱羧酶的作用下生成酪胺，进一步经 β - 羟化酶作用生成羟苯乙醇胺，而苯丙氨酸也在芳香族氨基酸脱羧酶作用下生成苯乙胺，并经 β - 羟化酶作用生成苯乙醇胺，因而，苯丙氨酸和酪氨酸大量进入脑内的结果是使脑内假性神经递质增多而正常神经递质合成减少，最终导致肝性脑病的发生。

（4）GABA 学说：GABA 是哺乳动物中枢神经系统最主要的抑制性神经递质。通常，脑内的 GABA 贮存在突触前神经元的囊泡内，并无生物活性，只有被释放到突触间隙，才能通过一系列过程发挥生物学效应。当 GABA 从突触前神经元囊泡中释放出来后，即与突触后神经元膜表面 GABA 受体结合，此结合过程能激发氯离子转运通道开放，氯离子得以进入神经元胞浆内，使原先静止的神经元膜电位处于超极化阻滞状态，从而发挥突触后抑制作用。这是 GABA 介导抑制性神经传递的基础。

肝功能障碍时，一方面肝脏对来自肠道的细菌产生的 GABA 摄取和灭活降低，使血液中 GABA 浓度升高；另一方面由于血－脑脊液屏障的通透性改变，致使血液中的 GABA 可以大量进入脑内并与突触后膜上的 GABA 受体结合，引起细胞外 Cl⁻ 内流，神经元膜电位呈超级化阻滞状态，中枢神经系统功能抑制，引发肝性脑病，血中 GABA 浓度与肝性脑病的昏迷程度相平行。

学习小结

1）消化系统构成。

（1）消化系统包括消化管和消化腺两大部分。消化管是指从口腔到肛门的管道，可分为口腔、咽、食管、胃、小肠（十二指肠、空肠和回肠）和大肠（盲肠、阑尾、结肠、直肠和肛管）。主要对摄取的食物进行消化，将大分子物质分解为小分子的氨基酸、单糖、脂肪酸等，进而吸收，最后将食物残渣形成粪便排出体外。消化腺分为大消化腺和小消化腺两种，大消化腺主要包括大唾液腺、肝和胰等。

（2）消化管壁由内向外分为黏膜、黏膜下层、肌层与外膜四层。其中与消化和吸收功能最为密切相关的是黏膜层，它又分为三层：①上皮，消化管的两端（口腔、咽、食管及肛门）为复层扁平上皮，余为单层柱状上皮。②固有层为疏松结缔组织，细胞成分较多，纤维较细密，有丰富的毛细血管和毛细淋巴管。胃肠固有层内富含腺体和淋巴组织。③黏膜肌层为薄层平滑肌，有利于物质吸收和转运。黏膜层向外延伸为黏膜下层，亦为疏松结缔组织。含有较大的血管与淋巴管，还可见黏膜下神经丛。在食管、胃和小肠等部位，黏膜与黏膜下层共同向管腔内突起，形成皱襞。消化管壁继续向外延伸为肌层，除口腔、咽、食管上段与肛门处的肌层为骨骼肌外，其余大部分为平滑肌。肌层一般分为内环行、外纵行两层肌层，其间有肌间神经丛，可调节肌层的运动。最外层为外膜，常见为纤维膜和浆膜两类。

（3）食管的上皮为复层扁平上皮，黏膜下层中有混合腺，肌层中上 1/3 段为骨骼肌，下 1/3 段为平滑肌，中 1/3 段则兼具二者。外膜为纤维膜。胃的上皮为单层柱状上皮，主要由表面黏液细胞组成，可形成胃黏膜屏障，具有保护功能。固有层中有胃底腺，由主细胞、壁细胞、颈黏液细胞、干细胞和内分泌细胞组成，其中主细胞分泌胃蛋白酶原，壁细胞合成和分泌盐酸，颈黏液细胞其分泌物为可溶性酸性黏液。

（4）小肠黏膜表面有许多细小的肠绒毛，它由上皮和固有层向肠腔突起而成。小肠腔面单层柱状上皮，由吸收细胞、杯状细胞和少量内分泌细胞组成；小肠腺除上述细胞外，还有潘氏细胞和少量未分化干细胞。绒毛中轴的固有层结缔组织内，有 1~2 条中央乳糜管。吸收细胞释出的乳糜微粒入中央乳糜管后输出。中央乳糜管周围有丰富的有孔毛细血管网，肠上皮吸收的氨基酸、单糖等水溶性物质主要经此入血并转运全身。

（5）大消化腺位于消化管壁外，为独立性器官，其分泌物经导管流入消化管腔内，如大唾液腺、肝和胰腺；小消化腺分布于消化管壁内。肝表面覆以致密结缔组织被膜，而构成被膜的结缔组织可伸入肝脏内部，将实质分成若干肝小叶。肝小叶之间各种管道密集的部位为门管区。作为肝实质的基本结构单位，肝小叶呈多角棱柱体，主要由中央静脉、肝索、肝血窦、胆小管和窦周隙等结构共同组成。其中肝细胞为重点，该细胞体积较大，呈多面体形。作为上皮来源的细胞，该细胞具备有关上皮细胞的共性特点，如有极性，即肝细胞有三种不同的功能面：血窦面、胆小管面和肝细胞连接面。同时肝细胞核大而圆，居中，常染色质丰富，染色浅，核膜、核仁清晰可见，提示了该细胞合成与分泌功能发达。

（6）胰腺表面覆有薄层结缔组织被膜，结缔组织伸入腺内将实质分隔为若干小叶。胰腺实质由外分泌部和内分泌部（胰岛）组成。胰岛是由内分泌细胞组成的球形细胞团，分布于腺泡之间，主要分布有 A、B、D、PP、D_1 五种细胞。其中 A 细胞分泌高血糖素使血糖浓度升高，B 细胞分泌胰岛素，胰岛素和高血糖素的协同作用使血糖水平保持动态平衡。

2）消化与吸收的概念；消化道平滑肌的一般特性。

3）口腔和胃内的消化：唾液及其作用，尤其是唾液淀粉酶可将食物中的淀粉分解为麦芽糖；胃液主要成分包括有盐酸、胃蛋白酶原、黏液及内因子等。胃运动的主要形式有容受性舒张、紧张性收缩和蠕动。胃排空的概念和不同食物排空的速度特点。

4）小肠和大肠内的消化与吸收：胰液的成分及其作用；胆盐对于脂肪的消化和吸收具有重要意义；小肠液的主要作用。小肠的运动形式主要有紧张性收缩、分节运动和蠕动；排便反射过程；大肠内细菌的作用；小肠是吸收的主要部位。

5）胃炎：类型，病理变化。

6）消化性溃疡：病理变化，结局及合并症、病因及发病机制。

7）病毒性肝炎：概念、病因及发病机制，基本病理变化，临床病理类型。

8）肝硬化：概念、分类；门脉性肝硬化：病因及发病机制、病理变化、临床病理联系；坏死后性肝硬化：病因、病理变化；胆汁性肝硬化：病因、病理变化。

9）食管癌、胃癌、大肠癌、肝癌：大体及镜下类型，早期癌的概念，好发部位，扩散方式与特征，病因与诊断方法。

复习思考题

（1）什么是上、下消化道？

（2）为什么说肝是机体新陈代谢最活跃的器官？

第十一章　复习思
考题答案　　　　第十一章　单元测
试题　　　　第十一章　单元测
试题答案

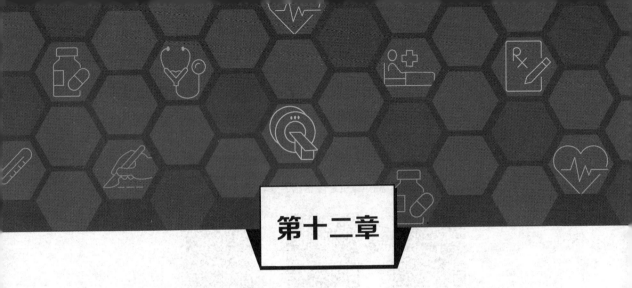

第十二章

泌尿系统的结构、功能与疾病

学习目标

（1）能够叙述肾脏的基本功能、肾小球的滤过功能、尿的生成过程。

（2）能够说明肾脏血液循环的特点，肾小管和集合管的重吸收功能（Na^+、水、葡萄糖的重吸收）；能够解释渗透性利尿。

（3）能够叙述急性弥漫性增生性肾小球肾炎、快速进行性（新月体性）肾小球肾炎的病理变化、临床病理联系。

（4）能够说明膜性、微小病变性、慢性硬化性肾小球肾炎的病理变化和临床病理联系，肾盂肾炎的病因、诱因、发病机制及感染途径。

（5）能够说明肾小球肾炎概念、病因、发病机制及分类，急、慢性肾盂肾炎的病理变化及临床病理联系。

思政元素 12-1 "爱护环境，从我做起"

泌尿系统是体内最主要的代谢产物排泄器官，有毒、有害的物质及时排出机体，机体才能维持内环境稳态，细胞才能实现正常功能。自然界也跟细胞类似，人类向自然界排放有毒、有害物质过多，生态系统就会遭到破坏，自然界生物的生存就会受到威胁。因此，我们要建立正确的人与自然和谐发展的观念。

第一节　泌尿系统组成、肾脏的结构和血液供应特征

一、泌尿系统结构

泌尿系统（urinary system）由肾、输尿管、膀胱及尿道四部分组成。其基本功能是以尿液形式排出机体中某些代谢产物。机体在新陈代谢过程中所产生的废物如尿素、尿酸和多余的水分等，由循环系统输送到肾，在肾内形成尿，经输尿管入膀胱暂时储存，最后由尿道排出体外（彩图 12-1）。

泌尿系统结构与功能 PPT

1. 肾（kidney）

肾为成对的实质性器官，位于腹腔的后上部、脊柱的两旁，左右各一，形似"蚕豆"，可分为上、下两端，前、后两面，内、外侧两缘。外侧缘隆凸，内侧缘中部凹陷，称为肾门，是肾的血管、淋巴管、神经和肾盂出入的部位。肾内部为肾实质，其周围部称为皮质，深部称为髓质。肾皮质新鲜时呈红褐色，主要由肾小体和肾小管构成。髓质新鲜时呈淡红色，由 15~20 个肾锥体组成，含有许多细小的管道。肾锥体的底朝向皮质，肾锥体的尖端钝圆，朝向肾门，称为肾乳头，乳头的顶端有许多乳头孔，肾脏形成的尿，由此流入肾小盏。肾小盏为漏斗形的膜状小管，围绕肾乳头，接受由肾乳头孔排出的尿液。每肾约有 7~8 个肾小盏，相邻的 2~3 个肾小盏合成一个肾大盏，肾大盏再合成一个扁平漏斗形的肾盂。肾盂出肾门后逐渐缩小，移行为输尿管（彩图 12-2）。

2. 输尿管（ureter）

输尿管是一对细长的管状器官。起自肾盂，终于膀胱，成人输尿管长 25~30cm。输尿管平均直径为 0.5~0.7cm，全长有 3 个生理性狭窄，平均直径仅约 0.2cm，故尿路结石常被阻塞于这些狭窄部位，可引起剧烈的绞痛及尿路梗阻等病症。

3. 膀胱（urinary bladder）

膀胱是储尿的器官，位于骨盆腔内，在耻骨联合的后方，伸缩性很大，空虚时呈锥体状，充盈时可变为球囊状。膀胱的平均容量，一般正常成人为 300~500ml，最大容量可达 800ml（彩图 12-3）。

4. 尿道（urethra）

尿道是从膀胱通向体外的管道。男性尿道细长，成人长约 18cm，兼有排尿和排精的功能；女性尿道比男性尿道短、宽、直，成人长约 5cm，仅有排尿功能。由于女性尿道比较短直，因此尿路易感染，故应特别注意女性外阴卫生。

二、肾脏的组织结构特点

（一）肾单位（nephron）

肾单位是肾的结构与功能单位，由肾小体和肾小管两部分组成（彩图 12-2），每个

肾有 100 万个以上的肾单位，它们与集合管共同行使泌尿功能。

泌尿系统 - 肾小管和　肾小体 - 组织学视频
肾小球旁器 - 组织
学 .mp4

肾小体位于皮质迷路和肾柱内，一端与肾小管相连。根据肾小体在皮质中的位置不同，可将肾单位分为两种：皮质肾单位（superficial nephron）的肾小体位于皮质浅部且体积较小，髓襻及其细段均较短，约占肾单位总数的 85%，在尿液形成中起重要作用；近髓肾单位（juxtamedullary nephron）的肾小体位于皮质深部，体积较大，髓襻及其细段均较长，约占肾单位总数的 15%，对尿液浓缩具有重要的生理意义。

1. 肾小体（renal corpuscle）

呈球形，由肾小囊和肾小球组成（彩图 12-4）。肾小体有两个极，微动脉出入的一端称血管极，对侧一端和近曲小管相连，称尿极。

（1）肾小球（glomerulus）：是肾小囊中的一团盘曲的毛细血管。一条入球小动脉进入肾小囊内，分成 4~5 支，每支再分出襻状的毛细血管，毛细血管又互相吻合成网，血管之间有血管系膜支持。毛细血管汇合，形成一条出球小动脉离开肾小囊。因此，肾小球是一种独特的动脉性毛细血管网。入球小动脉管径较出球小动脉粗，使得毛细血管内血压较高。毛细血管为有孔型，孔径 50~100nm，多无隔膜。

（2）肾小囊（renal capsule）：是肾小管起始部膨大凹陷而成的杯状双层囊。其外层（或称壁层）与内层（或称脏层）上皮之间的狭窄腔隙为肾小囊腔，与近曲小管腔相通。内层细胞有许多大小不等的突起，称**足细胞（podocyte）**。足细胞体积较大，胞体凸向肾小囊腔，从胞体伸出几支大的初级突起，从初级突起上再分出许多指状的次级突起，相邻初级突起发出的次级突起互相嵌合成栅栏状，紧贴在毛细血管基膜外面。突起之间有宽约 25nm 的裂隙，称**裂孔（slit pore）**，孔上覆盖一层 4~6nm 厚的**裂孔膜（slit membrane）**。

肾小体犹如滤过器，当血液流经血管球毛细血管时，管内血压较高，血浆内部分物质经有孔内皮、基膜和足细胞裂孔膜滤入肾小囊腔。这三层结构统称**滤过屏障（filtration barrier）**或**滤过膜（filtration membrane）**（图 12-5）。三层结构能分别限制一定大小的物质通过，其中足细胞的裂孔膜在滤过屏障中起主要作用，一般情况下，分子量 70kD 以下、直径 4nm 以下的物质可通过滤过膜，其中又以带正电荷的物质如葡萄糖、多肽、尿素、电解质和水等易于通过。滤入肾小囊腔的滤液称原尿，原尿除不含大分子蛋白质外，其成分与血浆相似。成人一昼夜两肾可形成约 180L 原尿。

2. 肾小管（renal tubule）

肾小管是单层上皮性小管（图 12-6），有重吸收原尿中的某些成分和排泄等作用。

（1）近端小管（proximal tubule）：是肾小管中最长、最粗的一段，管径 50~60μm，长约 14mm，约占肾小管总长的一半。近端小管分曲部（近曲小管）和直部（近直小管）两段。

近曲小管（proximal convoluted tubule）：其上皮细胞为立方形或锥形，细胞分界不清，胞体较大，胞质嗜酸性，核圆，位于近基底部。上皮细胞腔面有**刷状缘（brush border）**。电镜下可见刷状缘由大量较长的微绒毛整齐排列构成，使细胞游离面的表面

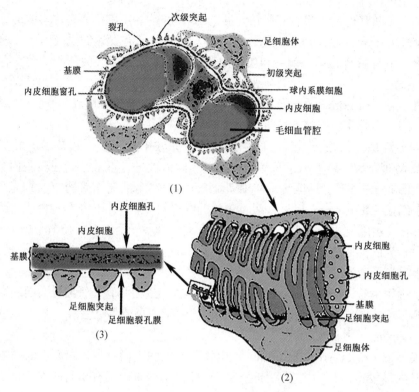

图12-5　滤过屏障结构模式图

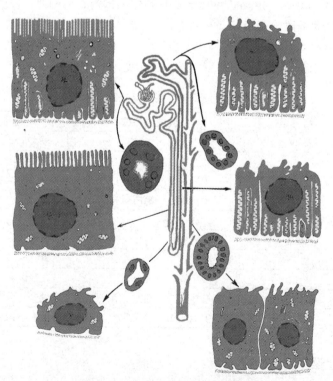

图12-6　肾小管和集合管结构模式图

积明显扩大（两肾近曲小管表面积总计可达 $50\sim60m^2$）。细胞侧面有许多侧突，相邻细胞的侧突相互嵌合，故光镜下细胞分界不清。细胞基部有发达的质膜内褶，内褶之间有许多纵向的杆状线粒体。侧突和质膜内褶使细胞侧面及基底面面积扩大，有利于重吸收物的排出。

近直小管（proximal straight tubule）：其结构与曲部基本相似，但上皮细胞较矮，微绒毛、侧突和质膜内褶等不如曲部发达。

近端小管是原尿成分重吸收的主要场所，原尿中几乎所有葡萄糖、氨基酸、蛋白质以及大部分水、离子和尿素等均在此重吸收。此外，近端小管还向腔内分泌 H^+、NH_3、肌酐和马尿酸等，还能转运和排除血液中的酚红和青霉素等药物。

（2）**细段**（thin segment）：浅表肾单位的细段较短，主要位于髓襻降支；近髓肾单位的细段长，由降支再折返上行，参与构成升支。细段管径细，直径 $10\sim15\mu m$，管壁为单层扁平上皮，细胞含核部分突向管腔，胞质着色较浅，无刷状缘。由于细段上皮薄，有利于水和离子通透。

（3）**远端小管**（distal tubule）：包括远直小管和远曲小管。管腔较大而规则，管壁上皮细胞呈立方形，比近端小管的细胞小，核位于中央或靠近管腔，胞质染色较近端小管浅，游离面无刷状缘。

远直小管（distal straight tubule）：电镜下，细胞表面有少量短而小的微绒毛，基底部质膜内褶发达，长的内褶可伸达细胞顶部，基部质膜上有丰富的 Na^+-K^+-ATP 酶，能主动向间质转运 Na^+。

远曲小管（distal convoluted tubule）：其超微结构与直部相似，但质膜内褶不如直部发达。远曲小管是离子交换的重要部位，细胞有吸收水、Na^+ 和排出 K^+、H^+、NH_3 等功能，对维持体液的酸碱平衡发挥重要作用。

两类肾单位在结构与功能上的区别如表 12-1 所示。

表 12-1 皮质肾单位和近髓肾单位的区别

项 目	皮质肾单位	近髓肾单位
肾小球体积	较小	较大
肾小球分布	外、中皮质层	内皮质层
数量	多，占 80%~90%	少，占 10%~20%
髓襻	短，只达外髓质层	长，可达内髓质层
入、出球小动脉口径比	2:1	1:1
出球小动脉分支：网形小血管	有	有
U 形直小血管	无	有
肾素分泌	多	几乎没有
肾血流量	量多，约占 94%，流速快	量少，约占 5%，流速慢
生理功能	生成尿液，分泌肾素	浓缩与稀释尿液

（二）集合管（图 12-6）

集合管（collecting duct）全长 $20\sim38mm$，分为弓形集合管、直集合管和乳头管三段。弓形集合管很短，位于皮质迷路内，一端连接远曲小管，另一端呈弧形弯入髓放线，与直集合管相通。直集合管在髓放线和肾锥体内下行，至肾乳头处改称乳头管，开口于肾小盏。直集合管在髓放线下行时沿途有许多弓形集合管汇入，直集合管的管径由细变粗，管壁上皮由单层立方上皮增高为单层柱状上皮，至乳头管处成为高柱状上皮。集合管上皮细胞分界清楚，核圆，居中或靠近底部；胞质染色浅于远端小管，甚至清亮。集合管能进一步重吸收水和交换离子，使原尿进一步浓缩。

（三）球旁复合体（juxtaglomerular complex）[也称球旁器（juxtaglomerular apparatus）]

球旁复合体由球旁细胞、致密斑和球外系膜细胞组成。它们位于肾小体旁，大致呈三角形，致密斑为三角形的底，入球小动脉和出球小动脉分别形成两条侧边，球外系膜细胞则位于三角区的中心（图 12-7）。

1. 球旁细胞（juxtaglomerular cell）

入球小动脉行至近肾小体血管极处，管壁中的平滑肌细胞转变为上皮样细胞，称球旁细胞。细胞体积较大，呈立方形，核大而圆，胞质呈弱嗜碱性。电镜下，细胞内肌丝少，粗面内质网与高尔基复合体发达，有较多分泌颗粒；颗粒内含肾素（renin）。肾素能使血压升高。

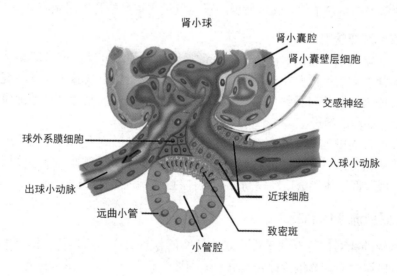

图12-7　球旁复合体

2. 致密斑（macula densa）

致密斑为远端小管靠近肾小体侧的上皮细胞形成的椭圆形斑。此处上皮细胞呈柱状，排列紧密；细胞胞质色浅，核椭圆形，位于近细胞顶部。致密斑是一种离子感受器，能敏锐地感受远端小管内滤液的 Na^+ 浓度变化。当滤液内 Na^+ 浓度降低时，致密斑细胞将信息传递给球旁细胞，促进其分泌肾素，增强远端小管和集合管对 Na^+ 的重吸收，使血液 Na^+ 水平升高。

3. 球外系膜细胞（extraglomerular mesangial cell）

球外系膜与球内系膜相延续，球外系膜细胞的形态结构与球内系膜细胞相似，并

下篇·人体结构、功能与疾病

与球旁细胞、球内系膜细胞有缝隙连接，因此认为它在球旁复合体功能活动中可能起信息传递作用。

（四）肾间质

肾间质为肾内的结缔组织、血管、神经等。其中的结缔组织皮质很少，越接近肾乳头越多，除一般的结缔组织成分外，还有一种特殊的**间质细胞（interstitial cell）**，具有突起。间质细胞能合成前列腺素，是一种血管舒张剂，可降低血压。另外，肾小管周围的血管内皮细胞能产生促红细胞生成素，刺激骨髓中红细胞生成。

三、肾血液循环特征及其调节

（一）血液循环特征

1. 血流量大，分布不均

肾脏血液供应丰富，血流量大，正常成人安静时每分钟两侧肾脏血流量约1200ml，占心输出量的1/5~1/4。皮质血流量多，约占肾血流量的94%，流速快，是保证肾小球滤过的决定性因素；髓质血流量少，约占5%，其中流经内髓的血流量不到1%，流速慢，是保证尿液浓缩的重要条件。通常所说的肾血流量主要是指肾皮质血流量。

2. 两套毛细血管网

（1）肾小球毛细血管网：肾动脉进入肾脏后，经各级分支形成入球小动脉，入球小动脉进入肾小囊后形成肾小球毛细血管网，汇集成出球小动脉离开肾小囊。其中皮质肾单位入球小动脉的口径约为出球小动脉口径的两倍，因此肾小球毛细血管血压较高，有利于肾小球的滤过。

（2）肾小管周围毛细血管网：出球小动脉再次分支形成毛细血管网，缠绕于肾小管和集合管周围，最后经静脉的各级分支汇集成肾静脉离开肾脏。肾小管周围的毛细血管血压较低，但胶体渗透压却较高，从而有利于肾小管的重吸收。

（二）肾血流量的调节

肾血流量的相对恒定有利于肾小球滤过率的相对稳定，这是肾脏持续生成尿的基本条件。肾血流量的调节包括神经调节、体液调节和自身调节，以自身调节为主。

1. 自身调节

在离体肾动脉灌流实验中观察到，当肾动脉灌注压在80~180mmHg范围内变动时，肾血流量仍保持相对稳定（图12-8）。这种不依赖于神经和体液调节作用，动脉血压在一定范围波动时肾血流量仍保持相对稳定的现象，称肾血流量的自身调节。

2. 神经和体液调节

调节肾脏血流量的神经主要是交感神经。交感神经通过末梢释放去甲肾上腺素，作用于血管平滑肌膜上的 α 受体，使肾血管收缩，肾血流量减少。

在调节肾脏血流量的体液因素中，肾上腺素、去甲肾上腺素、血管紧张素、内皮素和血管升压素等可使肾血管收缩，肾血流量减少；一氧化氮、前列腺素、缓激肽、心房钠尿肽则可使肾血管扩张，肾血流量增加。

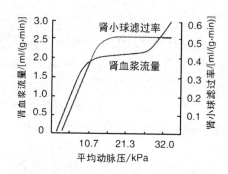

图12-8 肾血流与血压的关系

总之，当血压在参考范围波动时，肾脏依靠自身调节保持肾血流量的相对稳定，以维持正常的泌尿功能。在紧急情况下，则通过交感神经及肾上腺素等体液因素减少肾血流量，从而保证心、脑等重要器官的血液供应。

第二节 尿的生成过程

一、机体排泄的途径

机体将代谢过程中产生的终产物、多余的物质以及异物经排泄器官排出体外的过程，称为**排泄（excretion）**。机体排泄的途径主要有以下四条：①呼吸器官，通过呼吸排出二氧化碳和少量水分；②消化器官，随粪便排出胆色素和一些无机盐类，如钙、镁、铁等；③皮肤，由汗腺排出部分水分、少量氯化钠和尿素；④肾脏，以生成尿液的形式排出大部分代谢产物、水分和各种无机盐和有机物等。由于肾脏排泄的代谢产物种类最多、量最大，故肾脏是机体最重要的排泄器官。通过肾脏的排泄实现对水、渗透压、电解质和酸碱平衡的调节，从而维持内环境的稳态。

此外，肾脏还具有内分泌功能，可合成和分泌的激素有肾素、促红细胞生成素、前列腺素和 $1,25\text{-}(OH)_2$ 维生素 D_3。

二、尿的生成过程

尿液是在肾单位和集合管中生成的：首先是血液流经肾小球毛细血管时，血浆中的水和小分子物质滤出到肾小囊腔中，形成原尿，又称滤液或超滤液；然后原尿在流经肾小管和集合管时，其中的一部分水和小管液中的物质被重新吸收回血液；同时，肾小管和集合管的上皮细胞又分泌一些物质到小管液中，形成终尿排出体外。因此，尿液生成的过程分为以下三个相互联系的步骤：①肾小球滤过；②肾小管与集合管的重吸收；③肾小管与集合管的分泌。

（一）肾小球的滤过作用

肾小球滤过（glomerular filtration）是指血液流过肾小球毛细血管时，除血浆蛋白外，血浆中的水和小分子物质通过滤过膜滤出到肾小囊腔中并形成原尿的过程。在实验中，用微穿刺法从肾小囊中直接抽取囊腔内液并对其进行微量化学分析，发现这些囊内液除了不含大分子量的蛋白质外，其余各种晶状体物质（如葡萄糖、氯化物、无机磷酸盐、尿素、尿酸、肌酐等）的浓度均与血浆一致，而且囊内液的渗透压及酸碱度也与血浆相似，由此表明，肾小球的滤过是一种超滤过程，原尿就是血浆的超滤液。肾小球滤过率和滤过分数是衡量肾小球滤过功能的重要指标。

1. 肾小球滤过率

单位时间内（每分钟）两肾生成的原尿量称为**肾小球滤过率（glomerular filtration rate，GFR）**。肾小球滤过率与体表面积有关，体表面积为 $1.73m^2$ 的正常成人，其肾小球滤过率约为 125ml/min。依此计算，两侧肾脏每昼夜从肾小球滤出的原尿总量可高达 180L 左右。GFR 的正常水平与最大值之间的差距可反映肾功能的储备力。

2. 滤过分数

肾小球滤过率与每分钟肾血浆流量的百分比值称为**滤过分数（filtration fraction，FF）**。**肾血浆流量（renal plasma flow，RPF）**是指单位时间内（每分钟）流经两肾的血浆量。据测定，肾血浆流量约 660ml/min，因此，滤过分数约为 19%（ 125/660 × 100%）。结果表明，流经肾脏的血浆约有 1/5 经肾小球滤过进入了肾小囊腔，形成原尿。

3. 滤过膜及其通透性

滤过膜（filtration membrane）由肾小球毛细血管内皮细胞、基膜、肾小囊脏层上皮细胞三层结构组成，总厚度 15~20nm。在电镜下观察，内层肾小球毛细血管内皮细胞有许多小孔，称为**窗孔（fenestration）**，孔径为 70~90nm，孔上有隔膜覆盖，血浆中的水、小分子溶质及小分子的蛋白质能自由地通过；中层基膜较厚，主要由IV型胶原构成的微纤维网结构，有 2~8nm 的网孔，在滤过膜中起主要屏障作用；外层肾小囊脏层上皮细胞呈多突起，其末端分支成许多指状的足突，包绕在基膜的外面，相互交错成栅栏状的小裂隙，称裂孔，裂孔上覆盖有**裂孔隔膜（filtration slit membrane）**，膜上有直径约 4~14nm 的小孔，是物质滤出的最后一道屏障（图 12-5）。

滤过膜三层结构的分子孔径决定通过物质的大小，构成了滤过膜的机械屏障。除机械屏障外，在滤过膜的各层中均含有带负电荷的糖蛋白，对带有负电荷的物质有排斥作用，因而形成滤过膜的电学屏障。对于电荷中性的物质来说，通透性主要取决于物质的分子有效半径大小；一般认为分子有效半径小于 2.0nm 的物质可自由通过滤过膜，分子有效半径大于 4.2nm 的物质则不能滤过；对于带电荷的物质来说，滤过不但取决于该物质有效半径大小，而且还取决于其带有的电荷性质。血浆中的清蛋白虽然有效半径为 3.6nm，但因为通常是带负电荷的，所以难以被滤过。但当肾脏发生病变，滤过膜上带负电荷的糖蛋白减少时，由于电学屏障作用降低，带负电荷的血浆清蛋白也能滤出而出现蛋白尿。

4. 肾小球滤过的动力——有效滤过压

有效滤过压（effective filtration pressure）是肾小球滤过的动力，它由肾小球毛细血管血压、血浆胶体渗透压和囊内压三种力量相互作用而形成。其中肾小球毛细血管血压是促进滤过的动力，血浆胶体渗透压和囊内压是妨碍滤过的阻力。因肾小囊内超滤液中蛋白质浓度极低，故肾小囊内胶体渗透压可忽略不计，其关系可用下式表示：

有效滤过压 = 肾小球毛细血管血压 - (血浆胶体渗透压 + 肾小囊内压)

肾小球毛细血管入球端和出球端的有效滤过压是一个递降的过程，在靠近入球端侧，有效滤过压为正值，故有滤过作用；当滤过由毛细血管入球端移行至出球端时，由于血浆蛋白不能滤出，使血浆胶体渗透压逐渐升高，有效滤过压随之下降（图12-9）。

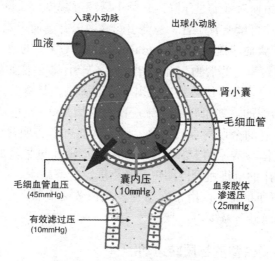

图12-9 肾小球有效滤过压的变化示意图

当滤过阻力等于滤过动力时，有效滤过压则为零，称为**滤过平衡（filtration equilibrium）**，滤过就停止。因此，肾小球毛细血管全段并不都参与滤出，滤液只产生于入球小动脉端到滤过平衡之前。

5. 影响肾小球滤过的因素

如前所述，滤过膜、有效滤过压以及肾血浆流量是决定肾小球滤过的基本条件，因此，也是影响肾小球滤过的主要因素。

1）滤过膜的通透性和面积：生理情况下滤过膜的通透性较稳定，但在病理情况下，滤过膜的通透性可发生较大的变化。某些肾脏疾病，可使滤过膜各层的糖蛋白减少或消失，使其电学屏障作用减弱，使带负电荷的血浆清蛋白滤出，从而出现蛋白尿；或基膜层损伤、破裂，或足突融合及消失，使其机械屏障作用减弱，滤过膜的通透性增大，使红细胞也能滤出，从而出现血尿。

2）有效滤过压：有效滤过压是肾小球滤过的动力，因此构成有效滤过压的因素中任一因素发生变化时，均可影响肾小球滤过，其中，肾小球毛细血管血压的改变是影响有效滤过压的最主要因素。

（1）肾小球毛细血管血压：在正常情况下，当动脉血压变动于80~180mmHg时，由于肾血流量具有自身调节的作用，肾小球毛细血管血压相对稳定，对有效滤过压无明显的影响，肾小球滤过保持不变。但由于大失血或休克等原因引起动脉血压低于80mmHg以下时，肾小球毛细血管血压于是相应下降，使有效滤过压降低，肾小球滤过明显减少，引起少尿；当动脉血压降至50mmHg以下时，肾小球滤过率则降为零，导致无尿。

（2）血浆胶体渗透压：在生理情况下，血浆胶体渗透压的变化不大，因此，对有效滤过压及肾小球滤过率影响较小。临床上，快速静脉输入大量 0.9% 氯化钠溶液或其他原因使清蛋白减少时，可降低血浆胶体渗透压，使有效滤过压增高，肾小球滤过增多，尿量增多。

（3）囊内压：当肾盂或输尿管结石、肿瘤压迫或其他原因引起的输尿管阻塞时，可使肾小囊内压升高，致使有效滤过压降低，肾小球滤过减少，尿量减少；某些疾病导致溶血反应时，血红蛋白可堵塞肾小管，也会引起囊内压升高而影响肾小球滤过。

3）肾血浆流量：**肾血浆流量（renal plasma flow, RPF）** 的改变主要通过影响滤过平衡来影响肾小球滤过率。当肾血浆流量增多时，肾小球毛细血管内的血浆胶体渗透压上升速度减慢，滤过平衡的位置更靠近出球小动脉端，具有滤过作用的毛细血管段延长，肾小球滤过率增加。如果肾血浆流量比正常增加 3 倍时，将不出现滤过平衡，此时，肾小球毛细血管的全段均参与滤过，肾小球滤过率将明显增加；相反，肾血浆流量减少时，血浆胶体渗透压的上升速度加快，从而使滤过平衡的位置更靠近入球小动脉端，具有滤过作用的毛细血管段缩短，肾小球滤过率减少。在剧烈运动、大失血、休克、严重缺氧等病理状态下，由于交感神经兴奋致使血管收缩，肾血浆流量减少，肾小球滤过率也因之而显著减少。

（二）肾小管与集合管的物质转运功能

原尿流入肾小管与集合管后，称为小管液。肾小管和集合管的物质转运功能包括重吸收和分泌。重吸收是指肾小管和集合管上皮细胞将小管液中的水和各种溶质重新转运回血液的过程；分泌是指肾小管和集合管上皮细胞将自身产生的物质或血液中的物质转运至小管液中的过程。

1. 肾小管和集合管的重吸收

1）重吸收的部位：各段肾小管及集合管都具有重吸收的功能，但近端小管，特别是近曲小管的重吸收能力最强，是重吸收的主要部位，占重吸收总量的 65%~70%；重吸收物质种类最多，原尿中的葡萄糖、氨基酸、维生素及微量蛋白质等，几乎全部在近曲小管被重吸收；Na^+、K^+、Cl^-、HCO_3^- 等无机盐以及水也绝大部分在此段被重吸收。余下的水和无机盐继续在髓袢细段、远端小管和集合管被重吸收，虽然远端小管和集合管重吸收的量少，但却受多种因素的影响和调节，因而对调节机体水、电解质和酸碱平衡起重要作用。

2）重吸收的特点：①重吸收的选择性。正常成人每天生成的原尿量约有 180L，但终尿每天只有 1.5L 左右，表明肾小管和集合管对原尿的重吸收量高达 99%。原尿中葡萄糖和氨基酸的浓度与血浆中的相同，但终尿中则几乎没有葡萄糖和氨基酸，表明葡萄糖和氨基酸全部被肾小管重吸收；水和电解质，如 Na^+、K^+、Cl^- 等大部分被重吸收；尿素只有小部分被重吸收，肌酐则完全不被重吸收。肾小管和集合管重吸收的选择性，既保留了对机体有用的物质，又有效地清除了对机体有害的和过剩的物质，从而维持机体内环境的稳态。②重吸收的有限性。肾小管对某种物质吸收是有一定限度的，例如当血液中葡萄糖的浓度超过一定限度时，原尿中的葡萄糖含量就会增多，超过肾小管重吸收葡萄糖的极限，尿中就会出现葡萄糖，称为糖尿。

3）重吸收的途径：肾小管与集合管重吸收的途径包括跨细胞途径和旁细胞途径。跨细胞途径首先是小管液内的物质通过管腔膜转运到细胞内，然后再由细胞内通过管周膜或侧膜转运到组织间隙中，进而通过毛细血管壁回到血液。旁细胞途径则是指小管液中的 Na^+、Cl^- 和水通过肾小管上皮细胞之间的紧密连接直接进入上皮细胞间隙的组织液中，随后进入毛细血管（图 12-10）。

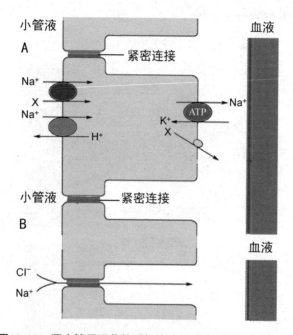

图12-10　肾小管重吸收的跨细胞途径和旁细胞途径示意图

4）重吸收的方式：肾小管与集合管重吸收的方式包括主动重吸收和被动重吸收。主动重吸收是指肾小管及集合管上皮细胞通过耗能，将小管液中的溶质逆浓度差或电位差转运到肾小管周围的组织液中的过程，包括原发性主动转运（如钠泵、氢泵、钙泵等）、继发性主动转运（同向、逆向转运）和入胞。一般来说，小管液中各种对机体有用的物质，如葡萄糖、氨基酸、Na^+ 等都是通过肾小管和集合管上皮细胞主动重吸收完成的。被动重吸收是指小管液中的溶质顺浓度差、电位差或渗透压差，进入肾小管周围组织液的过程，包括单纯扩散、易化扩散和渗透等方式。尿素、水和 Cl^-（髓襻升支粗段除外）等的重吸收就是被动重吸收。

5）几种物质的重吸收

（1）Na+ 和 Cl⁻ 的重吸收

①近端小管：近端小管重吸收原尿中 65%~70% 的 Na^+ 和 Cl^-。其中近端小管前半段，Na^+ 的重吸收是通过跨细胞途径并与葡萄糖、氨基酸的同向转运以及 H^+ 的逆向转运相耦联完成的主动转运过程。近端小管后半段通过旁细胞途径以被动转运方式实现 Na^+ 和 Cl^- 的重吸收（图 12-11）。

此段小管液内的 Na^+ 浓度远高于肾小管上皮细胞内液，同时管腔膜上存在 Na^+ - 葡萄糖、Na^+ - 氨基酸同向转运体和 Na^+-H^+ 逆向转运体，因此，小管液中的 Na^+ 可通过与葡萄糖、氨基酸、H^+ 的同向和逆向转运，顺浓度梯度扩散进入细胞内，

进入细胞内的 Na^+ 迅速被管周膜侧膜上的钠泵泵入细胞间隙，这样一方面使细胞内 Na^+ 的浓度降低，负性电荷增多，Na^+ 更易顺着电化学梯度进入细胞内；另一方面使细胞间隙中 Na^+ 的浓度升高，渗透压上升，在渗透压差的驱动下，水也随之进入细胞间隙，使其中的静水压升高，这一压力可促使 Na^+ 和水通过相邻的毛细血管基底膜进入毛细血管而被重吸收；同时也可使 Na^+ 和水通过紧密连接再返回小管腔内，后一现象称为**回漏（back-leak）**，此模式称泵 - 漏模式。

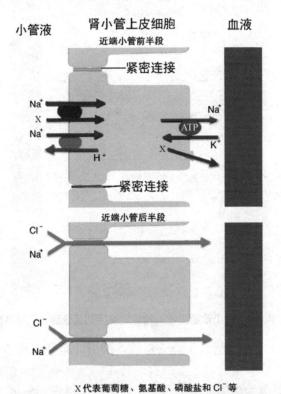

X代表葡萄糖、氨基酸、磷酸盐和Cl⁻等

图12-11　近端肾小管Na⁺主动重吸收的泵-漏模式图

②髓襻：在髓襻升支粗段，Na^+、Cl^- 的重吸收是以 Na^+-$2Cl^-$-K^+ 同向转运模式进行的。在髓襻升支粗段的管腔膜上有 Na^+-$2Cl^-$-K^+ 同向转运体，该转运体在肾小管腔面与 Na^+、$2Cl^-$、K^+ 结合形成 Na^+-$2Cl^-$-K^+ 同向转运复合体，然后顺着 Na^+ 电化学梯度将 $2Cl^-$ 和 K^+ 一起转运到细胞内，进入细胞内的 Na^+ 迅速被管周膜侧膜上的钠泵泵到细胞间隙和组织液中，进入细胞内的 Cl^- 则顺浓度梯度经管周膜基底侧进入组织液，K^+ 则顺着浓度梯度经管腔膜返回肾小管腔内，继续参与 Na^+、K^+、Cl^- 的同向转运。临床上，利尿剂如呋塞米（**furosemide**）就是抑制了髓襻升支粗段对 Na^+、Cl^- 的重吸收而产生强大的利尿效应（图 12-12）。

③远端小管及集合管：在远端小管的起始段，Na^+、Cl^- 则是通过 Na^+-Cl^- 同向转运机制进入肾小管上皮细胞内。噻嗪类利尿药可抑制此处的 Na^+-Cl^- 同向转运，导致利尿。此外，远端小管及集合管对 Na^+ 的重吸收还受醛固酮的调节（详见尿生成调节），并与 H^+ 和 K^+ 分泌有关。

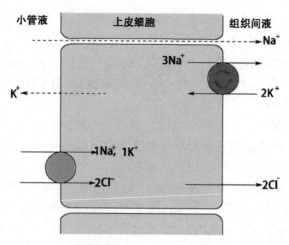

图12-12 髓襻升支粗段对Na⁺、C1⁻的重吸收示意图

（2）水的重吸收：水的重吸收在近端小管占65%~70%，髓襻降支细段占15%左右，远端小管和集合管占15%~20%，重吸收的动力是渗透压。在肾小管，由于溶质被重吸收而造成了小管液和组织液之间的渗透压差，于是水在渗透压差的驱动下被重吸收。在近端小管，水是伴随溶质的重吸收而被动吸收，是一种等渗性重吸收，与体内是否缺水无关；在远端小管和集合管，水的重吸收量取决于机体内的水量，并受血管升压素的调节，是一种调节性重吸收，当机体缺水时，水的重吸收增加，反之减少，以此来调节机体水的平衡。

（3）葡萄糖的重吸收：葡萄糖重吸收的部位仅限于近端小管，主要在近曲小管，其他各段都没有重吸收葡萄糖的能力，如果葡萄糖在近端小管不能全部被重吸收，终尿中将出现葡萄糖，产生糖尿。

葡萄糖在近端小管的重吸收属于继发性主动转运。在近端小管的管腔膜上存在着Na^+-葡萄糖同向转运体。葡萄糖和Na^+通过同向转运体迅速进入细胞内，进入细胞内的葡萄糖再通过易化扩散透过管周膜回收入血液。因此，如果肾小管腔中缺Na^+，或用药物将钠泵抑制，葡萄糖的重吸收就会明显减少或不被重吸收。

由于上述葡萄糖转运体的数量有限，所以近端小管对葡萄糖的重吸收有一定的限度。当血液中葡萄糖浓度超过180mg/100ml时，一部分肾小管对葡萄糖的吸收已达到极限，尿中开始出现葡萄糖。将尿中不出现葡萄糖时的最高血糖浓度称为**肾糖阈（renal threshold for glucose）**。糖尿病患者的血糖明显升高，往往超过肾糖阈，故产生糖尿。

如果血糖浓度再继续增高，尿中葡萄糖的含量也随之不断升高，当血糖浓度升高至300mg/100ml时，全部肾小管对葡萄糖的重吸收均已达到极限，重吸收率不再变化，此时的血糖浓度为葡萄糖重吸收极限量。人肾的葡萄糖重吸收极限量，在体表面积为1.73m²的个体，男性平均为375mg/min，女性平均为300mg/min。此后尿葡萄糖的排出率随血糖浓度的进一步升高而平行地增加。

（4）HCO_3^-的重吸收：近端小管对HCO_3^-的重吸收量约占80%，以CO_2的形式被重吸收。由于HCO_3^-不易通过管腔膜而被重吸收，故在肾小管内先与H^+结合生成H_2CO_3，H_2CO_3在管腔膜上的碳酸酐酶作用下分解为CO_2和水，CO_2以单纯扩散的方式通过管腔膜进入肾小管上皮细胞内，在细胞内碳酸酐酶的作用下，CO_2 又与细胞内的水结合生成 H_2CO_3，随后解离成 H^+ 和 HCO_3^-，H^+ 通过管腔膜上 Na^+-H^+ 交换逆向转运到小管腔中，小部分 H^+ 由近端小管管腔膜上的质子泵（H^+-ATP 酶）主动分泌入管腔。HCO_3^- 则通过管周膜进入血液后与 Na^+ 结合成 $NaHCO_3$。HCO_3^- 的重吸收对维持机体的酸碱平衡起重要作用。

（5）K^+ 的重吸收：每日从肾小球滤过的 K^+ 约为 35g，而每日尿中排出的 K^+ 为 2~4g。原尿中的 K^+ 绝大部分在近端小管被重吸收回血，而终尿中的 K^+ 主要是由远端小管和集合管分泌的。近端小管对 K^+ 的重吸收是一个主动转运过程。小管液中 K^+ 浓度远低于细胞内 K^+ 浓度，同时此处管腔内的电位也低于小管周围组织液，所以 K^+ 重吸收是逆浓度差和电位差进行的。因此，管腔膜是主动重吸收 K^+ 的关键部位，其主动重吸收的机制尚不清楚。而细胞内的 K^+ 浓度比细胞外液高 30~40 倍，故 K^+ 顺浓度差通过管周膜进入血液。

（6）其他物质的重吸收：小管液中氨基酸的重吸收与葡萄糖的重吸收机制是相同的，也是与 Na^+ 同向转运，但与转运葡萄糖的转运体不同；另外，Ca^{2+}、HPO_4^{2-}、SO_4^{2-} 的重吸收也与 Na^+ 同向转运；正常时进入原尿中的微量蛋白质，则以入胞方式重吸收。

2. 肾小管和集合管的分泌与排泄

分泌是指小管上皮细胞将本身代谢的产物排入小管液中的过程；排泄是指小管上皮细胞将血液中物质排入小管液中的过程。但因这两个过程难以严格区分，故常把二者统称为分泌。

（1）H^+ 的分泌：各段肾小管和集合管都能分泌 H^+，但分泌 H^+ 的能力最强的是近端小管，约占 80%。在肾小管上皮细胞内，由细胞代谢产生的或由小管液进入细胞的 CO_2，在碳酸酐酶的作用下，与 H_2O 结合生成 H_2CO_3，生成的 H_2CO_3 迅速解离成 HCO_3^- 与 H^+，H^+ 被管腔膜上的 H^+-Na^+ 逆向转运体转运至小管液中，与此同时，小管液中 Na^+ 被同一转运体转运入细胞内，这一过程称为 H^+-Na^+ 交换。进入肾小管上皮细胞内的 Na^+ 很快被管周膜侧膜上的钠泵泵出到细胞间隙。随着 H^+ 不断分泌进入小管液，细胞内的 HCO_3^- 也不断增加，由于管周膜基底侧对 HCO_3^- 的通透性较高，所以细胞内的 HCO_3^- 顺电化学梯度随之扩散进入细胞间隙，并随 Na^+ 一起重吸收回血液。由此可见肾小管每分泌一个 H^+ 入小管液，就可以从小管液中重吸收一个 Na^+ 和一个 HCO_3^- 回血，这对维持体内酸碱平衡具有重要的意义。目前研究认为，在管腔膜上有 H^+ 泵，可直接将细胞内的 H^+ 泵入小管腔内。

（2）K^+ 的分泌：小管液中的 K^+ 绝大部分已在近端小管被重吸收回血，而尿中排出的 K^+ 主要是由远端小管和集合管分泌的。远端小管和集合管 K^+ 的分泌与 Na^+ 的主动重吸收有密切的联系。当小管液中的 Na^+ 被主动重吸收后，使小管腔内成为负电位（-10~$-40mV$），此外，远端小管和集合管管周膜侧膜上的钠泵将细胞内的 Na^+ 泵出细胞外的同时也将细胞外的 K^+ 泵入细胞内，从而使远端小管和集合管上皮细胞内的 K^+ 浓度远远高于小管液中的 K^+ 浓度，于是，K^+ 顺着电位差和浓度差由肾小管上皮细胞内分泌进小管液中。这种 K^+ 的分泌与 Na^+ 的主动重吸收的联系过程，称为 K^+-Na^+ 交换。

远端小管和集合管除有 K^+-Na^+ 交换外，还存在 H^+-Na^+ 交换，由于 K^+-Na^+ 交换和 H^+-Na^+ 交换都依赖于 Na^+，故两者之间有竞争抑制作用。当 H^+-Na^+ 交换增强时，

K^+-Na^+交换则减弱；而当 K^+-Na^+交换增强时，则 H^+-Na^+交换减弱。

（3）NH_3 的分泌：在正常情况下，NH_3 的分泌发生在远端小管和集合管，但在酸中毒情况下，近端小管也可分泌 NH_3。远端小管和集合管上皮细胞分泌的 NH_3 主要是肾小管上皮细胞在代谢过程中由谷氨酰胺脱氨而来，其次来自于细胞内其他氨基酸的脱氨。NH_3 为脂溶性物质，能自由通过细胞膜。当小管液的 pH 值较低时，细胞内的 NH_3 较易向小管液中扩散。NH_3 进入小管液后，与小管液中的 H^+ 结合并生成 NH_4^+，NH_4^+ 再与小管液中的 Cl^- 结合生成 NH_4Cl（酸性铵盐）并随尿排出。NH_4^+ 的生成一方面使小管液中的 NH_3 浓度下降，所形成的浓度差可加速 NH_3 的分泌；另一方面又降低了小管液中 H^+ 的浓度，也有利于 H^+ 进一步的分泌。由此可见，远端小管和集合管分泌 NH_3 的活动，对调节体内酸碱平衡也有重要的意义。

第三节 尿生成的调节

尿的生成过程有赖于肾小球的滤过、肾小管和集合管的重吸收和分泌作用。因此，机体通过影响这三个基本过程来实现对尿生成的调节。肾小球滤过作用的调节在前文已述，本节主要讨论影响肾小管和集合管重吸收和分泌功能的因素，包括肾内自身调节、神经调节和体液调节。

一、肾内自身调节

肾内自身调节（renal autoregulation）是指肾小球与肾小管通过本身活动的改变以及肾小管内溶质的改变来调节尿液生成的方式。

（一）小管液溶质的浓度

小管液中的溶质所形成的渗透压，是对抗肾小管对水重吸收的主要力量。如果小管液溶质浓度增高，渗透压增大，就会阻碍肾小管特别是近端小管对水的重吸收，导致尿量增多。这种由于渗透压升高而引起的尿量增多的现象，称为**渗透性利尿（osmotic diuresis）**。如糖尿病患者的多尿，就是由于血糖浓度增加，超过了肾糖阈，部分葡萄糖不能被近端小管重吸收，小管液渗透压增高，水的重吸收减少，而使尿量增多。临床上常用一些能被肾小球滤过但不易被肾小管重吸收的药物，如甘露醇和山梨醇等，来提高小管液中溶质的浓度以及渗透压，使尿量增加，以达到利尿和消除水肿的目的。

（二）球-管平衡

近端小管对小管液的重吸收量与肾小球滤过率之间有着密切的联系。无论肾小球滤过率增多或减少，近端小管始终按肾小球滤过量的一定比例进行重吸收，这种现象称为**球-管平衡（glomerulo-tubular banlance）**。其中，近端小管对 Na^+ 和水的重吸收量始终占肾小球滤过量的 65%~70%，称为**定比重吸收（constant fraction reabsorption）**。球-管平衡的生理意义在于使尿中排出的 Na^+ 和水不会因肾小球滤过率的增减而出现大幅度的变动，从而保持机体水和电解质的相对稳定。

二、神经体液调节

肾交感神经直接支配肾血管、肾小管上皮细胞和球旁细胞，通过其释放的去甲肾上腺素使肾小球滤过率降低。

通过体液调节的物质主要是抗利尿激素和醛固酮。

（一）抗利尿激素

1. 生理作用

抗利尿激素（antidiuretic hormone, ADH） 也称血管升压素（vosopressin, VP），是一种九肽激素。ADH 在下丘脑的视上核和室旁核的神经元胞体内合成，沿下丘脑 - 垂体束的轴突运输到神经垂体贮存，并由此释放进入血液循环。

ADH 的主要生理作用是提高远曲小管和集合管上皮细胞对水的通透性，从而增加水的重吸收，使尿浓缩，尿量减少。此外，ADH 也能增加髓襻升支粗段对 NaCl 的主动重吸收和内髓部集合管对尿素的通透性，增加髓质组织液的浓度，从而提高髓质组织液的渗透压梯度，有利于尿的浓缩。

ADH 对远曲小管和集合管上皮细胞的作用机制如图 12-13 所示。ADH 与远曲小管和集合管上皮细胞管周膜上的血管升压素 V_2 受体结合后，通过鸟苷酸激活蛋白，激活膜内的腺苷酸环化酶，使上皮细胞中 cAMP 的生成增加。cAMP 进一步激活蛋白激酶 A，通过一些蛋白的磷酸化，使上皮细胞内含水通道蛋白的小泡镶嵌在管腔膜上，形成水通道，从而增加管腔膜对水的通透性。当 ADH 缺乏时，管腔膜上的水通道可在细胞膜的衣被凹陷处集中，水通道蛋白形成吞饮小泡进入细胞质，称为内移。因此，管腔膜上的水通道消失，对水不通透。进入细胞内的水可自由通过侧膜进入毛细血管而被重吸收。

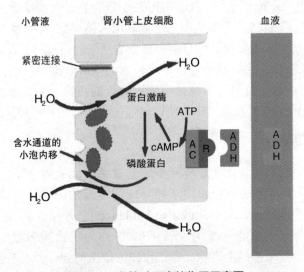

图12-13　血管升压素的作用示意图

2. ADH 分泌调节

ADH 的释放受多种因素的调节和影响，其中最重要的因素是血浆晶体渗透压和循环血量的改变。

（1）**血浆晶体渗透压的改变**：血浆晶体渗透压是生理条件下调节 ADH 合成、释放的最重要因素。血浆晶体渗透压改变对 ADH 分泌的影响，是通过对下丘脑视上核附近的**渗透压感受器（osmoreceptor）**的刺激而实现的。渗透压感受器对不同溶质引起的血浆晶体渗透压升高的敏感性是不同的。Na^+ 和 Cl^- 形成的渗透压是引起 ADH 释放最有效的刺激。

当人体大量出汗、严重呕吐或腹泻等造成体内水分不足时，血浆晶体渗透压则升高，对渗透压感受器的刺激增强，使下丘脑 - 神经垂体合成、释放 ADH 增多，远曲小管和集合管对水的重吸收增加，尿量减少；反之，当大量饮清水后，体内水分增加，血浆被稀释，血浆晶体渗透压降低，ADH 的合成和释放受抑制，远曲小管和集合管对水的重吸收减少，尿量增加。这种大量饮清水后尿量增多的现象称为**水利尿（water diuresis）**，是临床上用于检查肾稀释功能的方法之一。若饮用 0.9% 氯化钠溶液，则排尿量不会出现饮清水后的变化（图 12-14）。

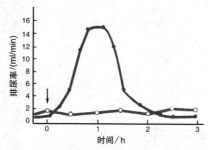

一次饮一升清水（实线）和饮一升等渗盐水（0.9% NaCl溶液）（空心线）后的排尿率，箭头表示饮水时间

图12-14 饮清水（实线）与等渗盐水（空心线）对尿量影响的示意图

（2）**循环血量的改变**：循环血量的改变可作用于左心房和胸腔大静脉上的**容量感受器（volume receptor）**，反射性地调节 ADH 的合成和释放。当急性大失血、严重呕吐或腹泻等使循环血量减少时，对容量感受器的刺激减弱，经迷走神经传入下丘脑的信号减少，对 ADH 释放的抑制作用减弱或消失，故 ADH 的释放增加；相反，当循环血量增多，回心血量增加时，可刺激容量感受器，抑制 ADH 的释放。此外，动脉血压的变化通过颈动脉窦的压力感受器可反射性地调节 ADH 的释放。当动脉血压在参考范围时，压力感受器的传入冲动对 ADH 的释放起抑制作用，当动脉压低于正常水平时，ADH 释放增加。容量感受器和压力感受器在调节 ADH 释放时，其敏感性比渗透压感受器要低，一般需容量或血压降低 5%~10% 时，才能刺激 ADH 释放。

（二）醛固酮

1.生理作用

醛固酮是肾上腺皮质球状带分泌的一种盐皮质激素。它在肾脏的作用是促进远曲小管和集合管对 Na^+ 的主动重吸收，同时促进 K^+ 的分泌，所以醛固酮具有保 Na^+ 排 K^+ 的作用。

醛固酮进入远曲小管和集合管的上皮细胞后，与胞质受体结合，形成激素 - 胞质受体复合物。后者通过核膜，与核中的 DNA 特异性结合位点相互作用，调节特异性 mRNA 转录，进而合成多种**醛固酮诱导蛋白**（**aldosterone-induced protein**）。该诱导蛋白则可能通过：①改变管腔膜的 Na^+ 通道蛋白构型，从而增加管腔膜的 Na^+ 通道数量；②增加线粒体中合成 ATP 的酶，为上皮细胞活动提供更多的能量；③增加管周膜基底侧的 Na^+ 泵的活性，促进细胞内的 Na^+ 泵回血液和 K^+ 进入细胞，提高细胞内的 K^+ 浓度，有利于 K^+ 分泌（图 12-15）。

2.醛固酮分泌调节

醛固酮的分泌主要受肾素 - 血管紧张素 - 醛固酮系统和血 K^+、Na^+ 浓度等因素调节。

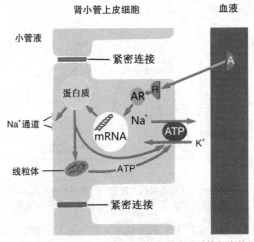

A：醛固酮；R：受体；AR：激素胞质受体复合物

图12-15　醛固酮作用机制的示意图

（1）肾素 - 血管紧张素 - 醛固酮系统：肾素由肾脏的球旁细胞分泌，能催化血浆中的血管紧张素原转变成血管紧张素 I（十肽）；血管紧张素 I 经过肺、肾等脏器时，在血管紧张素转换酶的作用下，形成血管紧张素 II（八肽）。血管紧张素 II 除具有强烈的收缩血管作用外，还可通过刺激肾上腺皮质球状带，促使醛固酮分泌。血管紧张素 II 在氨基肽酶的作用下，进一步转化为血管紧张素 III（七肽），它也能刺激球状带分泌醛固酮。这个从肾素开始到生成醛固酮为止的调节机制，称为**肾素 - 血管紧张素 - 醛固酮系统**（**renin-angiotensin-aldosterone system, RAAS**）。

肾素的分泌与肾内的两种感受器有关：一是入球小动脉处的牵张感受器；二是致密斑感受器。前者感受肾动脉的灌注压，后者能感受小管液中 Na^+ 含量的变化。当肾动脉灌注压下降时，入球小动脉管壁受的牵张刺激减弱，从而激活了牵张感受器，使肾素释放量增加；同时，由于肾血流量减少，肾小球滤过率也随之降低，流经致密斑的小管液中 Na^+ 含量也减少，于是又通过刺激致密斑感受器而导致肾素释放增多。此外，交感神经兴奋也可促进肾素分泌。

（2）血 K^+、Na^+ 浓度：当血 K^+ 浓度升高或血 Na^+ 浓度降低时，可直接刺激肾上腺皮质球状带分泌醛固酮；反之，血 Na^+ 浓度升高或血 K^+ 浓度降低时，可以抑制醛固酮分泌。

第四节　尿 的 排 放

正常尿液呈淡黄色且透明，相对密度介于 1.015～1.025，最大变动范围为 1.001～1.035；尿液的渗透压一般高于血浆，为 50～1200mOsm/（kg·H_2O）。正常尿液的 pH 为 5.0～7.0，最大变动范围为 4.5～8.0，尿液的 pH 主要受食物性质的影响。

尿液的生成是连续不断的过程，生成的尿液经输尿管运送到膀胱。尿液在膀胱内贮存并达到一定量时引起反射性排尿反射，将尿液经尿道排出体外。

一、膀胱与尿道的神经支配

膀胱逼尿肌和内括约肌受副交感神经盆神经和交感神经腹下神经的双重支配，外括约肌受阴部神经支配。盆神经、腹下神经和阴部神经既含有传出神经纤维也含有传入神经纤维。

盆神经起源于脊髓第 2～4 骶段，支配逼尿肌和内括约肌，当其兴奋时可使逼尿肌收缩，尿道内括约肌松弛，从而促使排尿。盆神经中的传入纤维，能感受膀胱壁被牵拉的程度。腹下神经起源于脊髓胸 12～腰 2 段的侧角，其传出冲动可使逼尿肌松弛，内括约肌收缩，阻止排尿。腹下神经亦含感觉传入纤维，可将引起痛觉的信号传入中枢。阴部神经为躯体运动神经，其活动可随意控制。阴部神经兴奋时，外括约肌收缩，阻止排尿（图 12-16）。

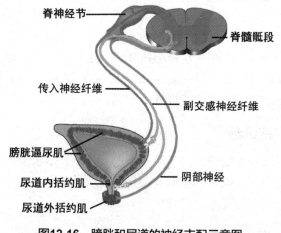

图12-16　膀胱和尿道的神经支配示意图

脊神经节

脊髓骶段

传入神经纤维

副交感神经纤维

膀胱逼尿肌

阴部神经

尿道内括约肌

尿道外括约肌

二、排尿反射

排尿是一种反射活动，这个反射活动可被大脑的高级中枢调控。当膀胱内尿量充盈到400～500ml，内压超过10 cmH$_2$O时，膀胱壁的牵张感受器受到牵拉而兴奋，冲动沿盆神经传到骶段脊髓的排尿反射初级中枢，同时冲动也传到脑干和大脑皮质的排尿反射高位中枢，并产生尿意。在排尿反射进行时，冲动沿盆神经传出，引起逼尿肌收缩，内括约肌松弛，于是尿液进入后尿道。此时尿液刺激后尿道的感受器，冲动沿传入神经再次传至脊髓初级排尿中枢，进一步加强其活动，使逼尿肌收缩、外括约肌开放，于是尿被强大的膀胱内压（可高达150 cmH$_2$O）驱出。这是一种正反馈，它使排尿反射一再加强，直至尿排完为止。通常在一次排尿完毕后，膀胱内的尿液可被排空，残留的尿液很少会多于10ml。排尿后残留在尿道的尿液，在男性可通过球海绵体肌的几次收缩将其排尽；在女性则依靠重力排尽。此外，在排尿时，腹肌和膈肌的收缩也产生较高的腹内压，协助排尿活动。

大脑皮质排尿反射高级中枢对脊髓初级中枢有易化或抑制性的影响，控制着排尿反射活动。婴幼儿因大脑皮质发育尚未完善，对排尿初级中枢的控制能力较弱，故排尿次数多，且常有遗尿现象。

排尿或贮尿任何一方发生障碍，均可出现排尿异常。临床上常见的有尿频、尿潴留和尿失禁。膀胱炎症或膀胱结石刺激可引起尿频；骶髓排尿中枢损伤或尿流受阻造成膀胱充盈而不能排出，出现尿潴留；当脊髓损伤使排尿初级中枢与大脑皮质失去联系时，排尿失去意识控制而引起尿失禁。

第六节 泌尿系统常见疾病

一、肾小球肾炎

肾小球肾炎（glomerulonephritis, GN）简称肾炎，是指以肾小球损害为主的变态反应性疾病，临床主要表现为血尿、蛋白尿、管型尿、尿量异常、水肿、高血压等，是导致肾衰竭的最常见原因。肾小球肾炎可分为原发性和继发性两大类：原发性肾小球肾炎是指原发于肾并以肾小球病变为主的独立性疾病，而继发性肾小球肾炎则指某些全身性疾病所并发的肾小球损害。本节仅介绍原发性肾小球肾炎。

泌尿系统疾病PPT

（一）病因及发病机制

肾小球肾炎的病因和发病机制尚未完全阐明，但随着免疫学的发展，电镜和肾活检的广泛应用，大量的实验和临床研究表明大多数肾小球肾炎是由抗原抗体反应引起的变态反应性疾病。

泌尿系统疾病视频

（二）基本病理变化

肾小球肾炎多为增生性炎为主的变态反应性疾病。

1. 增生性病变

（1）细胞增生性病变主要指肾小球固有细胞的数目增多，一般以基底膜为界，分为两种：①毛细血管内增生，指内皮细胞和系膜细胞增生；②毛细血管外增生，指球囊壁层上皮细胞增生，可形成新月体。

（2）毛细血管壁增厚。

（3）硬化性病变，主要指系膜基质增生、基底膜增厚、毛细血管襻塌陷和闭塞，进而发生肾小球纤维化和玻璃样变性。

2. 渗出性病变

肾小球肾炎主要表现为血浆蛋白和中性粒细胞等炎细胞渗出。

3. 变质性病变

肾小球肾炎可见毛细血管壁发生纤维素样坏死；肾小球的硬化性病变最终可发生玻璃样变性。

（三）临床表现

肾小球肾炎可引起不同的症状和体征，包括尿量的改变（如少尿、无尿、多尿或夜尿）、尿性状的改变（如血尿、蛋白尿和管型尿）、水肿和高血压等。肾炎的不同类型、病程、病变性质和程度常使患者出现不同临床症状的组合，即临床综合征。一种临床综合征可对应数种病理变化，一种病理变化也可对应不止一种临床综合征。

肾小球肾炎引起的临床综合征主要有：

1. 急性肾炎综合征

急性肾炎综合征患者主要表现为起病急，有血尿、蛋白尿、水肿和高血压，常可伴有少尿、无尿和氮质血症。

2. 快速进行性肾炎综合征

快速进行性肾炎综合征患者主要表现为起病急，进展快，有较严重的血尿、蛋白尿，并迅速出现少尿、无尿伴氮质血症而导致急性肾衰竭。

3. 肾病综合征

肾病综合征患者主要表现为大量蛋白尿（每日尿蛋白量可达 3.5g 或以上）、低蛋白血症、严重水肿和高脂血症。

4. 无症状血尿、蛋白尿

无症状血尿、蛋白尿患者主要表现为持续或反复发作的肉眼或镜下血尿，或轻度蛋白尿，二者也可同时发生，常见于 IgA 肾病。

5. 慢性肾炎综合征

慢性肾炎综合征患者主要表现为多尿、低相对密度尿和夜尿，以及高血压、贫血、氮质血症等，最终可由慢性肾衰竭发展为尿毒症，是各型肾炎缓慢进展的终末表现。

（四）常见病理学类型

1. 毛细血管内增生性肾小球肾炎（彩图 12-17）

毛细血管内增生性肾小球肾炎以肾小球毛细血管内皮细胞和系膜细胞增生为特征，是临床最常见的肾炎类型，多见于儿童。患者起病急，病因大多与链球菌感染有关，又称为急性链球菌感染后肾小球肾炎。其病变性质以肾小球弥漫性增生性炎为主，又称为急性弥漫性增生性肾小球肾炎。肉眼观察可见双侧肾脏对称性弥漫性肿大，被膜紧张，表面光滑充血，呈红色，故称大红肾。若肾表面及切面出现散在的小出血点，状如蚤咬则称为蚤咬肾；光镜观察可见病变累及双侧肾脏绝大多数肾小球，表现为毛细血管内增生；临床主要表现为急性肾炎综合征，患儿大多预后良好。

2. 新月体性肾小球肾炎

新月体性肾小球肾炎以肾球囊壁层上皮细胞增生形成新月体为特征，又称为毛细血管外增生性肾小球肾炎，临床上较为少见，多见于中青年。肉眼观察可见双侧肾脏呈对称性肿大，颜色苍白，皮质表面及切面易见散在出血点。光镜观察可见双侧肾脏大多数肾小球内形成具有特征性的新月体（彩图12-18）。临床上称为快速进行性肾小球肾炎；患者起病急、病情重、进展快、预后差，在数周或数月内死于尿毒症。

3. 膜性肾小球肾炎

膜性肾小球肾炎以肾小球毛细血管基底膜弥漫性增厚为特征，又因其肾小球的炎症性病变不明显而被称为膜性肾病。好发于中老年人，男多于女。本病多为原发性，其原因不明；部分为继发性。肉眼观察可见双肾肿大，颜色苍白，称为"大白肾"；光镜观察的主要特点是双肾大多数肾小球毛细血管壁呈弥漫性渐进性增厚；晚期可造成毛细血管腔逐渐狭窄甚至闭塞，最终导致肾小球纤维化、玻璃样变性以及功能丧失。临床上表现为肾病综合征，是引起成人肾病综合征的最常见病理类型，患者起病缓慢，病程较长。

4. 微小病变性肾小球肾炎

在光学显微镜下，微小病变性肾小球肾炎肾小球并无明显病变，但其肾小管上皮细胞内有大量脂质沉积，因此又称为脂性肾病；又因电镜下可见肾球囊脏层上皮细胞足突肿胀、消失而称为足突病，患者多为2~8岁儿童，起病缓慢。病因和发病机制尚不清楚。肉眼观察可见双肾肿大，颜色苍白，切面见肾皮质增厚，并出现黄色放射状条纹；光学显微镜观察未见肾小球明显病变。临床表现为肾病综合征，这是引起儿童肾病综合征的最常见病理类型。预后好，90%以上的患儿经肾上腺皮质激素治疗可以恢复。

5. 慢性硬化性肾小球肾炎

慢性硬化性肾小球肾炎以多数肾小球纤维化、玻璃样变性等硬化性病变为特征，是各种类型肾炎发展到晚期的共同表现，又称为硬化性肾炎或终末肾，是引起慢性肾衰竭的最常见病理类型，多见于成年人。肉眼观察可见双肾呈对称性缩小，颜色苍白，质硬，表面呈弥漫性细颗粒状，称为继发性颗粒性固缩肾；光学显微镜观察可见病变肾小球逐渐发生纤维化、玻璃样变性；所属肾小管萎缩、消失；而且病变肾小球常因肾小管萎缩、消失和间质纤维组织增生、收缩而相互靠拢、密集，呈肾小球集中现象（彩图12-19）。残存的较正常的肾小球呈代偿性肥大，肾小管扩张。肾间质纤维组织增生伴淋巴细胞浸润。这种由病变肾单位与代偿性肾单位的交错分布。病程长短不一，呈慢性进行性经过，预后差；临床表现主要为慢性肾炎综合征。结局：预后较差，晚期患者常因尿毒症、心力衰竭、脑出血或继发感染而死亡。

二、肾盂肾炎

肾盂肾炎是由细菌感染引起的、以肾盂和肾间质化脓性炎为特征的疾病。本病是肾脏最常见的感染性疾病，其中最常见的致病菌是大肠埃希菌，肾盂肾炎的感染途径主要有两种：上行性感染和血行感染，多见于女性，其发病率可为男性的9~10倍；尿路梗阻是肾盂肾炎的重要诱因。肾盂肾炎一般分为急性和慢性两种。

1. 急性肾盂肾炎

病变特点是肾间质和肾盂黏膜的化脓性炎，其病灶分布不规则，可累及单侧或双侧肾脏。肉眼观察可见病变肾脏肿大、充血，表面和切面散在分布多数大小不等的黄白色脓肿；光学显微镜观察可见肾间质内有大量中性粒细胞浸润，并形成多数大小不等的脓肿。临床表现主要有发热、腰痛、脓尿、菌尿、血尿以及膀胱刺激症状等。急性肾盂肾炎预后好，大多数患者经及时、彻底的治疗可在短期内治愈，若治疗不彻底或尿路梗阻等诱因未消除可转变为慢性；严重尿路梗阻可致肾盂积脓（彩图12-20）。

2. 慢性肾盂肾炎

病变特点是肾间质、肾盂的慢性炎症和纤维化、瘢痕形成伴肾盂、肾盏变形等病变同时并存，其病变分布不规则，双侧肾脏受累者可因两侧病变不对称而大小不相等。肉眼观察可见病变肾脏体积缩小，质地变硬；表面呈粗大不规则的凹陷性瘢痕；光学显微镜观察可见病变呈不规则的灶状或片状分布于相对正常的肾组织之间；表现为肾间质、肾盂黏膜大量纤维组织增生和淋巴细胞、浆细胞等炎细胞浸润；肾小管多萎缩、消失，有的肾小管呈代偿性扩张，其管腔内出现均质红染的胶样管型，形似甲状腺滤泡。临床病理联系：①慢性肾盂肾炎常反复发作，发作期间则可出现与急性肾盂肾炎相似的临床表现。②慢性肾盂肾炎的病变常造成肾小管较早、较严重的破坏，可导致肾小管浓缩功能障碍而出现多尿、夜尿；体内电解质因多尿而丢失过多，可致低钠、低钾血症和代谢性酸中毒。③晚期大量肾单位破坏可致高血压、氮质血症以及尿毒症。病程较长，常反复发作。若及时治疗、消除诱因，可使病情得以控制；若双肾病变广泛而严重，最终可引起高血压、尿毒症等严重后果。

三、肾衰竭

肾衰竭是指各种原因引起肾泌尿功能严重障碍，使体内代谢产物堆积，水、电解质和酸碱平衡紊乱以及肾内分泌功能障碍的临床综合征。根据发病急缓与病程长短，将其分为急性肾衰竭和慢性肾衰竭。

（一）急性肾功能衰竭

急性肾功能衰竭（acute renal failure. ARF）是指各种原因导致肾泌尿功能急剧降低，并引起内环境发生严重紊乱的急性病理过程，主要表现为少尿或无尿、氮质血症、高钾血症、代谢性酸中毒及水中毒等综合征。

1. 病因与分类

病因分为肾前因素、肾性因素、肾后因素；根据尿量，可分为少尿型 ARF 和非少尿型 ARF。

2. 发病机制

不同类型 ARF 的发病机制不尽相同。少尿型 ARF 的发病机制如下：①肾缺血，造成肾小球滤过率降低，肾小管重吸收增加；②原尿回漏，造成肾小管周围水肿，管腔狭窄；③肾小管阻塞，某些成分的存在阻塞肾小管。

3. 发病过程及功能代谢变化

少尿型急性肾功能衰竭发病过程分为三期。

（1）少尿期：病情最危险，可持续数日至数周，一般 8~16d。其功能代谢变化是：少尿或无尿，高钾血症、氮质血症、水中毒、代谢性酸中毒等；多尿期：以尿量增加到每日 400ml 以上为标志。

（2）多尿期：意味着肾功能开始恢复，病情开始好转，一般持续 1~2 周。

产生多尿的机制是：①肾小球滤过功能恢复；②肾间质水肿消退、肾小管阻塞解除；③少尿期潴留在体内的尿素等代谢产物排出增多，肾小管腔内渗透压增高，产生渗透性利尿；④新生的肾小管上皮细胞重吸收水、钠功能尚未完全恢复，故原尿未能充分浓缩。

（3）恢复期：一般在发病第 5 周开始，持续数月至 1 年。此期尿量逐渐恢复正常。

（二）慢性肾功能衰竭

慢性肾功能衰竭（chronic renal failure, CRF）是指各种肾脏疾病的晚期，由于肾单位进行性破坏，残存肾单位不能充分排出代谢废物和维持内环境稳定，使体内发生代谢产物蓄积，水、电解质和酸碱平衡紊乱以及肾脏内分泌功能障碍等一系列临床综合征。

1. 病因

凡能引起肾实质慢性进行性破坏的疾病，均可导致 CRF。常见于以下情况：①肾疾患，50%~60%CRF 为慢性肾小球肾炎所引起；②肾血管疾患；③尿路慢性阻塞。

发病过程：两侧肾脏共有 200 万个肾单位，具有强大的代偿储备能力，故 CRF 呈现进行性加重的缓慢发病过程。根据病变的发展可将 CRF 分为四期：肾功能不全代偿期、肾功能不全失代偿期、肾功能衰竭期和尿毒症期。

2. 发病机制

CRF 的发病机制尚未完全明了，可能与下列机制有关：健存肾单位日益减少；矫枉失衡，促进某些物质多排泄，然后导致内环境的进一步失衡；肾小球过度滤过；肾小管 - 肾间质损害。

3. 功能代谢变化

（1）泌尿功能障碍：①尿量的变化。早期表现为夜尿和多尿，晚期则出现少尿；尿成分的变化：出现蛋白尿、血尿和管型尿；尿渗透压的变化：早期低渗尿，晚期等渗尿。②氮质血症。尿液中尿素、尿酸、肌酐等非蛋白含氮物质增多，称氮质血症。③代谢性酸中毒。CRF 均有代谢性酸中毒发生，其主要机制是：体内酸性物质潴留；肾小管排酸、保碱能力下降和分解代谢增强使酸性代谢产物生成增多。

（2）水、电解质代谢紊乱：①水代谢失调。其特点是肾脏对水负荷变化的调节适应能力下降。②钠代谢失调。所有 CRF 患者均有不同程度的钠丢失，因此，应适当补充钠盐以免发生低钠血症。但补钠要慎重，否则有可能加重高血压甚至引起充血性心力衰竭。③钾代谢失调。只要尿量不减少，CRF 患者血钾可长期维持正常。由于醛固酮分泌增多使肾远曲小管分泌钾增多，即使肾小球滤过率下降，也能维持血钾在正常水平而不至于升高。但当晚期出现少尿时可发生严重高钾血症。如进食过少或严重腹泻，又可出现低钾血症。严重的高钾血症和低钾血症均可影响心脏和神经肌肉的活动而威胁生命。④钙、磷代谢失调。CRF 时，血磷升高、血钙降低，同时继发甲状旁腺功能亢进和肾性骨营养不良。CRF 时血钙降低的原因是：肾实质破坏时，肾小管生成 1, 25-（OH）$_2$ 维生素 D$_3$ 减少，使小肠对钙的吸收减少；血磷增高时，磷酸根自肠道排出增多，与食物中的钙形成不溶性的磷酸钙，从而影响钙的吸收；血浆钙、磷的乘积是一个常数，血磷增高时血钙必然降低。CRF 时的低钙血症，仅是结合钙降低，游离钙并不减少，因此，并不引起手足搐搦。游离钙不降低的原因是：CRF 所致的长期蛋白尿使血浆蛋白减少，因此钙与血浆蛋白结合减少、游离钙增多；酸中毒时，结合钙易解离为游离钙。

（3）肾性骨营养不良：在成年人表现为骨质疏松、纤维性骨炎和骨软化症；在儿童表现为肾性佝偻病。其发生机制与钙磷代谢障碍、继发性甲状旁腺功能亢进、维生素 D$_3$ 代谢障碍、代谢性酸中毒有关（酸中毒时体液中 [H$^+$] 持续升高，机体可动员骨盐来缓冲而致骨盐溶解；同时酸中毒还干扰 1,25-（OH）$_2$ 维生素 D$_3$ 的合成）。

（4）**肾性高血压（renal hypertension）**：因肾实质病变引起的高血压称为肾性高血压，是 CRF 十分常见的并发症。其机制是：水钠潴留，肾素 - 血管紧张素系统活性增强，肾素 - 血管紧张素系统激活和肾分泌扩血管物质减少。出现高血压后又使肾功能进一步减退，肾功能减退又使血压继续升高，造成恶性循环。

（5）肾性贫血：CRF 病人有 97% 伴有肾性贫血，其发生机制是：肾实质破坏使肾脏生成促红细胞生成素减少，从而使骨髓干细胞生成红细胞减少；血液中的毒性物质引起溶血、抑制红细胞生成；铁与叶酸不足和出血会加重贫血。

（6）出血倾向：CRF 患者常有出血倾向，表现为皮下瘀斑和黏膜出血，如胃肠道出血、鼻出血等。目前认为，出血是因为血小板发生质的变化，而非数量减少所致。血小板功能异常的原因主要是血中毒性物质抑制血小板功能，使血小板黏附和聚集减少、血小板第三因子释放被抑制，发生凝血机制障碍。

（三）尿毒症

尿毒症是指急性和慢性肾功能衰竭发展到最严重的阶段，由于肾单位大量破坏，使终末代谢产物和内源性毒性物质在体内蓄积、水和电解质及酸碱平衡紊乱、内分泌功能失调，从而引起一系列自体中毒症状。

学习小结

（1）泌尿系统的结构。泌尿系统包括肾、输尿管、膀胱及尿道。肾脏的基本构成单位——肾单位由肾小体和肾小管两部分组成。

（2）肾脏供血的特点：包括血流量大、分布不均和有两套毛细血管网。肾血流量的调节主要为自身调节。

（3）尿的生成过程。尿液在肾单位和集合管中生成，包括肾小球滤过、肾小管与集合管的重吸收、肾小管与集合管的分泌三个步骤。血浆中的成分在有效滤过压的作用下通过三层滤过膜到达肾小囊形成原尿称为滤过；近99%的原尿经肾小管集合管回到血液循环称为重吸收；小管上皮细胞将本身代谢的产物排入小管液中的过程称为分泌。

（4）尿生成的调节。调节方式包括肾内自身调节和神经体液调节。肾内自身调节主要有小管液溶质浓度及球管平衡的调节；体液调节包括血管升压素和醛固酮的调节。肾对不同物质有不同的清除能力，用清除率来反映。生成的尿液通过排尿反射排出体外。

（5）肾小球肾炎：概念、病因和发病机制、基本病理变化、临床表现。肾小球肾炎的病理类型包括急性肾炎、快速进行性肾炎、膜性肾炎、轻微病变性肾炎、膜性增生性肾炎和慢性肾小球肾炎。

（6）肾盂肾炎：概念、病因和发病机制。分型：急性和慢性肾盂肾炎病理变化，临床病理联系、结局与合并症。

（7）急慢性肾衰竭的病因和发病机制、病理变化和临床病理联系。

复习思考题

（1）糖尿病患者为什么会出现糖尿和多尿？

（2）血管升压素的来源和作用有哪些？

（3）慢性硬化性肾小球肾炎病理特点有哪些？

第十二章 复习思考题答案　　第十二章 单元测试题　　第十二章 单元测试题答案

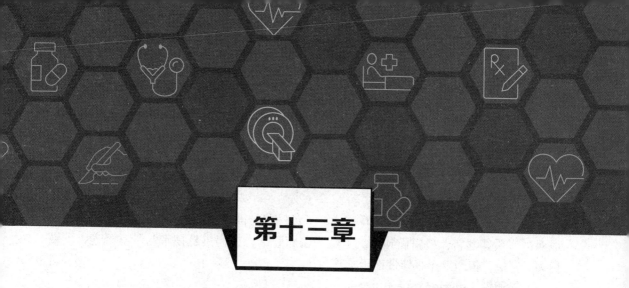

第十三章

生殖系统的结构、功能与疾病

学习目标

（1）能够叙述睾丸的生精作用、睾酮的分泌和生理作用、睾丸功能的调节。

（2）能够解释卵巢的生卵作用、月经周期与排卵、女性卵巢周期中下丘脑-腺垂体-卵巢轴对性器官的调节、雌激素和孕激素的分泌和生理作用。

（3）掌握卵巢肿瘤的分类、子宫平滑肌肿瘤和前列腺癌的病理变化；了解子宫平滑肌肿瘤和前列腺癌的临床病理联系。

思政元素 13-1 加强理想信念教育，用正确的理论引导学生

　　人类社会的延续离不开生殖。人类的生殖过程是通过两性生殖系统的共同活动而实现的。通过本章的讲授、讨论，让学生认识到两性生殖系统的重要性，增进性健康，引导学生科学看待繁衍后代的必要性和重要性，珍惜生命，培养学生正确的价值观、人生观、职业道德和社会道德观。

　　生殖（reproduction）是指生物体生长发育成熟后，能够产生与自己相似的子代个体的功能。它是维持生物绵延和种系繁殖的重要生命活动。生殖的过程是在以下丘脑 - 腺垂体 - 性腺轴为主的神经和内分泌系统的调控下完成的。

生殖系统 - 解剖
PPT

第一节　女性生殖系统

　　女性生殖器官分为内生殖器官和外生殖器官。内生殖器官包括卵巢、生殖管道和

附属腺，卵巢是生殖腺，生殖管道包括输卵管、子宫和阴道，附属腺为前庭大腺。外生殖器官为女阴。

一、女性生殖器官的结构与功能

1. 卵巢（ovary）

位于盆腔侧壁的卵巢窝内，在髂内、外动脉起始部之间的夹角处（彩图13-1），为成对的实质性器官，呈扁椭圆形。上端为输卵管端，借卵巢悬韧带与骨盆相连，下端称为子宫端，借卵巢固有韧带连于子宫角。

2. 输卵管（uterine tube）

输卵管是一对细长弯曲的肌性管道，位于子宫两侧和盆腔侧壁之间，包裹在子宫阔韧带上缘内（图13-2）。外侧端游离，以输卵管的腹腔口开口于腹膜腔；内侧端以输卵管子宫口开口于子宫腔，故女性腹膜腔经输卵管、子宫和阴道可与外界相通。输卵管由内侧向外侧可分为**输卵管子宫部**、**输卵管峡**、**输卵管壶腹**和**输卵管漏斗**四部分，输卵管壶腹部为卵子的受精处。

3. 子宫（uterus）

子宫是一壁厚、腔小的肌性器官，为产生月经和受精卵发育成长胎儿的场所。其形态、结构、大小和位置随年龄、月经周期和妊娠情况而变化。成年的未孕子宫，呈前后略扁、倒置的鸭梨形，长 7~8cm，分底、体、颈三部（图13-2）。**子宫底**是两侧输卵管子宫口以上圆而凸的部分；**子宫颈**为下端呈圆柱状部分；子宫底与颈之间的大部分称为**子宫体**。子宫的内腔甚为狭窄，可分为上部的**子宫腔**和下部的**子宫颈管**，子宫颈管呈梭形，下口通阴道，称为**子宫口**。

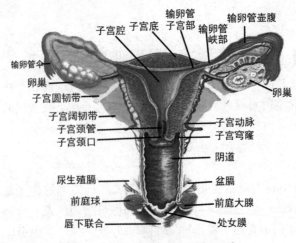

图13-2　女性内生殖器（前面观）

4. 阴道（vagina）

阴道为前后略扁的肌性管道，富于伸展性，连接子宫和外生殖器（图13-1和图13-2）。其上端宽阔，围绕子宫颈阴道部，二者间形成环状的腔隙，称为**阴道穹**。下端以阴道口开口于阴道前庭。

5. 女性外生殖器

女性外生殖器又称**女阴**（female pudendum），包括阴阜、大阴唇、小阴唇、阴道前庭、阴蒂、前庭球、前庭大腺等结构（图13-3）。**前庭大腺**为附属腺，位于阴道口的两侧，左、右各一，形如豌豆，以导管开口于阴道口与小阴唇之间的沟内，分泌物有润滑阴道口的作用。

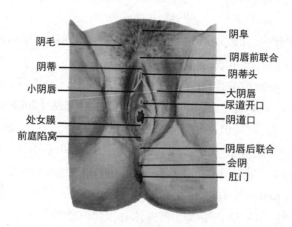

图13-3　女性外生殖器

二、女性生殖器官的微细结构与功能

（一）卵巢

卵巢表面为单层立方或扁平的表面上皮，上皮下方为薄层致密结缔组织构成的白膜。卵巢实质分为周围的皮质和中央的髓质，二者无明显界限。皮质很厚，含不同发育阶段的卵泡、黄体和白体等，这些结构之间可有特殊的结缔组织，主要由低分化的梭形**基质细胞**（stroma cell）、网状纤维及散在的平滑肌纤维构成。髓质较小，有许多迂曲的血管和淋巴管（图13-4）。

生殖系统（组胚）PPT　　女性生殖系统卵巢-视频

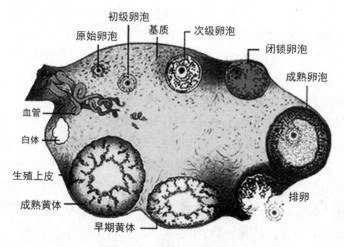

图13-4　卵巢结构模式图

1. 卵泡的发育与成熟

卵泡发育从胚胎时期已经开始，第5个月胚胎的双侧卵巢有原始卵泡600万～700万个，以后逐渐减少，出生时尚有100万～200万个，青春期时仅存30万～40万个。青春期后，在垂体分泌的卵泡刺激素（follicle-stimulating hormone, FSH）和黄体生成素（luteinizing hormone, LH）作用下，卵泡陆续开始发育。一个卵泡从发育至成熟约需85d。一个月经周期一般只有1～2个卵泡成熟并排卵；通常左右卵巢交替排卵。女性一生排出400～500个卵泡，其余均退化。绝经期后，排卵停止。卵泡发育分为原始卵泡、初级卵泡、次级卵泡和成熟卵泡四个阶段。

（1）**原始卵泡（primordial follicle）**：位于皮质浅层，数量多，体积小，由一个**初级卵母细胞（primary oocyte）**和周围一层扁平的**卵泡细胞（follicular cell）**构成。初级卵母细胞为圆形，直径约40μm，胞质嗜酸性，核大而圆，染色浅。初级卵母细胞是在胚胎时期由卵原细胞分裂分化形成，并长期（12～50年不等）停滞在第一次减数分裂前期，直至排卵前才完成分裂。卵泡细胞较小，与结缔组织之间有基膜。

（2）**初级卵泡（primary follicle）**：从青春期开始，在FSH作用下，原始卵泡陆续发育为初级卵泡。初级卵母细胞增大，核糖体、粗面内质网等增多；在靠近质膜的胞质中出现电子致密的溶酶体，称**皮质颗粒（cortical granule）**，内含的酶类将在受精过程中发挥重要作用。卵泡细胞增生，由扁平变为立方形或柱状，由单层变为多层（6～7层）；最里面的一层卵泡细胞为柱状，呈放射状排列，称**放射冠（corona radiata）**。在初级卵母细胞与放射冠的卵泡细胞之间出现一层均质状、折光性强、嗜酸性的**透明带（zona pellucida）**。透明带是由初级卵母细胞和卵泡细胞共同分泌的。

（3）**次级卵泡（secondary follicle）**：由初级卵泡继续发育形成。其卵泡细胞增至6～12层，其中的小腔隙逐渐融合成一个大腔，称**卵泡腔（follicular antrum）**，腔内充满卵泡液。随着卵泡液增多，卵泡腔扩大，初级卵母细胞、透明带、放射冠及部分卵泡细胞突入卵泡腔内形成**卵丘（cumulus oophorus）**；卵泡腔周围的数层卵泡细胞形成卵泡壁，称**颗粒层（stratum granulosum）**，卵泡细胞改称**颗粒细胞（granulosa cell）**。

初级卵泡和次级卵泡合称**生长卵泡（growing follicle）**。与卵泡生长相伴随，周围的基质细胞向卵泡聚集，形成**卵泡膜（theca folliculi）**。卵泡膜分化为两层：内层毛细血管丰富，基质细胞分化为多边形或梭形的卵泡膜细胞（theca cell），具有类固醇激素分泌细胞的特征；外层有环行排列的胶原纤维和平滑肌纤维。膜细胞合成雄激素，雄激素透过基膜，在颗粒细胞内转化为雌激素，故雌激素是由两种细胞联合产生的。雌激素少量进入卵泡液，大部分进入血液循环，作用于子宫等靶器官。

（4）**成熟卵泡（mature follicle）**：在FSH作用的基础上，经LH的刺激，次级卵泡发育为成熟卵泡。初级卵母细胞直径可达125～150μm。卵泡由于卵泡液急剧增多而体积显著增大，直径可超过2cm；但颗粒细胞的数目不再增加，因此卵泡壁越来越薄，卵泡向卵巢表面突出。在排卵前36～48h，初级卵母细胞恢复并完成第一次减数分裂，形成**次级卵母细胞（secondary oocyte）**和**第一极体（first polar body）**。次级卵母细胞迅速进入第二次减数分裂，停滞在分裂中期。

2. 排卵（ovulation）

在 LH 分泌高峰的作用下，成熟卵泡向卵巢表面移动，卵巢壁破裂，次级卵母细胞从卵巢排出的过程称排卵。排卵一般发生在月经周期的第 14 天。排卵前，成熟卵泡突出卵巢表面可达 1cm，形成半透明的**卵泡小斑（follicular stigma）**；卵丘与卵泡壁分离，漂浮在卵泡液中。排卵时，小斑处的组织被蛋白水解酶和胶原酶分解而破裂，卵泡膜外层的平滑肌纤维收缩，于是，次级卵母细胞连同放射冠、透明带和卵泡液排出。次级卵母细胞于排卵后 24h 内若不受精，即退化消失；若受精，则继续完成第二次减数分裂，形成单倍体（23，X）的卵细胞（ovum）和一个第二极体。

3. 黄体

排卵后，卵泡壁向腔内塌陷，颗粒层及卵泡膜内层细胞突入卵泡腔，结缔组织和毛细血管长入，外包结缔组织膜，形成一个富含血管的内分泌细胞团，新鲜时显黄色，故称**黄体（corpus 1uteum）**。颗粒细胞增殖分化为**颗粒黄体细胞（granular lutein cell）**，位于黄体中央，具有类固醇激素分泌细胞的结构特点，分泌**孕激素（progesterone）**和松弛素。膜细胞改称**膜黄体细胞（theca lutein cell）**，主要位于黄体周边，与颗粒黄体细胞协同作用分泌雌激素。若排出的卵没有受精，黄体维持 12~16d（平均 14 d）后退化，称月经黄体。若受精，在胎盘分泌的绒毛膜促性腺激素的刺激下，黄体继续发育，直径可达 4~5cm，称妊娠黄体，可存在 4~6 个月后退化。黄体退化后被致密结缔组织取代，成为瘢痕样的**白体（corpus albicans）**。

4. 闭锁卵泡（atretic follicle）

从胎儿时期至出生后，乃至整个生殖期，绝大多数卵泡不能发育成熟，它们在发育的各个阶段停止生长并退化，退化的卵泡称闭锁卵泡。

（二）输卵管

输卵管由黏膜、肌层和浆膜三层组成。

黏膜由单层柱状上皮和固有层构成，黏膜形成许多纵行而分支的皱襞。上皮由纤毛细胞和分泌细胞组成，固有层为富含血管的薄层结缔组织。肌层为平滑肌，内环行，外纵行。外膜为浆膜。

（三）子宫

1. 子宫壁的一般微细结构

子宫壁由外向内分为外膜、肌层和内膜。外膜为浆膜，肌层很厚，由平滑肌构成，可分为黏膜下层、中间层和浆膜下层。内膜由单层柱状上皮和固有层构成。上皮由分泌细胞和散在纤毛细胞组成。固有层较厚，是富含血管结缔组织，含大量低分化的基质细胞、网状纤维、螺旋动脉和子宫腺。子宫内膜可分为表浅的**功能层（functional layer）**和深部的**基底层（basal layer）**。功能层较厚，自青春期始，在卵巢激素的作用下，发生周期性剥脱出血，即**月经（mensis）**。基底层较薄，不参与月经形成，在月经期后能增生修复功能层。

2. 子宫内膜的周期性变化

自青春期至绝经期，子宫内膜出现周期性剥落，产生流血的现象，约 1 月出现 1 次，称为月经周期。从月经第一天起至下次月经来前一天为一个月经周期。在典型的 28 天周期中，第 1~4 天为月经期，第 5~14 天为增生期，第 15~28 天为分泌期。

（1）月经期：由于卵巢内的黄体退化，雌激素和孕激素水平骤然下降，子宫内膜缺乏性激素的支持，引起子宫内膜功能层失去营养而剥离、出血，经阴道流出，即为经血，持续 3~5d。然后基底层子宫腺残端的细胞迅速分裂增生，并铺展在脱落的内膜表面，内膜修复而进入增生期。

（2）增生期：此期卵巢内有若干卵泡生长，故又称卵泡期。在卵泡分泌的雌激素作用下，子宫内膜发生增生性变化：基质细胞分裂增殖、子宫腺增多、腺腔增大、腺上皮细胞呈高柱状、螺旋动脉也增长并弯曲。至增生末期，卵泡成熟并排卵，子宫内膜由增生期进入分泌期。

（3）分泌期：此时卵巢已排卵，黄体形成，又称黄体期。子宫内膜在黄体分泌的雌激素和孕激素的作用下继续增厚：子宫腺极度弯曲、腺腔扩大、腔内充满分泌物。固有层内组织液增多，内膜水肿，螺旋动脉增长并更弯曲，基质细胞肥大，胞质内充满糖原、脂滴。卵泡若受精，内膜继续增厚发育为蜕膜；卵泡若未受精，则进入下一个月经周期。

3. 卵巢和子宫内膜周期性变化的神经内分泌调节

女性生殖器官的周期性变化，主要在下丘脑 - 腺垂体 - 卵巢轴的激素调节下完成。下丘脑弓状核等神经内分泌细胞分泌促性腺激素释放激素（gonadotrophin releasing hormone, GnRH），促使腺垂体分泌卵泡刺激素（FSH）和黄体生成素（LH）。FSH 刺激卵泡的生长和成熟，并分泌雌激素（雌二醇），使子宫内膜进入增生期。血液中高水平的雌激素反馈作用于下丘脑和垂体，抑制 FSH 的分泌而促进 LH 的分泌。当二者在血中浓度达到一定比例关系时，卵巢排卵并形成黄体。黄体分泌的雌激素、孕激素使子宫内膜进入分泌期。当血中孕激素浓度高到一定水平时，又反馈作用于下丘脑，抑制 LH 的释放，黄体退化，血中雌激素、孕激素水平下降，子宫内膜进入月经期。此时去除了对下丘脑的反馈抑制作用，促进释放 GnRH，卵泡又开始生长发育，子宫内膜又进入增生期（图 13-5）。

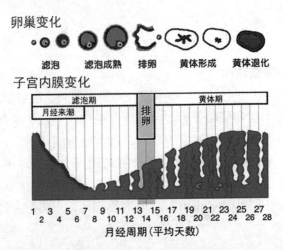

图13-5　子宫内膜周期性变化和卵巢周期性变化的关系示意图

第二节　男性生殖系统

一、男性生殖器官的结构与功能

男性生殖器官分为内、外生殖器官两部分。内生殖器官包括睾丸、输精管道和附属腺。睾丸是生殖腺，输精管道包括附睾、输精管、射精管和尿道，附属腺包括精囊、前列腺和尿道球腺。外生殖器官包括阴囊和阴茎（图 13-6）。

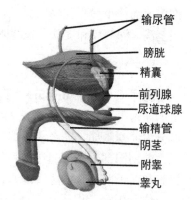

输尿管
膀胱
精囊
前列腺
尿道球腺
输精管
阴茎
附睾
睾丸

图13-6　男性生殖器

（一）男性内生殖器

1. 睾丸（testis）

睾丸位于阴囊内，左、右各一，呈扁卵圆形，为男性生殖腺，可产生精子和男性激素，其上后缘连有附睾。

2. 附睾（epididymis）

附睾紧贴睾丸的上端和后缘，可分为附睾头、附睾体、附睾尾三部分，附睾尾转向后上续为成输精管（图 13-6）。附睾为暂时贮存精子的器官，还具有促进精子成熟的作用。

3. 输精管（ductus deferens）和射精管（ejaculatory duct）

①输精管是附睾管的直接延续，长约 50cm，行程较长，起于附睾尾，向上穿腹股沟管进入盆腔至膀胱的后面，在此两侧输精管接近并膨大成输精管壶腹（彩图 13-7）。②射精管由输精管壶腹下端与精囊排泄管汇合而成。射精管长约 2cm，穿过前列腺实质，末端开口于尿道的前列腺部。

4. 精囊（seminal vesicle）

精囊为附属腺，位于膀胱底与直肠之间，在输精管壶腹的外侧，其分泌的液体组成精液的一部分。

5. 前列腺（prostate gland）

前列腺为附属腺，其大小和形状均似前后稍扁的栗子，位于膀胱与尿生殖膈之间（图 13-6），包绕尿道起始部，故前列腺增生肥大时可压迫尿道，引起排尿困难。前列腺分泌的液体是精液的主要组成部分。

精液是输精管道及其附属腺的分泌物和大量精子组成，呈乳白色，弱碱性，适于精子生存和活动。一次射 2~5ml 精液，含精子 3 亿~5 亿个。

（二）男性外生殖器

1. 阴囊（scrotum）

阴囊为一下垂的皮肤囊袋，内容睾丸和附睾，阴囊壁由皮肤和肉膜组成。

2. 阴茎（penis）

阴茎可分为头、体和根三部分。阴茎根附着于耻骨和尿生殖膈上，阴茎体，呈圆柱状，悬于耻骨联合下方，前端膨大为阴茎头，其上有尿道外口，阴茎头与体交接处有一环状沟，称阴茎颈，临床称冠状沟。阴茎主要由背侧的两个阴茎海绵体和腹侧的一个尿道海绵体构成，尿道海绵体有尿道贯穿其全长，前端显著扩大成阴茎头。海绵体内部由许多海绵体小梁和腔隙构成，当这些腔隙充血时则阴茎勃起。三个海绵体外面共同包有阴茎浅、深筋膜和皮肤，包绕阴茎头的双层环形皱襞，称为阴茎包皮。

（三）男尿道

男尿道（male urethra）具有排尿和排精的作用。起于膀胱的尿道内口，终于阴茎头的尿道外口，成人尿道长18~20cm，管径为5~7mm，有一定的扩展性。男尿道全长可分为前列腺部、膜部和海绵体部三部分（彩图13-7）。

前列腺部为尿道通过前列腺内的一段，长约2.5cm，管腔最宽，其后壁上有一对射精管和若干前列腺排泄管的开口。膜部为尿道穿过尿生殖膈的一段，长约1.2cm，短而窄，位置固定，周围绕有尿道膜部括约肌，属横纹肌，有控制排尿的作用。海绵体部为尿道通过尿道海绵体的一段，成人长约15cm。

临床上把前列腺部和膜部称后尿道，海绵体部称前尿道。

二、男性生殖器官的微细结构与功能

（一）睾丸

睾丸表面覆以浆膜，即鞘膜脏层，深部为致密结缔组织构成的**白膜**（**tunica albuginea**），白膜在睾丸后缘增厚形成**睾丸纵隔（mediastinum testis）**。纵隔的结缔组织呈放射状伸入睾丸实质，将睾丸实质分成约250个锥形小叶，每个小叶内有1~4条弯曲细长的生精小管，生精小管在近睾丸纵隔处变为短而直的直精小管。直精小管进入睾丸纵隔相互吻合形成睾丸网。生精小管之间的疏松结缔组织称睾丸间质（图13-8）。

生殖系统·睾丸 视频

1. 生精小管（seminiferous tubule）

成人的生精小管长30~70cm，直径150~250μm，管壁厚60~80μm，由**生精上皮（spermatogenic epithelium）**构成。生精上皮由支持细胞和5~8层**生精细胞（spermatogenic cell）**组成。上皮基膜外侧有胶原纤维和梭形的**肌样细胞（myoid cell）**。肌样细胞收缩有助于精子排出。

1）生精细胞：自生精小管基底部至腔面，依次有精原细胞、初级精母细胞、次级精母细胞、精子细胞和精子。精原细胞形成精子的过程称**精子发生（spermatogenesis）**，人需要64±4.5d，经历了精原细胞的增殖、精母细胞的减数分裂和精子形成3个阶段。

（1）精原细胞（spermatogonium）：紧贴基膜，圆形或卵圆形，直径12μm。精原细胞分为A、B两型。A型精原细胞部分留作干细胞。B型精原细胞经过数次分裂后，分化为初级精母细胞。

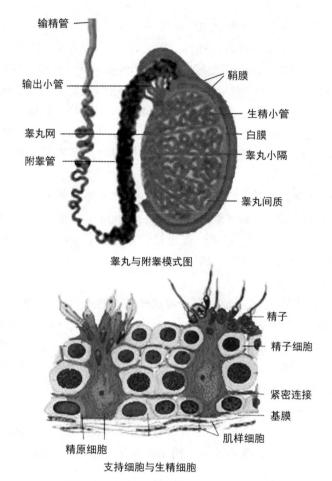

睾丸与附睾模式图

图13-8　睾丸、附睾及生精上皮模式图

（2）**初级精母细胞**（primary spermatocyte）：位于精原细胞近腔侧，圆形，体积较大，直径约18μm。核大而圆，核型为46，XY。初级精母细胞经过DNA复制后（4*n* DNA），进行第一次减数分裂，形成两个次级精母细胞。

（3）**次级精母细胞**（secondary spermatocyte）：位置靠近腔面，直径约12μm。核圆形，染色较深，核型为23，X或23，Y（2*n* DNA）。次级精母细胞迅速进入第二次减数分裂，产生两个精子细胞，核型为23，X或23，Y（1*n* DNA）。

（4）**精子细胞**（spermatid）：位于近腔面，直径约8μm。核圆，染色质细密。精子细胞经过复杂的变态，由圆形逐渐转变为蝌蚪状的精子。

（5）**精子**（spermatozoon）：人的精子形似蝌蚪，长约60μm，可分头、尾两部。头部嵌入支持细胞的顶部胞质中，尾部游离于生精小管腔内。头内有一个高度浓缩的细胞核，核前2/3有顶体覆盖。尾部分为颈段、中段、主段和末段四部分。构成尾部全长的轴心是轴丝，由9+2排列的微管组成，是精子运动的主要装置。

2）**支持细胞**（sustentacular cell）：又称Sertoli细胞。每个生精小管的横断面上有8~11个支持细胞。细胞呈不规则长锥形，从生精小管基底一直伸达腔面。由于其侧面镶嵌着各级生精细胞，故光镜下细胞轮廓不清。核近似卵圆形或呈三角形，染色浅，核仁明显。电镜下，胞质内有大量滑面内质网和一些粗面内质网，高尔基复合体发达，线粒体和溶酶体较多，并有许多脂滴、糖原、微丝和微管。相邻支持细胞侧面近基部的胞膜形成紧密连接，将生精上皮分成**基底室（ basal compartrnent ）**和**近腔室（ adluminal compartment ）**两部分。基底室位于生精上皮基膜和支持细胞紧密连接之间，内有精原细胞；近腔室位于紧密连接上方，与生精小管管腔相通，内有精母细胞、精子细胞和精子。生精小管与血液之间存在着**血 - 睾屏障（ blood-testis barrier ）**。其组成包括毛细血管内皮及其基膜、结缔组织、生精上皮基膜和支持细胞的紧密连接。其中紧密连接最重要。

支持细胞对生精细胞起支持和营养作用。支持细胞在卵泡刺激素和雄激素的作用下，合成和分泌**雄激素结合蛋白（ androgen binding protein ）**，这种蛋白可与雄激素结合，以保持生精小管内有较高的雄激素水平，促进精子发生。支持细胞还分泌少量液体进入生精小管管腔，成为睾丸液，有助于精子的运送。

2. 睾丸间质

睾丸间质位于生精小管之间，为富含血管和淋巴管的疏松结缔组织，含有**睾丸间质细胞（ testicular interstitial cell ）**，又称 Leydig 细胞。细胞呈圆形或多边形，核圆，居中，胞质嗜酸性，具有类固醇激素分泌细胞的超微结构特征。从青春期开始，睾丸间质细胞在黄体生成素刺激下，分泌**雄激素（ androgen ）**。雄激素可促进精子发生和男性生殖器官发育，以及维持第二性征和性功能。

3. 直精小管（ tuhulus rectus ）和睾丸网（ rete testis ）

生精小管近睾丸纵隔处变成短而细的直行管道，称直精小管。直精小管进入睾丸纵隔内分支吻合成网状的管道，为睾丸网。精子经直精小管和睾丸网出睾丸。

（二）附睾

附睾分头、体和尾三部分，头部主要由输出小管组成，体部和尾部由附睾管组成。

1. 输出小管（ efferent duct ）

输出小管是与睾丸网连接的 8~12 根弯曲小管，构成附睾头的大部。输出小管上皮由高柱状细胞及低柱状细胞相间排列构成，故管腔不规则。

2. 附睾管（ epididymal duct ）

附睾管为一条长 4~6m 并极度盘曲的管道，近端与输出小管相连，远端与输精管相连。附睾管的上皮由高柱状细胞和基细胞组成，管腔规则。附睾管的上皮基膜外侧有薄层平滑肌围绕，并从管道的头端至尾端逐渐增厚。管壁外为富含血管的疏松结缔组。

精子在附睾内停留 8~17d，并经历一系列成熟变化，才能获得运动能力，达到功能上的成熟。这不仅依赖于雄激素的存在，而且与附睾上皮细胞分泌的肉毒碱、甘油磷酸胆碱和唾液酸等密切相关。附睾的功能异常也会影响精子的成熟，导致不育。

（三）输精管

输精管是壁厚腔小的肌性管道，管壁由黏膜、肌层和外膜三层组成。在射精时，肌层强力收缩，将精子快速排出。

（四）前列腺

前列腺呈栗形，于尿道起始段。腺的被膜与支架组织均由富含弹性纤维和平滑肌的结缔组织组成。腺实质主要由 30~50 个复管泡腺组成，有 15~30 条导管开口于尿道精阜的两侧。腺实质可分三个带：尿道周带（又称黏膜腺），最小，位于尿道黏膜内；内带（又称黏膜下腺），位于黏膜下层；外带（又称主腺），构成前列腺的大部。腺分泌部由单层立方、单层柱状及假复层柱状上皮构成，故腺腔很不规则。

（五）精囊

精囊是一对盘曲的囊状器官。精囊分泌弱碱性的淡黄色液体，内含果糖、前列腺素等成分。果糖为精子的运动提供能量。

（六）尿道球腺

尿道球腺是一对豌豆状的复管泡状腺。上皮为单层立方或单层柱状，上皮细胞内富含黏原颗粒。腺体分泌的黏液于射精前排出，以润滑尿道。腺的间质中有平滑肌和骨骼肌纤维。

第三节　人体胚胎发育总论

在胚期，受精卵发育为初具人形的胎儿，这是整个胚胎发育的关键时期。本章叙述其总体的发生过程，以及胚胎与母体的关系。

一、生殖细胞和受精

（一）生殖细胞的发生和成熟

生殖细胞（germ cell）又称**配子**（**gamete**），包括精子和卵子。在男性生殖器官内发育成熟的精子，为单倍体细胞，核型为 23，X 或 23，Y，它们具有定向运动的能力和使卵子受精的潜力，但是尚无释放顶体酶并穿过卵子周围的放射冠和透明带的能力。精子通过子宫和输卵管时，覆盖在其头部糖蛋白被取出，从而使精子获得了受精的能力，此现象称**获能**（**capacitation**）。精子在女性生殖管道内的受精能力一般可维持 1d。从卵巢排出的卵子处于第二次减数分裂的中期，进入并停留在输卵管壶腹部。当与精子相遇，受到精子穿入其内的激发，卵子才完成第二次减数分裂。若未受精，则在排卵后 12~24h 退化。

（二）受精

受精（fertilization）是指精子与卵子结合形成受精卵的过程，一般发生在输卵管壶腹部。正常成年男性一次可射出 3 亿~5 亿个精子，其中 300~500 个最强壮的精子能抵达输卵管壶腹部，最终只有一个精子能与卵子结合。受精的过程可分为三期。

（1）当大量获能的精子接触到卵子周围的放射冠时，即开始释放顶体酶，解离放射冠的卵泡细胞，这样部分精子可径直接触到透明带。

（2）接触到透明带的精子与 ZP3（即精子受体）结合，然后释放顶体酶，在透明带中形成一条孔道．精子头部便接触到卵子。精子释放顶体酶，溶蚀放射冠和透明带的过程称**顶体反应**（acrosome reaction）。

（3）精子头侧面的细胞膜与卵子细胞膜融合，随即精子的细胞核及细胞质进入卵子内，精子与卵子的细胞膜融合为一体。精卵结合后，卵子浅层胞质内的皮质颗粒立即释放酶类，使透明带结构发生变化，不能再与精子结合，从而阻止了其他精子穿越透明带，这一过程称**透明带反应**（zona reaction）。这样保证了正常的单精受精。同时，卵子迅速完成第二次减数分裂，排出一个第二极体。此时精子和卵子的细胞核分别称为**雄原核**（male pronucleus）和**雌原核**（female pronucleus）。两个原核逐渐在细胞中部靠拢，核膜消失，染色体混合，形成二倍体受精卵（fertilized ovum），又称**合子**（zygote），受精过程到此完成（图 13-9）。

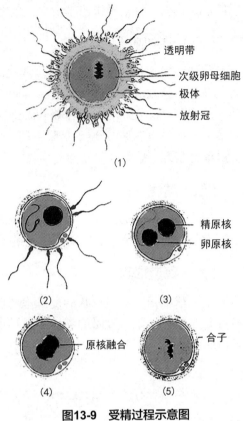

图13-9 受精过程示意图

发育正常并已获能的精子与发育正常的卵子在限定的时间相遇是受精的基本条件。应用避孕套、子宫帽、输卵管黏堵或输精管结扎等措施，可以阻止精子与卵子相遇，达到避孕的目的。

二、人胚胎的早期发生

（一）卵裂、胚泡形成和植入

1. 卵裂（c1eavage）和胚泡（blastocyst）形成

受精卵形成后便开始了连续的细胞分裂。由于透明带包裹，在分裂间期子细胞无生长过程，因而随着细胞数目增加，细胞体积逐渐变小，这种特殊的有丝分裂称卵裂，卵裂产生的子细胞称**卵裂球**（blastomere）。到第 3 天，卵裂球数达 12~16 个，细胞排列紧密，外观如桑椹，故称桑椹胚（morula）。卵裂球数达到 100 个左右时，细胞间出现若干小的腔隙，后汇合成一个大腔，使整个胚呈泡状，故称胚泡。胚泡中心为**胚泡腔**（blastocoele），包绕胚泡腔的一层扁平细胞为**滋养层**（trophoblast）。位于胚泡腔内一侧的一群细胞，称**内细胞群**（inner cell mass）。胚泡于受精后的第 4 天形成并进入子宫腔。

2. 植入（implantation）

胚泡埋入子宫内膜的过程称植入，又称**着床（imbed）**。植入约于受精后第 5~6 天开始，于第 11~12 天完成。植入时，透明带已完全溶解消失，内细胞群侧的滋养层首先与子宫内膜接触，分泌蛋白水解酶，在内膜溶蚀出一个缺口，然后胚泡陷入缺口，逐渐被包埋其中。在植入过程中，与内膜接触的滋养层细胞分化为内、外两层。外层细胞互相融合，细胞间线消失，称**合体滋养层（syncytiotrophoblast）**；内层细胞界限清楚，由单层立方细胞组成，称**细胞滋养层（cytotrophoblast）**。胚泡全部植入子宫内膜后，缺口修复，植入完成（图 13-10）。这时胚泡的整个滋养层均分化为两层，并迅速增厚。在合体滋养层内出现一些小的腔隙，称滋养层陷窝，因与子宫内膜的小血管相通，其内充满母体血液。

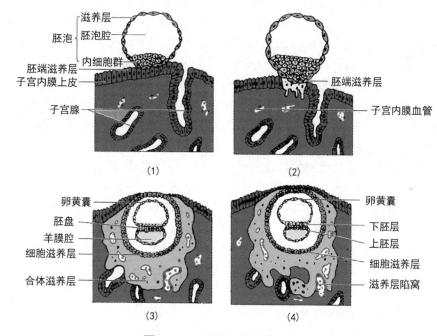

图13-10 胚泡植入过程示意图

植入时的子宫内膜正处于分泌期，植入后血液供应更丰富，腺体分泌更旺盛，基质细胞变得十分肥大，富含糖原和脂滴，内膜进一步增厚。子宫内膜的这些变化称蜕膜反应，此时的子宫内膜改称**蜕膜（decidua）**。基质细胞改称**蜕膜细胞（decidual cell）**。根据蜕膜与胚的位置关系，将其分为三部分：①**基蜕膜（decidua basalis）**，位于胚深面；②**包蜕膜（decidua capsularis）**，覆盖在胚的宫腔侧；③**壁蜕膜（decidua parietalis）**，是子宫其余部分的蜕膜。

胚泡的植入部位通常在子宫的体部和底部，最多见于后壁。若植入位于近子宫颈处，在此形成的胎盘，称**前置胎盘（placenta previa）**，分娩时胎盘可堵塞产道，导致胎儿娩出困难。若植入在子宫以外部位，称**异位妊娠（ectopic pregnancy）**，常发生在输卵管，偶见于子宫阔韧带、肠系膜、子宫直肠陷窝，甚至卵巢表面。少数植入输卵管的胚胎发育到较大后，引起输卵管破裂和大出血。

植入过程受母体雌激素和孕激素的精细调节。子宫有炎症或避孕环等异物，均可阻碍胚泡植入。

（二）胚层的形成

1. 二胚层胚盘及相关结构的形成

在第2周胚泡植入过程中，内细胞群的细胞增殖分化，逐渐形成圆盘状的**胚盘**（**embryonic disc**），由两个胚层组成，称二胚层胚盘。邻近滋养层的一层柱状细胞为**上胚层**（**epiblast**），靠近胚泡腔侧的一层立方细胞为**下胚层**（**hypoblast**）。两个胚层紧贴，中间隔以基膜。继之，在上胚层与滋养层之间出现一个腔隙，为羊膜腔，腔内液体为羊水。由羊膜包绕羊膜腔形成的囊称羊膜囊。上胚层构成羊膜囊的底。羊膜含有一层扁平的羊膜细胞。下胚层的周缘细胞向腹侧生长延伸，形成由单层扁平上皮细胞围成的另一个囊，即卵黄囊。下胚层构成卵黄囊的顶。羊膜囊和卵黄囊对胚盘起保护和营养作用。

此时胚泡腔内出现松散分布的星状细胞和细胞外基质，充填于细胞滋养层和卵黄囊、羊膜囊之间，形成胚外中胚层。继而胚外中胚层细胞间出现腔隙，腔隙逐渐汇合增大，在胚外中胚层内形成一个大腔，称胚外体腔。胚外中胚层则分别附着于滋养层内面及卵黄囊和羊膜的外面。随着胚外体腔的扩大，二胚层胚盘和其背腹两侧的羊膜囊、卵黄囊仅由少部分胚外中胚层与滋养层直接相连，这部分胚外中胚层称**体蒂**（**body stalk**）。体蒂将发育为脐带的主要成分。

2. 三胚层胚盘及相关结构的形成

第3周初，部分上胚层细胞增殖较快，在上胚层正中形成一条增厚区，称**原条**（**primitive streak**）。原条的头端略膨大，为**原结**（**primitive node**）。继而在原条的中线出现浅沟，原结的中心出现浅凹，分别称**原沟**（**primitive groove**）和**原凹**（**primitive pit**）。原沟深部的细胞在上、下胚层之间向周边扩展迁移，一部分细胞则在上、下两胚层之间形成一个夹层，称胚内中胚层，即**中胚层**（**mesoderm**），它在胚盘边缘与胚外中胚层衔接；一部分细胞进入下胚层，并逐渐全部置换了下胚层的细胞，形成一层新的细胞，称**内胚层**（**endoderm**）。在内胚层和中胚层出现之后，原上胚层改称**外胚层**（**ectoderm**）。于是，在第3周末，三胚层胚盘形成，此为人体发生的原基，构成人体的各种细胞、组织、器官均来源于此。

原条的出现使胚盘能区分出头尾端、左右侧，出现原条的一端即为胚体的尾端。由于头端大，尾端小，此时的胚盘呈梨形。从原凹向头端增生迁移的细胞，在内、外胚层之间形成一条单独的细胞索，称**脊索**（**notochord**），它在早期胚胎起一定支架作用。在脊索的头侧和原条的尾侧，各有一个无中胚层的小区，此处的内、外胚层直接相贴，呈薄膜状，分别称口咽膜和泄殖腔膜。随着胚体的发育，脊索向头端生长，原条相对缩短，最终消失。若原条细胞残留，在未来人体骶尾部可增殖分化，形成由多种组织构成的**畸胎瘤**（**teratoma**）。

（三）三胚层的分化和胚体形成

1. 三胚层的分化

在第4至8周，三个胚层逐渐分化形成各种器官的原基。

1）外胚层的分化： 脊索形成后，诱导其背侧中线的外胚层增厚呈板状，称神经板

（neural plate）。构成神经板的这部分外胚层，也称神经外胚层，而其余部分常称表面外胚层。神经板随脊索的生长而增长，且头侧宽于尾侧。继而神经板中央沿长轴向脊索方向凹陷，形成**神经沟**（**neural groove**），沟两侧边缘隆起称**神经褶**（**neural fold**）。两侧神经褶在神经沟中段靠拢并愈合，愈合向头尾两端进展，最后在头尾两端各有一开口，分别称前神经孔和后神经孔，它们在第 4 周愈合，使神经沟完全封闭为**神经管**（**neural tube**）。神经管两侧的表面外胚层在管的背侧靠拢并愈合，使神经管位居于表面外胚层的深面。神经管是中枢神经系统的原基，将分化为脑和脊髓以及松果体、神经垂体和视网膜等。如果前、后神经孔未愈合，将会分别导致无脑畸形和脊髓裂。

在神经沟闭合为神经管的过程中，神经板外侧缘的一些细胞迁移到神经管背侧并形成一条纵行细胞索。此细胞索很快分裂为两条，分别位于神经管的左右背外侧，称**神经嵴**（**neural crest**）。神经嵴是周围神经系统的原基，将分化为脑神经节、脊神经节、自主神经节及周围神经。神经嵴细胞还能远距离迁徙，形成肾上腺髓质等结构。

表面外胚层将分化为皮肤的表皮及其附属器，以及牙釉质、角膜上皮、晶状体、内耳膜迷路、腺垂体、口腔和鼻腔与肛门的上皮等。

2）中胚层的分化：脊索两旁的中胚层细胞增殖较快，从内向外依次分化为轴旁中胚层、间介中胚层和侧中胚层。中胚层的细胞通常先形成**间充质**（**mesenchyme**），然后分化为结缔组织、肌组织和血管等。

（1）轴旁中胚层（**paraxial mesoderm**）：紧邻脊索两侧的中胚层细胞迅速增殖，形成一对纵行的细胞索，即轴旁中胚层。它随即裂为块状细胞团，称**体节**（**somite**）。体节左右成对，从颈部向尾部依次形成。第 5 周时，体节全部形成，共 42~44 对。体节将主要分化为背侧的皮肤真皮、骨骼肌和中轴骨骼（如脊柱）；而脊索的大部分将退化消失，仅在脊柱的椎间盘内残留为髓核。

（2）间介中胚层（**intermediate mesoderm**）：位于轴旁中胚层与侧中胚层之间，分化为泌尿生殖系统的主要器官。

（3）侧中胚层（**1ateral mesoderm**）：是中胚层最外侧的部分。其内部先出现一些小的腔隙，然后融合为一个大的胚内体腔，并与胚外体腔相通，侧中胚层便分为两层。与外胚层相贴的为**体壁中胚层**（**parietal mesoderm**），将主要分化为胸腹部和四肢的皮肤真皮、骨骼肌、骨骼和血管等；与内胚层相贴的为**脏壁中胚层**（**visceral mesoderm**），覆盖于由内胚层演化形成的原始消化管外面，将分化为消化、呼吸系统的肌组织、血管、结缔组织和间皮等。胚内体腔从头端到尾端将分化为心包腔、胸膜腔和腹膜腔。

3）内胚层的分化：内胚层被包入胚体形成原始消化管，将分化为消化管、消化腺、呼吸道和肺的上皮组织，以及中耳、甲状腺、甲状旁腺、胸腺、膀胱等器官的上皮组织。

2.胚体形成

伴随三胚层的分化，胚盘边缘向腹侧卷折形成头褶、尾褶和左右侧褶，扁平形胚盘逐渐变为圆柱形的胚体。

三、胎膜和胎盘

胎膜和胎盘是对胚胎起保护、营养、呼吸、排泄等作用的附属结构，不参与胚胎本体的形成。有的结构还有内分泌功能。胎儿娩出后，胎膜、胎盘即与子宫分离并被排出体外，总称胞衣（afterbirth）。

（一）胎膜

胎膜（fetal membrane）包括绒毛膜、羊膜、卵黄囊、尿囊和脐带。

1. 绒毛膜（chorion）

绒毛膜由滋养层和衬于其内面的胚外中胚层组成。植入完成后，滋养层已分化为细胞滋养层和合体滋养层两层。继之细胞滋养层局部增殖，伸入合体滋养层内，形成许多绒毛状突起。胚胎通过绒毛汲取母血中的营养物质并排出代谢产物。

2. 羊膜（amnion）

羊膜为半透明薄膜，羊膜腔内充满**羊水（amniotic fluid）**，胚胎浸泡在羊水中生长发育。羊膜最初附着于胚盘的边缘，与外胚层连续。随着胚体形成、羊膜腔扩大和胚体凸入羊膜腔内，羊膜在胚胎的腹侧包裹体蒂，形成原始脐带。羊膜腔的扩大逐渐使羊膜与绒毛膜相贴，胚外体腔消失。

羊膜和羊水在胚胎发育中对胚胎起着重要的保护作用。临产时，羊水还具有扩张宫颈与冲洗产道的作用。随着胚胎长大，羊水也相应增多，足月分娩时有1000~1500ml。羊水过少（500ml以下），易发生羊膜与胎儿粘连，影响正常发育；羊水过多（2000ml以上），也可影响胎儿正常发育。羊水含量不正常，还与某些先天性畸形有关，如胎儿无肾或尿道闭锁可致羊水过少；无脑畸形或消化管闭锁可致羊水过多。穿刺抽取羊水，进行细胞染色体检查、DNA分析或测定羊水中某些物质的含量，可以早期诊断某些先天性异常。

3. 卵黄囊（yolk sac）

卵黄囊位于原始消化管腹侧。人胚胎的卵黄囊出现是种系发生和进化过程的重演。人胚胎卵黄囊被包入脐带后，与原始消化管相连的卵黄蒂于第6周闭锁，卵黄囊也逐渐退化。

4. 尿囊（allantois）

尿囊是从卵黄囊尾侧向体蒂内伸出的一个盲管，随着胚体尾端的卷折而开口于原始消化管尾段的腹侧。当从后者演化出膀胱时，尿囊成为从膀胱顶部至脐内的一条细管，称脐尿管。脐尿管将闭锁，成为脐中韧带。尿囊壁的胚外中胚层中形成的尿囊动脉和尿囊静脉，演变为脐带内的脐动脉和脐静脉。

5. 脐带（umbilical cord）

脐带是连于胚胎脐部与胎盘间的索状结构。脐带外覆羊膜，内含黏液性结缔组织。结缔组织内有脐动脉和脐静脉。脐血管连接胚胎血管和胎盘绒毛血管。脐动脉有两条，因其长于脐带，故呈螺旋状走行。脐动脉将胚胎血液运送至胎盘绒毛血管，与绒毛间隙内的母体血进行物质交换。脐静脉仅有一条，将吸纳了丰富营养和氧的血液送回胚胎。胎儿出生时，脐带长40~60cm，粗1.5~2.0cm。脐带过短，胎儿娩出时易引起胎盘过早剥离，造成出血过多；脐带过长，易缠绕胎儿四肢或颈部，可致局部发育不良，甚至造成胎儿窒息死亡。

（二）胎盘

1. 胎盘的结构

胎盘（placenta）是由胎儿的丛密绒毛膜与母体的基蜕膜共同组成的圆盘形结构。足月胎儿的胎盘重约 500g，直径 15~20cm，中央厚，周边薄，平均厚约 2.5cm。胎盘的胎儿面光滑，覆有羊膜，脐带附于中央或稍偏，透过羊膜可见呈放射状走行的脐血管分支。胎盘的母体面粗糙，为剥离后的基蜕膜，可见 15~30 个由浅沟分隔的胎盘小叶（图 13-11）。

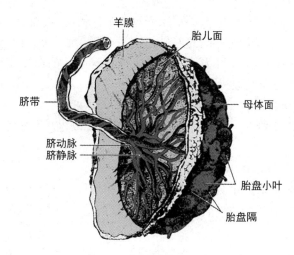

图13-11　胎盘外形示意图

在胎盘垂直切面上，可见羊膜下方为绒毛膜的结缔组织，脐血管的分支行于其中。绒毛膜发出 40~60 根绒毛干，绒毛干又发出许多细小绒毛，绒毛干的末端以细胞滋养层壳固着于基蜕膜上。脐血管的分支沿绒毛干进入绒毛内，形成毛细血管。绒毛干之间为绒毛间隙，有基蜕膜构成的短隔伸入其内，称**胎盘隔**（placental septum）。胎盘隔将胎盘分隔为 15~30 个胎盘小叶，每个小叶含 1~4 根绒毛及其分支。子宫螺旋动脉与子宫静脉的分支开口于绒毛间隙，故绒毛间隙内充满母体血液，绒毛浸泡其中。

2. 胎盘的血液循环和胎盘膜

胎盘内有母体和胎儿两套血液循环系统。母体动脉血从子宫螺旋动脉流入绒毛间隙，在此与绒毛内毛细血管的胎儿血进行物质交换后，再经子宫静脉流回母体。胎儿静脉性质的血经脐动脉及其分支，流入绒毛毛细血管，与绒毛间隙内的母体血进行物质交换，从而成为动脉性质的血，后经脐静脉回流到胎儿。母体和胎儿的血液在各自的封闭管道内循环，互不相混，但可进行物质交换。

胎儿血与母体血在胎盘内进行物质交换所通过的结构，称**胎盘膜**（placental membrane）或**胎盘屏障**（placental barrier）。胎盘膜由合体滋养层、细胞滋养层和基膜、薄层绒毛结缔组织及毛细血管基膜和内皮组成。

3. 胎盘的功能

（1）物质交换和防卫屏障：是胎盘的主要功能，胎儿通过胎盘从母血中获得营养

和 O_2，排出代谢产物和 CO_2。由于某些药物、病毒和激素可以通过胎盘膜，影响胎儿发育，故孕妇用药需慎重，并应预防感染。胎盘膜对多数细菌具有防卫屏障功能，但这种屏障防卫功能是有限的。有些致畸作用的病毒、药物、化学物质通过胎盘进入发育中的胚胎后，可引起多种先天畸形。

（2）内分泌功能：胎盘的合体滋养层能分泌数种激素，对维持妊娠起重要作用。

四、双胎、多胎和联胎

1. 双胎（twins）

双胎有两种。一种是双卵孪生，即双胎来自两个受精卵。它们有各自的胎膜与胎盘，性别相同或不同，相貌和生理特性的差异如同一般兄弟姐妹，仅是同龄而已。另一种是单卵孪生，即一个受精卵发育为两个胚胎，这种孪生儿的遗传基因完全一样，因此性别一致，相貌、体态和生理特征等也极相似。

2. 多胎（multiplets）

一次娩出两个以上新生儿为多胎。多胎的原因可以是单卵性、多卵性或混合性，常为混合性多胎。

3. 联体双胎（conjoined twins）

联体双胎是指两个未完全分离的单卵双胎。在单卵孪生中，当一个胚盘出现两个原条并分别发育为两个胚胎时，若两原条靠得较近，胚体形成时发生局部联结，则导致联体双胎。

第四节　生殖系统常见疾病

生殖系统常见疾病，除了炎症和肿瘤外，还有内分泌紊乱引起的疾病及妊娠相关的疾病。生殖系统炎症虽然比较常见，但是病理变化相对比较单一，因此，本节内容重点介绍生殖系统常见肿瘤。

生殖系统疾病 PPT

一、卵巢肿瘤

卵巢肿瘤种类繁多、结构复杂，依照其组织发生可分为 3 大类。

（一）上皮性肿瘤

卵巢上皮性肿瘤是最常见的卵巢肿瘤，占所有卵巢肿瘤的 90%，可分为良性、恶性和交界性肿瘤。交界性卵巢上皮性肿瘤是形态和生物学行为界于良性和恶性之间，具有低度恶性潜能的肿瘤。

绝大多数上皮肿瘤来源于覆盖在卵巢表面的腹膜间皮细胞，由胚胎时期覆盖在生殖嵴表面的体腔上皮转化而来。依据上皮的类型分为浆液性肿瘤、黏液性肿瘤、子宫内膜样肿瘤、透明细胞肿瘤及移行细胞肿瘤。

（二）生殖细胞肿瘤

来源于生殖细胞的肿瘤约占所有卵巢肿瘤的 1/4。儿童和青春期的卵巢肿瘤的 60% 为生殖细胞肿瘤，绝经期后则很少见。原始生殖细胞具有向不同方向分化的潜能，由原始性生殖细胞组成的肿瘤称作无性细胞瘤；原始生殖细胞向胚胎的体壁细胞分化称为畸胎瘤；向胚外组织分化，瘤细胞和胎盘的间充质细胞或它的前身相似，称为卵黄囊瘤；向覆盖在胎盘绒毛表面的细胞分化，则称为绒毛膜癌。

（三）性索间质肿瘤

卵巢性索间质肿瘤起源于原始性腺中的性索和间质组织，分别将男性和女性衍化成各自不同类型的细胞，并形成一定的组织结构。女性的性索间质细胞称作颗粒细胞和卵泡膜细胞，男性则为支持细胞和间质细胞，它们可各自形成女性的颗粒细胞瘤和卵泡膜细胞瘤，或男性的支持细胞瘤和间质细胞瘤，亦可混合构成颗粒 - 卵泡膜细胞瘤或支持 - 间质细胞瘤。由于性索间质可向多方向分化，卵巢和睾丸可查见所有这些细胞类型来源的肿瘤。卵泡膜细胞和间质细胞可分别产生雌激素和雄激素，故患者常有内分泌功能改变。

二、子宫平滑肌肿瘤

子宫平滑肌肿瘤（图 13-12）是女性生殖系统最常见的肿瘤，如果将微小的平滑肌瘤也计算在内，30 岁以上妇女的发病率高达 75%，20 岁以下少见。发病有一定的遗传倾向，雌激素可促进其生长，多数肿瘤在绝经期以后可逐渐萎缩。

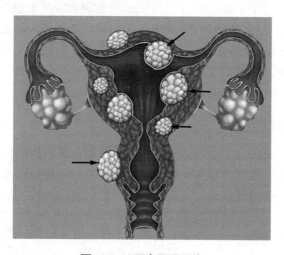

图13-12　子宫平滑肌瘤

（一）病理变化

肉眼观：多数肿瘤发生于子宫肌层，一部分可位于黏膜下或浆膜下，脱垂于子宫腔或子宫颈口。肌瘤小者仅镜下可见，大者可超过 30cm。单发或多发，多者达数十个，称多发性子宫肌瘤。肿瘤表面光滑，界清，无包膜。切面灰白，质韧，编织状或漩涡状，有时可出现透明均质的黏液变性或钙化。当肌瘤间质血管内有血栓形成时，肿瘤局部可发生梗死伴出血，肉眼呈暗红色，称红色变性。镜下：瘤细胞与正常子宫平滑肌细胞相似，梭形、束状或旋涡状排列，胞质红染，核呈长杆状，两端钝圆，核分裂少见，缺乏异型性。肿瘤与周围正常平滑肌界限清楚。

（二）临床病理联系

即便平滑肌瘤的体积很大，也可没有症状。最主要的症状是由黏膜下平滑肌瘤引起的出血，或压迫膀胱引起尿频，血流阻断可引起突发性疼痛；其次，平滑肌瘤可导致自然流产、胎儿先露异常和绝经后流血。

三、前列腺癌

前列腺癌是发生于男性前列腺组织中的恶性肿瘤，多发于50岁后，发病率随年龄增加逐步升高。前列腺癌的发病率具有明显的地理和种族差异，在欧美等发达国家和地区，它是男性最常见的恶性肿瘤，其死亡率居各种癌症的第2位；在亚洲，其发病率低于西方国家，但近年来呈迅速上升趋势。发病原因尚未查明，可能与遗传、环境、性激素等有关。

（一）病理变化

肉眼观察：约70%的肿瘤发生在前列腺的周围区，灰白结节状、质韧硬和周围前列腺组织界限不清。镜下：多数为分化较好的腺癌，肿瘤腺泡较规则，排列拥挤，可见背靠背现象。腺体由单层细胞构成、外层的基底细胞缺如及核仁增大是高分化腺癌的主要诊断依据，偶见腺体扩张，腺上皮在腔内呈乳头或筛状。细胞质一般无显著改变，但是细胞核体积增大，呈空泡状，含有一个或多个大的核仁。细胞核大小形状不一，总体上多形性不很明显，核分裂象很少见（彩图13-13）。前列腺癌并不全是高分化癌，在低分化癌中，癌细胞排列成条索、巢状或片状。

（二）临床病理联系

5%~20%的前列腺癌可发生局部浸润和远处转移，常直接向精囊和膀胱底部浸润，后者可引起尿道梗阻。血道转移主要转移到骨，尤以脊椎骨最常见，其次为股骨近端、盆骨和肋骨。男性肿瘤骨转移应首先想到前列腺癌转移的可能，偶见内脏的广泛转移。淋巴转移首先至闭孔淋巴结，随之到内脏淋巴结、胃底淋巴结、髂骨淋巴结、骶骨前淋巴结和主动脉旁淋巴结。

早期前列腺癌一般无症状，常在因前列腺增生的切除标本中，或在死后解剖中偶然发现。因为大多数前列腺癌呈结节状位于被膜下，肛诊检查可直接扪及。正常前列腺组织可分泌前列腺特异性抗原（prostatic-specific antigen，PSA），但前列腺癌的PSA分泌量明显增高时，应高度疑为癌，亦对鉴别原发于前列腺的肿瘤和转移癌有帮助。必要时，可行前列腺组织穿刺，由组织病理检查确诊。

学习小结

（1）睾丸的生精作用，睾酮的分泌和生理作用，睾丸功能的调节。卵巢的生卵作用，月经周期与排卵，女性卵巢周期中下丘脑－腺垂体－卵巢轴对性器官的调节，雌激素和孕激素的分泌和生理作用。

（2）病理学学习小结：①卵巢肿瘤依照其组织发生可分为3大类（上皮性肿瘤、生殖细胞肿瘤、性索间质肿瘤）。②子宫平滑肌肿瘤病理变化，临床病理联系。③前列腺癌病理变化，临床病理联系。

复习思考题

（1）卵巢肿瘤分为几种类型？

（2）子宫平滑肌肿瘤的病理变化是什么？

（3）前列腺癌的病理变化是什么？

第十三章　复习思考题答案　　第十三章　单元测试题　　第十三章　单元测试题答案

下篇 · 人体结构、功能与疾病

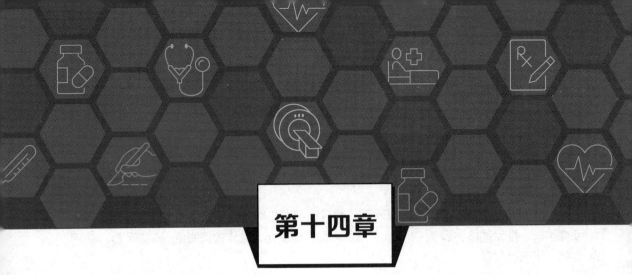

内分泌系统的结构、功能与疾病

学习目标

（1）能够叙述生长激素、甲状腺激素的生理作用。

（2）能够说明激素的基本概念及其特性。

（3）能够解释糖皮质激素及胰岛素的生理作用。

（4）掌握弥漫性非毒性甲状腺肿的病理变化及其与临床联系。

（5）了解糖尿病的分类、病因、发病机制和病理变化。

内分泌系统（endocrine system）是神经系统以外的另一个重要调节系统，由全身的内分泌腺构成。内分泌腺无排泄管，又称无管腺，其分泌物称**激素**（hormone），直接进入血液或淋巴，借循环系统输送至全身。

第一节　内分泌系统结构与功能概述

内分泌系统包括内分泌器官和内分泌组织。内分泌器官指形态结构独立存在，肉眼可见，如甲状腺、甲状旁腺、肾上腺、垂体、松果体和胸腺（彩图 14-1）。内分泌组织是指内分泌细胞团块，分布在其他器官内，如胰腺的胰岛、睾丸内的间质细胞、卵巢内的卵泡和黄体及胃肠道等处的内分泌细胞和组织。内分泌腺的结构特点是：腺细胞排列成索状、网状、团状或围成滤泡状，没有导管，毛细血管丰富。

内分泌系统结构与
功能 PPT

一、内分泌系统结构

（一）甲状腺、甲状旁腺

1. 甲状腺

甲状腺（thyroid gland）位于喉和气管上部的两侧，呈"H"形，分左、右叶及中间的甲状腺峡，有些自甲状腺峡向上伸出一细长的锥状叶（图 14-2）。

2. 甲状腺旁腺

甲状腺旁腺（parathyroid gland）呈扁椭圆形，似绿豆大的小腺体，一般有上、下两对，贴附于甲状腺左、右叶后面或埋藏在甲状腺组织中（图 14-3）。

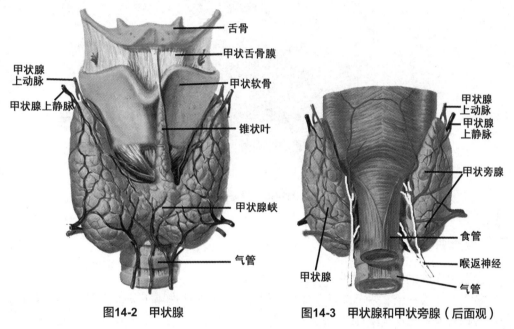

图14-2　甲状腺

图14-3　甲状腺和甲状旁腺（后面观）

（二）肾上腺

肾上腺（suprarenal gland）位于两肾的上端，腹膜后方，左、右各一。左肾上腺近似半月形，右肾上腺呈三角形（图 14-4）。肾上腺由外层的皮质和内层的髓质两部分组成。

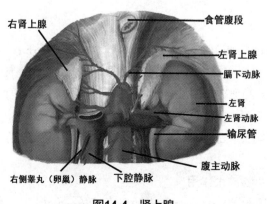

图14-4　肾上腺

下篇·人体结构、功能与疾病

（三）垂体

垂体（hypophysis）位于丘脑下部的腹侧，为一卵圆形小体（图 14-5），是人体内最复杂的内分泌腺，所产生的激素不但与身体骨骼和软组织的生长有关，且可影响内分泌腺的活动。垂体可分为腺垂体和神经垂体两大部分。它分泌多种激素，如生长激素、促甲状腺激素、促肾上腺皮质激素、促性腺激素、催产素、催乳素、促黑激素等，还能够贮藏下丘脑分泌的血管升压素。这些激素对机体代谢、生长、发育和生殖等有重要作用。

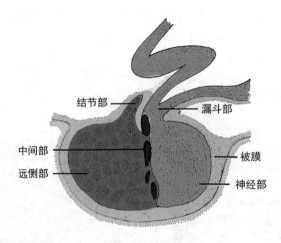

图14-5 脑垂体

二、激素作用的一般特性

1. 激素作用的相对特异性

激素释放入血液，被运送到全身各个部位，选择性地作用于某些器官、组织和细胞，此种特性称为激素作用的特异性。激素作用的特异性与靶细胞上存在能与该激素特异性结合的受体有关。

2. 激素的信息传递作用

激素将其携带的"生物信息"传递给相应的靶细胞，调节其固有的生理生化反应，起着信息传递的作用。

3. 激素间的相互作用

参与某一生理活动的调节时，激素与激素之间往往存在着协同作用或拮抗作用，这对维持其功能活动的相对稳定甚为重要。例如，生长激素、肾上腺素、糖皮质激素及肠高血糖素，均能升高血糖；相反，胰岛素则能降低血糖，与上述激素的升糖效应有拮抗作用。有些激素本身并不能直接对某些组织细胞产生生物效应，然而它的存在可使另一种激素的作用明显增强，即对另一种激素的效应起支持作用，这种现象被称为允许作用。

4. 激素的高效能生物放大作用

激素在血中的浓度很低，一般为 nmol/L 级，甚至在 pmol/L 级。利用放射免疫测定法，可以测到纳克（ng，10^{-9}）级，甚至皮克（pg，10^{-12}）级。激素含量甚微，但作用显著。激素与受体结合后，细胞内发生一系列酶促反应，效应逐级放大，形成一个高效生物放大系统。

三、激素的分类与作用机制

（一）激素的分类

按化学结构，激素可分为含氮激素和类固醇激素两大类。

1. 含氮激素

分泌含氮类激素细胞的超微结构特点与蛋白质分泌细胞相似，胞质内含有与合成激素有关的粗面内质网、高尔基复合体及膜被分泌颗粒等。

（1）肽类和蛋白质激素： 主要有下丘脑调节性多肽、神经垂体激素、腺垂体激素、胰岛素、甲状旁腺激素、降钙素以及胃肠道激素等。

（2）胺类激素： 包括肾上腺素、去甲肾上腺素和甲状腺激素。

2. 类固醇（甾体）激素

分泌类固醇类激素细胞的超微结构特点：胞质内含有丰富的滑面内质网、管状嵴线粒体及较多脂滴等。

类固醇激素是由肾上腺皮质和性腺分泌的激素，如皮质醇、醛固酮、雌激素、孕激素以及雄激素等。肾脏产生的1，25-（OH）$_2$维生素D_3也被看作类固醇类激素。

（二）激素作用的机制

1. 含氮激素的作用机制——第二信使学说

第二信使学说把激素称为第一信使，作用于靶细胞膜上的相应受体后，激活膜内的腺苷酸环化酶，在细胞内产生cAMP。而cAMP作为第二信使，激活蛋白激酶（protein kinase A system, PKA），催化细胞内各种底物的磷酸化反应，引起细胞各种生物效应。

第二信使除了cAMP外，cGMP、三磷酸肌醇、甘油二酯及Ca^{2+}等均可作为第二信使。

2. 类固醇激素的作用机制——基因表达学说

类固醇激素的相对分子质量小，为脂溶性，可透过细胞膜进入细胞。进入细胞之后，激素先与胞质受体结合，形成激素-胞质受体复合物。受体蛋白发生构型变化，激素-胞质受体复合物因而获得进入核内的能力，并由胞质转移至核内，与核受体结合，发挥调控DNA的转录过程、生成新的mRNA、诱导蛋白质合成，引起相应的生物效应的作用。

甲状腺激素虽属含氮激素，但其作用机制却与类固醇激素相似，它进入细胞内，直接与核受体结合，调节转录过程。

综上所述，含氮激素的作用是通过第二信使传递机制，类固醇激素则是通过调控基因表达而发挥作用的。含氮激素也可以通过cAMP调节转录过程。有些肽类和蛋白质激素介导的表面受体细胞内化，并转位于核内调节基因表达；相反，有些类固醇激素也可作用于细胞膜上，引起一些非基因效应。

第二节　下丘脑与垂体

一、下丘脑与垂体的结构和功能及其联系

下丘脑位于丘脑的下方，与垂体联系十分密切。垂体位于颅骨蝶鞍垂体窝内，为一椭圆形小体，重约 0.5g。垂体由腺垂体和神经垂体两部分组成，表面包以结缔组织被膜。腺垂体和神经垂体的发生来源不同，前者来自表面外胚层，后者来自神经外胚层。

神经垂体分为神经部和漏斗两部分，漏斗与下丘脑相连，包括漏斗柄和正中隆起。腺垂体分为远侧部、中间部和结节部三部分。远侧部最大，中间部位于远侧部和神经部之间，结节部在漏斗周围（图 14-5）。在位置上，腺垂体居前，神经垂体居后。腺垂体的远侧部又称腺垂体，神经垂体的神经部和腺垂体的中间部合称神经垂体。

下丘脑的一些神经元既具有内分泌细胞的作用，分泌神经激素，又保持着典型的神经元的功能。它们可将从大脑或中枢神经系统其他部位传来的神经信息转变为激素的信息，起着换能神经元的作用，从而以下丘脑为枢纽，把神经调节和体液调节联系起来。所以，下丘脑与垂体一起组成了下丘脑 - 垂体功能单位。

二、下丘脑 - 垂体系统

（一）下丘脑 - 腺垂体系统

研究证明，下丘脑和腺垂体之间是通过特殊的门脉系统联系起来的。腺垂体的血液供应非常丰富，来自颈内动脉的小分支在进入正中隆起后分成第一级毛细血管网，然后汇集成静脉，沿垂体柄下行，进入腺垂体，再分成第二级毛细血管网，浸浴着腺垂体的内分泌细胞。由下丘脑正中隆起开始的这种血管分布，可以把正中隆起处的某些具有生物活性的化学物质通过血液途径运送至腺垂体，称为垂体门脉系统。

下丘脑基底部促垂体区的一些核团，存在着各种神经内分泌细胞，能合成分泌多肽类物质，其主要作用是调节腺垂体的活动，称为**下丘脑调节肽（horseradish peroxidase, HRP）**。这些下丘脑调节肽，先由轴突结节漏斗束运送到垂体柄 - 正中隆起的神经末梢处，由此释放，进入第一级毛细血管网，通过垂体门脉系统，运送到腺垂体后，再从毛细血管网释放到组织液，调节腺垂体内各种腺细胞激素的释放。

（二）下丘脑 - 神经垂体系统

神经垂体是神经组织，不含腺细胞，不能合成激素，只能储存和释放激素。神经垂体释放两种激素：血管升压素和催产素，两者均为九肽，分子结构相似，已能人工合成。神经垂体合成两种激素的部位是下丘脑，下丘脑的视上核和室旁核的神经元都可产生血管升压素和催产素，但血管升压素主要由视上核产生，催产素主要由室旁核产生。由于下丘脑与神经垂体的关系密切，构成一个功能单位，故又称下丘脑 - 神经垂体系统。

三、腺垂体激素

腺垂体的远侧部腺细胞排列成团索状，少数围成小滤泡。在 HE 染色切片中，依据腺细胞着色的差异，可将其分为嗜色细胞和嫌色细胞两类；嗜色细胞又分为嗜酸性细胞和嗜碱性细胞两种，均具有含氮类激素分泌细胞的超微结构特点。

在腺垂体分泌的激素中，**促甲状腺激素（thyroid stimulating hormone, TSH）、促肾上腺皮质激素（adrenocorticotropic hormone, ACTH）、促卵泡激素（FSH）与黄体生成素（LH）**均有各自的靶腺，形成三个调节轴：①下丘脑 - 垂体 - 甲状腺轴；②下丘脑 - 垂体 - 肾上腺皮质轴；③下丘脑 - 垂体 - 性腺轴。腺垂体细胞分泌的这四种激素称为促激素。另三种激素：**生长激素（growth hormone，GH）、催乳素（prolactin，PRL）与促黑（素细胞）激素（melanocyte stimulating hormone, MSH）**直接作用于靶组织或靶细胞，调节物质代谢和个体生长，影响乳腺发育与泌乳，以及体内黑色素的代谢等。

（一）生长激素的生理作用

生长激素的化学结构与催乳素近似，故生长激素有弱的催乳素作用，催乳素有弱的生长激素作用。生长激素的生理作用主要是促进物质代谢与生长发育，对机体各个器官和各组织均有影响，对骨骼、肌肉及内脏器官的作用尤为显著。

1. 促进生长作用

机体生长受多种因素影响，而 GH 是起关键作用的调节因素。幼年动物摘除垂体后，生长立即停止，如给摘除垂体的动物及时补充 GH，仍可正常生长。GH 的促进生长作用是由于它能促进骨、软骨、肌肉以及其他组织细胞分裂增殖，蛋白质合成增加。幼年时期缺乏生长激素，身高会明显落后于同龄人而智力却与同龄人相同，称为**侏儒症**；若幼年时期生长激素分泌过多，则会身材明显高大，称为**巨人症**；成年时期生长激素分泌过多，则可出现**肢端肥大症**。

2. 促进代谢作用

GH 促进蛋白质合成，增强钠、钾、钙、磷、硫等重要元素的摄取与利用，抑制糖的消耗，加速脂肪分解，使机体的能量来源由糖代谢向脂肪代谢转移，有利于生长发育和组织修复。①蛋白质代谢：GH 促进氨基酸进入细胞，加强 DNA 合成，刺激 RNA 形成，加速蛋白质合成，因而尿氮减少，呈正氮平衡。②脂肪代谢：GH 促进脂肪分解，组织脂肪量减少，特别是肢体中脂肪量减少。脂肪进入肝脏，增强氧化，提供能量。③糖代谢：GH 有使血糖趋于升高的作用，即升糖作用，这是由于生长激素能抑制外周组织对葡萄糖的利用，减少葡萄糖的消耗。GH 分泌过多的患者，由于血糖过高，可出现糖尿。

（二）催乳素的生理作用

催乳素的化学结构与生长激素近似，故二者作用有交叉。

1. 对乳腺的作用

PRL 引起并维持泌乳，故名催乳素。在女性青春期乳腺的发育中，雌激素、孕激素、生长激素、皮质醇、胰岛素、甲状腺激素及 PRL 起着重要作用。到妊娠期，PRL、雌激素与孕激素分泌增多，使乳腺组织进一步发育，具备了泌乳能力但并不泌乳。由于妊娠期血液中雌激素与孕激素浓度非常高，抑制了 PRL 对乳腺的催乳作用。分娩后，血中的雌激素和孕激素浓度大大降低，PRL 才能发挥其催乳（始动）和维持泌乳的作用。

2. 对性腺的作用

在哺乳类动物，PRL 对卵巢的黄体功能有一定的作用，如啮齿类，PRL 与 LH 配合，促进黄体形成并维持孕激素的分泌。PRL 对人类的卵巢功能也有一定的影响，随着卵泡的发育成熟，卵泡内的 PRL 含量逐渐增加，并在次级卵泡发育成为排卵前卵泡的过程中，在颗粒细胞上出现 PRL 受体，它是在 FSH 的刺激下形成的。PRL 与其受体结合，可刺激 LH 受体生成，LH 与其受体结合后，促进排卵、黄体生成及孕激素与雌激素的分泌。

3. 对男性的作用

男性在睾酮存在的条件下，PRL 促进前列腺及精囊的生长，还可增强 LH 对间质细胞的作用，使睾酮合成增加。

四、神经垂体激素

神经垂体主要由无髓神经纤维和神经胶质细胞组成，含有较丰富的窦状毛细血管。神经垂体激素在下丘脑视上核、室旁核神经元产生，经下丘脑 - 垂体束而贮存于神经垂体。神经垂体激素为**血管升压素**与**催产素（oxytocin）**。机体需要时，两种激素由神经垂体释放进入血液循环。血管升压素与催产素在下丘脑的视上核与室旁核均可产生，但前者主要在视上核产生，后者主要在室旁核合成。

（一）血管升压素

在正常饮水情况下，血浆中血管升压素的浓度很低，几乎没有收缩血管而致血压升高的作用。在脱水或失血情况下，由于血管升压素释放较多，对维持血压有一定作用。血管升压素的主要生理作用是促进肾远曲小管和集合管对水的重吸收，即具有抗利尿作用。

（二）催产素

催产素具有促进乳汁排出和刺激子宫收缩的作用。

（1）对乳腺的作用：哺乳期乳腺不断分泌乳汁，贮存于腺泡中。婴儿吸吮乳头除引起催产素分泌外，能使腺泡周围具有收缩性的肌上皮细胞收缩，腺泡压力增高，使乳汁从腺泡经输乳管由乳头射出，称为射乳反射。这是一种典型的神经内分泌反射。催产素除引起射乳反射外，还有维持哺乳期乳腺继续泌乳，使乳腺不致萎缩的作用。

（2）对子宫的作用：催产素促进子宫肌收缩，但此种作用与子宫的功能状态有关。催产素对非孕子宫的作用较弱，而对妊娠子宫的作用比较强。雌激素能增加子宫对催产素的敏感性，而孕激素则相反。

第三节　甲　状　腺

一、甲状腺的位置、形态和结构

甲状腺是人体内最大的内分泌腺，重量为 20~25g。甲状腺位于颈部甲状软骨下方，气管两旁，由两侧叶和峡部组成，形似蝴蝶，犹如盾甲。

甲状腺表面包有薄层结缔组织被膜。腺实质由大量甲状腺滤泡和滤泡旁细胞组成，滤泡间有少量结缔组织和丰富的毛细血管。主要来自胚胎时期的内胚层。甲状腺滤泡（thyroid follicle）大小不等，直径 0.02~0.9mm，呈圆形或不规则形。滤泡由单层立方的**滤泡上皮细胞（follicular epithelial cell）**围成，滤泡腔内充满的胶质（colloid）。滤泡可因功能状态不同而有大小、形态差异。在功能活跃时，滤泡上皮细胞增高呈低柱状，腔内胶质减少；反之，细胞变矮呈扁平状，腔内胶质增多。胶质是滤泡上皮细胞的分泌物，即碘化的甲状腺球蛋白，在切片上呈均质状，嗜酸性。腺泡上皮细胞是甲状腺激素合成与释放的部位，而腺泡腔的胶质是激素的贮存库。甲状腺激素主要有甲状腺素，又称四碘甲腺原氨酸（T_4）和三碘甲腺原氨酸（T_3）两种，它们都是酪氨酸的碘化物。碘是合成甲状腺激素不可缺少的重要原料。各种原因引起的碘缺乏，都会导致甲状腺激素合成减少。**滤泡旁细胞（parafollicular cell）**位于甲状腺滤泡之间和滤泡上皮细胞之间，细胞稍大，在 HE 染色切片中胞质着色较淡。滤泡旁细胞胞质的分泌颗粒内含降钙素，**降钙素**能使血钙浓度降低。

二、甲状腺激素的生理作用

甲状腺激素的主要作用是促进物质与能量代谢，促进生长和发育过程。

（一）对新陈代谢的影响

1. 对能量代谢的影响

甲状腺激素可使绝大多数组织的耗氧量和产热量增加，尤其以心、肝、骨骼肌和肾等组织最为显著。实验表明，1mg 甲状腺激素可使机体增加产热量约 4200kJ，提高基础代谢率 28%。给动物注射甲状腺激素后，需要经过一段较长的潜伏期才能出现产热效应，T_4 为 24~48h，而 T_3 为 18~36h，T_3 的产热作用比 T_4 强 3~5 倍，但持续时间较短。

2. 对物质代谢的影响

（1）蛋白质代谢：T_4 或 T_3 作用于核受体，激活 DNA 转录过程，促进 mRNA 形成，加速蛋白质及各种酶的生成。肌肉、肝与肾的蛋白质合成明显增加，细胞数量增多，体积增大，尿氮减少，表现为正氮平衡。

（2）糖代谢：甲状腺激素促进小肠黏膜对糖的吸收，增强糖原分解，抑制糖原合成，并加强肾上腺素、肠高血糖素、皮质醇和生长激素的升血糖作用，因此甲状腺激素有升高血糖的趋势，但是，由于 T_4 与 T_3 还可加强外周组织对糖的利用，也有降低血糖的作用。

（3）脂肪代谢：甲状腺激素促进脂肪酸氧化，增强儿茶酚胺与肠高血糖素对脂肪的分解作用。T_4 与 T_3 既促进胆固醇的合成，又可通过肝加速胆固醇的降解，但分解的速度超过合成速度，所以，甲状腺功能亢进的患者血中胆固醇含量低于正常人。

（二）对生长与发育的影响

甲状腺激素具有促进组织分化、生长与发育成熟的作用。在人类和哺乳类动物，甲状腺激素是维持正常生长与发育不可缺少的激素，特别是对骨和脑的发育尤为重要。甲状腺激素刺激骨化中心发育、软骨骨化，促进长骨和牙齿的生长。因母亲缺乏甲状腺激素，会导致新生儿出生后数周至 3~4 个月内表现出明显的智力迟钝和长骨生长停滞，称为呆小症（克汀病，**cretinism**）。

（三）对器官系统的影响

1. 对神经系统的影响

甲状腺激素不但影响中枢神经系统的发育，对已分化成熟的神经系统还有提高兴奋性的作用。

2. 对心血管系统的影响

甲状腺激素对心血管系统的活动有明显的影响。T_4 与 T_3 可使心率增快，心缩力增强，心输出量与心做功增加。

三、甲状腺功能的调节

甲状腺功能主要受下丘脑与垂体的调节。下丘脑、垂体和甲状腺三个水平紧密联系，组成下丘脑 - 垂体 - 甲状腺轴。此外，甲状腺还可接受自主神经的调节，并可进行一定程度的自身调节。

（一）下丘脑 - 垂体 - 甲状腺轴的调节

1. 下丘脑 - 腺垂体系统的调节（图 14-6）

（1）腺垂体 TSH 的调节：TSH 是调节甲状腺功能的主要激素，其作用为促进甲状腺激素的合成和释放，使甲状腺腺细胞增生、腺体增大。

（2）下丘脑对腺垂体 TSH 分泌的调节：下丘脑某些神经元如弓状核、室旁核可以生成促甲状腺激素释放激素（TRH），通过下丘脑 - 垂体门脉系统运送到腺垂体，促进腺垂体合成和分泌 TSH。下丘脑还可通过分泌生长抑素抑制 TSH 的分泌。

2. 反馈调节

血中游离的 T_4 与 T_3 浓度的升降，对腺垂体 TSH 的分泌起着经常性反馈调节作用。当血中 T_4 与 T_3 浓

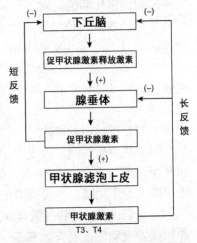

图14-6 下丘脑 - 腺垂体 - 甲状腺轴系的活动

度增高时，抑制 TSH 分泌。T_4 与 T_3 比较，T_3 对腺垂体 TSH 分泌的抑制作用比 T_4 更强。

（二）甲状腺的自身调节

甲状腺具有适应碘的供应变化而调节自身对碘的摄取与合成甲状腺激素的能力。在缺乏 TSH 或血液 TSH 浓度不变的情况下，这种调节仍能发生，称为甲状腺的自身调节。

第四节 肾 上 腺

一、肾上腺的位置、形态和结构

肾上腺位于两侧肾脏的上方，故名肾上腺，包括中央部的髓质和周围部的皮质两个部分，两者在发生、结构和功能上均不相同，实际上是两种内分泌腺。

二、肾上腺皮质

皮质约占肾上腺体积的 80%，由皮质细胞、血窦和少量结缔组织组成。根据皮质细胞的形态和排列特征，可将皮质分为三个带，即球状带、束状带和网状带，三个带之间无截然界限。**球状带（zona glomerulosa）** 位于被膜下方，较薄，约占皮质体积的15%。细胞聚集成许多球团，细胞较小，呈锥形，核小染色深，胞质较少，含少量脂滴。球状带细胞分泌**盐皮质激素（mineralocorticoid）**，主要是**醛固酮（aldosterone）**，能促进肾远曲小管和集合管重吸收 Na^+ 及排出 K^+，同时也刺激胃黏膜吸收 Na^+，使血 Na^+浓度升高，K^+ 浓度降低，维持血容量于正常水平。**束状带（zona fasciculata）** 是皮质中最厚的部分，约占皮质总体积的78%。束状带细胞较大，呈多边形，排列成单行或双行细胞索。胞核圆形，较大，着色浅。胞质内含大量脂滴，在常规切片标本中，因脂滴被溶解，故胞质染色浅而呈泡沫状。束状带细胞分泌**糖皮质激素（glucocorticoid）**，主要为**皮质醇（cortisol）**。糖皮质激素可促使蛋白质及脂肪分解并转变成糖，还有抑制免疫应答及抗感染症等作用。**网状带（zona reticularis）** 位于皮质最内层，约占皮质总体积的 7%，细胞索相互吻合成网。网状带细胞较小，核小，着色深，胞质呈嗜酸性，内含较多脂褐素和少量脂滴。网状带细胞主要分泌雄激素，也分泌少量雌激素和糖皮质激素。

（一）糖皮质激素

1. 糖皮质激素的生理学作用

人体血浆中糖皮质激素主要为皮质醇，其次为皮质酮，皮质酮的含量仅为皮质醇的 1/20～1/10。

1）对物质代谢的影响：糖皮质激素对糖、蛋白质和脂肪代谢均有作用。

（1）糖代谢：糖皮质激素是调节机体糖代谢的重要激素之一，它促进糖异生，升高血糖，这是由于它促进蛋白质分解，有较多的氨基酸进入肝，同时增强肝脏内与糖异生有关酶的活性，致使糖异生过程大大加强。此外，糖皮质激素又有抗胰岛素作用，降低肌肉与脂肪等组织细胞对胰岛素的反应性，以致外周组织对葡萄糖的利用减少，促使血糖升高。如果糖皮质激素分泌过多（或服用此类激素药物过多），可使血糖升高，甚至出现糖尿；相反，肾上腺皮质功能低下患者（如阿狄森病），则可出现低血糖。

（2）蛋白质代谢：糖皮质激素促进肝外组织，特别是肌肉组织蛋白质分解，加速氨基酸转移至肝，生成肝糖原。糖皮质激素分泌过多时，由于蛋白质分解增强，合成减少，将出现肌肉消瘦、骨质疏松、皮肤变薄、淋巴组织萎缩等。

（3）脂肪代谢：糖皮质激素促进脂肪分解，增强脂肪酸在肝内的氧化过程，有利于糖异生作用。肾上腺皮质功能亢进时，糖皮质激素对身体不同部位的脂肪作用不同，四肢脂肪组织分解增强，而腹、面、肩及背的脂肪合成有所增加，以致呈现出面圆、背厚、躯干部发胖而四肢消瘦的特殊体形（向心性肥胖）。

（4）水盐代谢：皮质醇有较弱的贮钠排钾的作用，即对肾远曲小管和集合管重吸收 Na^+ 和排出 K^+ 有轻微的促进作用。另外，皮质醇还可降低肾小球入球血管阻力，增加肾小球血浆流量而使肾小球滤过率增加，有利于水的排出。皮质醇对水负荷时水的快速排出有一定作用，肾上腺皮质功能不全患者的排水能力明显降低，严重时可出现"水中毒"，如补充适量的糖皮质激素即可得到缓解，而补充盐皮质激素则无效。

2）在应激反应中的作用：当机体受到各种有害刺激，如缺氧、创伤、手术、饥饿、疼痛、寒冷以及精神紧张和焦虑不安等，血中 ACTH 浓度立即增加，糖皮质激素也相应增多。一般将能引起 ACTH 与糖皮质激素分泌增加的各种刺激，称为应激刺激，而产生的反应称为应激。在这一反应中，除垂体 - 肾上腺皮质系统参与外，交感 - 肾上腺髓质系统也参与，所以在应激反应中，血中儿茶酚胺含量也相应增加。实验研究表明，切除肾上腺髓质的动物，可以抵抗应激刺激而不产生严重后果，而当去掉肾上腺皮质时，机体应激反应减弱，对有害刺激的抵抗力大大降低，若不适当处理，1~2 周即可死亡，如及时补给糖皮质激素，则可生存较长时间。

3）对血细胞的影响：糖皮质激素可使血中红细胞、血小板和中性粒细胞的数量增加，而使淋巴细胞和嗜酸性粒细胞减少。其原因各不相同：红细胞和血小板的增加是由于骨髓造血功能增强；中性粒细胞的增加可能是由于附着在小血管壁边缘的中性粒细胞进入血液循环增多所致。

4）对循环系统的影响：糖皮质激素能增强血管平滑肌对儿茶酚胺的敏感性（允许作用），有利于提高血管的张力和维持血压。另外，糖皮质激素可降低毛细血管壁的通透性，减少血浆的滤出，有利于维持血容量。

5）其他作用：糖皮质激素的作用广泛而复杂，除上述的主要作用外，还有促进胎儿肺表面活性物质的合成、增强骨骼肌的收缩力、提高胃腺细胞对迷走神经与胃泌素的反应性、增加胃酸及胃蛋白酶原的分泌、抑制骨的形成而促进其分解等作用。在临床上可使用大剂量的糖皮质激素及其类似物于抗感染、抗过敏、抗中毒和抗休克等的治疗。

2. 糖皮质激素分泌的调节

下丘脑、腺垂体和肾上腺皮质形成一种密切的闭环联系，三者组成一个协调统一的功能活动轴，维持着血中皮质激素浓度的相对稳定和在不同状态下的适应性变化。

下丘脑 - 腺垂体系统的调节：腺垂体分泌的 ACTH 是调节糖皮质激素合成和释放

的最重要的生理因素。它还可刺激束状带和网状带的生长发育。分泌糖皮质激素的束状带及网状带处于 ACTH 的经常性控制之下，无论是糖皮质激素的基础分泌，还是应激状态下的分泌，都受 ACTH 的调控。下丘脑分泌的促肾上腺皮质激素释放激素（corticotropin releasing hormone, CRH），经垂体 - 门脉系统到达腺垂体，刺激 ACTH 的分泌。此外，引起应激反应的各种有害刺激，通过外周神经传入信号到下丘脑，引起 CRH 分泌，从而增强腺垂体 ACTH 和肾上腺皮质激素的分泌（图 14-7）。

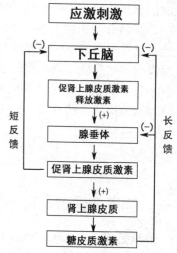

图14-7 下丘脑 - 腺垂体 - 肾上腺轴及糖皮质激素分泌的调节

当血中糖皮质激素浓度升高时，可使腺垂体释放 ACTH 减少，ACTH 的合成也受到抑制，同时，腺垂体对 CRH 的反应性减弱。糖皮质激素的负反馈调节主要作用于垂体，也可作用于下丘脑，这种反馈称为长反馈。ACTH 还可反馈抑制 CRH 神经元，称为短反馈。临床上如果长期大量使用糖皮质激素后，肾上腺皮质功能可能减退，甚至出现萎缩。

（二）盐皮质激素

盐皮质激素以醛固酮为代表，醛固酮是调节机体水盐代谢的重要激素，促进肾远曲小管及集合管重吸收钠、水和排出钾，即保钠、保水和排钾作用。当醛固酮分泌过多时，将使钠和水潴留，引起高血钠、高血压和血钾降低；相反，如醛固酮缺乏则钠与水排出过多，血钠减少，血压降低，而尿钾排出减少，血钾升高。

三、肾上腺髓质

髓质主要由排列成索或团的髓质细胞组成，其间为血窦和少量结缔组织，髓质中央有中央静脉。髓质细胞呈多边形，如用含铬盐的固定液固定标本，胞质内可见黄褐色的嗜铬颗粒，因而髓质细胞称**嗜铬细胞**（**chromaffin cell**）。另外，髓质内还有少量交感神经节细胞，胞体较大，散在分布于髓质内。

电镜下，嗜铬细胞分为两种。一种为肾上腺素细胞，颗粒内含**肾上腺素**（**adrenaline**），此种细胞数量多，占人肾上腺髓质细胞的 80% 以上。另一种为去甲肾上腺素细胞，颗粒内含**去甲肾上腺素**（**noradrenaline**）。嗜铬细胞的分泌活动受交感神经节前纤维支配。

肾上腺髓质与交感神经系统组成交感 - 肾上腺髓质系统，髓质激素的作用与交感神经的活动紧密联系。Cannon 最早全面研究了交感 - 肾上腺髓质系统的作用，提出了应急学说，认为机体遭遇特殊紧急情况时，如畏惧、焦虑、剧痛、失血、脱水、缺氧、暴冷暴热以及剧烈运动等，这一系统将立即被调动起来，肾上腺素与去甲肾上腺素的分泌大大增加。它们作用于中枢神经系统，提高其兴奋性，使机体处于警觉状态，反应灵敏；呼吸加强加快，肺通气量增加；心跳加快，心肌收缩力增强，心输出量增加，血压升高，血液循环加快，内脏血管收缩，骨骼肌血管舒张，同时血流量增多，全身血液重新分配，以利于应急时重要器官得到更多的血液供应；肝糖原分解增强，血糖升高，脂肪分解加速，血中游离脂肪酸增多，葡萄糖与脂肪酸氧化过程增强，以适应在应急情况下对能量的需要。上述一切变化都是在紧急情况下，通过交感 - 肾上腺髓质系统发生的适应性反应，故称之为**应急反应**（**emergency reaction**）。实际上，引起应急反应的各种刺激，也是引起应激反应的刺激，当机体受到应激刺激时，同时引起应急反应与应激反应，两者相辅相成，共同提高机体的适应能力。

第五节　胰　　岛

一、胰岛的位置、形态和结构

胰岛（pancreatic islets）是胰腺的内分泌部分，是许多大小不等和形状不定的细胞团，散布在胰腺的各处。人与哺乳动物的胰岛细胞依其形态和染色特点，可分为四种类型，分别称为 A 细胞、B 细胞、D 细胞及 PP 细胞。A 细胞约占胰岛细胞的 20%，分泌肠高血糖素；B 细胞的数量最多，约占胰岛细胞的 75%，分泌胰岛素；D 细胞占胰岛细胞的 5% 左右，分泌生长抑素；PP 细胞的数量很少，分泌胰多肽。

思政元素 14-1　世界上第一个人工合成的蛋白质——牛胰岛素

> 1965 年 9 月 17 日，王应睐等数十位中国科学家历经 6 年零 9 个月的艰苦工作，终于成功合成了世界上第一个人工合成的蛋白质——牛胰岛素。这是世界上第一次人工合成与天然胰岛素分子具有相同化学结构和完整生物活性的蛋白质，标志着人类在揭示生命本质的征途上实现了里程碑式的飞跃，该研究成果被誉为我国"前沿研究的典范"，是诺贝尔奖级别的重大成就。1966 年，美国科学家在《科学》（*Science*）上发表文章，认为这是世界上第一个人工合成的蛋白质，为人类探索、揭示生命奥秘打开了大门，在当时的历史条件和背景下，这极大地增强了中国人民的民族自信心，极大地促进了中国科学的进步和发展。

二、胰岛素

胰岛素（insulin）是促进合成代谢、调节血糖浓度的主要激素，其主要生理作用包括：

1. 对糖代谢的调节

胰岛素促进组织细胞对葡萄糖的摄取和利用，加速葡萄糖合成为糖原，贮存于肝和肌肉中，并抑制糖异生，促进葡萄糖转变为脂肪酸，贮存于脂肪组织，结果使血糖水平下降。

2. 对脂肪代谢的调节

胰岛素促进肝脏合成脂肪酸，然后转运到脂肪细胞贮存。胰岛素还能抑制脂肪酶的活性，减少脂肪的分解。

3. 对蛋白质代谢的调节

胰岛素促进蛋白质的合成过程。胰岛素还可抑制蛋白质分解和肝糖原异生。

三、胰高血糖素

胰高血糖素（glucagon）是一种促进分解代谢的激素，具有很强的促进糖原分解和糖异生的作用，使血糖明显升高。另外，胰高血糖素可促进胰岛素和胰岛生长抑素的分泌。药理剂量的胰高血糖素可使心肌细胞内 cAMP 增加，能增强心肌的收缩力。

第六节　内分泌系统常见疾病

内分泌系统的组织或细胞发生增生、肿瘤、炎症、血液循环障碍、遗传及其他病变均可引起激素分泌增多或减少，导致功能亢进或减退，使相应靶组织或器官增生、肥大或萎缩。内分泌系统疾病很多，本章节主要介绍部分常见、多发病。

内分泌系统疾病 PPT

内分泌系统疾病 视频

一、弥漫性非毒性甲状腺肿

（一）发病原因

弥漫性非毒性甲状腺肿亦称单纯性甲状腺肿。合成甲状腺激素原料（碘）的缺乏为引起地方性甲状腺肿的最主要病因。1990 年国际碘缺乏组织公布的数据显示全世界 15.7 亿人口受碘缺乏的威胁，地方性甲状腺肿患者 6.55 亿，我国的地方性甲状腺肿患者 1984 年为 3500 万，1992 年为 700 万，占全世界地方性甲状腺肿患者的比例分别为 5.34% 和 1.07%。因第四纪冰川期溶解的冰层将地球表层的碘冲刷到海洋，所以地方性甲状腺肿多见于离海洋远、地势高的地区，如喜马拉雅山、阿尔卑斯山等，这些地区土壤、水源、食物中含碘甚少，在我国主要见于西南、西北、华北等地区。

机体缺碘时不能合成足够的甲状腺激素（thyroid hormone, TH），反馈引起垂体 TSH 的分泌增加，血中 TSH 水平升高，刺激甲状腺增生肥大，这种甲状腺肿称为缺碘性甲状腺肿。如在青春期、妊娠期、哺乳期、寒冷、感染、创伤和精神刺激时，由于机体对 TH 的需要量增多，可诱发或加重甲状腺肿。

甲状腺激素合成、分泌的障碍也可导致甲状腺肿，常见的致甲状腺肿食物有卷心菜、黄豆、白菜、萝卜、坚果、木薯、小米及含钙过多（如牛奶）或含氟过多的水等，因含有硫脲类致甲状腺肿物质或含有某些阻抑 TH 合成的物质，引起甲状腺肿。

（二）病理变化

单纯性甲状腺肿的病理改变是一个动态的变化过程，取决于原发病的严重程度与病程的长短，其最显著的病理改变是滤泡的高度扩张，充满大量胶质，而滤泡壁细胞变扁平，这是甲状腺功能不足的体现。虽然镜下可看到局部的增生状态，表现为由柱状细胞所组成的、突入滤泡腔的乳头状体，但这种增生状态仅为代偿性的。

形态方面，单纯性甲状腺肿可分为弥漫性和结节性两种：前者多见于青春期，扩张的滤泡平均地散在于腺体的各部；而后者，多见于流行区，扩张的滤泡集成一个或数个大小不等的结节，结节周围被有不甚完整的纤维包膜。结节性甲状腺肿经相当时期后，由于血流循环不良，结节内常发生退行性变，形成囊肿（往往并发囊内出血）和出现局部纤维化和钙化等。

甲状腺肿发生的基本病理机制是 TSH 及其他致甲状腺增生的因子对甲状腺滤泡上皮细胞生长的促进作用，上皮和滤泡的增生最终使甲状腺逐渐增大。早期的甲状腺肿呈均匀而弥漫性的腺细胞肥大和增生，同时血管显著增多，甲状腺重量增加。

（三）临床表现

除甲状腺肿大外，往往无自觉症状。甲状腺常呈轻度或中度弥漫性肿大，质地较软，无压痛。因肿大多为渐进性的，故多无明确的发病时间，一般在地方病调查、体检时才被发现。早期为弥漫性逐渐肿大，质软，以后可形成大小不等的结节、质地坚韧，无血管杂音及震颤。晚期逐渐发展成巨大甲状腺肿，并可有大小不等的结节，呈结节性甲状腺肿（图 14-8）。随着甲状腺的肿大，可出现对邻近组织器官的压迫症状，如气管受压可出现堵塞感、咳嗽及呼吸困难，巨大的甲状腺肿的长期压迫可造成气管狭窄、弯曲、变形、移位或软化，诱发肺气肿及支气管扩张的发生，严重者可导致右心室肥大；食管受压可造成吞咽困难；喉返神经受压会导致声音嘶哑、刺激性干咳。胸骨后甲状腺肿可使头部、颈部、上肢静脉回流受阻，表现为面部青紫、水肿、颈部与胸部浅表静脉扩张，但均较少见。

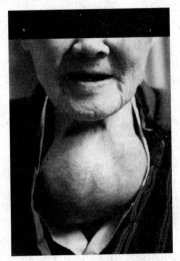

图14-8　单纯性甲状腺肿

本病预后良好。缺碘所致者，应进食含碘丰富的食品，适当补充碘盐。对于摄入致甲状腺肿物质所致者，停用药物或食物后，甲状腺肿一般可自行消失。

二、糖尿病

糖尿病是一种体内胰岛素相对或绝对不足或靶细胞对胰岛素敏感性降低，或胰岛素本身存在结构上的缺陷而引起的碳水化合物、脂肪和蛋白质代谢紊乱的一种慢性疾病。其主要特点是高血糖、糖尿。临床上表现为多饮、多食、多尿和体重减轻（即三多一少），可使一些组织或器官发生形态结构改变和功能障碍，并发酮症酸中毒、肢体坏疽、多发性神经炎、失明和肾衰竭等。本病发病率日益增高，已成为世界性的常见病、多发病。

（一）分类、病因及发病机制

糖尿病一般分为原发性糖尿病和继发性糖尿病。原发性糖尿病（即日常所俗称的糖尿病）又分为胰岛素依赖型糖尿病和非胰岛素依赖性糖尿病两种。

1. 原发性糖尿病

（1）胰岛素依赖型：又称 1 型或幼年型，约占糖尿病的 10%。主要特点是青少年发病，起病急，病情重，发展快，胰岛 B 细胞严重受损，细胞数目明显减少，胰岛素分泌绝对不足，血中胰岛素降低，引起糖尿病，易出现酮症，治疗依赖胰岛素。目前认为本型是患者体内可测到胰岛细胞抗体和细胞表面抗体，而且本病常与其他自身免疫性疾病共存；与组织相容性抗原（human leucocyte antigen, HLA）的关系受到重视，患者血中 HLA-DR$_3$ 和 HLA-DR$_4$ 的检出率超过平均值，说明与遗传有关；血清中抗病毒抗体滴度显著增高，提示与病毒感染有关。

（2）非胰岛素依赖型：又称 2 型糖尿病，约占糖尿病的 90%，主要特点是成年发病，起病缓慢，病情较轻，发展较慢，胰岛数目正常或轻度减少，血中胰岛素可正常、增多或降低，肥满者多见，不易出现酮症，一般可以不依赖胰岛素治疗。本型病因、发病机制不清楚，认为是与肥胖有关的胰岛素相对不足及组织对胰岛素不敏感所致。

2. 继发性糖尿病

继发性糖尿病是指已知原因如炎症、肿瘤、手术或其他损伤和某些内分泌疾病等造成胰岛内分泌功能不足所致的糖尿病。

（二）病理变化

1. 胰岛病变

不同类型、不同时期病变不同。1 型糖尿病早期为非特异性胰岛炎，继而胰岛 B 细胞颗粒脱失、空泡变性、坏死、消失，胰岛变小、数目减少，纤维组织增生、玻璃样变；2 型糖尿病早期病变不明显，后期 B 细胞减少，常见胰岛淀粉样变性。

2. 血管病变

糖尿病患者从毛细血管到大中动脉均可有不同程度的病变，且病变发病率较一般人群高、发病早、病变严重。毛细血管和细、小动脉内皮细胞增生，基底膜明显增厚，有的比正常厚几倍乃至十几倍，血管壁增厚、玻璃样变性、变硬，血压增高；有的血管壁发生纤维素样变性和脂肪变性，血管壁通透性增强；有的可有血栓形成或管腔狭窄，导致血液供应障碍，引起相应组织或器官缺血、功能障碍和病变。电镜下可见：内皮细胞增生，基底膜高度增厚，有绒毛样突起，突向管腔，内皮细胞间连接增宽，可见窗孔形成，内皮细胞饮液小泡增加，有的管壁有纤维素样坏死，有的地方有血小板聚集，血栓形成。

大、中动脉有动脉粥样硬化或中层钙化，粥样硬化病变程度重。临床表现为主动脉、冠状动脉、下肢动脉、脑动脉和其他脏器动脉粥样硬化，引起冠心病、心肌梗死、脑萎缩、肢体坏疽等。

3. 肾脏病变

（1）肾脏体积增大：由于糖尿病早期肾血流量增加，肾小球滤过率增高，导致早期肾脏体积增大，通过治疗可恢复正常。

（2）结节性肾小球硬化：表现为肾小球系膜内有结节状玻璃样物质沉积，结节增大可使毛细血管腔阻塞。

（3）弥漫性肾小球硬化：约见于 75% 的患者，同样在肾小球内有玻璃样物质沉积，分布弥漫，主要损害肾小球毛细血管壁和系膜，肾小球基底膜普遍增厚，毛细血管腔变窄或完全闭塞，最终导致肾小球缺血和玻璃样变性。

（4）肾小管 - 间质性损害：肾小管上皮细胞出现颗粒样和空泡样变性，晚期肾小管萎缩。肾间质病变包括纤维化、水肿和白细胞浸润。

（5）血管损害：糖尿病累及所有的肾血管，多数损害的是肾动脉，引起动脉硬化，特别是入球和出球小动脉硬化。至于肾动脉及其主要分支的动脉粥样硬化，在糖尿病

下篇 · 人体结构、功能与疾病

患者要比同龄的非糖尿病患者出现得更早、更常见。

（6）肾乳头坏死：常见于糖尿病患者患急性肾盂肾炎时，肾乳头坏死是缺血并感染所致。

4. 视网膜病变

早期表现为微小动脉瘤和视网膜小静脉扩张，继而出现渗出、水肿、微血栓、出血等非增生性视网膜病变；还可因血管病变引起缺氧，刺激纤维组织增生、新生血管形成等增生性视网膜性病变；视网膜病变可造成白内障或失明。

5. 神经系统病变

周围神经可因血管病变引起缺血性损伤或症状，如肢体疼痛、麻木、感觉丧失、肌肉麻痹等，脑细胞也可发生广泛变性。

6. 其他组织或器官病变

可出现皮肤黄色瘤、肝脂肪变和糖原沉积、骨质疏松、糖尿病性外阴炎及化脓性和真菌性感染等。

学习小结

（1）内分泌系统包括内分泌腺和内分泌细胞，靠激素来传递信息。激素作用的一般特性包括激素作用的相对特异性、激素的信息传递作用、激素间的相互作用和激素的高效能生物放大作用。含氮激素的作用机制可用第二信使学说解释，类固醇激素的作用机制可用基因表达学说解释。

（2）下丘脑利用释放的下丘脑调节肽来调控腺垂体功能，下丘脑的视上核和室旁核合成两种激素：血管升压素和催产素，于神经垂体释放发挥效应。腺垂体释放促甲状腺激素、促肾上腺皮质激素、促卵泡激素、黄体生成素、生长激素、催乳素与促黑（素细胞）激素。生长激素有促生长和促代谢作用。

（3）甲状腺激素对物质代谢、能量代谢、生长发育、神经系统和心血管系统均有作用，其分泌主要受下丘脑－垂体－甲状腺轴的调节。

（4）肾上腺皮质束状带分泌的糖皮质激素在物质代谢分泌有升高血糖、分解肝外组织蛋白质、转移脂肪等作用；在应激反应中发挥重要作用；还可使血中红细胞、血小板和中性粒细胞的数量增加，使淋巴细胞和嗜酸性粒细胞减少等作用。其分泌主要受下丘脑－腺垂体系统的调节。

复习思考题

（1）地方性甲状腺肿的发病机制和原因是什么？

（2）长期大量使用糖皮质激素的患者，能否突然停药？其原因是什么？

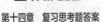

第十四章　复习思考题答案　　第十四章　单元测试题　　第十四章　单元测试题答案

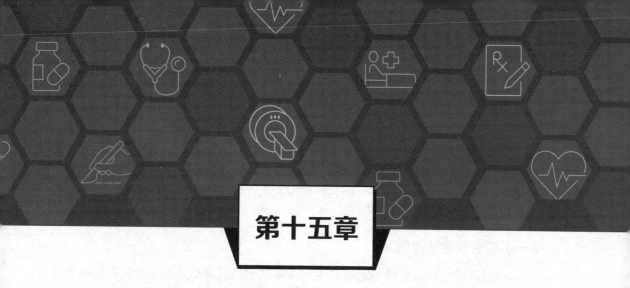

第十五章

感觉器官的结构、功能与疾病

学习目标

1. 能够叙述感受器特性、眼折光系统组成、感光系统组成和内耳耳蜗的感音换能作用。
2. 能够说明暗适应和明适应的原因以及外耳和中耳的传音作用。
3. 能够解释常见眼部及耳部疾病发病原因。

感受器的结构多种多样，有些感受器就是感觉神经末梢，如体表和组织内部与痛觉感受有关的游离神经末梢；有些感受器是在裸露的神经末梢周围包绕一些由结缔组织构成的被膜样结构，如环层小体、肌梭等；此外，体内还存在着一些结构和功能上都高度分化了的感受细胞，如视网膜中的视杆细胞和视锥细胞是光感受细胞，耳蜗中的毛细胞是声音感受细胞等。

感觉器官的结构、功能与疾病 PPT

第一节　感受器与感觉器官

一、定义

感受器（receptor）是指分布在体表或组织内部的一些专门感受机体内、外环境变化的结构或装置。感受器的结构是多种多样的，有些感受器就是感觉神经末梢，如体表和组织内部与痛觉感受有关的游离神经末梢；有些感受器是在裸露的神经末梢周围包绕一些由结缔组织构成的被膜样结构，如环层小体、肌梭等；此外，体内还存在着一些结构和功能上都高度分化了的感受细胞，如视网膜中的视杆细胞和视锥细胞是光感受细胞，耳蜗中的毛细胞是声音感受细胞等，这些感受细胞连同它们的非神经性附属结构（如眼折光系统、耳的集音与传音装置），构成了各种复杂的**感觉器官（sensation organ）**。高等动物最重要的感觉器官，如眼（视觉）、耳（位听觉）、鼻（嗅觉）、舌（味觉）等都分布在头部，称为**特殊感觉器官（special sense organ）**。

二、感受器的一般生理特性

（一）感受器的适宜刺激

一种感受器通常只对某种特定形式的刺激最敏感，这种形式的刺激就称为该感受器的**适宜刺激（adequate stimulus）**，如一定波长的电磁波是视网膜感光细胞的适宜刺激，一定频率的机械振动是内耳耳蜗毛细胞的适宜刺激等。引起某种感觉所需的最小刺激强度称为**感觉阈值（sensory threshold）**。适宜刺激就是感觉阈值最低的刺激，感受器对于一些非适宜刺激也可引起一定的反应，只是所需的刺激强度通常比适宜刺激大得多，即感觉阈值大。

（二）感受器的换能作用

各种感受器在功能上的一个共同特点是能把作用于它们的各种形式的刺激能量转换为传入神经的动作电位，这种能量转换称为感受器的**换能作用（transducer function）**。在换能过程中，一般不是直接把刺激能量转变为神经冲动，而是先在感受器细胞或传入神经末梢产生一种过渡性的电位变化，在感受器细胞产生的电位变化称为**感受器电位（receptor potential）**，在传入神经末梢产生的电位变化称为**发生器电位（generator potential）**。二者与终板电位一样，是一种过渡性慢电位，具有局部兴奋的性质，即不具有"全或无"性质，可以发生总和，并能以电紧张形式沿所在细胞膜做短距离扩布。

（三）感受器的编码作用

感受器在把外界刺激转换成神经动作电位时，不仅发生了能量形式的转换，更重要的是把刺激所包含的环境变化的信息也转移到了动作电位的序列之中，这就是感受器的**编码作用（encoding function）**。

（四）感受器的适应现象

当某一恒定强度的刺激持续作用于一个感受器时，其感觉神经纤维上产生的动作电位频率将随刺激时间的延长而逐渐降低，这一现象称为感受器的**适应（adaptation）**。适应是所有感受器的一个功能特点，但它出现的快慢在不同感受器有很大的差别，通常可把它们区分为快适应感受器和慢适应感受器两类。快适应感受器以皮肤触觉感受器为代表，当它们受刺激时只在刺激开始后的短时间内有传入冲动发放，以后刺激虽然仍在作用，但其传入冲动的频率却很快降低到零；慢适应感受器以肌梭、颈动脉窦压力感受器为代表。

第二节　视器和前庭蜗器

一、视器

视器（visual organ）由眼球及眼副器两部分组成。

（一）眼球

眼球（eyeball）后端有视神经连于间脑，由眼球壁和眼球内容物组成（彩图15-1）。

1. 眼球壁（wall of eyeball）

由外向内依次为眼球纤维膜、眼球血管膜和视网膜三层构成。

（1）**眼球纤维膜**（fibrous tunic of eyeball）：为眼球的外层，由致密结缔组织构成，有保护眼球和维持眼球形状的作用，可分为角膜和巩膜两部分。**角膜**占眼球纤维膜的前 1/6，无色透明，曲度较大，有屈光作用。**巩膜**占眼球纤维膜的后 5/6，呈白色，厚而坚韧。

（2）**眼球血管膜**（vascular tunic of eyeball）：在眼球纤维膜的内面，含有大量的血管和色素细胞，从前向后可分为虹膜、睫状体和脉络膜三部分。**虹膜**位于眼球血管膜的最前部，呈圆盘状，中央有**瞳孔**。**睫状体**为虹膜后外方环形增厚部分，发出睫状小带与晶状体相连。睫状体具有产生房水和调节视力的作用。**脉络膜**占眼球血管膜的后 2/3，前端连于睫状体，此膜具有丰富的色素细胞和血管，有营养眼球内组织和吸收眼内分散光线的作用。

（3）**视网膜**（retina）：在眼球血管膜的内面。分为虹膜部、睫状体部和视部三部分。虹膜部和睫状体部贴附于虹膜和睫状体的内面，无感光作用，叫**视网膜盲部**。**视网膜视部**贴附在脉络膜的内面，有感光作用。视网膜后部，眼科称**眼底**，该处有圆形的隆起，称为**视神经盘**（视神经乳头），是视网膜神经节细胞的轴突汇集而成，该处有视网膜中央血管出入。此处无感光作用，故称**生理盲点**。在视神经盘外侧约 3.5mm 处，有一黄色小区，称为**黄斑**，是感光最敏锐的地方（彩图15-2）。

2. 眼球内容物

包括房水、晶状体和玻璃体。这些结构都和角膜一样，都是透明、无血管、具有屈光作用，联合组成眼的屈光系统。

（1）**房水**（aqueous humor）：是一种无色透明的液体，由睫状体产生，充满于眼房内，除有屈光作用外，还具有营养角膜和晶状体以及维持眼压的作用。

房水由睫状体产生，不断循环更新。若房水产生过多或循环受阻，可造成眼压增高，压迫视网膜，影响视力，临床称为青光眼。

（2）**晶状体**（lens）：位于虹膜与玻璃体之间，呈双凸头镜状，透明而富有弹性，无血管和神经。晶状体屈光功能的调节，主要借睫状体和睫状小带的作用去完成。视近物时，睫状肌收缩，睫状小带松弛，使晶状体依其本身的弹性变厚，屈光能力增强，使物像清晰地落在视网膜上；视远物时，则与此相反。若晶状体混浊，影响视力，临床上称之为白内障。

（3）**玻璃体**（vitreous body）：是无色透明的胶状体，充满于晶状体与视网膜之间，除有屈光作用外，还有支撑视网膜的作用，若其支撑能力减弱，易导致视网膜剥离。

（二）眼副器（accessory organs of eye）

眼副器包括眼睑、结膜、泪器和眼球外肌等，对眼球起保护、运动和支持的作用（彩图15-3）。

1. 眼睑（eyelids）

眼睑俗称眼皮，可分为**上睑**和**下睑**，上、下睑之间的裂隙称为**睑裂**，睑裂的内侧端称**内眦**，外侧端称**外眦**。

2. 结膜（conjunctiva）

结膜是一层薄而透明的黏膜，覆盖在眼睑的后面和眼球的前面，按其所在的部位可分为**睑结膜、球结膜、结膜穹隆**三部分。

3. 泪器（lacrimal apparatus）

泪器由泪腺和泪道构成（图15-4）。

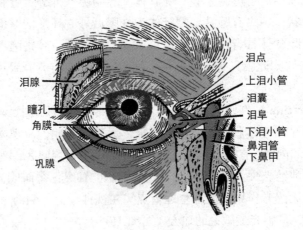

泪腺　瞳孔　角膜　巩膜

泪点　上泪小管　泪囊　泪阜　下泪小管　鼻泪管　下鼻甲

图15-4　泪器

泪腺（lacrimal gland）位于眼眶的外上方，可分泌泪液。**泪道**（lacrimal duct）由泪点、泪小管、泪囊和鼻泪管组成。

4. 眼球外肌（ocular muscles）

眼球外肌包括运动眼球和运动眼睑的肌，均属骨骼肌（图15-5）。

运动眼球的肌有四条直肌：**上直肌、下直肌、内直肌**和**外直肌**，两条斜肌：**上斜肌**和**下斜肌**。除下斜肌外，其余皆起自视神经管周围的总腱环，分别止于巩膜上，收缩可分别使瞳孔转向上内、下内、内侧、外侧、下外和上外。

运动眼睑的肌肉有**上睑提肌**，作用是提上睑，开大睑裂。

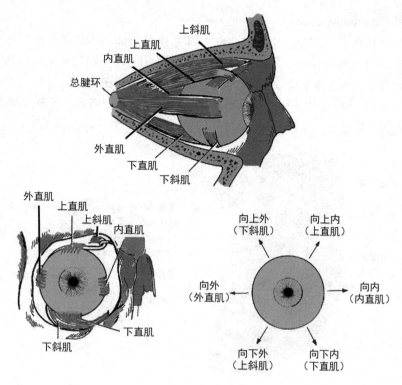

图15-5 眼球外肌

二、前庭蜗器

前庭蜗器（vestibulocochlear organ）由前庭器和蜗器两部分组成，分外耳、中耳和内耳三部分。其中外耳和中耳是收集和传导声波的装置，内耳有接受声波和位觉刺激的感受器（彩图 15-6）。

（一）外耳（external ear）

外耳包括耳郭、外耳道和鼓膜三部分。

1. 耳郭（auricle）

俗称耳朵，由弹性软骨、结缔组织和皮肤构成，下方的小部分无软骨称为耳垂。

2. 外耳道（external acoustic meatus）

外耳道是自外耳门至鼓膜的弯曲管道，长约 2.5cm。

3. 鼓膜（tympanic membrane）

鼓膜位于外耳道底与鼓室之间，为椭圆形半透明浅漏斗状薄膜。

（二）中耳

中耳位于外耳与内耳之间，是声波传导的主要部分，包括鼓室、咽鼓管、乳突窦和乳突小房（彩图 15-6）。

下篇 · 人体结构、功能与疾病

1. 鼓室（tympanic cacity）

鼓室为中耳的主要部分，位于鼓膜与内耳外侧壁之间，借鼓膜与外耳道分隔，通过前庭窗和蜗窗与内耳相连，并经咽鼓管通鼻咽部，经乳突窦与乳突小房相通。鼓室内容物主要有三块听小骨。由外侧至内侧为**锤骨、砧骨**和**镫骨**，三骨借关节相连构成**听骨链**(图15-7)。锤骨的柄附着于鼓膜的内面，镫骨底封闭前庭窗。当声波振动鼓膜时，通过听小骨的杠杆系统，使镫骨底在前庭窗上来回摆动，将声波的振动传入内耳。

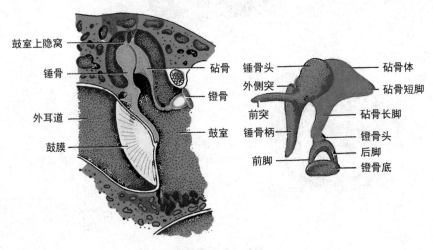

图15-7　听小骨

2. 咽鼓管

咽鼓管（auditory tube）　是连通鼓室和鼻咽部的管道，使鼓室与外界间接相通，起到维持鼓膜内、外压力平衡的作用，以利于鼓膜的正常振动。

3. 乳突窦和乳突小房

乳突小房（mastoid cells） 为颞骨乳突部内的许多含气小腔，腔内覆盖着黏膜，向前经**乳突窦（mastoid antrum）** 和鼓室相通。

（三）内耳（internal ear）

内耳位于颞骨岩部的骨质内，在鼓室与内耳道底之间。由构造复杂的管腔组成，故称迷路。迷路分为骨迷路和膜迷路两部分。骨迷路为颞骨岩部内的骨性隧道，膜迷路是套在骨迷路内的膜性囊管。膜迷路内含有内淋巴，膜迷路与骨迷路之间的间隙内充满外淋巴，内、外淋巴互不相通。

1. 骨迷路（bony labyrinth）

骨迷路由致密骨质构成，分为前庭、骨半规管和耳蜗三部分，三者彼此相通（图 15-8）。

（1）**前庭（vestibule）**：位于骨迷路中部，为略似椭圆形的腔隙。前庭的外侧壁即鼓室的内侧壁，有前庭窗和蜗窗。前庭的内侧壁即内耳道底，有神经穿入的许多小孔。

（2）**骨半规管（bony semicircular canals）**：位于前庭的后部，为三个呈"C"形互相垂直的骨管，即**前骨半规管、后骨半规管**和**外骨半规管**。每个半规管有两个骨脚，其中一个骨脚膨大称**骨壶腹**。三个骨半规管皆通向前庭。

（3）**耳蜗**（cochlea）：位于前庭的前方，是一卷曲的骨管，形似蜗牛壳。耳蜗的顶端称蜗顶，底端称蜗底。耳蜗由**蜗螺旋管**（骨螺旋管）环绕蜗轴卷两圈半构成。自蜗轴发出**骨螺旋板**与蜗管一起将蜗螺旋管分成上、下两半，上半称**前庭阶**，下半称**鼓阶**（图15-9），其内有外淋巴。

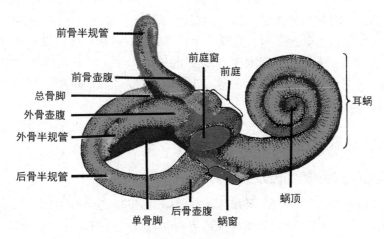

前骨半规管
前骨壶腹
总骨脚
外骨壶腹
外骨半规管
后骨半规管
单骨脚
后骨壶腹
蜗窗
前庭窗
前庭
耳蜗
蜗顶

图15-8 骨迷路

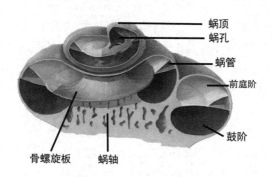

蜗顶
蜗孔
蜗管
前庭阶
鼓阶
骨螺旋板
蜗轴

图15-9 耳蜗切面示意图

2. 膜迷路（membranous labyrinth）

膜迷路是套在骨迷路内的膜性囊管。膜迷路可分为椭圆囊、球囊、膜半规管和蜗管。它们之间相互连通，其内充满了内淋巴。

（1）**椭圆囊**和**球囊**位于前庭内，其内分别有**椭圆囊斑**和**球囊斑**。

（2）**膜半规管**套在骨半规管内，形状类似骨半规管。在3个骨壶腹内有3个相应的**膜壶腹**，在每个膜壶腹壁上各有一隆起称**壶腹嵴**。

椭圆囊斑、球囊斑和壶腹嵴合称**前庭器**，是位觉感受器。其中椭圆囊斑和球囊斑感受直线加速或减速运动的刺激，壶腹嵴感受旋转变速运动的刺激。

（3）**蜗管**在耳蜗内。蜗管的顶端为盲端，在沿蜗轴的垂直切面上呈三角形，位于前庭阶和鼓阶之间，有三个壁（图15-9）。下壁为**蜗管鼓壁**，又称**基底膜**，与鼓阶相隔，基底膜上有**螺旋器**，又称**Corti器**，为听觉感受器。

第三节　视觉器官功能

视觉（vision）的外周感觉器官是眼，眼内与视觉产生直接相关的结构是眼的折光系统和视网膜（彩图 15-1）。人眼的适宜刺激是波长 380~760nm 的电磁波，在这个可见光谱范围内，来自外界物体的光线，透过眼的折光系统成像在视网膜上，视网膜含有对光刺激高度敏感的感光细胞，能将光能转变成神经冲动，并通过视神经传入中枢，产生视觉。通过视觉系统，人们能感知外界物体的大小、形状、颜色、明暗、远近、动静等情况。研究表明，在人脑所获得的外界信息中，有 70% 以上来自视觉，因而眼无疑是人体最重要的感觉器官。

一、眼折光系统的功能

（一）眼折光系统的组成及光学特性

眼折光系统是由角膜、房水、晶状体和玻璃体组成的复杂光学系统。按照光学原理，当光线遇到两个折射率不同的透明介质的界面时将发生折射，其折射特性由界面的曲率半径和两种介质的折射率决定。射入眼内的光线，通过角膜、房水、晶状体和玻璃体四种折射率不同的介质，并通过四个屈光度不同的折射面（即角膜的前后表面和晶状体的前后表面）才能在视网膜上形成物像，入射光线的折射主要发生在角膜的前表面。按几何光学原理进行复杂的计算，正常成人的眼在安静而不进行调节时，它的折光系统后主焦点的位置恰好是视网膜所在的位置。对于人眼和一般光学系统来说，来自 6m 以外物体的各发光点的光线都可以认为是平行光线，因此这些光线可在视网膜上形成清晰的图像。

眼的折光系统是由多个折光体构成的复合透镜，其节点、主面的位置与薄透镜大不相同，故用一般光学原理画出光线在眼内的行进途径和成像过程是十分复杂的。因此，有人根据眼的实际光学特性设计了和正常眼在折光效果上相同但更加简单的等效光学系统或模型，称为**简化眼（reduced eye）**。简化眼只是一个假想的人工模型，其光学参数和其他特征与正常眼等值，故可用来研究折光系统的成像特性。简化眼由一个前后径为 20mm 的单球面折光体构成，折光率为 1.333；外界光线只在有空气进入球形界面时发生一次折射，该球面曲率半径为 5mm，即节点在球形界面后方 5mm 的位置，后主焦点在节点后方 15mm 处，正相当于视网膜的位置。该模型与正常安静时的人眼一样，正好能使平行光线聚焦在视网膜上。

（二）眼的调节

当眼在看远处物体（6m 以外）时，从物体上发出的所有进入眼内的光线可认为是平行光线，对正常眼来说，不需做任何调节，即可通过折光系统折射在视网膜上形成清晰的像。通常将人眼不作任何调节时所能看清物体的最远距离称为**远点（far point of vision）**。当眼看近物（6m 以内）时，从物体上发出的入眼光线呈不同程度的辐射状，光线通过眼的折光系统将成像于视网膜的后面，从而形成模糊的视觉形象。但事实上，正常眼看近物时也非常清楚，这是因为眼在看近物时已进行了调节的缘故，眼的调节主要包括晶状体调节、瞳孔的调节及双眼会聚三种方式，其中以晶状体调节为主。

1. 晶状体的调节

晶状体是一个富有弹性的双凸透镜形的透明体，由晶状体囊和晶状体纤维构成，通过周边的悬韧带与睫状肌相连。当眼看远处物体时，睫状肌松弛，悬韧带保持一定的紧张度，晶状体受悬韧带的牵引，其形状相对扁平；当眼看近处物体时，睫状肌收缩，悬韧带松弛，晶状体变凸，折光能力增强，从而使物象前移而成像于视网膜上（彩图 15-10）。

眼视近物时，晶状体形状的改变是通过反射实现的。其过程如下：当模糊的视觉图像到达视觉皮质时，由此引起的下行冲动经锥体束中的皮质 - 中脑束到达中脑的正中核，继而传到动眼神经缩瞳核，再经动眼神经中副交感节前纤维传到睫状神经节，最后经睫状短神经到达眼内睫状肌，使其中环形肌收缩，从而使悬韧带松弛，晶状体由于其自身的弹性而向前方和后方凸出（以前凸较为明显），使眼的总折光能力增大，使较散射的光线提前聚焦成像在视网膜上。晶状体的调节能力有限，且随着年龄的增加逐渐降低。眼的最大调节能力可用眼所能看清物体的最近距离，即**近点**（near point of vision）来表示。近点愈近，说明晶状体的弹性愈好，亦即眼的调节能力愈强。随着年龄的增长，晶状体弹性逐渐减弱，导致眼的调节能力逐渐降低，近点逐渐远移，此现象称为**老视**（presbyopia）。例如，10 岁左右儿童近点平均为 7cm，20 岁左右成人约 10cm，60 岁老人增至 100cm。

2. 瞳孔的调节

虹膜上有两种平滑肌：①瞳孔括约肌，呈环形，受动眼神经中的副交感神经纤维支配，收缩时使瞳孔缩小，故又称缩瞳肌；②瞳孔散大肌，呈辐散状，受交感神经纤维支配，收缩时使瞳孔散大，故又称散瞳肌。虹膜中间的开孔为瞳孔，其大小可调节入眼的光量，正常眼瞳孔的直径可变动于 1.5~8.0mm 之间。当视近物时，可反射地引起双侧瞳孔缩小，称为**瞳孔近反射**（near reflex of the pupil）或**瞳孔调节反射**（pupillary accommodation reflex），其反射通路与晶状体调节的反射通路相似，不同之处为效应器是瞳孔括约肌。其生理意义是减少入眼的光量，并减少折光系统的球面像差和色像差，使视网膜成像更清晰。

瞳孔的大小主要由环境中光线的亮度决定，在亮光处缩小，在暗光处散大。瞳孔的大小由于入射光量的强弱而发生的变化，称为**瞳孔对光反射**（pupillary light reflex）。其意义在于调节入眼的光量，使视网膜不至于因光线过强而受到损害，也不会因光线过弱而影响视觉。

3. 双眼会聚

当双眼注视一个由远移近的物体时，两眼视轴向鼻侧会聚的现象，称为**双眼会聚**（convergence）。眼球会聚是由于两眼内直肌反射性收缩引起，故也称为**辐辏反射**（convergence reflex）。其反射途径与晶状体调节相似，不同之处为效应器是双眼内直肌。

（三）眼的折光异常

正常人眼无需任何调节就可使平行光线聚焦于视网膜上，因而可看清远处物体；经过调节的眼，只要物体离眼的距离不小于近点，也能看清 6m 以内的物体，这样的眼称为**正视眼（emmetropia）**。若眼的折光能力异常或眼球形态异常，使平行光线不能聚焦在安静未调节眼的视网膜上，称为**非正视眼（ametropia）**或**屈光不正（error of refractive）**，包括近视、远视和散光（图 15-11）。

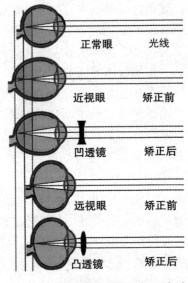

图15-11 眼的折光异常及矫正方法

1. 近视（myopia）

近视是指由于眼球前后径过长（轴性近视）或折光系统的折光能力过强（屈光性近视），使远处物体发出的平行光线被聚焦在视网膜的前方，而在视网膜上形成模糊的图像。近视表现为远距视物模糊，近距视力正常，但近点比正视眼近。矫正近视可用凹透镜使入眼的平行光线经适当分散，焦点后移，成像于视网膜上。

2. 远视（hyperopia）

远视是指由于眼球前后径过短（轴性远视）或折光系统的折光能力过弱（屈光性远视），使远处物体发出的平行光线聚焦在视网膜的后方，不能清晰成像于视网膜上。远视的特点是看远物时就需要调节，看近物时需做更大程度的调节才能看清物体，因此近点比正视眼远。远视眼看近物或看远物都需要进行调节，故容易发生调节疲劳。矫正远视可用凸透镜，使物体入眼光线经适当聚合后，再经眼的折光系统折光后成像于视网膜上。

3. 散光

散光正常眼的角膜表面呈正球面，球面上各个方向的曲率半径都相等，因而到达角膜表面各个点上的平行光线经折射后均能聚焦于视网膜上。**散光（astigmatism）**是指角膜表面不呈正球面，即角膜表面在不同方向上曲率半径不相等，平行光线经角膜表面各个方向入眼后不能聚焦于视网膜上，造成视物不清或物像变形。除角膜外，晶状体表面曲率异常也可引起散光。矫正散光可用柱面镜，其特点是在互相垂直的方位具有不同的曲率半径，当它和角膜的曲率半径改变大小相抵消时，使角膜的曲率异常得到纠正。

（四）房水和眼压

房水（aqueous humor）是指充盈于眼的前、后房中的液体。房水由睫状体脉络膜丛生成，由后房经瞳孔进入前房，流过房角的小梁网，经巩膜静脉窦汇入静脉。房水不断生成，不断回流入静脉，保持着动态平衡，称为房水循环。房水具有营养角膜、晶状体和玻璃体以及维持眼压相对稳定的作用。由于正常时房水量的恒定及前、后房容积的相对恒定，使眼压也保持相对稳定。

二、眼感光系统的功能

来自外界物体的光线通过眼的折光系统在视网膜上形成清晰的物像，是视网膜内感光细胞被刺激的前提条件。视网膜的基本功能是感受光刺激并将其转换为视神经纤维上的电活动。

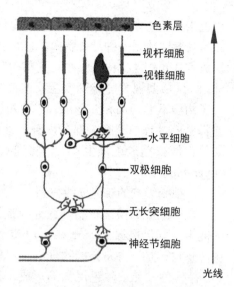

色素层
视杆细胞
视锥细胞
水平细胞
双极细胞
无长突细胞
神经节细胞

光线

图15-12　视网膜的主要细胞层次及其联系模式图

（一）视网膜的结构特点

视网膜是位于眼球壁最内层的神经组织，其厚度仅有 0.1~0.5mm，但结构却十分复杂。其主要功能细胞有四层，由外向内依次为：色素上皮细胞层、感光细胞层、双极细胞层和神经节细胞层（图 15-12）。

色素上皮细胞层含有黑色素颗粒和维生素A，对感光细胞起营养和保护作用。感光细胞层由**视杆细胞（rod cell）**和**视锥细胞（cone cell）**组成。两种细胞在视网膜不同区域的分布很不均匀，视杆细胞主要分布于视网膜周边部，视锥细胞主要分布于视网膜中央部，在中央凹的中央只有视锥细胞，且在该处密度最高。两种感光细胞在形态上都分为外段、内段和终足，其中外段是**视色素（visual pigment）**集中的部位，在感光换能中起重要作用。视杆细胞外段呈圆柱状，视锥细胞呈圆锥状。两种感光细胞通过终足与双极细胞发生突触联系，双极细胞再和神经节细胞发生突触联系。神经节细胞的轴突构成视神经，在视神经纤维汇集穿出眼球的部位，即视网膜由黄斑向鼻侧约 3mm 处，有一直径约 1.5mm 的边界清楚的淡红色圆盘状结构称为视神经乳头，该处无感光细胞，不能感光成像，在视野中形成**生理盲点（physiologic blind spot）**。但正常时由于用双眼视物，一侧盲点可以被对侧视野所补偿，所以人们并不会感觉到盲点的存在。

（二）视网膜的两种感光换能系统

在人和大多数脊椎动物的视网膜中存在着两种感光换能系统，即视杆系统和视锥系统。**视杆系统**又称晚光觉或暗视觉（scotopic vision）系统，由视杆细胞和与它们相联系的双极细胞以及神经节细胞等组成。它们对光的敏感度较高，能在昏暗环境中感受弱光刺激而引起暗视觉，但无色觉，对物体细微结构的分辨力差。**视锥系统**又称**昼光觉**或明视觉（photopic vision）系统，由视锥细胞和与它们有关的传递细胞等成分组成。它们对光的敏感性较差，只有在强光条件下才能被激活，但视物时可辨别颜色，且对物体细微结构有较高的分辨能力。只在夜间活动的动物（如猫头鹰）视网膜上只有视杆细胞，只在白昼活动的动物（如鸡）视网膜上以视锥细胞为主。

1. 视杆细胞的感光换能机制

视杆细胞外段是进行光 - 电转换的关键部位。视杆细胞外段具有特殊的超微结构，外段胞质甚少，绝大部分空间被重叠成层而排列整齐的圆盘状结构所占据，这些圆盘状结构称为**膜盘（membranous dish）**。膜盘是具有一般细胞膜脂质双分子层结构的扁平囊状物，膜盘膜上镶嵌着的蛋白质绝大部分是称为**视紫红质（rhodopsin）**的视色素，该色素在光的作用下发生的一系列光化学反应是产生视觉的物质基础。

视紫红质是一种结合蛋白质，由一分子视蛋白（opsin）和一分子视黄醛（retinene）组成，其光化学反应是一个可逆的多阶段反应。在光照时，视黄醛分子构型发生改变，即由 11- 顺型视黄醛转变为全反型视黄醛，从而导致视蛋白分子构型也发生改变，使二者构型不贴切而相互分离，导致视紫红质分解为视蛋白和视黄醛。在视紫红质分解与再合成过程中，有一部分视黄醛被消耗，需要靠食物中的维生素 A 来补充。因此，如果人体长期缺乏维生素 A，将导致视紫红质合成障碍，影响暗视觉，引起**夜盲症**（**nyctalopia**）。

2. 视锥细胞的感光换能机制

视锥细胞的换能机制与视杆细胞类似。视锥细胞的主要功能特点是具有辨别颜色的能力。**颜色视觉**（**color vision**）是由不同波长的光线作用于视网膜后在人脑引起的主观感觉，是一种复杂的物理心理现象。正常视网膜可区分波长在 380~760nm 之间约 150 种颜色。关于颜色视觉的形成，早在 19 世纪初期，Young 和 Helmholtz 就提出了**三原色学说**（**trichromatic theory**），近年来已被许多实验所证实。该学说认为，在视网膜上分布三种不同的视锥细胞，分别含有对红、绿、蓝三种光敏感的视色素。当某一波长的光线作用于视网膜时，会使三种视锥细胞分别产生不同程度的兴奋，这样的信息传到大脑皮质，就产生某一种颜色的感受。红绿蓝三种色光以各种不同的比例混合，可引起任何颜色的感觉。

某些人常因遗传因素，视网膜上缺乏相应的视锥细胞，对三原色中全部颜色或某种颜色缺乏辨别能力，这种色觉异常称为**色盲**（**color blindness**），可分为全色盲和部分色盲，部分色盲较多见，尤以红绿色盲最多见。有些人对某种颜色的辨别能力较正常人稍差，称为色弱，这种色觉异常不是由于缺乏某种视锥细胞，而是由于某种视锥细胞的反应能力降低的结果，常由后天因素引起。

三、与视觉有关的几种生理现象

（一）视敏度

视敏度（**visual acuity**）又称**视力**（**vision**），是指眼对物体细小结构的分辨能力，即眼分辨物体上两点间最小距离的能力，通常以一定距离的两个光点形成的最小视角的倒数来表示。**视角**（**visual angle**）是指物体上两点发出的光线射入眼中通过节点所成的夹角。眼能分辨两点所构成的视角越小，表示视力越好。视角大小直接关系到视网膜像的大小，如视角越小，表明两光点间距离越小，两个光点在视网膜上形成的像越小。在视网膜中央凹处视锥细胞直径可小于 $2\mu m$，因此，该处的视力可达到 1.5 或更高，是视力最敏感部位。

（二）视野

用单眼固定地注视前方一点时，该眼所能看到的空间范围称为**视野**（**visual field**）。在同一光照条件下，用不同颜色的目标物测得的视野大小不一样，白色视野最大，其次为黄蓝色，再次为红色，而绿色视野为最小。另外，由于面部结构（鼻和额）阻挡视线，也影响视野的大小及形状，如一般人颞侧和下方视野较大，鼻侧与上方视野较小。临床上检查视野可帮助诊断眼部及中枢神经系统的一些病变。

（三）暗适应和明适应

人从明亮处突然进入暗处时，最初看不见任何东西，经过一定时间后，视觉敏感度才逐渐增高，恢复了在暗处的视力，这种现象称为**暗适应**（**dark adaptation**）。暗适应时间较长，需 25~30min。其产生机制与视网膜在暗处时视色素的合成增强，尤其是与视杆细胞中视紫红质的合成增强有关。在明亮处因视杆细胞的视紫红质大量分解导致数量减少，到暗处后不足以引起对暗光的感受，待到在暗处视紫红质的再合成逐渐增多，才逐渐恢复暗视觉。

相反，人从暗处突然到明亮处时，最初感到一片耀眼的光亮，也不能看清物体，稍待片刻才能恢复视觉，这种现象称为**明适应**（**light adaptation**）。明适应的进程较快，通常在几秒钟内即可完成。其机制是视杆细胞在暗处蓄积了大量的视紫红质，在明亮处大量分解而产生耀眼的光感，只有在较多的视紫红质迅速分解之后，视锥色素才能发挥感光功能而恢复明视觉。

（四）双眼视觉

人和高等哺乳动物的双眼都在头部前方，视物时两眼鼻侧的视野相互重叠，因此落在此范围内的任何物体可同时被两眼所见。两眼同时看某一物体时所产生的视觉，称为**双眼视觉**（**binocular vision**）。双眼视物时，两侧视网膜上各形成一个完整的物像，由于眼外肌的精细协调运动，可使来自物体同一部分的光线成像于两侧视网膜的对称点上，从而在主观上产生单一物体的视觉。

第四节 位听觉器官功能

耳是**听觉**（**hearing**）和**位觉**的外周感受器官，简称**位听觉器官**。听觉器官由外耳、中耳构成的传音系统和内耳耳蜗构成的感音系统组成。耳的适宜刺激是空气振动的疏密波，但振动频率必须在一定范围内，并且达到一定强度才能产生听觉。通常人耳能感受到的声波振动频率为 20~20000Hz，而最敏感的声波频率在 1000~3000Hz，感受的声波强度范围是 0.0002~1000dyn/cm^2。对于每一种频率的声波，都有一个刚好能引起听觉的最小强度，称为**听阈**（**hearing threshold**）。内耳中除耳蜗外，还有由三个半规管、椭圆囊和球囊组成的前庭器官，是人体对自身姿势和运动状态以及头部空间位置的感受器，在保持身体平衡中起重要作用。

一、外耳和中耳的传音作用

（一）外耳的集音、传音和共鸣作用

外耳由耳郭和外耳道组成。耳郭的形状有利于声波能量的聚集，起到集音的作用；并且还可帮助判断声源的方向。有些动物能转动耳郭以探测声源的方向，但大多数人

耳郭运动能力已退化,但可通过转动头部来判断声源的方向。外耳道是声波的传导通道,其一端开口于耳郭,另一端向内终止于鼓膜,形成共鸣腔。人类的外耳道长约 2.5cm,其共振频率约为 3800Hz,当频率为 3000~5000Hz 的声波由外耳道传到鼓膜时,其强度比外耳道口可增强 10 dB。

（二）中耳的传音和增压效应

中耳由鼓膜、听骨链、鼓室和咽鼓管等结构组成。中耳的主要功能是将声波振动的能量高效地传递到内耳淋巴,其中鼓膜与听骨链在传音过程中起重要作用。

鼓膜位于外耳与中耳之间,呈椭圆形,面积为 50~90mm^2,厚度约 0.1mm。鼓膜犹如顶点朝向中耳的浅漏斗,内侧与锤骨柄相连。鼓膜像电话机受话器中的振膜,是一个压力承受装置,具有较小的失真度和良好的频率响应。据观察,当频率小于 2400Hz 的声波振动作用于鼓膜时,鼓膜可以复制外加振动的频率,其振动可与声波振动同始同终,没有余振。

听骨链由锤骨、砧骨和镫骨依次连接而成。锤骨柄附着于鼓膜,砧骨居中,镫骨脚板与前庭窗膜相连。三块听小骨形成一个两臂之间呈固定角度的杠杆,锤骨柄为长臂,砧骨长突为短臂,杠杆支点刚好在整个听骨链的重心上,因而在能量传递过程中惰性最小,效率最高。鼓膜振动时如引起锤骨柄内移,则砧骨长突和镫骨脚板也作相同方向的内移。

声波由鼓膜经听骨链到达前庭窗膜时,其振动压强增大,而振幅略有减小,这种现象称为中耳的**增压效应**。其原因主要有两个方面:①鼓膜实际有效振动面积约为 59.4mm^2,而前庭窗膜面积约为 3.2mm^2,两者之比为 18.6 : 1。假如听骨链传音时总压力不变,则作用于前庭窗膜上的压强约为鼓膜上压强的 18.6 倍。②听骨链中锤骨柄与砧骨长突之比,即杠杆的长臂与短臂之比为 1.3 : 1,这样作用于短臂上的压力将增大为原来的 1.3 倍。因此,通过以上两个方面的作用,在整个中耳传音过程中总的增压效应为 24.2 倍（18.6 × 1.3 倍）。

咽鼓管是连接鼓室与鼻咽部的通道,其在鼻咽部的开口经常呈闭合状态,在吞咽、打哈欠或打喷嚏时可暂时开放。咽鼓管的主要生理功能是调节鼓室内的压力,使之与外界大气压保持平衡,这对于维持鼓膜的正常位置、形状和振动性能有重要意义。咽鼓管因炎症而被阻塞后,鼓室内的空气被吸收,压力降低,可造成鼓膜内陷,并产生耳闷、耳鸣等症状,影响听力。

（三）声音的传导途径

声音是通过气传导与骨传导两条途径传入内耳的。在正常情况下,以气传导为主。

1. 气传导

声波经外耳道引起鼓膜振动,再经听骨链和前庭窗膜进入耳蜗,这一条声音传导的途径称为**气传导（air conduction）**,是正常情况下声波传导的主要途径。此外,鼓膜的振动也可引起鼓室内空气的振动,再经蜗窗膜的振动传入耳蜗,这一气传导途径在正常情况下并不重要,而在当听骨链运动障碍时可发挥一定的传音作用,但这时的听力较正常时明显降低。

2. 骨传导

声波可直接引起颅骨的振动，再引起位于颞骨骨质中的耳蜗内淋巴的振动，这种传导途径称为**骨传导**（bone conduction）。正常时骨传导的敏感性比气传导低得多，在正常听觉产生中所起作用甚微。当鼓膜或中耳病变引起传音性耳聋时，气传导显著受损，而骨传导不受影响，甚至会增强。当耳蜗病变引起感音性耳聋时，气传导和骨传导将同样受损。因此，临床上常通过检查患者气传导和骨传导受损的情况来判断听觉异常的产生部位和原因。

二、内耳耳蜗的感音换能作用

内耳又称迷路，由耳蜗和前庭器官组成。内耳与听觉密切相关的结构是耳蜗，其主要作用是把传到耳蜗的机械振动转变成听神经纤维的神经冲动。

（一）耳蜗的结构特点

耳蜗是由一条骨质管腔围绕一锥形骨轴盘旋 $2\frac{1}{2} \sim 2\frac{3}{4}$ 周而成。在耳蜗管的横断面上有两个分界膜，一为斜行的前庭膜，一为横行的基底膜，此二膜将管道分为三个腔，分别称为前庭阶、鼓阶和蜗管。前庭阶在耳蜗底部与前庭窗膜相接，内充满外淋巴；鼓阶在耳蜗底部与蜗窗膜相接，也充满外淋巴，后者在耳蜗顶部经蜗孔与前庭阶中的外淋巴相交通；蜗管是一个充满内淋巴的盲管，基底膜上有声波感受器——**螺旋器**（spiral organ），又称柯蒂器（organ of Corti）。螺旋器由内、外毛细胞（hair cell）和支持细胞等构成。在蜗管的近蜗轴侧有一行纵向排列的内毛细胞，靠外侧有 3~5 行纵向排列的外毛细胞。每一个毛细胞的顶部表面都有上百条排列整齐的纤毛，称为听毛。外毛细胞中较长的一些纤毛埋植在**盖膜**（tectorial membrane）的胶冻状物质中。盖膜在内侧连耳蜗轴，外侧游离在内淋巴中。毛细胞底部有丰富的听神经末梢分布。

（二）耳蜗的感音换能作用

基底膜的振动与行波学说：当声波振动经听骨链传递作用于前庭窗膜时，压力变化立即传给耳蜗内的液体和膜性结构。如果前庭窗膜内移，前庭膜和基底膜也将下移，最后鼓阶内的外淋巴压迫蜗窗膜，使蜗窗膜外移；而当前庭窗膜外移时，整个耳蜗内的液体和膜性结构又做相反方向的移动，如此反复，形成振动。观察表明，振动是从基底膜的底部开始，以**行波**（traveling wave）方式沿基底膜向耳蜗的顶部方向传播。声波频率不同，行波传播的远近和最大振幅出现的部位也不同。声波频率愈高，行波传播愈近，最大振幅出现的部位愈靠近蜗底，即前庭窗处；相反，声波频率愈低，行波传播愈远，最大振幅出现的部位愈靠近蜗顶。临床上，耳蜗底部受损时主要影响高频听力，耳蜗顶部受损主要影响低频听力。

三、内耳前庭器官的位觉功能

人和动物在外界环境中必须保持正常的姿势，这是进行各种活动的必要条件。正常姿势的维持，依赖于前庭器官、视觉器官和本体感觉感受器的协同活动，其中前庭器官最为重要。当机体进行旋转或直线变速运动时，速度的变化（包括正、负加速度）会刺激前庭器官中三个半规管或椭圆囊、球囊中的感受细胞，反射性地调节人体各部位肌肉的紧张度，以维持正常姿势和平衡，并引起眼的运动。

（一）前庭器官的感受装置和适宜刺激

1. 前庭器官的感受装置

半规管中的壶腹嵴和椭圆囊、球囊中的囊斑为前庭器官的感受装置，其中含有的感受细胞都是**毛细胞**，具有类似的结构和功能。这些毛细胞有两种**纤毛（cilium）**，其中有一条最长，位于细胞顶端的一侧边缘处，称为**动纤毛（kinocilium）**；其余的纤毛较短，数量较多，每个细胞有 60~100 条，称为**静纤毛（stereocilium）**。向动纤毛方向的静纤毛的高度依次增高，呈阶梯状规则排列。毛细胞的底部有感觉神经纤维末梢分布。实验证明，各类毛细胞的适宜刺激都是与纤毛的生长面平行的机械力的作用。当纤毛都处于自然状态时，细胞膜的静息电位约为 -80mV，同时与毛细胞相连的传入神经纤维上有一定频率的持续放电。当外力使静纤毛倒向动纤毛一侧时，毛细胞除极，达到阈电位（-60mV）时，毛细胞的传入神经纤维发放冲动频率增加，表现为兴奋效应；相反，当动纤毛倒向静纤毛一侧时，毛细胞超极化，传入冲动减少，表现为抑制效应。

2. 半规管的功能

人体两侧内耳各有上、外、后三个互相垂直的半规管。当头向前倾 30° 时，外半规管与地平面平行，其余两个半规管与地平面垂直，因此外半规管又称水平半规管。每个半规管与椭圆囊连接处有一膨大部分叫做**壶腹（ampulla）**，其内有一块隆起的结构称为**壶腹嵴（crista ampullaris）**，其中有一排毛细胞面对管腔，毛细胞顶部的纤毛都埋在一种胶质状的圆顶形**壶腹帽（cupula）**中。毛细胞上动纤毛和静纤毛的相对位置是固定的，例如，在水平半规管内，当内淋巴由管腔向壶腹方向移动时，正好能使壶腹嵴中毛细胞顶部的静纤毛向动纤毛一侧弯曲，毛细胞兴奋，引起该侧壶腹的传入神经向中枢发放大量的神经冲动。半规管壶腹嵴的适宜刺激是正、负角加速度。由于三个半规管所在平面互相垂直，所以可以感受空间各个方向的角加速度。

3. 椭圆囊和球囊的功能

椭圆囊和球囊的毛细胞位于**囊斑（macula）**上，其纤毛埋植于耳石（位砂）膜。耳石膜是一种胶质板，内含耳石（位砂），主要由蛋白质和碳酸钙所组成，密度大于内淋巴，因而有较大的惯性。囊斑的适宜刺激是直线加速运动。在人体直立位而静止不动时，椭圆囊囊斑所处平面与地面平行，耳石膜在毛细胞纤毛的上方，而球囊囊斑所处平面则与地面垂直，耳石膜悬在纤毛的外侧。仔细检查两个囊斑平面上分布着的各毛细胞顶部静纤毛和动纤毛的相对位置关系时，发现每一个毛细胞的排列方式都不完全相同。毛细胞纤毛的这种配置有利于分辨人体在囊斑平面上所进行的直线变速运动的方向。

（二）前庭反应

来自前庭器官的传入冲动，除引起运动觉和位置觉外，还可引起各种姿势调节反射、自主神经反应及眼震颤，称为**前庭反应**。

1. 前庭姿势调节反射

人体在前庭器官受到刺激时会出现一些躯体调节反应，如人乘车而车突然加速时，由于惯性，身体向后倾倒，会反射性引起躯干肌和下肢伸肌紧张性增加，从而使身体向前倾以保持身体平衡。车突然减速时又有相反的情况；当电梯突然上升时，会反射性地引起肢体伸肌抑制而下肢屈曲，而下降时会出现伸肌紧张加强而下肢伸直等表现。这些都是前庭器官的姿势反射，其意义在于维持机体一定的姿势，保持身体平衡。

2. 自主神经反应

前庭器官中半规管感受器受到过强或过长刺激，或刺激未过量而前庭功能过敏时，常会引起心率加快、血压下降、呼吸频率增加、恶心、呕吐、眩晕、出汗以及皮肤苍白等现象，称为**前庭自主神经反应**（vestibular autonomic reaction），主要表现为以迷走神经兴奋占优势的反应。具体表现为晕船、晕车和航空病。

第五节　感觉器官常见疾病

一、眼部疾病

眼部接受病理检查的较常见的疾病包括眼睑、结膜、视网膜、眼眶及泪器的部分疾病。

（一）结膜炎

结膜炎是结膜组织在外界和机体自身因素的作用下而发生的炎性反应的统称，是眼科的常见病。由于大部分结膜与外界直接接触，因此容易受到周围环境中感染性因素（如细菌、病毒及衣原体等）和非感染性因素（创伤、化学物质及物理因素等）的刺激，而且结膜的血管和淋巴组织丰富，自身及外界的抗原容易使其致敏，俗称红眼病。它是"眼部充血"最常见的原因。正常眼睛，在眼白（巩膜）外被一层薄薄的膜盖住，这层薄膜称为"结膜"。它可产生黏液，用来盖住并润滑眼球表面。正常状态的结膜，含有微小血管。当结膜发炎或受到刺激时，这些微小血管会变得粗大充血，所以眼白看起来也变红。许多不同原因刺激眼球时，皆可引起结膜炎。最常见的是感染、过敏及环境刺激物。因为结膜是一种单纯的组织，对这些刺激的反应就是结膜由无色变红，且分泌一些黏液或脓样物质。感染原包括细菌及病毒。若分泌物的量很多，则急性传染的可能性极高，须立刻求诊，由眼科医师诊治。传染性结膜炎，不论细菌或病毒性，都有很强的传染力，所以接触到病患的眼泪，不论是经由手帕、毛巾或手指皆可被传染。一旦接触后，须立即洗手，以防传染的散布。除了传染引起的结膜炎外，过敏也是产生分泌物的一种结膜炎类型。某些种类的过敏，例如花粉热，可造成眼睛非常痒。而其他种类的过敏，可能只是产生慢性的眼部充血。环境刺激源，如烟雾、尘埃等，也可能引起结膜炎。任何一型的结膜炎，可以因为眼睛干而使症状加剧。另一种慢性结膜炎的原因，是长久点眼药水。因为眼药水中的防腐剂，或药物本身引起的反应，可造成结膜慢性发炎。当点眼药水时，觉得很舒适，过不久，反而觉得眼睛不适，而且越点越不舒服，眼睛红也无法消退。"慢性眼睑炎"以及"脂溢性眼睑炎"，也会引起慢性结膜炎。眼睑缘可见到干性分泌物粘在睑板腺的开口处。

结膜炎为季节性传染病，好发生在夏秋季，传染性极强，常可暴发流行。结膜炎本身对视力影响一般并不严重，但是当其炎症波及角膜或引起并发症时，可导致视力的损害，甚至失明。

（二）视网膜母细胞瘤

视网膜母细胞瘤是婴幼儿期眼内最常见的恶性肿瘤，平均诊断年龄为 13 个月，80% 发生于 3 岁以前，10 岁以后罕见。可发生于双眼或单眼，双眼患儿平均年龄为 10 个月，单眼患儿平均年龄为 2 岁，罕见于成年人。分为遗传性和非遗传性。遗传性又分有家族史和无家族史。有家族史者为常染色体显性遗传，伴有高而不完全的外显率，在父母生殖细胞内发生第一次突变，在体细胞内发生第 2 次突变，临床上发病早，2/3 为双眼患者，每眼可发生多个独立肿瘤，易发生第 2 肿瘤；1/3 为单眼发病。散发患者则由基因新的突变引起。非遗传型占 55%~56%，二次基因突变均在体细胞发生，临床表现发病晚，多为单眼发病，单个肿瘤病灶，无家族史。

二、耳部疾病

耳疾病包括耳部的炎症、耳聋、肿瘤等。其中炎症占首位。肿瘤虽不占突出地位，但可能危及生命，应予重视。耳疾病的突出问题是聋。各种原因造成的严重性耳聋可使人处于半残废状态，导致许多困难。此外，慢性化脓性中耳炎、乳突炎的颅内并发症在边远地区仍较多见，处理不当可引起生命危险。中耳癌发病隐蔽，不易早期发现，预后不良。

（一）耳疾病按解剖分类

1. 外耳疾病

先天性畸形、外耳道疖、外耳湿疹、外耳道胆脂瘤、外耳道乳头状瘤、鼓膜炎、外耳血肿等。

2. 中耳疾病

卡他性中耳炎、化脓性中耳炎、乳突炎、特发性胆固醇肉芽肿、耳源性面神经麻痹、中耳先天性畸形、耳硬化症、颈静脉球瘤、中耳癌、气压创伤性中耳炎等。

3. 内耳疾病

先天性内耳畸形、迷路炎、梅尼埃病等。

（二）按发病机制分类

1. 发育缺陷

常见有遗传性聋、各类型耳畸形、妊娠期感染或中毒引起的耳聋等。

2. 感染

常见细菌感染、真菌感染、病毒感染等。

3. 中毒

常见耳毒性抗生素中毒性聋、奎宁中毒性聋、水杨酸盐和重金属中毒性聋等。

4. 创伤

常见噪声创伤、气压伤、颞骨骨折等。

5. 新陈代谢障碍

常见甲状腺功能低下的呆小病聋、耳硬化症、老年性聋等。

6. 肿瘤

耵聍腺瘤、中耳癌等。

（三）耳部疾病的主要症状有以下几种

1. 耳痛

耳痛主要由急性炎症引起，如急性化脓性软骨膜炎、外耳道炎和疖肿、急性鼓膜炎及急性化脓性中耳炎等。中耳癌的晚期可有剧烈疼痛。耳源性颅内并发症可有深部耳痛。

2. 耳流脓

耳流脓是指由外耳道流出分泌物，是耳疾病的常见症状之一。来自外耳道炎的分泌物多为渗出性液体，来自中耳炎的分泌物常为黏脓性。量较多时表示乳突也受累。慢性中耳炎分泌物有恶臭时，应怀疑为胆脂瘤性中耳炎。

3. 耳聋

听觉系统的任何部位有病变时均可产生耳聋。但不同的部位受损，会出现不同性质的聋。外耳、中耳病变将产生传导性聋。耳蜗病变及听神经瘤则出现感觉神经性聋。耳蜗神经核以上有病变时为中枢性聋。此外尚有功能性聋及伪聋。现代的测听技术可以对各种聋做出定性、定位诊断。混合性聋指的是既有传导性聋成分，也有感觉神经性聋表现的耳聋。

4. 耳鸣

各种耳疾（如声损伤及药物中毒性聋）均可引起耳鸣。此外，高血压、肾病、老年聋等也可引起耳鸣。可根据病史、体检寻找病因。

5. 眩晕

眩晕是指感觉自身或外界环境在转动的一种错觉、可分为耳源性（前庭周围性疾病）和中枢性眩晕两种。耳源性眩晕（如梅尼埃病），其特征为突然发作，伴恶心、呕吐、眼震、耳鸣及听力减退，症状持续时间不长。中枢性眩晕一般为感音性聋或不伴耳聋，眼震不明显，眩晕较轻或只是一种不稳感，如听神经瘤。

6. 局部肿胀

如耳郭软骨膜炎的肿胀、急性乳突炎的局部红肿及乳突骨膜下脓肿、外耳道疖肿等。

7. 耳源性面神经麻痹

急性中耳炎时的面神经麻痹多因面神经水肿、缺血、缺氧引起，慢性化脓性中耳乳突炎多因伴发胆脂瘤造成面神经骨管破坏引起面神经麻痹。面神经麻痹也可因中耳手术创伤或病毒感染引起。基本的临床症状为伤侧额部皱纹消失，眼不能闭拢，面肌松弛，嘴角偏向健侧，以致面部不对称。

（四）治疗

如急性中耳炎，应积极选用特效药物进行抗感染治疗，可配合其他措施如理疗等。继发于鼻及咽部疾病的耳疾病，应及时治疗原发病。慢性炎症以引流和局部用药抗感染为主，如久治不愈或有并发症的中耳乳突炎，应配合手术治疗。耳部良性肿瘤均应施行手术治疗。恶性肿瘤，如中耳癌须彻底切除，或行颞骨次全切除术，配合放射治疗。

学习小结

（1）感受器是指分布在体表或各种组织内部的专门感受机体内、外环境变化的结构或装置。感觉器官由高度分化的感受细胞和附属结构组成。感受器的一般生理特性，包括适宜刺激、换能作用、适应现象、编码作用。

（2）眼的折光系统组成：角膜、房水、晶体和玻璃体。眼睛的调节包括晶状体调节、瞳孔缩小、眼球会聚。

（3）声波传导途径：声源振动引起空气产生的疏密波，通过外耳道、鼓膜和听骨链的传递，引起内耳的感受器（毛细胞）兴奋，将声音转变为听神经纤维上的神经冲动，并以神经冲动的不同频率和组合形式对声音信息进行编码，传到大脑皮质听觉中枢，产生听觉。理解行波学说。

复习思考题

（1）试比较几种眼的折光系统异常。

（2）简述声音的传导途径。

第十五章 复习思考题答案　　　第十五章 单元测试题　　　第十五章 单元测试题答案

第十六章

神经系统的结构、功能与疾病

思政元素 16-1 生理学无冕之王——巴甫洛夫

伊万·彼德罗维奇·巴甫洛夫，俄国生理学家，高级神经活动学说的创始人，高级神经活动生理学的奠基人，条件反射理论的建构者。巴甫洛夫生活的年代，科技发展突飞猛进，人类对于自身各个部分的构造已经相当清楚。不过，统一指挥协调躯体各部位运动的"司令部"——大脑，却仍像一个谜团，人们急于知道人体大脑和内脏器官的工作原理，了解高级神经活动的规律，却苦于无从观察而进展甚微。巴甫洛夫专心从事条件反射实验研究，直到逝世为止，长达 35 年之久。巴甫洛夫通过一系列科学实验，创立了条件反射学说，在人类历史上第一次对高级神经活动做出了客观准确的描述，开启了探索神经活动的一扇"窗口"，为研究人类大脑皮质复杂的高级神经活动开拓了全新的思路。1904 年，诺贝尔奖基金会将该年度的生理学和医学奖授予了巴甫洛夫教授，以表彰他在生理学研究中取得的卓越成就。

神经系统（nervous system）是人体内起主导作用的功能调节系统，体内各器官、系统的功能和各种生理过程都不是各自孤立的，而是在神经系统的直接或间接调节控制下，互相联系，相互影响，密切配合，使人体成为一个完整、统一的有机体，以实现和维持正常的生命活动。

第一节　神经系统的结构

神经系统在机体各系统中处于主导地位，是一个不可分割的整体，为了学习上的方便，可以从不同角度将其划分。

按其位置和功能不同，可分为中枢神经系统和周围神经系统（彩图 16-1）。**中枢神经系统**（central nervous system）包括脑和脊髓，脑位于颅腔内，脊髓位于椎管内，二者在枕骨大孔处相连续；**周围神经系统**（peripheral nervous system）包括与脑相连的 12 对脑神经和与脊髓相连的 31 对脊神经。

神经系统的结构 - 解剖学 PPT

按分布的对象不同，可分为**躯体神经系统**（somatic nervous system）和**内脏神经系统**（visceral nervous system），它们的中枢部也在脑和脊髓内，而周围部分分别称为躯体神经和内脏神经。两者都有感觉（传入）和运动（传出）两种纤维成分，内脏神经除部分独立走行外，皆行于脑神经和脊神经内。

神经系统总论 .mp4

躯体神经主要分布于皮肤和运动系统（骨、骨连结、骨骼肌），管理皮肤的感觉和运动器的运动及感觉。

内脏神经主要分布于内脏、心血管和腺体，管理它们的感觉和运动，其中支配平滑肌、心肌和腺体的内脏运动神经，不受人的主观意志控制，根据功能不同，又可分为交感神经和副交感神经。

一、神经元和突触

神经系统主要由神经组织构成，神经组织包括神经元和神经胶质细

组织学部分 PPT

胞。神经组织的结构和功能单位是神经细胞，又称**神经元（neuron）**，具有感受刺激和传导冲动的功能。

（一）神经元的构造和分类

神经元包括胞体和突起两部分（彩图 16-2）。

按神经元突起的数目，可分为假单极神经元、双极神经元和多极神经元。按神经元功能，可分为感觉神经元、运动神经元和联络神经元。

在中枢神经和周围神经系统中，神经元的胞体和突起在不同部位有不同的组合排列方式，故用不同的术语表示。

1. 灰质（gray matter）和白质（white matter）

在中枢神经内，神经元的胞体及其树突聚集的部位，色泽灰暗，称为灰质。在中枢神经内，神经元轴突集中的地方，因多数轴突具有髓鞘颜色苍白，称为白质。位于大脑和小脑表层的灰质，称为大脑皮质和小脑皮质。

2. 神经核（nucleus）和神经节（ganglion）

在中枢神经白质内的灰质块，其内聚集有形态和功能相同的神经元胞体，称为神经核。在周围神经，神经元胞体集聚的地方，形状略膨大，称为神经节，如脑、脊神经节。

3. 纤维束（fiber tract）和神经（nerve）

在中枢神经白质内，起止、行程和功能相同的神经纤维集聚成束，称为纤维束或传导束。在周围神经，神经纤维集合成粗细不等的集束，由不同数目的集束再集合成一条神经。

（二）突触

神经元和神经元或神经元与效应细胞之间特殊的连接结构称为**突触（synapse）**。它们的联系是功能上的，并不是互相接触。最多见的突触方式是一个神经元轴突末梢与另一个神经元的胞体或树突相接触，分别称为轴 - 体突触和轴 - 树突触。大部分突触属于化学性突触，即冲动的传递需借化学性的神经递质的作用。

二、脊髓和脊神经

（一）脊髓

1. 脊髓的位置和外形

脊髓（spinal cord）位于椎管内，上端在枕骨大孔处与延髓相连，下端在成人一般平第 1 腰椎下缘，新生儿平第 3 腰椎（图 16-3）。

脊髓呈前后稍扁的圆柱形，下端变细呈圆锥状，其表面有 6 条纵沟，前面正中的沟为前正中裂，后面正中的沟为后正中沟，前、后正中两条纵沟把脊髓分为对称的两半。在前正中裂和后正中沟的两侧，分别有成对的前外侧沟和后外侧沟。

脊髓和脊神经

在前、后外侧沟内有成排的脊神经根丝出入。出前外侧沟的根丝形成 31 对前根，入后外侧沟的根丝形成 31 对后根，在后根上有膨大的**脊神经节（spinal ganglia）**。前、后根在椎间孔处合成 1 条脊神经，由椎间孔出椎管（图 16-3）。

与每对脊神经前、后根相连的 1 段脊髓，称为 1 个**脊髓节段（segments of spinal cord）**（图 16-4）。有 31 对脊神经，故脊髓分为 31 个节段；即 8 个颈段（C）、12 个胸段（T）、5 个腰段（L）、5 个骶段（S）和 1 个尾段（Co）（图 16-4）。脊髓和脊柱的长度不等，脊髓的节段和脊柱的椎骨不完全对应。

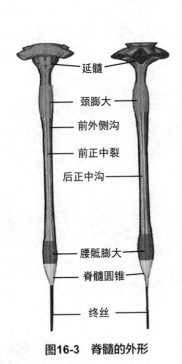

图16-3　脊髓的外形

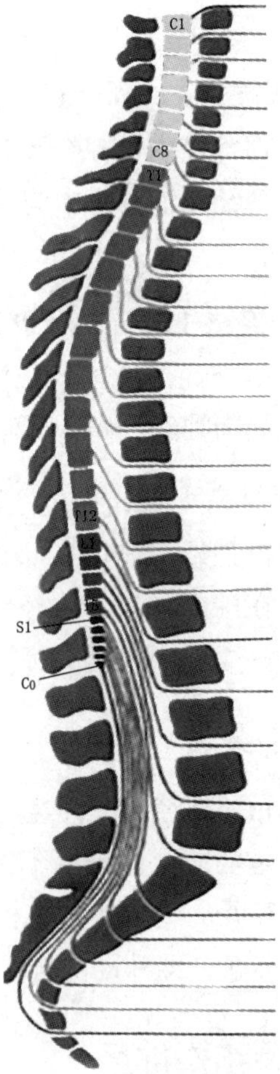

图16-4　脊髓的节段

2. 脊髓的内部结构

脊髓由灰质和白质两大部分组成，灰质在内部，白质在周围（彩图 16-5）。

（1）**灰质**：在横切面上呈"**H**"字形，中间横行部分，称**灰质连合**，其中央有**中央管**，纵贯脊髓全长。每侧灰质前部膨大称为**前角**，后部狭细称**后角**，前、后角之间的部分称为**中间带**。

①**前角**：主要为运动神经元，通称为**前角运动细胞**，它们成群排列，其轴突经前根和脊神经直达躯干和四肢的骨骼肌。②**中间带**：侧角内含中、小型多极神经元，通

称**侧角细胞**，是交感神经的低级中枢。骶髓无侧角，在骶髓第2~4节段中间带外侧部有副交感神经元，是至盆腔脏器的副交感节前神经元所在的地方。③**后角**：内含多极神经元，组成较复杂，分群较多，统称**后角细胞**，后角细胞主要接受后根的各种感觉纤维。

（2）**白质**：每侧白质借脊髓的纵沟分成3个索，前正中裂与前外侧沟之间称为**前索**；前、后外侧沟之间称为**外侧索**；后外侧沟与后正中沟之间为**后索**。灰质连合与前正中裂之间的白质，称为白质前连合。脊髓白质主要由上、下行纤维束（传导束）组成，包括**薄束和楔束**、**脊髓丘脑束**、**皮质脊髓束**等。

3. 脊髓的功能

脊髓具有传导功能和反射功能。

（1）**传导功能**：脊髓是感觉和运动神经冲动传导的重要通路，其结构基础即脊髓内的上、下行纤维束。

（2）**反射功能**：脊髓可执行一些简单的反射活动，包括躯体反射和内脏反射。

（二）脊神经

脊神经（**spinal nerves**）共31对，即**颈神经**8对、**胸神经**12对、**腰神经**5对、**骶神经**5对、**尾神经**1对。每对脊神经都是由前根和后根在椎间孔处合并而成，脊神经前根属运动性，后根属感觉性，所以脊神经是混合性的，均含有四种纤维成分（图16-6）。①**躯体感觉纤维**：来源于脊神经节细胞，分布于皮肤、骨骼肌、腱和关节，将浅感觉和深感觉冲动传入中枢。②**内脏感觉纤维**：来源于脊神经节细胞，分布于内脏、心血管和腺体，向脊髓传入来自这些结构的感觉冲动。③**躯体运动纤维**：来源于前角运动神经元，分布于骨骼肌，支配其运动。④**内脏运动纤维**：来源于侧角细胞及骶副交感神经元，支配平滑肌、心肌的运动和腺体的分泌。

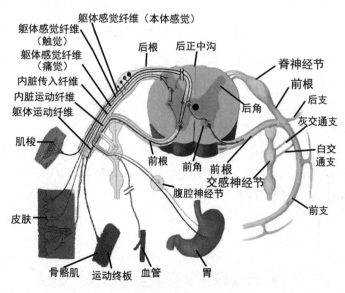

图16-6　脊神经的组成和分布模式

脊神经出椎间孔后立即分为前支和后支，前支和后支都是混合性的。

1. 后支

后支一般较相应的前支细而短，呈节段性地分布于枕、项、背、腰、臀部。

2. 前支

前支粗大，除胸神经前支保持明显的节段性外，其余的前支分别交织成丛，形成颈丛、臂丛、腰丛和骶丛。

（1）**颈丛（cervical plexus）**：由第1~4颈神经的前支组成，位于胸锁乳突肌上部的深面，发出皮支和肌支。皮支在胸锁乳突肌后缘中点附近穿出，分布于颈部的皮肤（图16-7A）；肌支主要为膈神经，主要分布到胸膜、心包、膈以及膈下面的部分腹膜（图16-7B）。

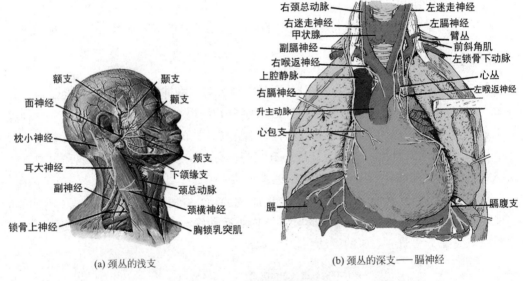

(a) 颈丛的浅支   (b) 颈丛的深支——膈神经

图16-7　颈丛皮支和膈神经

（2）**臂丛（brachial plexus）**：由第5~8颈神经前支和第1胸神经前支的大部分组成，位于颈根部、锁骨下动脉的后上方，经锁骨之后进入腋窝，在腋窝内围绕腋动脉形成内侧束、外侧束和后束，由束发出分支，分布于肩部和上肢。主要分支有**肌皮神经、正中神经、尺神经、桡神经和腋神经**（图16-8~图16-10）。

（3）**胸神经前支**：共12对。第1~11对胸神经前支，走行于相应的肋间隙内，称**肋间神经**，第12对胸神经前支位于第12肋的下方，故称肋下神经，分布于胸腹壁的皮肤、骨骼肌、胸膜和腹膜（图16-11）。

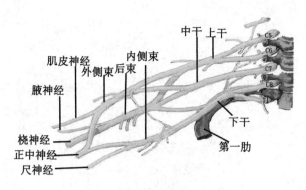

图16-8 臂丛

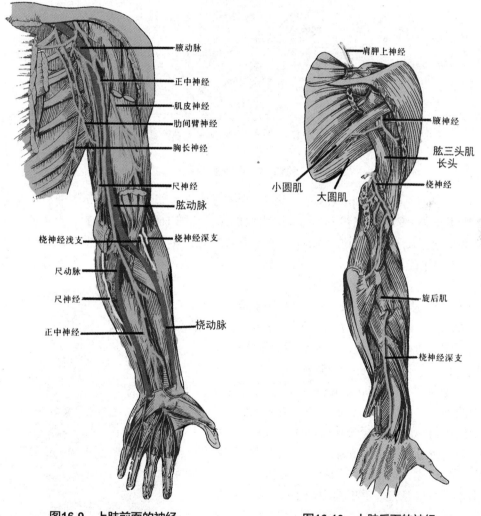

图16-9 上肢前面的神经

图16-10 上肢后面的神经

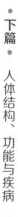

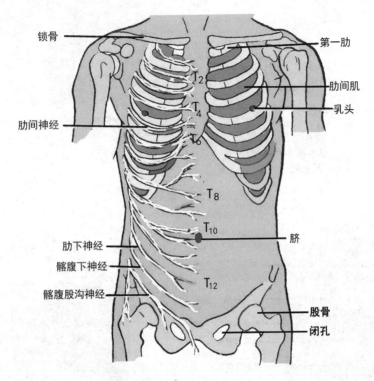

图16-11　躯干的神经

（4）**腰丛（lumbar plexus）**：由第12胸神经前支一部分、第1~3腰神经前支和第4腰神经前支一部分共同构成，位于腰大肌的深面（图16-12），其主要分支为股神经。

股神经是腰丛分支中最大的神经（图16-12、图16-13），沿腹后壁前面下行，经腹股沟韧带深面至大腿前面，位于股动脉外侧。肌支支配大腿肌前群，皮支分布于大腿前面、小腿内侧及足内侧的皮肤。

（5）**骶丛（sacral plexus）**：由第4腰神经前支一部分，第5腰神经前支和全部骶、尾神经前支组成，位于骨盆腔后壁（图16-12），其主要分支为坐骨神经。

①**坐骨神经（sciatic nerve）**是全身最粗大的神经，向后出盆腔至臀部，沿大腿后面中线下行，分支支配大腿后群肌，多在腘窝上角附近分为胫神经和腓总神经两个终支（图16-13、图16-14）。②**胫神经**：为坐骨神经主干的直接延续，沿腘窝中线下行，在小腿浅、深两层肌之间下行经内踝后至足底，分支主要分布于小腿后群和足底肌，以及小腿后面和足底的皮肤（图16-13、图16-14）。③**腓总神经**：自坐骨神经发出后，沿腘窝上外侧缘向外下方行，绕腓骨颈至小腿

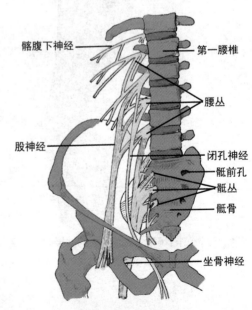

图16-12　腰、骶丛

前面，分为腓浅神经和腓深神经。腓浅神经走行于小腿肌外侧群与前群之间下行至足背，支配腓骨长、短肌，并分布于小腿前外侧面下部和足背、趾背的皮肤；腓深神经走行于小腿肌前群之间下行至足背，支配小腿肌前群和足背肌，其末支为皮支，分布于第1~2趾相邻缘背面皮肤（图16-13、图16-14）。

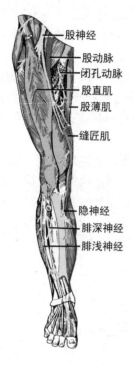

图16-13　下肢前面的神经

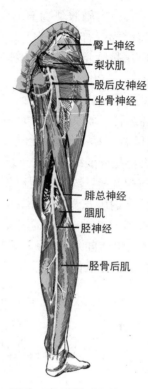

图16-14　下肢后面的神经

三、脑和脑神经

（一）脑

脑（brain）位于颅腔内，可分为端脑、间脑、小脑、中脑、脑桥和延髓6个部分（彩图16-15）。通常将延髓、脑桥和中脑合称为脑干；与脑相连的12对脑神经除前2对分别连于端脑和间脑外，其余皆连于脑干（彩图16-16）。

1. 脑干

脑干（brain stem）在枕骨大孔处与脊髓相续，上接间脑；延髓和脑桥的背面与小脑相连，它们之间的腔室为第四脑室（彩图16-15）。

（1）脑干的外形：脑干自下而上由延髓、脑桥和中脑组成。

①延髓（meddulla oblongata）：形似倒置的圆锥体，为脊髓向上的延续，脊髓所有纵沟都延伸到延髓。延髓的腹侧面（彩图16-17）有舌咽神经、迷走神经、副神经和舌下神经最末4对脑神经相连；延髓的背侧面（彩图16-18）有薄束结节和楔束结节，其深面分别埋有薄束核和楔束核。

视频·神经系统·脑

②**脑桥（pons）**：腹侧面膨隆宽阔（彩图 16-17），称为基底部，其中线上有基底沟，脑桥向两侧逐渐变窄移行为小脑中脚，有三叉神经、展神经、面神经和前庭蜗神经根与脑桥相连。③**菱形窝**：为第四脑室底，呈菱形凹陷，由延髓上部背面和脑桥背面共同构成（彩图 16-18）。④**中脑（midbrain）**：位于脑桥与间脑之间，其中间的管腔称为中脑水管。中脑腹侧面有一对大脑脚，脚间窝内有动眼神经根出脑。中脑背侧面有两对圆形隆起称四叠体，上方的一对为上丘，是视觉皮质下反射中枢；下方的一对为下丘，是听觉皮质下反射中枢。在下丘的下方，有滑车神经出脑（彩图 16-17、彩图 16-18）。

（2）**脑干的内部结构**：脑干像脊髓一样，也由灰质和白质构成，但脑干的灰质不是连续的纵柱，而是分散成大小不等的团块，称为神经核；可分为两大类：一类是与第 3~12 对脑神经相连的脑神经核；另一类不与脑神经直接相连，称为非脑神经核。脑干的白质大都是脊髓纤维束的延续。

①**脑神经核**：按照支配对象划分，脑神经核可分为躯体运动核、躯体感觉核、内脏运动核和内脏感觉核（图 16-19）。②**非脑神经核**：薄束核和楔束核为典型的非脑神经核（彩图 16-18），接受薄束和楔束的纤维，传导意识性本体觉和精细触觉。③**脑干的纤维束**：包括自大脑皮质运动区发出的支配骨骼肌随意运动的锥体束、传导意识性本体觉和精细触觉的内侧丘系和三叉丘系、传导一般感觉的脊髓丘脑束等。

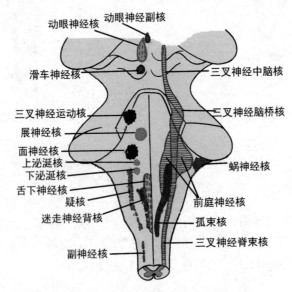

图16-19　脑神经核在脑干背面的投影

2. 小脑

（1）**小脑的位置和外形**：小脑（cerebellum）在大脑半球枕叶的下方，脑桥与延髓的后方，借 3 对脚与脑干相连（彩图 16-15）。小脑在外形上可分中间的小脑蚓和两侧的小脑半球（图 16-20、图 16-21）。

（2）**小脑的构造**：小脑表面的一层灰质，称**小脑皮质**，皮质深面的白质称为髓质。

（3）**小脑的功能**：小脑主要是一个与运动调节有关的中枢，其主要功能是维持身体平衡、调节肌张力和协调随意运动。

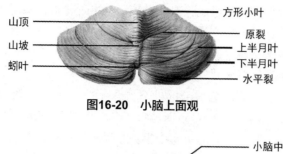

图16-20 小脑上面观

山顶
山坡
蚓叶

方形小叶
原裂
上半月叶
下半月叶
水平裂

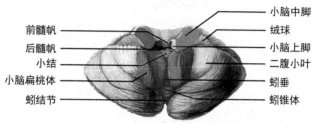

图16-21 小脑下面观

前髓帆
后髓帆
小结
小脑扁桃体
蚓结节

小脑中脚
绒球
小脑上脚
二腹小叶
蚓垂
蚓锥体

3. 间脑

间脑（diencephalon）位于中脑的前上方，大部分被大脑半球所掩盖。间脑的外侧与大脑半球愈合，中间有一矢状裂隙称第三脑室，它向下通中脑水管，向上经室间孔与侧脑室相通（彩图 16-15）。

间脑主要包括背侧丘脑、后丘脑和下丘脑 3 部分。

（1）背侧丘脑：又称丘脑，位于间脑的背侧部，是一对卵圆形的灰质团块，其外侧紧贴大脑半球的内囊，前下方邻接下丘脑，其内侧面成为第三脑室壁的后上份，以下丘脑沟与下丘脑分界（彩图 16-15, 图 16-22）。

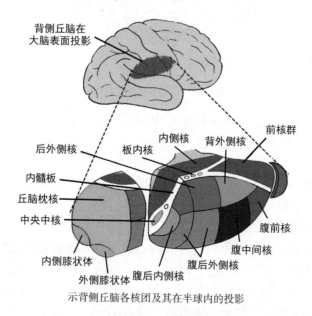

背侧丘脑在
大脑表面投影

后外侧核
内髓板
丘脑枕核
中央中核

板内核
内侧核

背外侧核

前核群

内侧膝状体
外侧膝状体
腹后内侧核
腹后外侧核
腹中间核
腹前核

示背侧丘脑各核团及其在半球内的投影

图16-22 右侧背侧丘脑冠状切面示意图

背侧丘脑由一些灰质核团组成，有一"Y"形的内髓板，将背侧丘脑分隔为前部的前核群、内侧部的内侧核群和外侧部的外侧核群（图 16-22）。背侧丘脑是皮质下的高级感觉中枢，来自全身的深、浅感觉，最后都在此中继，再到大脑皮质感觉中枢，故又称为躯体感觉传导路的中继站。

（2）后丘脑：位于背侧丘脑后部的外下方，主要为上、下两对隆起的内侧膝状体和外侧膝状体（彩图 16-18），它们分别是听觉和视觉传导路的中继站。内侧膝状体接受听觉纤维，发出听辐射到颞叶的听觉中枢；外侧膝状体接受视束纤维，发出视辐射到枕叶的视觉中枢。

（3）下丘脑：位于背侧丘脑的前下方，构成第三脑室的底和侧壁下部，是重要的皮质下内脏活动中枢（彩图 16-15）。

4. 端脑

端脑（telencephalon）通常又称大脑，由左、右大脑半球构成，左、右半球之间的裂隙为大脑纵裂，纵裂底部有连接两半球的横行纤维，称为胼胝体（彩图 16-15）。

1）大脑半球的外形：大脑半球可分为上外侧面、内侧面和下面，其表面凸凹不平，有许多深浅不一的沟，沟与沟之间的隆起称为大脑回。

（1）半球的分叶：大脑半球被中央沟、外侧沟和顶枕沟分为 5 个叶（图 16-23）。

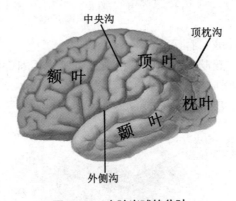

图16-23 大脑半球的分叶

中央沟在半球上外侧面，自半球上缘中点稍后，向下前斜行，几乎达外侧沟；外侧沟位于半球的上外侧面，此沟较深，由前向后斜行；顶枕沟位于半球内侧面的后部，由前下向后上并略转至上外侧面。

5 个叶分别是额叶、顶叶、枕叶、颞叶和岛叶。额叶在外侧沟以上和中央沟之前；顶叶在中央沟与顶枕沟之间；枕叶在顶枕沟以后；颞叶在外侧沟以下；岛叶在外侧沟的深处。

（2）半球上外侧面的沟和回（彩图 16-24）：在中央沟的前方有一与之平行的中央前沟，两者之间为中央前回。中央前沟向前，有上、下两条平行的沟，为额上沟和额下沟，两沟将额叶皮质自上而下分为额上回、额中回和额下回。在中央沟后方有一条与其平行的中央后沟，两沟之间为中央后回，围绕外侧沟末端周围的为缘上回，围绕颞上沟末端的脑回为角回。外侧沟下方有一平行的沟，称颞上沟，颞上沟上方的回称为颞上回。于外侧沟深处的颞上回上壁上，有几条短而横行的脑回称为颞横回。

（3）半球内侧面的沟和回（彩图16-25）：上述的额、顶、颞、枕叶都延伸到半球的内侧面。中央前、后回自半球上外侧面延续到半球内侧面的部分，为中央旁小叶。从胼胝体的后方，有一条向后走向枕叶后端的深沟，称为距状沟，此沟与顶枕沟中部相遇。在胼胝体与半球上缘之间，有一略与两者平行的沟，称为扣带沟，扣带沟与胼胝体之间的回为扣带回，其后端变窄并弯向前方接连海马旁回，海马旁回的前端弯成钩形，称为钩。扣带回、海马旁回和钩，几乎呈环形围于大脑与间脑交接处的边缘，称为边缘叶。

（4）大脑半球的下面：在额叶的下面前内侧有一椭圆形的嗅球，内有嗅球细胞，接受嗅神经，后端变细为嗅束（彩图16-16）。

2）**大脑半球的内部结构**：大脑半球表面的一层灰质，称为大脑皮质；皮质的深面为白质，又称大脑髓质；白质内埋有灰质团块，称基底核；半球内还有左右对称的腔隙，称为侧脑室。

（1）**大脑皮质的结构和分区**：大脑皮质表面存在的沟与回，扩大了皮质的表面积，人类大脑皮质的面积约为2200cm²，有1/3露在表面，2/3在沟裂的底和壁上。大脑皮质是由各种神经元、神经纤维及神经胶质构成。大脑是高级神经活动的物质基础，临床的观察和实验研究证明，人的大脑皮质有许多不同的功能区，又称中枢（图16-26、图16-27），重要的神经中枢如图16-27所示。

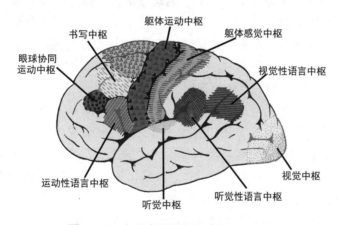

图16-26　大脑皮质的中枢（上外侧面）

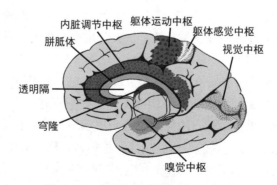

图16-27　大脑皮质的中枢（内侧面）

下篇·人体结构、功能与疾病

①**躯体运动中枢**：是随意运动的最高级中枢，位于中央前回和中央旁小叶前部（图16-26、图16-27）。躯体运动中枢对骨骼肌的管理有如下特点：管理身体对侧骨骼肌，但眼外肌、上部面肌、咀嚼肌、咽肌、喉肌等是双侧支配；有一定的局部定位关系，即中央前回上部及中央旁小叶前部支配下肢肌，中央前回中部支配上肢和躯干肌，中央前回下部支配头颈肌。因此它与身体各部的关系，像头在下、脚在上倒立的人形，但头面部的投影依然是正位；身体各部在皮质的代表区的大小与运动的精细复杂程度相关，如口和手在皮质所占的面积较其他部分相对大很多。②**躯体感觉中枢**：位于中央后回及中央旁小叶后部（图16-26、图16-27），此中枢接受背侧丘脑发出的纤维，管理躯体浅、深感觉。其特点是：接受对侧身体的感觉冲动，感觉传入的皮质投射也是倒置的，和躯体运动中枢相似；代表区的大小与身体各部感觉的灵敏程度相关，如手、指、唇、足等感觉灵敏部位的代表区面积大，而躯干的代表区面积小。③**视觉中枢**：在枕叶内侧面距状沟上、下的皮质。一侧视觉中枢接受同侧视网膜颞侧和对侧视网膜鼻侧的传入冲动（图16-27）。④**听觉中枢**：在颞叶的颞横回（图16-26），每侧听觉中枢都接受来自两耳的听觉冲动，因此，一侧听觉中枢受损，不会引起全聋。⑤**语言中枢**：是人类大脑皮质所特有的，通常只存在于一侧半球，所在的半球称为优势半球，语言中枢有说话、听话、书写和阅读4个中枢（图16-26）。**运动性语言中枢**（说话中枢）位于额下回后部（44区），又称Broca区。此区受损，患者丧失说话能力，可以听懂他人的语言，与发音有关的肌肉并未瘫痪，尚能发音，临床上称为运动性失语症。

（2）**基底核**（basal nuclei）：是埋藏在大脑底部白质内的灰质核团，包括尾状核、豆状核和杏仁体等。尾状核与豆状核合称纹状体。

尾状核长而弯曲，蜷伏在背侧丘脑之上，分为头、体、尾3部分。

豆状核位于岛叶的深部，背侧丘脑的外侧，被白质分成内侧部色泽较浅的**苍白球**和外侧部色泽较深的**壳**，苍白球是纹状体中古老的部分，又称**旧纹状体**。豆状核的壳和尾状核在进化上较新，合称为**新纹状体**。纹状体是人类锥体外系统的重要组成部分，具有协调各肌群间的运动和调节肌张力等功能。

杏仁体在海马旁回钩内，与尾状核尾相连，与调节内脏活动和情绪等功能有关。

（3）**大脑白质**：又称大脑髓质。由大量的神经纤维构成，可分为3类。①**连合纤维**：是连接左右大脑半球皮质的横行纤维，其最主要者为胼胝体。②**联络纤维**：为同侧半球皮质各部间相互联系的纤维。③**投射纤维**：是大脑皮质与皮质下结构的上、下行纤维，大都经过内囊（图16-28）。

内囊（internal capsule）是位于尾状核、背侧丘脑与豆状核之间的上、下行纤维密集而成的白质区，在大脑半球的水平切面上，呈"><"形，可分为内囊前肢、内囊膝和内囊后肢3部分（图16-28）。内囊前肢位于尾状核与豆状核之间；内囊后肢较长，在豆状核与背侧丘脑之间；内囊前、后肢相接的拐角处，称内囊膝。在内囊这一窄小区域内集中了绝大多数的上、下行纤维束，它们之间相对集中，但并非截然分开。经内囊前肢的投射纤维，主要有额桥束；经内囊膝部的投射纤维有皮质核束（皮质延髓束）；经内囊后肢的投射纤维主要有皮质脊髓束、丘脑皮质束，在内囊后肢的后面有视辐射

及听辐射通过（图 16-29）。

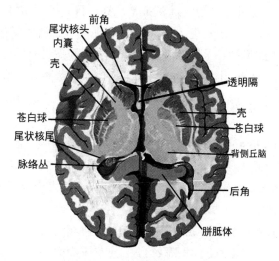

图16-28　大脑半球的水平切面

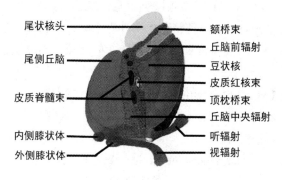

图16-29　内囊模式图

（二）脑神经

脑神经（cranial nerves）共 12 对，其排列顺序是以它们出入脑的部位前后次序而定：即Ⅰ嗅神经、Ⅱ视神经、Ⅲ动眼神经、Ⅳ滑车神经、Ⅴ三叉神经、Ⅵ展神经、Ⅶ面神经、Ⅷ前庭蜗神经、Ⅸ舌咽神经、Ⅹ迷走神经、Ⅺ副神经、Ⅻ舌下神经（彩图 16-30）。脑神经主要分布于头面部，部分还分布到胸、腹腔的脏器、颈、背部。

视频 - 神经系统 - 脑神经

脑神经的纤维成分可分为以下 4 种（彩图 16-31）。

1）躯体感觉纤维：将头面部躯体感受器获得的信息传递到脑干内的躯体感觉核。

2）内脏感觉纤维：将内脏感受器接受的刺激传递到内脏感觉核。

3）躯体运动纤维：是脑干躯体运动核胞体发出的轴突，支配头、颈部的骨骼肌。

4）内脏运动纤维：脑神经中的内脏运动纤维为副交感纤维，它是脑干内脏运动核（副交感核）细胞体发出的轴突，支配平滑肌、心肌和腺体。

脑神经根据所含的纤维成分的种类可分为感觉性（第Ⅰ、Ⅱ、Ⅷ对）神经、运动性（第Ⅲ、Ⅳ、Ⅵ、Ⅺ、Ⅻ对）神经和混合性（第Ⅴ、Ⅶ、Ⅸ、Ⅹ对）神经。

1）嗅神经（olfactory nerves）：传导嗅觉，起于鼻腔黏膜嗅区的嗅细胞，其中枢突集合成 20 多条嗅丝（即嗅神经）穿筛孔入颅，终止于嗅球，将嗅觉冲动传入大脑。

2）视神经（optic nerve）：传导视觉冲动，由视网膜神经节细胞的轴突在视神经盘处集聚而成，自眼球行向后内方，穿视神经管入颅中窝，与对侧视神经形成视交叉，再经视束连于间脑。

3）动眼神经（oculomotor nerve）：自中脑的脚间窝出脑，向前经眶上裂入眶，支配提上睑肌、上直肌、内直肌、下直肌和下斜肌、瞳孔括约肌及睫状肌。

4）滑车神经（trochlear nerve）：由下丘下方出脑，绕大脑脚外侧向前经眶上裂入眶，支配上斜肌。

5）三叉神经（trigeminal nerve）：是最粗大的脑神经，有 3 条分支：第 1 支为眼神经，第 2 支为上颌神经，第 3 支为下颌神经，分布于头面部皮肤以及眼、鼻腔和口腔的大部分黏膜以及牙齿和脑膜等处，传导痛、温、触觉，此外还分布于咀嚼肌。

6）展神经（abducent nerve）：经延髓脑桥沟出脑，前行经眶上裂入眶，支配外直肌。

7）面神经（facial nerve）：经延髓脑桥沟外侧出脑，经内耳门进入内耳道底进入面神经管，经茎乳孔出颅，分支支配面肌；舌前 2/3 的味蕾，司味觉；泪腺、下颌下腺和舌下腺，司其分泌。

8）前庭蜗神经（vestibulocochlear nerve）：又称位听神经，由蜗神经和前庭神经两部分组成。**前庭神经**传导平衡觉，**蜗神经**传导听觉，两者合成一干，经内耳门入颅，在面神经的外侧，经延髓脑桥沟外侧入脑桥。

9）舌咽神经（glossopharyngeal nerve）：经颈静脉孔出颅，分布到舌后 1/3 和咽的黏膜（司味觉和一般感觉），支配咽肌、管理腮腺的分泌。

10）迷走神经（vagus nerve）：是行程最长，分布最广的混合性神经。

迷走神经由 4 种纤维成分组成。

（1）**内脏运动纤维**（副交感神经）：分布于颈、胸、腹部脏器的平滑肌、心肌和腺体。

（2）**躯体运动纤维**：支配咽喉肌。

（3）**内脏感觉纤维**：分布于颈、胸、腹部脏器。

（4）**躯体感觉纤维**：分布于耳郭及外耳道皮肤。

迷走神经自延髓橄榄的背侧出脑，经颈静脉孔出颅，在颈部两侧下行，经胸廓上口入胸腔，沿食管两侧经食管裂孔入腹腔。迷走神经沿途发出许多分支支配相应的器官。

11）副神经（accessory nerve）：由延髓侧面出脑，经颈静脉孔出颅，支配胸锁乳突肌和斜方肌。

12）舌下神经（hypoglossal nerve）：在延髓锥体外侧出脑，经舌下神经管出颅，支配舌肌。

第二节　神经元的信息传递

一、神经元、神经胶质细胞和神经纤维

（一）神经元

神经细胞又称**神经元**（**neuron**），是构成神经系统结构和功能的基本单位。神经元的形状、大小不一，但大多数可分为**胞体**（**soma**）和突起两部分（彩图16-2）。

神经元的胞体主要分布在脑和脊髓的灰质以及神经节里，突起又分**树突**（**dendrites**）和**轴突**（**axon**）。由胞体向外伸展，呈树枝状的分支称为树突，胞体中所有的细胞器大多可进入树突，一般认为树突区是神经元的感受区。一个神经元一般只有一个轴突。胞体发出轴突的部位称为**轴丘**（**axon hillock**）。轴突起始段较细，电流密度较大，因而兴奋阈值最低，是神经冲动的产生部位。轴突内的胞质称为轴浆。轴突的末端分成许多分支，每个分支末梢的膨大部分称为**突触小体**（**synaptic knob**）。

（二）神经胶质细胞（neuroglial cell）

简称胶质细胞（glia cell），广泛分布于周围和中枢神经系统，中枢神经系统的胶质细胞主要有星形胶质细胞、少突胶质细胞、小胶质细胞和室管膜细胞，其数量为（1~5）×10^{12}，是神经元数量的10~50倍（图16-32）。周围神经系统的胶质细胞主要有形成髓鞘的施万细胞和脊神经节中的卫星细胞。胶质细胞体积较小，形态各异，有突起，但无轴突和树突之分，也没有传导神经冲动的功能，细胞之间不形成化学性突

PPT-神经生理学

触，但普遍存在缝隙连接。它们的功能复杂，对神经元形态、功能完整性和维持神经系统微环境的稳定性有重要作用，如支持、绝缘屏障、修复和再生、物质代谢和营养性作用，参与神经递质及生物活性物质的代谢，储存和调节 K$^+$ 浓度，维持神经元正常活动。

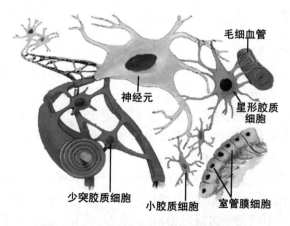

毛细血管
神经元
星形胶质细胞
少突胶质细胞
小胶质细胞
室管膜细胞

图16-32　中枢神经系统胶质细胞模式图

（三）神经纤维

神经胶质细胞包裹神经元轴突或感觉神经元的长树突形成**神经纤维**（nerve fiber）。神经纤维可分为有髓鞘神经纤维和无髓鞘神经纤维。在中枢神经系统内的髓鞘由少突胶质细胞形成，在外周神经系统则由施万细胞形成。

1. 神经纤维的分类

生理学中常采用两种分类法：①根据电生理学特性将神经纤维分为 A、B、C 三类，多用于传出纤维；②根据纤维的直径和来源不同将神经纤维分为 I（ I a 和 I b）、Ⅱ、Ⅲ、Ⅳ 四类，常用于传入纤维（表 16-1 和表 16-2）。

表 16-1　神经纤维的分类（一）

按电生理特征分类		来　　源	直径/μm	传导速度/（m/s）	锋电位时间/（m/s）	按来源及直径分类
A（有髓）	Aα	肌梭、腱器官传入纤维，梭外肌传出纤维	13~22	70~120	0.4~0.5	I
	Aβ	皮肤触压觉传入纤维	8~13	30~70	0.4~0.5	Ⅱ
	Aγ	梭内肌传出纤维	4~8	15~30	0.4~0.5	
	Aδ	皮肤痛温觉、触压觉传入纤维	1~4	12~30	0.4~0.5	Ⅲ
B（有髓）		自主神经节前纤维	1~3	3~15	1.2	
C（无髓）	SC	自主神经节后纤维	0.3~1.3	0.7~2.3	2.0	
	drC	脊髓后根痛觉传入纤维	0.4~1.2	0.6~2.0	2.0	Ⅳ

表 16-2　神经纤维的分类（二）

按来源及直径分类	来　　源	直径/μm	传导速度/（m/s）	按电生理特征分类
I a	肌梭传入纤维	12~22	70~120	Aα
I b	腱器官传入纤维	12 左右	70 左右	Aα
Ⅱ	皮肤触压、振动觉传入纤维	5~12	25~70	Aβ
Ⅲ	皮肤痛温觉、肌肉深压觉传入纤维	2~5	10~25	Aδ
Ⅳ	无髓的痛温觉、机械感受器传入纤维	0.1~1.3	1 左右	C

2. 神经纤维传导的特征

神经纤维的基本功能是传导兴奋。沿神经纤维传导的兴奋或动作电位称为**神经冲动**（nervous impulse）。神经纤维通过神经冲动的传导，以完成神经元之间及神经元与效应器之间的兴奋传递。其传导特征如下：①生理完整性，神经纤维传导兴奋要求其结构和功能都是完整的。如低温冷冻、药物麻醉或切断等因素作用于神经纤维某一局部，破坏其完整性，可造成神经冲动的传导阻滞。②绝缘性，一条神经干包含有许多条神经纤维，各条神经纤维之间是绝缘的，在混合神经干内，传入、传出纤维各自传送相关信息而互不干扰，保证了神经调节的准确性。③双向性，在实验条件下，人工刺激神经纤维上任何一点所产生的冲动可沿纤维向两端同时传导。但在体内，由于神经纤维总是作为反射弧的传入或传出部分，所以神经纤维上动作电位往往单方向传导。④相对不疲劳性，神经纤维能较持久地保持传导兴奋的能力，由于冲动传导耗能极少，比突触传递的耗能小得多，故不容易发生疲劳。

3. 神经纤维的传导速度

不同种类的神经纤维具有不同的传导速度（表 16-1、表 16-2）。一般来说，神经纤维的传导速度与其直径大小、有无髓鞘、温度等因素有关。神经纤维直径越大，内阻越小，局部电流越大，传导速度也越快。神经冲动在有髓神经纤维上的传导为跳跃式传导，其传导速度比无髓纤维快。在一定范围内，温度升高与传导速度呈正相关。低温或周围神经病变时传导速度减慢。

4. 神经纤维的轴浆运输

轴突内的轴浆是经常流动的。轴浆流动具有运输物质的作用，故称为**轴浆运输**（**axoplasmic transport**）。轴浆运输是双向的。轴浆由胞体流向轴突末梢，称为顺向轴浆运输；相反，轴浆由轴突末梢反向流向胞体，称为逆向轴浆运输。顺向轴浆运输分为快速和慢速轴浆运输两类。快速轴浆运输主要运输具有膜结构的细胞器，如线粒体、递质囊泡和分泌颗粒等。在猴、猫等动物的坐骨神经内的运输速度约为 410mm/d。慢速轴浆运输是指由胞体合成的蛋白质构成的微管和微丝等结构不断向前延伸，轴浆的其他可溶性成分也随之向前运输，其速度为 1~12mm/d。

5. 神经的营养性作用和神经营养因子

神经对所支配的组织除发挥调节作用（功能性作用）外，神经末梢还经常释放一些营养性因子，后者可持续调节所支配组织的代谢活动，影响其结构、生化和生理，神经的这种作用称为**营养性作用**（**trophic action**）。神经的营养性作用在正常情况下不易被觉察，但在切断神经后便能明显地表现出来。

神经营养因子（**neurotrophic factor，NT**）是一类由神经所支配组织和星形胶质细胞产生的，反过来维持神经元生长与功能所必需的蛋白质分子。神经营养因子由末梢摄取经逆向轴浆运输到达胞体，促进胞体合成有关蛋白质分子，支持营养神经元的发育，维持其正常功能。

二、神经元间的信息传递

神经系统数量庞大的神经元间无原生质直接相连，它们通过多种方式发生信息传递，最主要和基本的方式是**突触**（**synapse**）传递。突触是指神经元之间或神经元与效应器细胞之间传递信息的结构部位。神经元与效应器间的突触也称为接头，如**神经-肌肉接头**（**neuromuscular junction**）。突触的结构不同，信息传递的方式也不同。按照信息传递媒介物性质的不同，突触可分为**化学性突触**（**chemical synapse**）和**电突触**（**electrical synapse**）两类。化学性突触的信息传递是通过神经递质，而后者的信息传递则为局部电流。化学性突触一般由突触前膜、突触间隙和突触后膜三部分组成，其末梢释放的递质仅作用于范围极为局限的突触后成分。

此外，还有一种不在经典突触结构中进行的信息传递方式，以化学物质作为信息传递的媒介物，称为非突触性化学传递（non-synaptic chemical transmission），其末梢释放的递质可扩散至距离较远和范围较广组织，如曲张体。

（一）突触的结构和分类

1. 化学性突触

（1）经典突触的结构：经典的化学性突触由**突触前膜**（presynaptic membrane）、**突触间隙**（synaptic cleft）和**突触后膜**（postsynaptic membrane）三部分组成。突触小体的末梢膜，称为突触前膜；与之相对的胞体或突起的膜为突触后膜；突触前膜和突触后膜比邻近的细胞膜厚，两者的间隙为突触间隙。在突触小体的轴浆内含有较丰富的线粒体和突触小泡，一种突触可含一种或几种形态的小泡，内含高浓度的神经递质。在突触后膜上则存在着相应的特异性受体或化学门控通道。

（2）突触的分类：根据神经元接触的部位，通常将突触分为三类：①轴突 - 树突式突触；②轴突 - 胞体式突触；③轴突 - 轴突式突触。也可按功能，将突触分为兴奋性突触和抑制性突触。

2. 电突触

电突触的结构基础是**缝隙连接**（gap junction），是两个神经元膜紧密接触的部位（彩图 16-33）。两侧膜上有沟通两细胞胞质的通道蛋白，允许带电离子通过这些通道而传递电信息，故称为电传递。电突触传递特点是无突触前膜和后膜之分，因而一般为双向性传递；通道电阻低，传递速度快，几乎没有潜伏期。电突触传递具有促进神经元同步化活动的功能。

（二）非突触性化学传递

除了经典的定向化学性突触，还存在非突触性化学传递。此类神经元轴突末梢有许多分支，各分支上有大量的念珠状曲张体（varicosity），其中含有大量的突触小泡。非突触性化学传递的特点：①不存在突触前膜与后膜的特化结构；②不存在一对一的支配关系，一个曲张体能支配较多的效应细胞；③曲张体与效应细胞间距大，递质弥散距离远，故调节范围弥散；④突触传递时间长，可大于 1s，且长短不一；⑤递质能否发生信息传递效应，取决于突触后成分上有无相应受体。

（三）突触传递的过程

突触传递（synaptic transmission）是指突触前神经元的信息通过传递引起突触后神经元活动的过程。

1. 突触传递的基本过程

主要包括如下步骤：①突触前神经元兴奋、动作电位传导到神经末梢，突触前膜发生除极；②除极达一定水平时，前膜上电压门控 Ca^{2+} 通道开放，细胞外 Ca^{2+} 内流；③突触小泡移动，与前膜融合、破裂；④小泡内递质量子式释放入突触间隙；⑤递质扩散并作用于后膜上特异性受体或化学门控通道；⑥突触后膜离子通道通透性的改变，使某些离子进出后膜；⑦突触后膜发生电位变化（除极或超极化），引起突触后神经元兴奋性的改变；⑧递质与受体作用后立即被分解或移除，使作用终止。以上过程的化学性突触传递是一个电 - 化学 - 电的过程。突触前膜的除极是诱发递质释放的关键因素，Ca^{2+} 是耦联因子。Ca^{2+} 内流量与前膜除极程度大小以及递质释放量成正变关系。突触前神经元的生物电活动，通过诱发突触前神经末梢释放化学递质，而导致突触后神经元的电活动变化。

2. 突触后神经元的电活动突触传递

包括兴奋性与抑制性突触传递，其突触后神经元的电活动变化分别为兴奋性突触后电位与抑制性突触后电位。

（1）兴奋性突触后电位：兴奋性突触兴奋时，突触前膜释放某种兴奋性递质，作用于突触后膜上的特异受体，提高了后膜对 Na^+ 和 K^+ 的通透性，特别是对 Na^+ 通透的化学门控通道开放，Na^+ 内流，突触后膜发生局部除极。这种在递质作用下发生在突触后膜的局部除极，能使该突触后神经元的兴奋性提高称为**兴奋性突触后电位（excitatory postsynaptic potential，EPSP）**（图 16-34）。

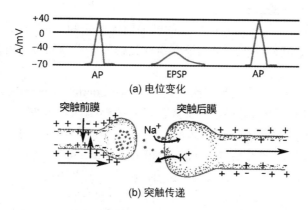

(a) 电位变化

(b) 突触传递

图16-34　兴奋性突触后电位（EPSP）产生机制示意图

EPSP 是局部电位，它的大小取决于突触前膜释放的递质数量。当突触前神经元活动增强或参与活动的突触数目增多时，递质释放量也增多，由递质作用所形成的 EPSP 就可总和叠加起来，使除极幅度增大，若增大到阈电位水平时，便可在突触后神经元轴突始段处诱发动作电位，引起突触后神经元兴奋。如果未能达阈电位水平，虽不能产生动作电位，但由于此局部兴奋电位可能提高了突触后神经元的兴奋性，使之容易发生兴奋，这种现象称为**易化（facilitation）**。

（2）抑制性突触后电位：在抑制性突触中，突触前神经末梢兴奋，突触前膜释放的某些抑制性递质，与突触后膜受体结合后，可提高后膜对 Cl^- 和 K^+ 的通透性，尤其是对 Cl^- 通透的化学门控通道开放；由于 Cl^- 内流与 K^+ 的外流，突触后膜发生局部超极化。这种在递质作用下出现在突触后膜的超极化，能降低突触后神经元的兴奋性，故称之为**抑制性突触后电位（inhibitory postsynaptic potential，IPSP）**（图 16-35）。

抑制性突触后电位动画

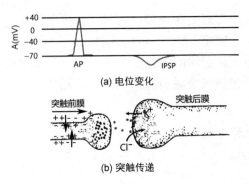

图16-35 抑制性突触后电位（IPSP）的产生机制示意图

在中枢神经系统中，一个神经元常与其他多个神经末梢构成突触，其中有的产生EPSP，有的产生IPSP，它们可在突触后神经元的胞体进行整合。突触后膜上的电位改变取决于同时产生的EPSP和IPSP的代数和。如果EPSP占优势，并达到阈电位水平，可触发突触后神经元爆发动作电位；相反，若IPSP占优势，后神经元则呈抑制状态。

3. 神经-肌肉接头的兴奋传递

躯体运动神经轴突末梢与其所支配的骨骼肌细胞之间形成的功能性特化结构，称为神经-肌肉接头，其传递过程与上述兴奋性突触传递十分相似，也是电-化学-电的传递过程。

（1）神经-肌肉接头的结构：**接头前膜（prejunctional membrane）**是指神经轴突末梢细胞膜，是神经末梢在接近细胞膜处失去髓鞘而形成的。在轴突末梢的轴浆中有许多线粒体和直径约50nm的囊泡（图16-36），称为接头小泡，内含乙酰胆碱（**acetylcholine，ACh**）。**接头后膜（postsynaptic membrane）**，也称为**终板膜（endplate membrane）**。终板膜增厚，规则地向细胞内凹陷形成很多皱褶，增加接头后膜的面积，有利于兴奋的传递。终板膜上有与ACh特异结合的N_2型ACh受体，是化学门控通道。在终板膜表面还分布有胆碱酯酶，它可将ACh分解为胆碱和乙酸。

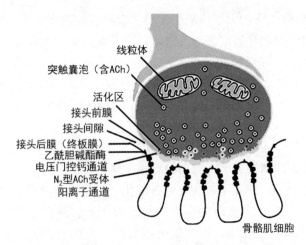

图16-36 神经-肌肉接头结构示意图

（2）神经-肌肉接头的兴奋传递过程：当运动神经兴奋时，神经冲动传到轴突末梢，接头前膜除极，引起电位门控性 Ca^{2+} 通道开放，膜对 Ca^{2+} 的通透性增加，Ca^{2+} 进入细胞内，促进大量囊泡向前膜靠近，囊泡膜与轴突膜融合、破裂，囊泡中的 ACh 通过出胞作用释放至接头间隙。ACh 与终板膜上的 N_2 受体结合，使关闭状态的通道开放。Na^+、K^+ 离子跨膜转运，主要是大量 Na^+ 内流和少量 K^+ 外流，使终板膜除极，产生**终板电位（endplate potential，EPP）**。终板电位是一种局部电位，其大小与前膜释放的 ACh 量成正比，亦可总和，可衰减性传导，经总合达到阈电位水平，继而产生动作电位，并传播至整个肌细胞膜，再通过肌细胞兴奋 - 收缩耦联，引起一次机械收缩。

（3）神经 - 肌肉接头兴奋传递特点：与兴奋性突触传递过程相似，终板膜上产生的 EPP 与 EPSP 相似，表现在：①非全和无现象，有等级性，其大小与前膜释放的 ACh 量成正变关系；②衰减性传导（电紧张扩布）；③无不应期，EPP 有总和现象，包括时间和空间的总和。

三、神经递质和受体

（一）神经递质

神经递质（neurotransmitter）是指由突触前神经元末梢释放、具有在神经元间或神经元与效应器间传递信息的特殊化学物质。除递质外，神经元还能合成和释放一些化学物质，它们并不在神经元之间直接起信息传递作用，而是增强或削弱递质的信息传递效应，这类对递质信息传递起调节作用的物质称为**神经调质（neuromodulator）**。调质所发挥的作用则称为**调制作用（modulation）**。但由于**递质在有些情况下可起调质的作用，而在另一种情况下调质也可发挥递质的作用**，因此两者之间并无明确界限。

过去认为，一个神经元内只存在一种递质，其全部末梢只释放同一种递质，这一观点称为**戴尔原则（Dale principle）**，但近来发现可有两种或两种以上的递质（包括调质）共存于同一神经元内，这种现象称为**递质共存（neurotransmitter co-existence）**。递质共存的意义在于协调某些生理过程。现已了解的神经递质已达 100 多种，根据其化学结构，可将递质大致分成若干个大类（表 16-3）。

表 16-3　神经递质的分类

分　类	主　要　成　员
胆碱类	乙酰胆碱
胺类	肾上腺素、去甲肾上腺素、多巴胺、5- 羟色胺
氨基酸类	谷氨酸、门冬氨酸、γ-GABA、甘氨酸
肽类	下丘脑调节肽、阿片肽、脑肠肽、血管紧张素 Ⅱ、神经肽、舒血管肠肽等
嘌呤类	腺苷、ATP
气体类	NO、CO
脂类	前列腺素、神经类固醇

按神经递质产生的部位不同，可分为外周神经递质和中枢神经递质。

（1）**外周神经递质**：是指由传出神经末梢释放的神经递质，包括自主神经和躯体运动神经末梢释放的乙酰胆碱、去甲肾上腺素和肽类。

（2）中枢神经递质：是指在中枢神经内参与突触传递的神经递质，主要有乙酰胆碱、单胺类、氨基酸类及肽类等。

（3）递质的代谢：是指递质的合成、储存、释放、降解、再摄取和再合成等过程。递质代谢障碍常引起神经功能紊乱，而用药物来干预递质代谢过程可对临床疾病产生治疗作用。

（二）受体

1. 受体的概念

受体（receptor）是指细胞膜或细胞内能与某些化学物质（递质、调质、激素等）特异性结合并诱发生物效应的特殊生物分子。神经递质必须与相应受体结合后才能发挥作用。能与受体特异性结合并产生生物效应的化学物质，称为受体的**激动剂（agonist）**；能与受体特异性结合，但不产生生物效应的化学物质称为**拮抗剂（antagonist）**，两者统称为**配体（ligand）**。受体与配体的结合具有结构特异性、饱和性、可逆性、高灵敏度和多样性（同一受体可广泛分布于不同组织；同一组织的不同区域，受体密度不同）。

2. 受体的分类

①按受体所在位置可分为细胞膜受体、胞质受体和胞核受体。②按结合的配体分类与命名，如以 ACh 为配体的受体称为胆碱能受体，以肾上腺素、去甲肾上腺素为配体的受体称为肾上腺素能受体。同一配体可能有两种或两种以上不同的受体，如 ACh 有烟碱型（N）和毒蕈碱型（M）两种受体；去甲肾上腺素有 α 受体和 β 受体。每种受体还有不同的受体亚型。同一配体与不同类型受体结合会有不同的细胞反应，产生多样的生物效应。③根据受体的蛋白结构、信息转导过程、效应性质、受体位置等，可分为含离子通道的受体（如 N- 型乙酰胆碱受体含钠离子通道）、G 蛋白耦联受体（如肾上腺素受体等）、酪氨酸激酶活性的受体（如胰岛素受体）、调节基因表达的受体（如甾体激素受体）等。

3. 受体的调节

受体的数目以及与配体结合亲和力可随递质的释放发生变化。若递质释放不足，受体的数量逐渐增加，称为受体的**上调（up-regulation）**；反之，若递质释放增加，受体的数量逐渐减少，称为受体的**下调（down-regulation）**。受体的活性增加，或与配体结合的亲和力增加，反应性也增加（致敏现象），而受体的活性降低，亲和力下降，反应性下降（脱敏现象）。

（三）递质、受体系统

1. 乙酰胆碱及其受体

ACh 是最重要的神经递质之一。以 ACh 为递质的神经元称为**胆碱能神经元（cholinergic neuron）**，能释放 ACh 的神经纤维称为**胆碱能纤维（cholinergic fiber）**。在中枢神经系统内，胆碱能神经元分布较广泛，大多起兴奋作用，主要分布在脊髓前角运动神经元、脑干网状结构上行激动系统、丘脑、纹状体和边缘系统的杏仁核、海马等部位。在外周神经系统中，胆碱能纤维包括自主神经的节前纤维、大多数副交感神经的节后纤维、少数交感节后纤维（支配汗腺的交感节后纤维和支配骨骼肌的交感舒血管纤维）和躯体运动神经纤维。在外周，ACh 的传递效应既有兴奋，也有抑制作用，其效应主要取决于受体的性质。如在消化道，迷走神经释放的 ACh 对平滑肌起兴奋作用，而在心肌，迷走神经释放的 ACh 则起抑制作用。

以 ACh 为配体的受体称为**胆碱能受体（cholinergic receptor）**。胆碱能受体包括**毒蕈碱受体（muscarine receptor，M 受体）**和**烟碱受体（nicotin receptor，N 受体）**（表 16-4）。

表 16-4　自主神经系统胆碱能受体和肾上腺素能受体的分布及其功能

效 应 器	胆碱能系统		肾上腺素能系统	
	受体	效 应	受体	效 应
自主神经节	N_1	节前 - 节后兴奋传递		
眼				
虹膜环行肌	M	收缩（缩瞳）		
虹膜辐射状肌			α_1	收缩（扩瞳）
睫状体肌	M	收缩（视近物）	β_2	舒张（视远物）
心脏				
窦房结	M	心率减慢	β_1	心率加快
房室传导系统	M	传导减慢	β_1	传导加快
心肌	M	收缩力减弱	β_1	收缩力增强
血管				
冠状血管	M	舒张	α_1	收缩
			β_2	舒张（为主）
皮肤黏膜血管	M	舒张	α_1	收缩
骨骼肌血管	M	舒张[①]	α_1	收缩
			β_2	舒张（为主）
脑血管	M	舒张	α_1	收缩
腹腔内脏血管			α_1	收缩（为主）
			β_2	舒张
唾液腺血管	M	舒张	α_1	收缩
支气管				
平滑肌	M	收缩	β_2	舒张
腺体	M	促进分泌	α_1	抑制分泌
			β_2	促进分泌
胃肠				
胃平滑肌	M	收缩	β_2	舒张
小肠平滑肌	M	收缩	α_2	舒张[②]
			β_2	舒张
括约肌	M	舒张	α_1	收缩
腺体	M	促进分泌	α_2	抑制分泌
胆囊和胆管	M	收缩	β_2	舒张

效应器	胆碱能系统		肾上腺素能系统	
	受体	效应	受体	效应
膀胱				
逼尿肌	M	收缩	β_2	舒张
膀胱三角区和括约肌	M	舒张	α_1	收缩
输尿管平滑肌	M	收缩[2]	α_1	收缩
子宫平滑肌	M	可变[3]	α_1	收缩（有孕）
			β_2	舒张（无孕）
皮肤				
汗腺	M	促进温热性发汗[1]	α_1	促进精神性发汗
竖毛肌			α_1	收缩
唾液腺	M	分泌大量稀薄唾液	α_1	分泌少量黏稠唾液

注：[1]为交感节后胆碱能纤维支配；

[2]可能是胆碱能纤维的突触前受体调节乙酰胆碱的释放所致；

[3]因月经周期、循环血中雌、孕激素水平、妊娠以及其他因素而发生变动。

（1）M 受体：M 受体既可以和 ACh 结合，也可以和毒蕈碱结合，它们产生相同的效应，ACh 的这种作用称为毒蕈碱样作用（M 样作用）。M 受体广泛分布于绝大多数副交感节后纤维支配的效应器以及部分交感胆碱能纤维支配的效应器（汗腺、骨骼肌血管）细胞膜上。ACh 与 M 受体结合后，通过第二信使引起 ACh 的 M 样作用：可产生一系列自主神经节后胆碱能纤维兴奋的效应，包括心脏活动的抑制；支气管平滑肌、消化道平滑肌、膀胱逼尿肌和瞳孔括约肌的收缩；消化腺和汗腺分泌增加；骨骼肌血管的舒张等。**阿托品（atropine）**是 M 受体的阻断剂。现已证明 M 受体有 $M_1 \sim M_5$ 五种亚型，分别命名为 M_1、M_2、M_3、M_4 和 M_5。

（2）N 受体：N 受体既可以和 ACh 结合，也可以和**烟碱（nicotine）**结合，产生相同的效应，称为烟碱样作用（N 样作用）。N 受体又分为 N_1 和 N_2 两种类型。N 型受体是一种 ACh 门控通道。N_1 受体存在于自主神经节突触后膜上，N_2 受体存在于神经 - 肌肉接头的终板膜上，ACh 与之结合时可分别引起节后神经元的兴奋和骨骼肌细胞兴奋。筒箭毒碱能阻断 N_1 和 N_2 受体；六烃季胺主要阻断 N_1 型受体，十烃季胺则主要阻断 N_2 型受体。

2. 去甲肾上腺素和肾上腺素及其受体

去甲肾上腺素和肾上腺素属于**儿茶酚胺（catecholamine）**。在中枢神经系统内，释放肾上腺素递质的神经元称为肾上腺素能神经元，其胞体主要分布于延髓。释放去甲肾上腺素递质的神经元称为去甲肾上腺素能神经元，其胞体主要位于低位脑干。在外周神经系统内，大多数交感神经节后纤维释放的是去甲肾上腺素，称为**肾上腺素能纤维（adrenergic fiber）**。

在外周交感神经节后纤维支配的各个不同部位的效应器上，由于分布不同的受体，故肾上腺素能纤维对效应器的作用既可兴奋也可抑制。能与肾上腺素和去甲肾上腺素结合的受体称为**肾上腺素能受体（adrenergic receptor）**。其分布极为广泛。多数交感节后纤维末梢支配的效应器细胞膜上都有肾上腺素能受体，有 α 和 β 两种类型，α 受体有 α_1 和 α_2 两种亚型；β 受体有 β_1、β_2 和 β_3 受体。某一效应器官上不一定都有 α 和 β 受体，有的仅有 α 受体，有的仅有 β 受体，有的两者兼有（表 16-4）。肾上腺素能受体不仅与交感末梢的递质相结合，而且能与肾上腺髓质分泌的肾上腺素和去甲肾上腺素以及与儿茶酚胺类药物结合而发生效应。儿茶酚胺类物质激活肾上腺素能受体的作用是不同的，去甲肾上腺素对 α 受体作用强，对 β_2 受体作用弱；肾上腺素则对 α 和 β 的作用都强；异丙肾上腺素主要对 β_2 受体有强烈作用。**哌唑嗪（prazosin）**是 α_1 受体阻断剂；**育亨宾（yohimbine）**是 α_2 受体阻断剂；**酚妥拉明（phentolamine）**对 α_1 和 α_2 受体均有阻断作用，而对 α_1 受体的阻断作用是 α_2 受体的 3~5 倍。**普萘洛尔（propranolol）**能阻断 β 受体，包括 β_1 和 β_2 受体；**阿替洛尔（atenolol）**为选择性 β_1 受体阻断剂，丁氧胺为 β_2 受体阻断剂。

3. 多巴胺及受体

多巴胺（dopamine, DA）是中枢递质，主要存在于中枢神经系统。多存在于纹状体，尤其在尾核内。脑内的多巴胺主要由黑质产生。现已克隆出 5 种 DA 受体，分别为 $D_{1~5}$ 亚型，都是 G 蛋白耦联受体。多巴胺主要参与躯体运动、精神活动、垂体分泌及心血管活动的调节。

4. 5-羟色胺及受体

5- 羟色胺（5-hydroxytryptamine，5-HT）能神经元主要存在于低位脑干。现已克隆出 7 种 5-HT 受体：$5\text{-}HT_1$~$5\text{-}HT_7$，而且在 $5\text{-}HT_1$、$5\text{-}HT_2$ 和 $5\text{-}HT_5$ 受体中又分别分出 5 种、3 种和 2 种亚型。5-HT 及受体主要参与精神、情绪活动。

5. 氨基酸类递质及受体

氨基酸类递质主要有**谷氨酸（glutamate）**、**门冬氨酸（aspartic acid）**、**甘氨酸（glycine）**和 **γ- 氨基丁酸（γ-aminobutyric acid，GABA）**。前两者是兴奋性递质，后两者是抑制性递质。

6. 组胺及受体

组胺（histamine）能神经元主要分布在下丘脑，其纤维到达中枢各部位。组胺有 H_1、H_2、H_3 受体，分布广泛。组胺系统可能与觉醒、性行为、腺垂体激素分泌、血压、痛觉等调节有关。

7. 肽类递质受体

神经系统内肽类递质及其受体种类繁多，如下丘脑调节肽、阿片肽、脑肠肽（神经肽）等。**阿片肽（opioid peptide）**受体是一类介导内源性阿片肽和阿片类镇痛药作用的受体。

8. 嘌呤类递质受体

嘌呤类递质主要有**腺苷（adenosine）**和 ATP。腺苷是中枢内抑制性递质。

另外，一氧化氮（NO）和一氧化碳（CO）小分子气态分子都具有许多神经递质的特征。

下篇 · 人体结构、功能与疾病

第三节　神经中枢活动的一般规律

一、反射中枢

实现神经系统功能的基本方式是反射。反射的基本过程是：一定的刺激作用于特定的感受器，感受器发生兴奋，兴奋以神经冲动的形式经传入神经传向中枢，通过中枢的分析和整合，中枢产生兴奋并经一定的传出神经到达效应器，引起效应器发生某种活动改变。在自然条件下，反射活动需要反射弧结构和功能的完整，如果反射弧中任何一个环节中断，反射将不能进行。

中枢神经系统的大量神经元组合成许多不同的**反射中枢（reflex center）**。反射中枢是指在中枢神经系统内，调节某一特定生理功能的神经元群。它们可分布在中枢神经系统内的不同部位。调节某一复杂生命现象的反射中枢往往涉及范围很广，如调节呼吸运动的神经反射中枢就分散在脊髓、延髓、脑桥、间脑以及大脑皮质等部位。在反射发生时，既有初级水平的整合活动，也有较高级水平的整合活动。

二、中枢神经元的联系方式

中枢神经系统内神经元的联系方式复杂多样，主要有如下几种（图 16-37）。

1. 单线式联系

一个突触前神经元仅与一个突触后神经元发生突触联系。例如，视网膜中央凹处的一个视锥细胞常只与一个双极细胞形成突触联系，而该双极细胞也可只与一个神经节细胞形成突触联系，这种联系方式可使视锥系统具有较高的分辨能力。

2. 辐散式联系

一个神经元的轴突末梢通过其分支与多个神经元建立突触联系的方式称为**辐散式（divergence）联系**。辐散式联系多见于感觉传入通路中，其意义是使一个神经元兴奋同时引起多个神经元发生兴奋或抑制。

3. 聚合式联系

多个神经元通过其轴突末梢与同一神经元建立突触联系的方式称为**聚合式（convergence）联系**。聚合式联系使许多神经元的作用都影响同一神经元的活动，这种联系方式有可能使作用的同一神经元兴奋发生总和，也可能使来源不同的神经元的兴奋和抑制在同一神经元上发生总和或整合作用。聚合式联系在传出通路中多见。

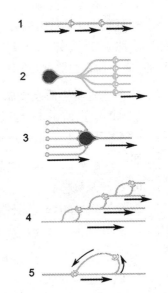

1. 单线式联系；2. 辐散式联系；3. 聚合式联系；4. 链锁式联系；5. 环式联系

图16-37　中枢神经元的联系方式

4. 链锁式联系

中间神经元轴突的侧支兴奋另一神经元，后者再通过轴突侧支直接或间接与其他神经元建立突触联系的方式，称为**链锁式（chain circuit）联系**。其意义可在空间上扩大作用范围。

5. 环式联系

一个神经元与中间神经元发生突触联系，中间神经元返回来直接或间接再作用于该神经元的方式，称为**环式（recurrent circuit）联系**。环状方式联系是反馈调节和后放现象的结构基础。兴奋通过环状联系时，如果环路内是兴奋性中间神经元参与，则兴奋得到加强和延续，产生正反馈效应；如果环路内是抑制性中间神经元参与，通过回返性抑制使原神经元活动减弱或终止，产生负反馈效应。

三、反射中枢内兴奋传递的特征

兴奋在中枢内的化学性突触传递，明显不同于神经纤维上的兴奋传导，其特征主要表现以下几方面：

1. 单向传递

兴奋只能由突触前神经元向突触后神经元方向传导，而不能逆传。这是因为只有突触前膜才能释放神经递质。

2. 中枢延搁

兴奋通过中枢部分的传递需要时间较长，称为**中枢延搁（central delay）**。这是因为兴奋通过突触时需要经历递质释放、递质弥散、与突触后膜受体结合、产生突触后电位等一系列过程。兴奋通过一个化学性突触通常需要 0.3~0.5ms。如果反射路上通过的化学性突触数目越多，则兴奋传递所需的时间也越长。一个最简单的反射只通过一个突触，称为**单突触反射（monosynaptic reflex）**，如膝反射；但大多数反射，则经过两个以上的突触，称为**多突触反射（polysynaptic reflex）**，其反射时间较长。

3. 总和

EPSP 和 IPSP 均可发生总和。总和可分时间总和及空间总和两种，即前一次冲动引起的突触后电位与相继传来的冲动所引起的突触后电位可以相加，称为**时间总和（temporal summation）**，一个突触后神经元同时或几乎同时接受不同轴突末梢传来的冲动所产生的突触后电位也可以相加，称为**空间总和（spatial summation）**。在反射活动中，若兴奋产生的 EPSP 除极总和达到阈电位，即可爆发动作电位。

4. 兴奋节律的改变

在反射活动中，传出神经发出的冲动频率往往与传入神经上的冲动频率不同。这是因为传出神经元的兴奋律不仅受传入冲动频率影响，还与其自身功能状态、中间神经元的功能状态和联系方式有关。

5. 后发放

在反射活动中，当刺激停止后，传出神经仍可在一定时间内发放神经冲动，这种现象叫**后发放**（after discharge）。后发放可发生在环式联系的反射通路中。此外，效应器（如骨骼肌肌梭）受到刺激后也可产生冲动传入中枢，使反射活动的传出增加。

6. 对内环境变化的敏感性和易疲劳性

突触间隙与细胞外液相通，容易受内环境理化因素变化的影响。缺氧、CO_2 潴留、麻醉剂等因素均可影响突触兴奋传递，改变突触传递活动。突触疲劳可能与突触处递质耗竭有关。疲劳的出现可制止过度兴奋，有一定的保护作用。

四、中枢抑制

在任何反射活动中，反射中枢既有兴奋又有抑制，反射活动才得以协调进行。神经中枢内的抑制活动称为**中枢抑制**（central inhibition），按产生机制不同，可分为**突触后抑制**（postsynaptic inhibition）和**突触前抑制**（presynaptic inhibition）两类。

（一）突触后抑制

突触后抑制是由抑制性中间神经元释放抑制性递质，在突触后膜上产生 IPSP 而出现超极化，使突触后神经元受到抑制，因而，突触后抑制又称为**超极化抑制**（hyperpolarization inhibition）。突触后抑制有传入侧支性抑制和回返性抑制两种形式。

1. 传入侧支性抑制

传入纤维进入中枢后，一方面通过突触联系兴奋某一中枢神经元；另一方面通过侧支兴奋一抑制性中间神经元，再通过后者的活动抑制另一中枢神经元。这种抑制称为**传入侧支性抑制**（afferent collateral inhibition），又称**交互抑制**（reciprocal inhibition）。例如，伸肌肌梭的传入纤维进入脊髓后，直接兴奋伸肌运动神经元，同时发出侧支兴奋一个抑制性中间神经元，转而抑制屈肌运动神经元，导致伸肌收缩而屈肌舒张（彩图 16-38）。其意义在于使不同中枢之间的活动得到协调。

2. 回返性抑制

一个中枢神经元兴奋时，传出冲动经轴突侧支兴奋另一个抑制性中间神经元，后者释放抑制性递质，返回来抑制原先发动兴奋的神经元及同一中枢的其他神经元。这种抑制称为**回返性抑制**（recurrent inhibition）（彩图 16-38）。其意义在于及时终止神经元的活动，或使同一中枢内许多神经元的活动协调一致。

（二）突触前抑制

突触前抑制（presynaptic inhibition）是发生在突触前膜的一种除极抑制现象。突触前抑制的结构基础是具有轴突 - 轴突式突触联系。这种抑制形式产生机制比较复杂。目前认为突触前抑制是由于一个兴奋性突触的突触前末梢与另一神经元发生的轴突 - 轴突式突触联系产生的，当神经元 B 兴奋时，使轴突 A 末梢发生了部分除极，膜电位减小，当轴突 A 兴奋传来时，形成的动作电位幅度也减小，Ca^{2+} 内流也少，于是轴突 A 的末梢释放的兴奋性递质减少，导致神经元 C 的 EPSP 减小，兴奋性提高有限。由于这种抑制使突触前膜发生除极后，兴奋性递质释放量减少，EPSP 下降所造成的传递抑制，称为突触前抑制。又因为这种抑制发生时，突触后膜产生的不是超极化，而是除极，形成的不是 IPSP，而是 EPSP 的减小，所以也称为**除极抑制（depolarization inhibition）**。突触前抑制在中枢内广泛存在，尤其多见于感觉传入途径中，对调节感觉传入活动具有重要作用。

第四节 神经系统的感觉功能

机体内、外环境的各种刺激，首先由不同的感受器所感受，然后被转换成相应的神经冲动，通过特定的神经通路传向中枢，经过中枢神经系统的整合，产生相应的**感觉（sensation）**。

一、脊髓的感觉传导功能

脊髓是躯体感觉传入通路的重要环节。**躯体感觉（somesthesia）**包括浅感觉和深感觉两大类，浅感觉又包括触 - 压觉、温度觉和痛觉；深感觉即为**本体感觉（proprioception）**，主要包括位置觉和运动觉。

来自各种感受器的传入冲动，除头面部的通过脑神经传入中枢外，大部分经脊神经后根进入脊髓。浅感觉传导痛、温和轻触觉；其传入纤维在后角更换神经元后在中央管前交叉到对侧，分别经脊髓丘脑侧束（传导痛、温觉）和脊髓丘脑前束（传导轻触觉）上行抵达丘脑。深感觉指肌肉本体感觉和深部压觉；其传入纤维在同侧后索上行，抵达延髓下部薄束核与楔束核，更换神经元后，再发出纤维交叉到对侧，经内侧丘系至丘脑。因此可见，浅感觉传导通路是先交叉后上行，而深感觉传导通路是先上行后交叉。当脊髓出现半离断损伤时，浅感觉障碍出现在离断的对侧，而深感觉障碍发生在离断的同侧，同时出现离断侧的运动障碍，临床上称为脊髓半切综合征（彩图 16-39）。

二、丘脑及其感觉投射系统

丘脑是由大量神经元组成的神经核团群，是除嗅觉以外的各种感觉传入通路的重要中继站，并对感觉传入进行初步的分析和整合。各种感觉传导路上行到丘脑换元，再投射到大脑皮质不同感觉代表区。根据丘脑各部分向大脑皮质投射特征的不同，可把**感觉投射系统（sensory projection system）**分为特异投射系统和非特异投射系统两类（彩图 16-40）。正常情况下，两个投射系统的功能相互协调，使大脑皮质处于觉醒状态，从而产生特定感觉。

（一）特异投射系统

特异投射系统（specific projection system）是指丘脑特异感觉接替核及发出的纤维投射至大脑皮质的特定区域，具有点对点的投射关系。一般投射纤维主要终止于皮质的第四层，与该层内的神经元构成突触联系，其功能是引起各种特定感觉，并激发大脑皮质发出传出神经冲动。

（二）非特异投射系统

非特异投射系统（nonspecific projection system）是指丘脑非特异投射核及其投射至大脑皮质广泛区域的非专一性感觉投射系统。该系统经多次换元并弥散性投射到大脑皮质的广泛区域，因而与皮质不具有点对点的投射关系；另一方面，它们通过脑干网状结构，间接接受来自感觉传导第二级神经元侧支的纤维投射，而网状结构是一个反复换元的部位。由于该系统没有专一的感觉传导功能，因而不能引起特定的感觉。其主要功能是维持和改变大脑皮质兴奋状态，对保持觉醒起重要作用。脑干网状结构内存在着具有上行唤醒作用的功能系统，称为**网状结构上行激动系统**（ascending reticular activating system，ARAS）。目前认为，ARAS主要是通过非特异投射系统而发挥作用的。由于该系统经多突触接替，所以易受药物的影响而产生传导阻滞，如巴比妥类催眠药、全身麻醉药乙醚都有可能阻断该系统的活动而发挥作用。

三、大脑皮质的感觉分析功能

大脑皮质是感觉的最高级中枢。各种传入冲动最后都必须到达大脑皮质，通过大脑皮质的分析和整合才能产生各种意识感觉。因此，皮质存在着不同的感觉功能代表区。

（一）体表感觉区

体表感觉代表区有第一和第二两个感觉区。大脑皮质的中央后回是**第一感觉区**（somatic sensory area Ⅰ）。该皮质产生的感觉定位明确，其感觉投射有以下规律：①交叉投射，一侧体表感觉传入投射到对侧大脑皮质相应区域，但头面部感觉投射是双侧性的。②倒置投射，投射区域的空间总体安排是倒置的，即下肢代表区在中央后回的顶部（膝以下的代表区在皮质内侧面），上肢代表区在中间，头面部代表区在底部，但在头面部代表区局部安排是正立的。③投射区的大小与体表感觉的灵敏度呈正相关；感觉灵敏度高的拇指、食指、口唇的代表区大，而躯干部位的感觉灵敏度低，其皮质代表区也小。人脑的**第二感觉区**（somatic sensory area Ⅱ）位于中央前回与脑岛之间，面积远比第一感觉区小，体表感觉在此内的投射呈双侧性，空间安排为正立（彩图16-41）。

（二）本体感觉区

本体感觉指肌肉、关节等的运动觉与位置觉。中央前回既是运动区，也是本体感觉代表区。感觉区与运动区重叠的部位，称**感觉运动区**（sensorimotor area）。

（三）内脏感觉区

内脏感觉投射比较弥散，位于第一感觉区、第二感觉区、运动辅助区和边缘系统的皮质部位。

（四）视觉

视觉（vision）代表区在枕叶皮质的距状裂上、下缘。视神经入颅后，来自两眼颞侧视网膜的纤维不交叉，来自鼻侧视网膜的纤维则发生交叉而形成视交叉，所以，一侧枕叶皮质受损可造成两眼对侧同向偏盲，双侧枕叶损伤可导致全盲。此外，视网膜上半部投射到距状裂的上缘，下半部投射到下缘；视网膜中央的黄斑区投射到距状裂的后部，周边区投射到距状裂的前部。

视觉投射区在大脑半球内侧面枕叶距状沟的上下皮质。左眼颞侧和右眼鼻侧视网膜的传入纤维投射到左侧枕叶皮质；而右眼颞侧和左眼鼻侧视网膜的传入纤维投射到右侧枕叶皮质。另外，视网膜的上半部传入纤维投射到距状沟的上缘，下半部传入纤维投射到距状沟的下缘，视网膜中央的黄斑区投射到距状沟的后部。

（五）听觉

听觉（hearing）皮质投射区位于颞横回和颞上回。听觉的投射是双侧的，即一侧的听觉皮质代表区接受来自双侧的耳蜗的传入纤维的投射，故一侧代表区受损不会引起全聋。

听觉投射区主要位于颞叶的颞横回。听觉的投射具有双侧性，即一侧听觉区接受双侧耳蜗听觉感受器传来的冲动。人类的低音调组分分布于听皮质的前外侧，高音调组分分布于后内侧。听皮质的各个神经元能对听觉刺激的激发、持续时间、重复频率等，尤其是声源的方向做出反应。

四、痛觉

痛觉（pain）是各种伤害性刺激作用于机体引起的主观感觉，常伴有不愉快的情绪和自主神经反应。疼痛是一种警示信号，对机体有保护意义。疼痛是最常见的临床症状，研究疼痛产生的规律及其机制，对临床诊断、解除疼痛和提高生命质量具有重要意义。

（一）疼痛产生机制

引起痛觉的感受器称为**伤害性感受器**（nociceptor），是感受和传递伤害性信息的游离神经末梢，分布广泛，特异性低，无特殊的适宜刺激，任何刺激达到一定程度均可引起伤害性感受器兴奋。

致痛物质（algogenic substances）是引起痛觉的重要物质，包括内源性和外源性化学物质。当机体受到伤害性刺激时，由受损的细胞释放引起痛觉的物质，称为内源性致痛物质。致痛物质包括 K^+ 和 H^+、5-羟色胺、缓激肽、组胺、前列腺素、P 物质、白三烯、血栓素等。致痛物质通过感觉传导通路，传入中枢神经系统引起痛觉。

（二）皮肤痛

伤害性刺激作用于皮肤时，可先后出现**快痛**（fast pain）与**慢痛**（slow pain）两种性质的痛觉。快痛是一种尖锐的刺痛，其产生与消失迅速，感觉清晰，定位明确；快痛一般属生理性疼痛，常伴有反射性屈肌收缩。慢痛一般在刺激作用 0.5~1.0s 后才产生，是一种定位不太明确，持续时间较长，强烈而难以忍受的烧灼痛，常伴有情绪反应及心血管、呼吸等方面的反应，慢痛一般属病理性疼痛。

现已明确，快痛由较粗的、传导速度较快的 A_δ 纤维传导，主要投射到大脑皮质第一感觉区，引起定位明确的快痛，其特征是：感觉敏锐，定位明确，产生快，消失也快，一般不伴有明显情绪变化；慢痛则由较细的、传导慢的无髓 C 纤维传导，投射到皮质第二感觉区和边缘系统，引起定位不明确的慢痛，其特征是：感觉发生慢，消退也慢，常伴有明显情绪反应。

（三）内脏痛与牵涉痛

1. 内脏痛

内脏器官受到伤害性刺激时产生的疼痛称为**内脏痛**（ visceral pain ）。内脏痛的特点：①定位不明确；②主要是慢痛，发生缓慢，持续时间长；③对不同刺激的分辨能力差，对切割、烧灼等刺激不敏感，而对机械牵拉、痉挛、缺血、炎症及化学性刺激十分敏感；④常伴有不愉快的情绪反应和明显的自主神经活动变化（如恶心、呕吐等），这是由于内脏痛觉感受器数量少以及内脏痛的传入通路与引起恶心、呕吐及其他自主神经效应的神经传入通路有密切联系。

2. 牵涉痛

某些内脏疾病往往可引起体表部位发生疼痛或痛觉过敏的现象称为**牵涉痛**（ referred pain ）。了解牵涉痛的部位与相应内脏的联系，对诊断某些疾病具有重要参考价值。例如，心肌缺血时发生的心前区、左肩和左臂的疼痛；胆囊病变时发生的右肩区的疼痛；胃溃疡或胰腺炎会出现左上腹和肩胛间区疼痛；阑尾炎时出现的上腹部或脐区的疼痛；肾结石则可引起腹股沟区疼痛等。了解牵涉痛的规律有助于临床诊断。

由于牵涉痛多发生在与疼痛原发脏器具有相同胚胎来源节段和皮节的体表部位，所以对牵涉痛发生的机制通常用**易化学说**（ facilitation theory ）与**会聚学说**（ convergence theory ）进行解释。

五、嗅觉和味觉

嗅觉（olfaction）皮质代表区位于边缘叶的前底部，包括梨状区皮质的前部和杏仁核的一部分。**味觉**（ gustation ）投射区在中央后回头面部感觉区的下侧。

嗅觉在大脑皮质的投射区位于边缘叶的前底部（包括梨状区皮质的前部、杏仁核的一部分），两侧的嗅皮质不对称，且嗅信号可通过前连合从一侧脑传向另一侧，此外还可通过与杏仁、海马的纤维联系引起嗅觉的记忆和情绪活动。

味觉投射区在中央后回头面部感觉区的下侧，其中有些神经元仅对单一味质发生反应，有些还对别的味质或其他刺激发生反应，表现为一定程度的信息整合。

六、平衡感觉

平衡感觉的传入信息主要来自四个方面，包括决定头部空间方位的前庭感受器的传入信息及视觉的提示作用，提供躯体不同部分相对位置信息的关节囊本体感受器，以及皮肤的外感受器传入信息。人体的平衡感觉主要与头部的空间方位有关。

第五节　神经系统对躯体运动的调节

骨骼肌的舒缩活动及肌群间的相互协调均有赖于各级神经中枢的调节，是人体维持身体姿势和进行躯体运动的基础。调节中枢从高级到低级，可分为大脑皮质运动区、脑干和脊髓等不同水平，并接受小脑和基底神经节的调节。

神经系统对躯体运动调节·视频

一、脊髓对躯体运动的调节

脊髓是调节躯体运动的最基本中枢。脊髓的功能包括传导功能和反射功能。脊髓单独存在时完成的简单运动反射，称为脊髓反射（例如屈反射、牵张反射等）。

（一）脊髓前角的运动神经元和运动单位

脊髓前角存在 α、β 和 γ 三类运动神经元，它们的轴突经前根离开脊髓后直达所支配的骨骼肌，其末梢释放的递质都是乙酰胆碱。

1. α 运动神经元和运动单位

α 运动神经元的胞体较大、纤维较粗，其轴突末梢发出许多分支，每一分支支配一根骨骼肌的梭外肌纤维。由一个 α 运动神经元及其所支配的全部肌纤维组成的功能单位，称为**运动单位（ motor unit ）**。由于 α 运动神经元发出的传出纤维直接支配骨骼肌，因此 α 运动神经元是躯体运动反射的最后公路。

2. γ 运动神经元

γ 运动神经元的胞体较小，纤维也较细，其发出的纤维支配骨骼肌的梭内肌纤维。γ 运动神经元兴奋性较高，常以较高频率持续放电，其主要功能是调节肌梭对牵拉刺激的敏感性和反应性。

（二）脊髓对姿势反射的调节

1. 牵张反射

牵张反射（ stretch reflex ）是指有完整神经支配的骨骼肌受外力牵拉而伸长时，能反射性引起受牵拉的同一肌肉发生收缩的反射。

（1）牵张反射的类型：由于牵拉的形式与肌肉收缩的反射效应不同，牵张反射分为**腱反射（ tendon reflex ）**和**肌紧张（ muscle tonus ）**两种。

①腱反射：是指快速牵拉肌腱时发生的牵张反射，又称位相性牵张反射（ phasic stretch reflex ），表现为被牵拉肌肉发生迅速而明显的缩短。例如膝反射、跟腱反射和肘反射，都属于腱反射。由于腱反射的传入纤维粗，传导速度快，反射的潜伏期很短，是单突触反射。在整体内，牵张反射受高位中枢的调节，腱反射的减弱或消失，常提示反射弧的传入、传出通路或脊髓中枢的损害或中断；而腱反射的亢进，则提示高位中枢可能有病变，因此，临床上通过对腱反射的检查了解神经系统的功能状态。②肌紧张：是指缓慢持续牵拉肌腱时发生的牵张反射，又称**紧张性牵张反射（ tonic stretch** reflex），表现为受牵拉的肌肉发生持续、微弱收缩，阻抗肌肉被拉长。肌紧张是维持躯体姿势最基本的反射活动，是姿势反射的基础。肌紧张反射弧的中枢为多突触接替，属于多突触反射。肌紧张可抵抗肌肉被牵拉，是受牵拉同一肌肉的不同运动单位的非同步交替收缩，因而收缩力量小，无明显动作，故能持久维持而不易发生疲劳。

（2）牵张反射的感受器：牵张反射的感受器是**肌梭**（**muscle spindle**）。肌梭是一种感受肌肉长度变化或牵拉刺激的螺旋感受器，属于本体感受器。肌梭呈梭形、两端细小中间膨大；长 4~10mm，其外层是一结缔组织囊。囊内含有 6-12 根肌纤维，称为**梭内肌纤维**（**intrafusal fiber**）。囊外肌纤维称为**梭外肌纤维**（**extrafusal fiber**）。肌梭附着于梭外肌，二者平行排列呈并联关系。当梭外肌收缩时，梭内肌被放松，所受牵拉制激减少；而当梭外肌被拉长或梭内肌收缩时，均可使肌梭受到牵拉刺激而兴奋。

（3）牵张反射的反射弧：两种牵张反射的反射弧相似，即肌梭→Ⅰa 或Ⅱ传入纤维→脊髓→α 运动神经元→梭外肌。γ 运动神经元的兴奋，仅可使梭内肌收缩，并通过Ⅰa 传入使 α 运动神经元兴奋，从而导致肌肉收缩。这种由 γ 运动神经元→梭内肌纤维→Ⅰa 传入纤维→α 运动神经元→梭外肌形成的反馈环路，称为 γ **环路**。

2. 脊休克

脊休克（**spinal shock**）是指与高位中枢离断的脊髓，暂时丧失反射活动的能力而进入无反应状态的现象。其主要表现为：横断面以下脊髓所支配的躯体反射和内脏反射活动均减退以至消失，如肌紧张降低甚至丧失，外周血管扩张，血压下降，发汗反射消失，尿、便潴留。脊休克是一过性现象，一些以脊髓为基本中枢的反射活动可逐渐恢复。反射恢复的速度与不同动物脊髓反射对高位中枢的依赖程度有关。低等动物依赖程度低，恢复较快，如蛙在数秒或数分钟可恢复；犬在数天后恢复；人的脊休克期持续数周甚至数月才能恢复。

二、脑干对肌紧张和姿势的调节

（一）脑干对肌紧张的调节

1. 脑干网状结构的易化区和抑制区

脑干网状结构中能加强或抑制肌紧张和肌肉运动的区域，分别被称为**易化区**（**facilitory area**）、**抑制区**（**inhibitory area**）（彩图 16-42）。易化区范围较广，分布于延髓网状结构的背外侧部分、脑桥被盖、中脑的中央灰质与被盖等脑干中央区域。此外，还有脑干外神经结构，如前庭核、小脑前叶两侧部、下丘脑和丘脑中缝核群等，它们共同组成易化系统。易化区的作用主要由网状脊髓束下行通路兴奋脊髓前角 γ 运动神经元，通过 γ- 环路增强肌紧张与肌肉运动。与易化区相比，抑制区范围较小，分布于延髓网状结构的腹内侧部分；此外，还包括大脑皮质运动区、纹状体、小脑前叶蚓部等区域。抑制区则通过抑制 γ 运动神经元，通过 γ- 环路抑制肌紧张与肌肉运动。一般而言，网状结构抑制区本身无自发活动，只有在接受上位中枢传入的始动作用时，才能发挥下行抑制作用。

在正常情况下，易化区和抑制区的活动相互拮抗，从而维持正常的肌紧张。在肌紧张的平衡调节中，易化区略占优势，从而维持正常的肌紧张。若二者平衡失调，将出现肌紧张亢进或减弱。

2. 去大脑僵直

在中脑上、下丘之间横断脑干，动物出现全身肌紧张，特别是伸肌肌紧张过度亢进，表现为四肢伸直，脊柱挺直，头尾昂起，呈角弓反张的现象，称为**去大脑僵直（decerbrate rigidity）**。去大脑僵直是由于切断了大脑皮质和纹状体等部位与脑干网状结构的功能联系，抑制区失去了高位中枢的始动作用，而使易化区的活动明显占优势的结果。

三、小脑对躯体运动的调节

小脑是大脑皮质下与皮质构成回路的一个重要脑区。根据其传入、传出纤维联系，可将小脑分为前庭小脑、脊髓小脑和皮质小脑 3 个部分（彩图 16-43）。其功能是维持身体平衡、协调随意运动、调节肌紧张和参与随意运动设计等。

（一）维持身体平衡

前庭小脑（vestibulocerebellum）的主要功能是维持身体平衡。前庭小脑主要由绒球小结叶构成，由于绒球小结叶直接和前庭核发生双向纤维联系，故其平衡功能与前庭器官和前庭核的活动密切相关。其反射途径为：前庭器官→前庭核→绒球小结叶→前庭核→脊髓运动神经元→肌肉。

（二）协调随意运动和调节肌紧张

脊髓小脑（spinocerebellum）由前叶和半球中间部组成。前叶与调节肌紧张有关，且既有抑制（前叶蚓部）又有易化（前叶两侧部）的双重作用。在进化过程中，易化作用占主要地位，故当脊髓小脑受损后可出现肌张力减退、四肢乏力等表现。后叶中间带也有控制肌紧张的功能，刺激该区能使双侧肌紧张加强。

（三）参与随意运动设计

新小脑也称**皮质小脑（cerebrocerebellum）**是指半球外侧部。皮质小脑接受来自大脑皮质广大区域（感觉区、运动区、联络区）的投射，其传出冲动又回到大脑皮质运动区。皮质小脑的主要功能是参与随意运动的设计和编程。一个随意运动的产生包括运动设计和执行两个阶段。皮质小脑与基底神经节参与随意运动的设计过程，而脊髓小脑则参与运动的执行过程。当大脑皮质发动精巧运动时，可通过大脑 - 小脑之间的环路联系，提取贮存的程序（通过不断学习），并将其回输到大脑皮质运动区，再通过皮质脊髓束和皮质脑干束发动运动，此时所发动的运动就变得非常协调、迅速和精巧。

四、大脑皮质对躯体运动的调节

（一）大脑皮质运动区

大脑皮质中与躯体运动有密切关系的区域，称为大脑皮质运动区，是调节躯体运动的最高级中枢，包括中央前回、运动前区、运动辅助区和后部顶叶皮质等区域。

1. 主要运动区

主要位于中央前回和运动前区，相当于 Brodmann 分区的 4 区和 6 区。4 区主要控制肢体远端的肌肉运动，6 区主要控制躯干和肢体近端的肌肉运动。主要运动区具有下列功能特征：①交叉支配，一侧皮质主要支配对侧躯体的运动，但在头面部，除下部面肌和舌肌受对侧面神经和舌下神经支配外，其余部分均为双侧性支配，如咀嚼运动，喉及面上部的运动是双侧支配；②倒置支配，皮质的一定区域支配一定部位的肌肉，定位呈倒置发布，与感觉区类似，但头面部代表区内部的安排仍为正立；③运动区的大小与运动的精细、复杂程度呈正相关，即运动越精细、复杂，其皮质运动区面积就越大，例如手和五指所占的皮质区域与整个下肢所占面积相当（彩图 16-41）。

2. 运动辅助区

运动辅助区（supplementary motor area）位于两半球纵裂的内侧壁，扣带回沟以上、4 区之前的区域，一般为双侧性支配。

3. 第二运动区

位于中央前回与岛叶之间，即第二感觉区的位置，用较强的电刺激能引起双侧的运动反应，定位也与第二感觉区类似。

（二）运动传导通路

大脑皮质对躯体运动的调节是通过锥体系与锥体外系两个传出系统的协调活动而实现的。

1. 锥体系及其功能

锥体系（pyramidal system）是指由皮质运动区发出的控制躯体运动的下行系统，包括皮质脊髓束和皮质脑干束。皮质脊髓束是指由皮质运动区发出，经内囊和延髓锥体下达脊髓前角的传导束；而由皮质发出抵达脑神经运动核的皮质脑干束，虽不通过延髓锥体，在功能上与皮质脊髓束相似，也包括在锥体系的概念之中。皮质脊髓束通过脊髓前角运动神经元支配四肢和躯干的肌肉，皮质脑干束则通过皮质运动神经元支配头面部的肌肉。

皮质脊髓束中约 80% 的纤维在延髓锥体跨过中线，在对侧脊髓外侧索下行，纵贯脊髓全长，形成皮质脊髓侧束，其纤维终止于对侧的前角外侧部的运动神经元；其余约 20% 的纤维不跨越中线，在脊髓同侧前索下行，形成皮质脊髓前束。前束一般只下降到脊髓胸段，大部分逐节段经白质前连合交叉，终止于双侧的前角内侧部的运动神经元。通常将锥体系发自皮质的神经元称为**上运动神经元**（upper motor neuron），而将下达脊髓前角的运动神经元称为**下运动神经元**（lower motor neuron）。传统上认为，锥体系由上、下两个运动神经元组成。

2. 锥体外系及其功能

锥体外系（extrapyramidal system）是指锥体系以外的调节躯体运动的的下行系统。锥体外系的皮质起源比较广泛，几乎包括全部大脑皮质，但主要是来自额叶和顶叶的感觉区、运动区和运动辅助区。皮质锥体外系的细胞一般属于中、小型锥体细胞，它们的轴突较短，离开大脑皮质后终止于皮质下基底神经节、丘脑、脑桥和延髓的网状结构，通过一次以上神经元的接替，最后经网状脊髓束、顶盖脊髓束、红核脊髓束和前庭脊髓束下达脊髓，控制脊髓前角的运动神经元。锥体外系对脊髓反射的控制常是双侧性的，其功能主要与调节肌紧张、维持身体姿势和协调肌群的运动有关。

第六节　神经系统对内脏活动的调节

自主神经系统（autonomic nervous system）是指调节内脏活动的神经结构，又称内脏神经系统或植物性神经系统。实际上，自主神经系统也受中枢神经系统的控制，并不是完全独立自主的。和躯体神经一样，自主神经系统也包括传入神经和传出神经，但习惯上只指其传出神经，且将其分为**交感神经**（sympathetic nerve）和**副交感神经**（parasympathetic nerve）两部分。

神经系统对内脏活动的调节·视频

一、自主神经系统的功能特点

（一）交感和副交感神经的结构特点

从中枢发出的自主神经在抵达效应器之前必须先进入外周神经节内换元（肾上腺髓质的交感神经支配是一个例外），因此，自主神经由节前和节后两个神经元组成。节前神经元胞体位于中枢，其轴突构成**节前纤维**（preganglionic fiber），到达神经节内换元；节后神经元的轴突构成**节后纤维**（postganglionic fiber），支配效应器。交感神经节离效应器较远，因此节前纤维短而节后纤维长；副交感神经节在效应器官壁内或附近，因此节前纤维长而节后纤维短。

交感神经起自脊髓胸腰段（$T_1 \sim L_3$）灰质侧角，分别在椎旁和椎前神经节换元，其节后纤维在全身广泛分布，几乎支配全身所有内脏器官；一根交感节前纤维往往和多个节后神经元发生突触联系，由节后神经元发出的节后纤维终止于多个内脏器官，如猫颈上神经节内的交感节前与节后纤维之比为 1∶（11~17），因此，交感神经兴奋时产生的效应比较广泛。

副交感神经起自脑干的脑神经核的副交感部分和脊髓骶段（$S_2 \sim S_4$）灰质相当于侧角的部位，其节后纤维分布相对局限，有些器官不受副交感神经支配，如皮肤和肌肉的血管，一般的汗腺、竖毛肌、肾上腺髓质和肾脏，都只有交感神经支配；一根副交感节前纤维只和几个节后神经元发生突触联系，由其发出的节后纤维终止于单个内脏器官，如睫状神经节内的副交感节前与节后纤维之比为 1∶2，所以副交感神经兴奋时产生的效应比较局限。

（二）交感和副交感神经系统的功能

自主神经系统的功能在于调节心肌、平滑肌和腺体（消化腺、汗腺、部分内分泌腺）的活动。其功能特点如下：

1. 双重支配，拮抗作用

多数组织器官同时接受交感和副交感神经的双重支配，而且二者的作用往往是相互拮抗的（表 16-5）。例如，对于心脏，迷走神经具有抑制作用，而交感神经具有兴奋作用；对于小肠平滑肌，迷走神经具有增强其运动的作用，而交感神经却具有抑制作用。但是，在某些外周效应器上，交感和副交感神经的作用是一致的，例如支配唾液腺的交感和副交感神经都有促进其分泌的作用，但二者的作用也有差别，前者引起的唾液分泌量少而黏稠，后者引起的唾液分泌量多而稀薄。

表 16-5　自主神经的主要功能

器　官	交　感　神　经	副交感神经
循环器官	心跳加快加强 腹腔内脏血管、皮肤血管以及分布于唾液腺与外生殖器官的血管均收缩，脾脏血管收缩，肌肉血管收缩（肾上腺素能）或舒张（胆碱能）	心跳减慢，心房收缩减弱 部分血管（如软脑膜动脉与外生殖器的血管等）舒张
呼吸器官	支气管平滑肌舒张	支气管平滑肌收缩，黏膜腺分泌
消化器官	分泌黏稠唾液 抑制胃肠运动和胆囊收缩 促进括约肌收缩	分泌稀薄唾液，促进胃液、胰液分泌，促进胃肠运动和胆囊收缩，使括约肌舒张
泌尿生殖器官	使逼尿肌舒张和括约肌收缩； 使有孕子宫收缩，未孕子宫舒张	使逼尿肌收缩和括约肌舒张
眼	使虹膜辐射肌收缩，瞳孔扩大 使睫状体辐射状肌收缩，晶状体变扁平 使上眼睑平滑肌收缩	使虹膜环形肌收缩，瞳孔缩小 使睫状体环形肌收缩，晶状体变凸 促进泪腺分泌
皮肤	竖毛肌收缩，汗腺分泌	
代谢	促进肾上腺髓质分泌 促进糖原分解	促进胰岛素分泌

2. 紧张性作用

安静状态下自主神经系统经常有低频冲动传导至效应器，使之经常维持轻度的活动状态，这种现象称为自主神经的紧张性作用。这可通过一些实验加以证明，例如，切断心迷走神经后出现心率加快，说明心迷走神经具有持续的紧张性冲动传出，对心脏具有持久的抑制作用；切断心交感神经后则心率减慢，说明心交感神经也有紧张性冲动传出。

3. 受效应器所处功能状态的影响

自主神经的外周性作用与效应器本身的功能状态有关。例如，刺激交感神经可使未孕子宫运动受到抑制，而使有孕子宫运动加强；刺激迷走神经可使处于收缩状态的胃幽门舒张，而使处于舒张状态的胃幽门收缩。

4. 参与对整体生理功能的调节

交感神经系统的活动一般比较广泛，常作为一个完整的系统参与反应，其主要作用在于动员机体许多器官的潜在功能，以适应环境的急骤变化。例如，在剧烈运动、窒息、失血或寒冷刺激等紧急情况下，机体出现如心率加快、皮肤及腹腔内脏血管收缩、红细胞增多，体内血库释放血液以增加循环血量，保证重要器官的血液供应；支气管平滑肌舒张，肺通气增加；肝糖原分解加速、血糖升高，代谢增强；肾上腺素分泌增加等一系列的功能活动改变。这一系列交感 - 肾上腺髓质系统亢进的现象称为应急反应。副交感神经的活动相对比较局限，其整个系统活动的作用在于促进消化吸收与合成代谢、蓄积能量、加强排泄和生殖功能，使机体尽快休整恢复，从而发挥对机体的保护作用。

二、自主神经系统各级中枢对内脏活动的调节

（一）脊髓对内脏活动的调节

脊髓是调节某些内脏活动的初级中枢，如基本的血管运动、排尿、排便、发汗、阴茎勃起反射等可在脊髓水平完成。脊髓离断的动物在脊休克过去后，上述内脏反射活动逐渐恢复，表明脊髓内有调节内脏活动的反射中枢。但这些反射调节功能是初级的，平时受高位中枢的控制，依靠脊髓本身的活动不能很好地适应正常生理功能的需要。如脊髓离断的患者体位改变时对血压的反射调节能力很差；虽可进行基本的排尿、排便反射，但由于失去了大脑皮质的意识控制，常出现尿、便失禁现象，且往往不能排空。

（二）脑干对内脏活动的调节

脑干中有很多重要的内脏活动中枢。调节心血管活动的基本中枢、控制呼吸运动和产生节律性呼吸活动的有关中枢均位于延髓。许多基本生命现象（如循环、呼吸等）的反射在延髓水平已初步完成，因此，延髓有"生命中枢"之称。延髓被压或受伤的动物或人，出现心跳、呼吸等严重的功能紊乱，甚至死亡。此外，胃肠运动、消化液分泌、咳嗽、恶心、呕吐等内脏反射的中枢部位也在延髓。脑桥有角膜反射中枢、呼吸调整中枢，还存在管理心血管、消化功能的一些中枢。中脑有瞳孔对光反射中枢，近年来资料表明，中脑是防御性心血管反应的主要中枢部位。

（三）下丘脑对内脏活动的调节

下丘脑是调节内脏活动的较高级中枢。它可把内脏活动和其他生理活动联系起来，进行整合，调节体温、摄食行为、水平衡、内分泌、生物节律、情绪反应等重要生理过程。因此，下丘脑在维持内环境稳定和生命活动过程中起着十分重要的作用。

1. 对体温的调节

调节体温的基本中枢在下丘脑。目前认为，视前区 - 下丘脑前部存在着温度敏感神经元，能感受温度的变化，当此处温度超过或低于调定点时，则通过调节机体的产热和散热活动使体温保持相对稳定。

2. 对摄食行为的调节

用电极刺激下丘脑外侧区，引起动物多食，而毁损此区后，动物拒食；刺激下丘脑腹内侧核，动物拒食，毁损此核后，动物食欲增大而逐渐肥胖。因此，下丘脑外侧区存在**摄食中枢**（feeding center），腹内侧核存在**饱中枢**（satiety center），两者神经元活动存在相互抑制的关系，且两者活动受血糖水平高低的调节。

3. 对水平衡的调节

水平衡包括水的摄入与排出两个方面，机体摄水通过渴觉引起，而排水则主要取决于肾脏的活动。临床可见下丘脑损伤患者出现烦渴与多尿，说明下丘脑对水的摄入与排出均有重要调节作用。在下丘脑外侧部，靠近摄食中枢后方，存在着**饮水中枢**。毁损该区，动物不仅拒食，而且拒饮。下丘脑控制排水的功能是通过改变血管升压素的分泌来完成的。目前认为，下丘脑第三脑室前部存在着渗透压感受器，既能按血液的渗透压变化来调节视上核和室旁核的血管升压素分泌，以控制肾脏排水；同时又控制渴感和饮水行为，以调节水的摄入。

4. 对腺垂体激素分泌的调节

下丘脑促垂体区小细胞肽能神经元能合成多种调节性多肽，经垂体门脉系统到达腺垂体，促进或抑制腺垂体激素的合成和释放，进而调节内脏功能。

5. 对生物节律的控制

机体的各种生命活动常按一定的时间顺序发生周期性的变化，这种变化的节律称为**生物节律（biorhythm）**。生物节律以日周期节律最突出，例如血细胞数、体温、促肾上腺皮质激素分泌等在一天内均有一个波动周期。研究发现，下丘脑的视交叉上核可能是生物节律的控制中心。它可通过视网膜-视交叉上核束与视觉感受装置发生联系，并感受外界昼夜光照变化，使机体的日周期节律与外环境的昼夜节律趋于同步。

6. 对情绪生理反应的调节

情绪是一种心理活动，常伴随着自主神经、躯体运动和内分泌的功能变化，称为情绪的生理反应。在间脑水平以上切除大脑的猫，只要给予微弱的刺激，就能激发出强烈的防御反应，出现一系列交感神经系统兴奋亢进的现象，通常表现为张牙舞爪的模样，好似正常猫在搏斗时的表现，这一现象称为**假怒（sham rage）**。

（四）大脑皮质对内脏活动的调节

1. 新皮质

电刺激动物新皮质，除能引起躯体运动外，也可引起内脏活动的变化。例如，刺激大脑半球内侧面4区一定部位会产生直肠与膀胱运动的变化；刺激大脑半球外侧面会产生呼吸、血管运动的变化；刺激4区底部会产生消化道运动及唾液分泌的变化；刺激6区一定部位可引起竖毛、出汗和上下肢血管舒缩反应。可见，新皮质与内脏活动有关，而且引起内脏活动的区域分布和躯体运动代表区分布基本一致。

2. 边缘叶和边缘系统

边缘叶（limbic lobe） 是指大脑半球内侧面与脑干连接部和胼胝体旁的环周结构，包括扣带回、胼胝体回、穹隆、海马及海马回等。边缘叶连同与其密切相关的大脑皮质的岛叶、颞极、眶回等，以及皮质下的杏仁核、隔区、下丘脑、丘脑前核等结构统称为**边缘系统（limbic system）**。边缘系统是调节内脏活动的高级中枢，有"内脏脑"之称，对心血管、消化与吸收、呼吸及内分泌等自主性功能均有影响。

第七节　脑电活动以及睡眠与觉醒

一、脑电图和皮质诱发电位

（一）自发脑电活动和脑电图

在无明显刺激情况下，大脑皮质自发产生的节律性电位变化，称为**自发脑电活动**（spontaneous electric activity of the brain）。将引导电极安置在头皮表面，通过脑电图仪记录到的自发脑电活动，称为**脑电图**（electroencephalogram，EEG）。将引导电极直接放置在大脑皮质表面记录到的自发脑电活动，称为**脑皮质电图**（electrocorticogram，ECoG）。临床上，一般是描记脑电图。

1. 正常脑电图的基本波形

正常脑电图波形不规则，根据频率不同可划分为以下四种基本波形（彩图 16-44）。

α 波：频率为 8~13Hz，波幅为 20~100μV，在枕叶最显著。正常成年人安静、清醒及闭目时出现，其波幅由小变大，再由大变小，反复出现，形成 α 梭形波。当受试者睁眼或接受其他刺激时，α 波立即消失并转为快波（β 波），这一现象被称为 **α 波阻断**（α block）。一般认为，α 波是大脑皮质处于清醒安静状态时脑电活动的主要表现。

β 波：频率为 14~30Hz，波幅为 5~20μV，在额叶和顶叶比较显著。当受试者睁眼视物、思考问题或接受某种刺激时出现。一般认为，β 波是大脑皮质处于紧张活动状态时脑电活动的主要表现。

θ 波：频率为 4~7Hz，波幅为 100~150μV，在枕叶和顶叶较明显。在成年人困倦时出现。幼儿时期脑电波频率较低，常可记录到 θ 波，到青春期开始时才出现成人型 α 波。

δ 波：频率为 0.5~3Hz，波幅为 20~200μV，在枕叶和颞叶较明显。常见于成人入睡后，或处于极度疲劳和深度麻醉状态下。婴儿时期脑电波频率较幼儿更低，常可见到 δ 波。一般认为 θ 波或 δ 波是大脑皮质处于抑制状态时脑电活动的主要表现。

2. 脑电波形成的机制

一般认为，脑电波是由大量皮质神经元同步活动产生的突触后电位总和形成的。因为皮质的锥体细胞排列整齐，其顶树突相互平行并垂直于皮质表面，因此其同步电活动易总和而形成强大的电场，从而产生皮质表面的电位改变，形成脑电图的波形。

（二）皮质诱发电位

皮质诱发电位（evoked cortical potential）指感觉传入系统受刺激时，在大脑皮质一定部位引出的电位变化。皮质诱发电位可分为主反应、次反应和后发放三部分。主反应的潜伏期一般为 5~12ms，为先正后负的电位变化，波幅较大，其形成可能是皮质大锥体细胞电活动的综合反应。次反应是尾随主反应之后的扩散性续发反应。后发放是主反应和次反应之后的一系列正相周期性电位变化，波幅较小，节律一般为 8~12 次 /s，是皮质与丘脑感觉接替核之间环路活动的结果。

二、觉醒与睡眠

觉醒（wakefulness）和睡眠（sleep）都是生理活动所必需的过程。觉醒状态可使机体迅速适应环境的变化，从事各种体力和脑力活动；而睡眠可使机体的体力和精力得到恢复。成年人一般每天需要睡眠 7~9h，儿童需要的睡眠时间比成年人长，新生儿需要 18~20h 睡眠，而老年需要的睡眠时间比成年人短。

（一）觉醒状态的维持

觉醒状态主要依靠脑干网状结构上行激动系统的活动来维持，包括脑电觉醒和行为觉醒两种状态。**脑电觉醒**（electroencephalographic arousal）指脑电图波形由睡眠时的同步化慢波变为觉醒时的去同步化快波，而行为上不一定出现觉醒状态；**行为觉醒**（behavioral arousal）指觉醒时的各种行为表现，对环境的突然改变有探究行为。目前认为，脑电觉醒的维持与蓝斑上部去甲肾上腺素能系统和脑干网状结构胆碱能系统的功能有关；行为觉醒的维持可能与中脑黑质多巴胺能系统的功能有关。

（二）睡眠的时相

睡眠可分为**慢波睡眠**（slow wave sleep，SWS）和**异相睡眠**（paradoxical sleep，PS）两种时相。在睡眠过程中，两个时相相互交替出现。成年人睡眠时，首先进入慢波睡眠，持续 80~120min 后转入异相睡眠，持续 20~30min 后再转入慢波睡眠。在整个睡眠期间，如此反复转化 4~5 次。两种睡眠时相均可直接转为觉醒状态，但在觉醒状态下，一般只能先进入慢波睡眠，而不能直接转入异相睡眠。

1. 慢波睡眠

慢波睡眠是指脑电波呈现同步化慢波的睡眠时相，又称**同步化睡眠**（synchronized sleep）。表现为一般熟知的睡眠状态，意识暂时丧失，视、听、嗅、触等感觉功能减退，骨骼肌反射和肌紧张减弱；并伴有一些自主神经功能的改变，如血压下降、心率减慢、呼吸减慢、瞳孔缩小、体温下降、胃液分泌增多等交感活动水平降低，副交感活动相对增强的现象。在此期间，机体的耗氧量下降，但脑的耗氧量不变，同时腺垂体分泌生长激素明显增多。因此，慢波睡眠有利于促进生长发育和体力恢复。

2. 异相睡眠

异相睡眠是指脑电波呈现去同步化快波的睡眠时相，又称**快波睡眠**（fast wave sleep，FWS）或**去同步化睡眠**（desynchronized sleep）。此期脑电图与觉醒时很相似，主要为不规则的 β 波，与觉醒时很难区别。其表现与慢波睡眠相比，各种感觉功能进一步减退，以致唤醒阈提高；骨骼肌反射和肌紧张进一步减弱，肌肉几乎完全松弛。此外，还可有间断性的阵发性表现，例如，部分躯体抽动，血压升高、心率加快，呼吸加快而不规则，特别是可出现眼球快速运动，所以又称为**快速眼球运动**（rapid eye movement，REM）**睡眠**。这种间断的阵发性表现可能与某些易于在夜间发作的疾病（如心绞痛、哮喘等）有关，临床上应予以重视。

第八节 神经系统常见疾病

神经系统的结构和功能与机体各器官关系十分密切。神经系统病变可导致相应支配部位的功能障碍和病变；而其他系统的疾病也可影响神经系统的功能，如机体的缺血、缺氧、窒息和心脏骤停可导致缺血性脑病、脑水肿、脑疝，进而危及生命。

神经系统疾病 PPT　　神经系统疾病视频

一、脑血管疾病

脑血管疾病的发病率和死亡率在国内外均名列前茅，在我国，其发病率是心肌梗死的 5 倍。脑组织不能储存能量，也不能够进行糖的无氧酵解，因此其对氧和血供的要求特别高。脑缺血可激活谷氨酸受体，导致大量 Ca^{2+} 进入神经元，致使神经元死亡，缺血缺氧 4min 即可造成神经元的死亡。

（一）缺血性脑病

缺血性脑病是指由于低血压、心脏骤停、失血、低血糖及窒息等原因引起的脑损伤。

1. 病变的影响因素

不同的脑组织和不同的细胞对缺氧的敏感性不尽相同。大脑较脑干各级中枢更为敏感；大脑灰质较白质敏感。各类细胞对缺氧敏感性由高至低依次为：神经元、星形胶质细胞、少突胶质细胞、内皮细胞。神经元中以皮质第 3、5、6 层细胞，海马锥体细胞和小脑浦肯野细胞最为敏感，在缺血（氧）时首先受累。局部血管分布和血管状态与损伤部位有关。发生缺血（氧）时，动脉血管的远心端供血区域最易发生灌流不足。大脑分别由来自颈内动脉的大脑前动脉、大脑中动脉和来自椎动脉的大脑后动脉供血，这 3 支血管的供应区之间存在一个 "C" 形分布的血供边缘带，位于大脑凸面，与矢状缝相平行，且旁开矢状缝 1~1.5cm。发生缺血性脑病时，该区域则最易受累。但若某支血管管径相对较小，或局部动脉粥样硬化，其供血区也较易受累。此外，脑损伤程度也取决于缺血（氧）的程度和持续时间以及患者的存活时间。

2. 病理变化

轻度缺氧往往无明显病变，重度缺氧仅存活数小时者尸检时也可无明显病变。只有中度缺氧，存活时间在 12h 以上者才出现典型病变。表现为神经元出现中央性尼氏小体溶解和坏死；髓鞘和轴突崩解；星形胶质细胞肿胀。第 1~2 天出现脑水肿，中性粒细胞和巨噬细胞浸润，并开始出现泡沫细胞。第 4 天星形胶质细胞明显增生，出现修复反应。大约 30d 最后形成蜂窝状胶质瘢痕。常见的缺血性脑病有层状坏死、海马硬化和边缘带梗死三型：层状坏死累及皮质第 3、5、6 层神经元；海马硬化累及海马椎体细胞；边缘带梗死可形成 "C" 形分布的梗死灶，极端情况下则可引起全大脑梗死。

（二）脑出血

脑出血包括脑内出血、蛛网膜下腔出血和混合型出血。颅脑外伤常致硬脑膜外出血和硬脑膜下出血。

1. 脑内出血

最常见的原因为高血压病，也可见于血液病、血管瘤破裂等。70 岁以上脑内出血者约 10% 为血管壁淀粉样变所致。

大块性脑出血常起病急骤，患者突感剧烈头痛，随即频繁呕吐、意识模糊，进而昏迷。神经系统症状和体征取决于出血的部位和出血的范围，如基底核外侧型出血常引起对侧肢体偏瘫，内侧型出血易破入侧脑室和丘脑，脑脊液常为血性，预后极差；脑桥出血以两侧瞳孔极度缩小呈针尖样改变为特征；小脑出血表现为出血侧后枕部剧痛及频繁呕吐。脑内出血的直接死亡原因多为并发脑室内出血或严重的脑疝。

2. 蛛网膜下腔出血

自发性蛛网膜下腔出血占脑血管意外的 10%~15%，临床表现为突发性剧烈头痛、脑膜刺激症状和血性脑脊液。常见原因为先天性球形动脉瘤破裂，好发于基底动脉环的前半部，常呈多发性，因此部分患者可多次出现蛛网膜下腔出血。动脉瘤一旦破裂，可引起整个蛛网膜下腔出血。蛛网膜下腔出血常引起颅内血管的严重痉挛，进而导致脑梗死，患者可因此死亡。机化的蛛网膜下腔出血则可造成脑积水。

3. 混合型出血

常由动静脉畸形引起。动静脉畸形是指走向扭曲、管壁结构异常、介于动脉和静脉之间的一类血管，其管腔大小不一，可以成簇成堆出现。约 90% 分布于大脑半球浅表层，因此破裂后常导致脑内和蛛网膜下腔的混合性出血。

二、神经系统变性疾病

变性疾病是一组原因不明的以神经原发性为主要病变的中枢神经系统疾病。常见的有阿尔茨海默病、帕金森病等。其共同病变特点在于选择性地累及某 1~2 个功能系统的神经元，引起受累部位神经元萎缩、死亡和星形胶质细胞增生，从而产生受累部位特定的临床表现。累及大脑皮质神经的病变主要表现为痴呆；累及基底核锥体外系则引起运动障碍，表现为震颤性麻痹；累及小脑可导致共济失调。不同的疾病还可有各自特殊的病变，如在细胞内形成包涵体或神经纤维缠结等病变。

阿尔茨海默病

阿尔茨海默病是以进行性痴呆为主要临床表现的大脑变性疾病，起病多在 50 岁以后。随着年龄增长和世界人口的老龄化，本病的发病率呈增高趋势。临床表现为进行性精神状态衰变，包括记忆、智力、定向、判断能力、情感障碍和行为失常甚至发生意识模糊等。患者通常在发病后 5~10 年死于继发感染和全身衰竭。

1. 病因和发病机制

病因和发病机制不明。本病的发病可能与下列因素有关：①受教育程度，上海的人群调查资料以及世界大多数地区的调查资料证实，本病的发病率与受教育程度有关。文盲及初小文化人群中发病率最高，受到高中以上教育人群中发病率较低。病理研究表明，大脑皮质突触的丧失先于神经元的丧失，突触丧失的程度和痴呆的相关性较老年斑、神经原纤维缠结与痴呆的相关性更加明显。人的不断学习可促进突触的改建，防止突触的丢失。②遗传因素：尽管多数病例呈散发性，但约10%患者有明显遗传倾向。与本病有关的基因定位于21、19、14和1号染色体上。③神经元的代谢改变：老年斑中的淀粉样蛋白的前体 β/A-4 蛋白是正常神经元膜上的一个跨膜蛋白，它在本病中发生不溶性沉淀的原因尚待探讨。缠结的神经原纤维中神经微丝、tau 蛋白等细胞骨架蛋白呈现过度的磷酸化。某些患者脑中铝的含量可高于正常。④继发性的递质改变：其中最主要的改变是乙酰胆碱的减少。Meynert 基底核神经元的大量缺失致其投射到新皮质、海马、杏仁核等区域的乙酰胆碱能纤维减少。综上所述，目前已发现了本病的形态、生化、遗传等各方面的异常改变，但病因和发病机制尚有待阐明。

2. 病理变化

肉眼观，脑萎缩明显，脑重减轻，脑回窄，脑沟宽，病变以额叶、顶叶及颞叶最显著，脑切面可见代偿性脑室扩张。

光镜下，本病最主要的病理学改变有老年斑、神经原纤维缠结、颗粒空泡变性、Hirano 小体形成等。

（1）老年斑：为细胞外结构，直径为 $20\sim150\,\mu m$，多见于内嗅区皮质、海马 CA-1 区。HE 染色呈嗜伊红染色的团块状。银染色显示，斑块中心为一均匀的嗜银团，刚果红染色呈阳性反应，提示其中含淀粉样蛋白。中心周围有空晕环绕，外围有不规则嗜银颗粒或丝状物质。电镜下可见该斑块主要由多个异常扩张变性之轴索突触终末及淀粉样细丝构成。

（2）神经原纤维缠结：神经原纤维增粗扭曲形成缠结，在 HE 染色中往往较模糊，呈淡蓝色，而银染色最为清楚。电镜下证实其为双螺旋缠绕的细丝构成，多见于较大的神经元，尤以海马、杏仁核、颞叶内侧、额叶皮质的锥体细胞最为多见。

（3）颗粒空泡变性：表现为神经元胞质中出现小空泡，内含嗜银颗粒，多见于海马的锥体细胞。

（4）Hirano 小体：为神经元树突近端棒形嗜酸性包涵体，生化分析证实大多为肌动蛋白，多见于海马锥体细胞。

上述变化均非特异性病变，可见于无特殊病变之老龄脑，仅当其数目增多达到诊断标准并具特定的分布部位时才能作为阿尔茨海默病的诊断依据。

三、神经系统感染性疾病

（一）流行性脑脊髓膜炎（细菌感染）

1. 发病

流行性脑脊髓膜炎是由脑膜炎双球菌感染引起的脑脊髓膜的急性化脓性炎症。患者多为儿童及青少年，冬春季可引起流行。

2. 病理变化

分为三个时期。上呼吸道感染期：黏膜充血水肿、少量中性粒细胞浸润。败血症期：皮肤、黏膜出现瘀点（斑），患者出现高热、头痛、呕吐等症状。脑膜炎症期：化脓性炎症。

肉眼可见，脑脊膜血管高度扩张充血，蛛网膜下腔充满灰黄色的脓性渗出物，沿血管分布。

镜下，脑膜血管高度扩张充血，蛛网膜下腔增宽，有大量中性粒细胞及纤维蛋白渗出和少量单核细胞、淋巴细胞浸润。脑实质一般不受累。

（二）流行性乙型脑炎（病毒感染）

1. 病原体

病原体为乙型脑炎病毒（嗜神经性 RNA 病毒）传染源为患者、感染的家畜及家禽。传播媒介为蚊子。

2. 病理变化

病变广泛累及脑脊髓实质，其中以大脑皮质、基底核、视丘最为严重；小脑皮质、丘脑及桥脑次之，脊髓病变最轻，常仅限于颈段脊髓。

肉眼可见：软脑膜充血，并伴有脑水肿，脑回变宽，脑沟窄而浅。切面可见粟粒或针尖大小的半透明软化灶，边界清楚，弥漫分布或聚集成团。

镜下观察：血管改变和炎性反应，充血、脑水肿、血管周围淋巴细胞套袖状浸润。神经元变性坏死：神经元肿胀，尼氏小体消失，胞质内出现空泡及核偏位，出现卫星现象与嗜神经元现象。胶质细胞增生：小血管旁、坏死神经元附近，小胶质细胞增生小胶质细胞结节。筛网状软化灶形成：灶状液化性坏死，形成镂空筛网状软化灶，圆形或椭圆形，边界清楚，分布广泛。

学习小结

（1）神经系统在机体处于主导地位，可分为中枢神经系统（脑和脊髓）和周围神经系统（12 对脑神经和与 31 对脊神经）。神经系统主要由神经组织构成，神经组织包括神经元和神经胶质。神经细胞（神经元）是神经组织的结构和功能单位。

（2）脊髓位于椎管内，由灰质和白质组成，具有传导功能和反射功能。脊神经共 31 对，即颈神经 8 对、胸神经 12 对、腰神经 5 对、骶神经 5 对、尾神经 1 对。脊神经是混合性的，含有四种纤维成分。

（3）脑位于颅腔内，可分为端脑、间脑、小脑、中脑、脑桥和延髓 6 个部分。将延髓、脑桥和中脑合称为脑干，脑干也由灰质和白质构成，但脑干的灰质为神经核；脑干的白质大都是脊髓纤维束的延续；小脑的主要功能是维持身体平衡、调节肌张力和协调随意运动；间脑主要包括背侧丘脑、后丘脑和下丘脑 3 部分。

（4）大脑半球分为 5 个叶，内部结构从外向内为大脑皮质、大脑髓质、基底核和侧脑室。大脑皮质有许多神经中枢，大脑髓质由大量的神经纤维构成，基底核为大脑白质内的灰质核团，脑神经共 12 对，即 I 嗅神经、II 视神经、III 动眼神经、IV 滑车神经、V 三叉神经、VI 展神经、VII 面神经、VIII 前庭蜗神经、IX 舌咽神经、X 迷走神经、XI 副神经、XII 舌下神经，其纤维成分可分为躯体感觉纤维、内脏感觉纤维、躯体运动纤维和内脏运动纤维。

（5）了解神经元的基本结构及作用、中枢神经元之间的信息传递传递方式、兴奋性突触和抑制性突触的区别、突触传递的基本过程：突触前神经末梢兴奋→突触前膜发生除极，Ca^{2+} 内流→突触小泡移动，与前膜融合→出胞作用，释放神经递质→递质与突触后膜上特异性受体结合，主要提高了后膜对 Na^+ 的通透性→ Na^+ 内流→突触后膜发生除极，产生 EPSP → EPSP 总和若增大到阈电位水平→突触后神经元爆发动作电位→突触后神经元兴奋。主要的神经递质有乙酰胆碱和去甲肾上腺素。胆碱能受体包括 M 和 N 两种受体；肾上腺素能受体包括 α 受体和 β 受体。理解各受体的阻断剂。

（6）神经系统活动的基本方式是反射。兴奋在中枢内的传递特征有：单向传递，中枢延搁，总和，兴奋节律的改变，后发放，对内环境变化的敏感性和易疲劳性。突触后抑制是通过抑制性中间神经元兴奋后释放抑制性递质并作用于突触后神经元，使突触后膜上产生超极化后电位，从而表现为抑制，包括传入侧支性抑制和回返性抑制两种形式。理解突触前抑制机制。

（7）理解脊髓主要的躯体感觉传入通路以及浅感觉、深感觉传导特点、丘脑的感觉中继功能，特异投射系统和非特异投射系统功能相互协调，可使大脑皮质保持觉醒状态，从而产生特定感觉。ARAS 主要通过非特异投射系统发挥作用。大脑皮质是感觉的最高级中枢。理解不同区域中枢的感觉分析功能及规律、痛觉的警示作用、内脏痛和牵涉痛的特点。

（8）脊髓的牵张反射是完成躯体运动及维持姿势的基础，各级中枢对其均有调节作用。脑干网状结构存在调节肌紧张的易化区和抑制区。小脑具有维持身体平衡、调节肌紧张和协调随意运动等功能。基底神经节与随意运动的稳定、肌紧张的控制、躯体运动的整合及本体感觉传入信息的处理有关。大脑皮质主要运动区在中央前回，通过锥体系和锥体外系控制躯体运动功能。

（9）内脏受自主神经系统的交感神经和副交感神经双重控制。二者对立统一，相互配合，共同协调内脏活动。脊髓和低位脑干对内脏活动也有一定的调节作用；下丘脑是调节内脏活动的高级中枢，也能影响躯体活动及情绪反应。

（10）细菌感染性疾病：掌握流行性脑脊髓膜炎概念、病因和发病机制、病理变化以及临床病理联系、结局和并发症。

（11）病毒感染性疾病：掌握流行性乙型脑炎概念、病因及传染途径、病理变化以及临床病理联系。

（12）阿尔茨海默病：强调疾病诊治过程中应具备人文素养、人文关怀。

复习思考题

（1）简述神经系统的区分法。

（2）简述脊髓的内部结构及功能。

（3）简述脑神经的名称、分布及纤维成分。

（4）试比较兴奋性突触后电位与抑制性突触后电位异同。

（5）试比较神经纤维兴奋传导和突触兴奋传递的特征。

第十六章　复习思考题答案　　　第十六章　单元测试题　　　第十六章　单元测试题答案

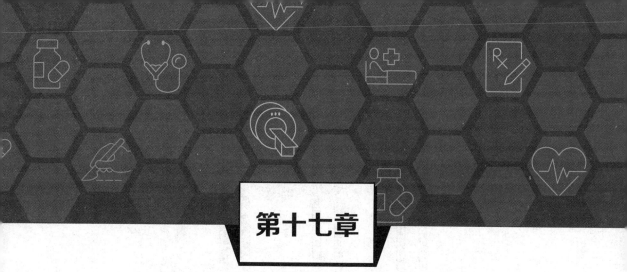

第十七章

人类染色体与常见遗传病

第一节　人类染色体

　　染色体是由 DNA 和蛋白质等构成的遗传物质的载体。具有储存和传递遗传信息的作用。真核细胞的基因大部分存在于细胞核内的染色体上，通过细胞分裂，基因随着染色体的传递而传递，从母细胞传给子细胞、从亲代传给子代。各种不同生物的染色体数目、形态、大小各具特征。在同一物种中，染色体的形态、数目是恒定的。

遗传与遗传病 PPT

一、人类染色体的形态与结构

　　在细胞周期有丝分裂的中期可以清楚地看到具有典型结构的染色体，每条染色体均含有两条姊妹染色单体，两条姊妹染色单体仅在着丝粒处相连，着丝粒区富含 DNA 重复序列构成的异染色质，浅染并内缢，故着丝粒区也称主缢痕。着丝粒将染色体沿纵轴分为长臂（q）和短臂（p）两部分（图 17-1）。

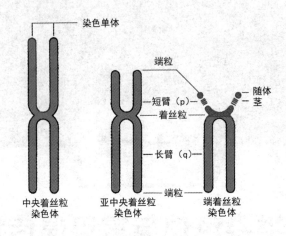

图17-1　染色体的构成

二、人类染色体核型分析

（一）非显带核型

核型是指一个体细胞内的全部染色体按其大小、形态特征排列起来构成的图像。未经特殊处理，只用常规方法染色（Giemsa 染色）的人类染色体标本，除着丝粒和次缢痕外，整条染色体均匀着色，由此获得的核型称为非显带核型。将待测细胞的核型进行染色体数目、形态特征分析，确定其是否与正常核型一致，称为核型分析。

（二）显带核型

染色体标本经显带技术处理，可使染色体长轴上显示出明暗或深浅相间的带纹，每条染色体都有独特而恒定的带纹。经显带技术显示的核型称为显带核型。

G 显带方法简便，带纹清晰，染色体标本可以长期保存，因此，G 显带方法被广泛用于染色体病的诊断和研究。G 显带的方法是，先将染色体标本用碱或胰蛋白酶处理，再用吉姆萨染料染色，在普通光学显微镜下，染色体上可见到深浅相间的带纹。人体23 对染色体如图 17-2 所示。

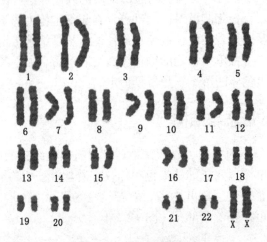

图17-2　人体23对染色体

三、性别决定及性染色体

人类性别是由细胞中的性染色体所决定的。在人类的体细胞中有 23 对染色体，其中 22 对染色体与性别无直接关系，称为常染色体。常染色体中的每对同源染色体的形态、结构和大小都基本相同；而另外一对与性别的决定有明显而直接关系的染色体，X 染色体和 Y 染色体，称为性染色体。

第二节　核酸的合成

一、基因的复制

基因的复制是以 DNA 复制为基础，遗传信息从 DNA 传递到 DNA，称为 DNA 复制。DNA 经过 1 个复制周期形成的两个子代 DNA 分子，均由 1 条亲代的模板链和 1 条新链组成，因此，这种复制称为半保留复制。

（一）原核细胞的 DNA 复制

原核细胞的 DNA 复制是从一个特定起点同时向两个方向复制，称为双向复制。其整个复制过程是一个连续的过程，为便于理解，通常将其分为起始、延伸和终止 3 个阶段。

原核细胞的DNA复制过程

（1）起始。复制的第一步是辨认复制起始点。多种特定的蛋白质因子及酶准确辨认起始点序列，并与之结合构成起始复合物，在解旋酶等作用下将 DNA 双链局部解开，从而在起点两侧形成"Y"形复制叉。然后，在 RNA 聚合酶的作用下，以 DNA 链为模板，按碱基互补原则（A＝U，G ≡ C），沿 5′ → 3′ 方向合成 RNA 引物。

（2）延伸。DNA 聚合酶Ⅲ的作用具有方向性，只能催化新链沿 5′ → 3′ 方向延伸。在 3′ → 5′ 模板链上，DNA 新链按碱基互补原则沿 5′ → 3′ 方向连续复制，与解链方向一致，复制速度快，先完成复制，称为前导链。在 5′ → 3′ 模板链上，DNA 新链合成的方向与解链方向相反，且分段进行，每一段都需要一小段 RNA 引物；在引物引导下合成的 DNA 小片段称为冈崎片段。该条新链的复制不连续，速度慢，后完成复制，称其为后随链。这种前导链连续复制，后随从链不连续复制的复制方式称为半不连续复制。

（3）终止。延伸的 DNA 新链接近前方的 RNA 引物时，DNA 聚合酶Ⅰ发挥 5′ → 3′ 外切酶活性，RNA 引物被水解。然后，DNA 聚合酶Ⅰ发挥 5′ → 3′ 聚合酶活性使新链继续延伸，填补引物水解后留下的空隙。最后，在 DNA 连接酶作用下，后一个冈崎片段的 3′ 端与前一个岗崎片段的 5′ 端或前导链的 5′ 端连接起来，最终完成 DNA 复制。

（二）真核细胞 DNA 复制的特点

真核细胞的 DNA 复制与原核细胞相似，如半保留复制、半不连续复制、双向复制等。但真核细胞 DNA 分子远比原核细胞大，而且 DNA 通常与组蛋白结合形成核小体，以染色质的形式存在于细胞核中，因此，真核细胞 DNA 复制与原核细胞有着明显的差异。

第三节 基因表达调控

一、转录前的调控

真核细胞基因组 DNA 与组蛋白、非组蛋白及少量 RNA 组成染色质，且染色质有一定程度的盘绕折叠。组蛋白与 DNA 结合，既可保护 DNA 免受损伤，维持基因组的稳定性，也可抑制基因的表达。

二、转录水平的调控

真核细胞基因转录调控是通过顺式作用元件和反式作用因子相互作用实现的。顺式作用元件是指那些与结构基因表达调控相关的、能够被基因调控蛋白特异性识别并与之结合的 DNA 序列，包括启动子、增强子及反应元件等。反应元件存在于启动子附近或增强子内，能介导基因对细胞外的某些信息分子产生反应。反式作用因子包括与顺式作用元件特异结合的一些转录因子。只有当各类转录因子与启动子或增强子、转录因子之间以及转录因子与 RNA 聚合酶之间相互作用，才能启动基因的转录。转录因子的大多数是正性调节因子，起激活转录的作用；少数是负性调节因子，起抑制转录作用。

三、转录后的调控

转录形成的 hnRNA 比成熟 mRNA 长得多，它既有编码序列，又包括内含子，需加工为成熟的 mRNA，并由细胞核转至细胞质，方能作为模板参与蛋白质的合成。加工过程中的选择性剪接的效率以及戴帽、加尾等过程都受到调控并决定转录后 mRNA 的特征。

四、翻译水平的调控

翻译水平的调控主要包括 mRNA 的稳定性、翻译的准确性、翻译效率等。这些过程受 mRNA 的成熟度、核糖体的数量、起始因子、延长因子、释放因子以及各种酶的影响。

五、翻译后的调控

翻译后形成的初级产物需要在细胞质中加工、修饰才能成为有活性、成熟的蛋白质。有的初级产物是一条多肽链，经剪接加工、组装后形成由几条肽链构成的蛋白质，胰岛素的加工过程便是如此；有的初级产物加工后，又可形成多种具不同功能的蛋白质，

如促黑色素激素和 β - 内啡肽等是由一条多肽链的初级产物经剪接加工后形成的；还有的初级产物需要化学基团的修饰。

综上所述，真核细胞基因表达调控是多层次、多水平、多因素、网络性的调控过程，但很多调控环节、调控机制还不清楚，有待进一步研究。

第四节　常见遗传病

一、常染色体显性遗传病

如果控制某种性状或疾病的基因位于常染色体（1~22 号染色体）上，而且基因是显性的，其遗传方式就称为常染色体显性遗传。人类单基因遗传病中，常染色体显性遗传病占一半以上。多发性家族性结肠息肉是一种常染色体显性遗传病，致病基因位于 5q21。患者在青少年时期结肠和直肠上长有多发性息肉（良性肿瘤），随年龄的增长逐渐恶变，最终形成结肠癌。由于患者常出现血性腹泻，故常被误诊为肠炎，90% 未经治疗的患者死于结肠癌。

二、常染色体隐性遗传

常染色体上隐性基因控制的疾病或性状的遗传称为常染色体隐性遗传。在常染色体隐性遗传（autosomal recessive inheritance，AR）病中，只有隐性纯合子（bb）才发病，杂合子（Bb）虽然带有致病基因，但隐性致病基因的作用被正常显性基因掩盖，表型与正常人相同；杂合子虽然不发病，但却可将隐性致病基因遗传给后代。这种带有致病基因但表型正常的个体称为携带者。群体中 AR 病致病基因的频率很低，一般为 0.01~0.001。患者的双亲往往不发病，但一定是致病基因携带者。两个携带者（Bb × Bb）婚配，子女的基因型有 3 种：BB、Bb 和 bb，其比例为 1：2：1。其中，隐性纯合患者占 1/4，表型正常个体占 3/4，但 2/3 的表型正常个体为携带者。常见的 AR 病包括先天性聋哑、苯丙酮尿症、白化病等。

（一）白化病

图 17-3 是一例白化病系谱，该病患者皮肤毛发呈白色，虹膜淡灰色，畏光，眼球震颤。该病是由于编码酪氨酸酶的基因（11q14~q21）突变，导致酪氨酸酶缺陷，不能产生黑色素所致。系谱中先证者Ⅳ 1 的双亲Ⅲ 4 和Ⅲ 5 表型正常，但他们却生出了白化病患儿，这说明他们都是肯定携带者。根据孟德尔定律，他们所生的每个孩子都有 1/4 的可能性是白化病患儿。

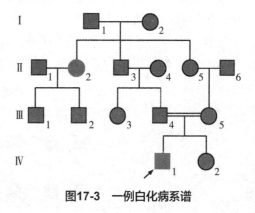

图17-3　一例白化病系谱

（二）镰状细胞贫血

镰状细胞贫血是因 β 珠蛋白基因缺陷所引起的一种疾病，呈常染色体隐性遗传。患者 β 珠蛋白基因的第 6 位密码子由正常的 GAG 突变为 GTG（A→T），使其编码的 β 珠蛋白 N 端第 6 位氨基酸由正常的谷氨酸变成了缬氨酸，形成 HbS。这种血红蛋白分子表面电荷改变，出现一个疏水区域，导致溶解度下降。在氧分压低的毛细血管中，溶解度低的 HbS 聚合形成凝胶化的棒状结构，使红细胞变成镰刀状。镰变细胞引起血黏性增加，易使微细血管栓塞，造成散发性的组织局部缺氧，甚至坏死，产生肌肉骨骼痛、腹痛等痛性危象。同时镰状细胞的变形能力降低，通过狭窄的毛细血管时，不易变形通过，挤压时易破裂，导致溶血性贫血。

三、X 连锁遗传

X 染色体上基因所控制的性状或疾病的遗传称为 X 连锁遗传。根据基因性质的不同，X 连锁遗传分为 X 连锁显性遗传和 X 连锁隐性遗传两类。X 连锁基因的遗传不同于常染色体上基因的遗传，男性的 X 连锁基因只能随 X 染色体从母亲传来，将来只能传给女儿，不可能传给儿子，这称为交叉遗传。

（一）X 连锁显性遗传

1. 概念

X 染色体上显性基因所控制的性状或疾病的遗传，称为 X 连锁显性遗传。女性有两条 X 染色体，显性纯合子（$X^A X^A$）和杂合子（$X^A X^a$）都会患病，但群体中致病基因的频率通常很低，女性为显性纯合患者的可能性极小。因此，人群中的女患者一般为杂合子。男性只有 1 条 X 染色体，其上带有致病基因（$X^A Y$）即患病，不带致病基因（$X^a Y$）不发病。所以，在 X 连锁显性遗传病中，女性发病率是男性的 2 倍，但女患者病情往往较男患者轻。

2. 常见的X连锁显性遗传病

有抗维生素 D 佝偻病和遗传性肾炎等。图 17-4 是抗维生素 D 佝偻病的系谱，该病致病基因位于 Xp22。患者小肠对钙磷的吸收及肾小管对磷酸盐的重吸收障碍，导致血磷降低、尿磷增加、骨质钙化不全；临床上有 O 形腿、X 形腿、鸡胸等骨骼发育畸形和生长缓慢等佝偻病表现。患者服用常规剂量的维生素 D 无效，只有大剂量维生素 D 和磷的补充才能见效，故称为抗维生素 D 佝偻病。

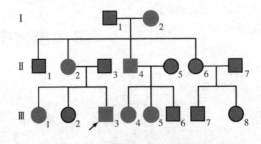

图17-4　一例抗维生素D佝偻病系谱

（二）X 连锁隐性遗传

1. 概念

X 染色体上隐性基因控制的性状或疾病的遗传，称为 X 连锁隐性遗传。在 X 连锁隐性遗传中，男性 X 染色体上带有致病基因即患病（X^hY）；女性有两条 X 染色体，1 条 X 染色体上有致病基因不患病，但为 X 连锁隐性致病基因携带者（X^HX^h），只有两条 X 染色体上都有致病基因才患病（X^hX^h）。因此，人群中男患者多于女患者。

2. 常见X连锁隐性遗传病

有迪谢内（Duchenne）肌营养不良（进行性假肥大性肌营养不良）、红绿色盲及甲型血友病等。甲型血友病是一种典型的 X 连锁隐性遗传病（图 17-5），致病基因定位于 Xq28。由于缺乏凝血因子Ⅷ，患者出现凝血障碍，在皮下、肌肉内反复出血，可形成瘀斑或血肿；关节腔出血可致关节畸形；严重者可因颅内出血而死亡。

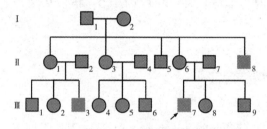

图17-5 一例甲型血友病系谱

系谱中，患者Ⅲ$_3$和Ⅲ$_7$的致病基因分别来自她们的母亲Ⅱ$_1$和Ⅱ$_6$，故Ⅱ$_1$和Ⅱ$_6$都是血友病基因携带者，而她们的致病基因均来自Ⅰ$_2$，因为Ⅰ$_1$如有致病基因必然是患者。Ⅱ$_5$未发病，说明遗传了母亲的正常基因；Ⅱ$_3$有 1／2 的可能性是携带者，Ⅲ$_2$和Ⅲ$_8$也均有 1／2 的可能性是携带者。

四、常染色体病

（一）21 三体综合征

1. 概念

21 三体综合征又称先天愚型。1866 年，英国医生 Langdon Down 首先描述此病，故又称为 Down 综合征。1959 年，法国遗传学家 Lejeune 等证实此病的病因是多了 1 条 G 组染色体，后来用染色体显带技术确定为 21 号染色体，所以此病又称为 21 三体综合征。

2. 发病率及临床表现

21 三体综合征的发病率为 1/800～1/600，无明显性别差异。中度或重度智力低下是此病最突出的表现，但程度存在差异，智商通常为 25～50，高于 50 的很少。患者有特殊的面部特征：头小面圆，枕部扁平；睑裂狭小上斜，眼距宽，内眦赘皮，常有斜视；鼻扁平；嘴小唇厚，舌大常伸出口外，流涎；耳小，耳位低；身材矮小；指短，小指内弯且为单一指褶纹；掌纹中三叉点 t 移向掌心（t'），atd 角增大；通贯手；第1、2趾间距宽（草鞋趾），拇趾球区胫侧弓形纹；肌张力低下，常有腹直肌分离或脐疝；先天性心脏病；男性常有隐睾而没有生育能力，女性通常无月经，生育力下降；先天性免疫力低下，易患呼吸道感染，白血病发病率明显增高。患者寿命短，约50%在5岁前死亡，平均寿命16.2岁。根据患者核型组成的不同，21三体综合征分为3型，包括21三体型、易位型和嵌合型。

3. 发病原因

21三体型又称为游离型，核型为47，XX（XY），＋21，此型约占95%。患者全身体细胞均比正常人多1条21号染色体，临床表现典型。多出的21号染色体源于减数分裂不分离，约95%发生在母亲的生殖细胞，主要是减数分裂Ⅰ不分离，仅5%发生在父亲的生殖细胞。母亲生育年龄是影响发病率的重要因素。母亲大于35岁时，发病率明显增高，35岁时为1/350，40岁时为1/100，45岁后则升至1/25。

五、性染色体病

（一）克兰费尔特综合征

1. 发病率及临床表现

克兰费尔特综合征（Klinefelter syndrome）又称为先天性睾丸发育不全或XXY综合征。1942年克兰费尔特（Klinefelter）首先报道此病。男性发病率约为1/850，占男性不育的1/10。此病以睾丸发育障碍和不育为主要特征。患者外观男性；身材瘦高，四肢较长；青春期后第二性征发育差，呈现女性化表现：体毛稀少，阴毛少且呈女性分布，无胡须，喉结不显，皮下脂肪丰富、皮肤细嫩，部分患者乳房发育；睾丸小（直径小于2cm）而质硬，曲细精管萎缩或呈玻璃样变，不能产生精子而不育；部分患者轻度智能障碍，或有精神异常及易患精神分裂症倾向。由于此病青春期前临床表现不明显，故儿童期诊断较难，如果儿童期发现睾丸、阴茎特别小，应考虑此病，可进行性染色质检查或染色体核型分析以便早期诊断。

2. 发病原因

绝大多数患者核型为47，XXY（图17-6），其中60%是母亲卵母细胞减数分裂不分离所致，患者X染色质、Y染色质数为2均呈阳性。15%患者为嵌合型核型，包括：46，XY／47，XXY；46，XY／48，XXXY。如果正常细胞所占比例较大，一侧睾丸可发育良好并有生育能力。少数患者核型为48，XXXY或49，XXXXY。一般来说，核型中X染色体越多，病情越重。

（二）特纳综合征

1. 发病率及临床表现

特纳综合征（Turner syndrome）又称为先天性性腺发育不全征或先天性卵巢发育

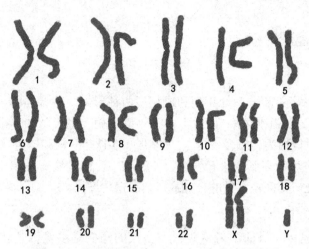

图17-6　克兰费尔特（Klinefelter）综合征核型

不全综合征。1938 年，特纳（Turner）首次描述此病。新生女婴发病率约为 1/2500，但自发流产胚胎中，特纳（Turner）综合征比例高达 7.5%。

　　患者外观女性，身材矮小，成年身高 120~140 cm。卵巢呈条索状，无卵泡；子宫小，原发性闭经；阴毛、腋毛稀少，甚至缺如，外生殖器呈幼稚型；盾状胸，乳房发育差，乳间距宽；后发际很低，蹼颈，肘外翻；婴儿期足背淋巴水肿等。患者大多能存活至成年。确诊患者青春期后用雌激素治疗，可促进第二性征发育。

2. 发病原因

　　60% 患者的核型为 45，X（图 17-7），其中 80% 起源于父亲精母原细胞减数分裂 Ⅱ 不分离。X 染色质、Y 染色质均呈阴性，临床表现最典型。

　　除 45，X 外，特纳综合征核型还有多种，包括：嵌合型，45，X/46，XX 或 45，X/47，XXX 或 45，X/46，XX/47，XXX 等。

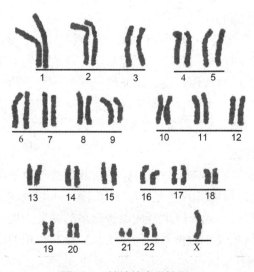

图17-7　特纳综合征核型

六、常见多基因遗传病

1. 糖尿病

糖尿病依照发病年龄分为幼年型和成年型两种形式。前者的临床表现清瘦，易发生酮症，可用胰岛素控制病情；后者常在中年后发病，患者肥胖，很少发生酮症。糖尿病的典型症状可概括为"三多一少"，即多尿、多饮、多食和体重减轻，常伴有软弱、乏力等症状。儿童患者多影响生长发育，心、脑、肾血管病变是糖尿病的主要合并症和致死原因，神经病变也是常见的合并症。前者遗传度为75%。

2. 原发性高血压

关于该病的遗传，目前学者认为，大多数的病例是多基因遗传的，但少数病例不能排除是单基因突变造成的。该症的表现是动脉血压增高，安静状态下舒张压超过12kPa，收缩压青年人超过18.7kPa，40岁以上超过20.1kPa。其病因可能是由高级神经活动紊乱引起小动脉痉挛的结果。

3. 精神分裂症

属多基因遗传，有家族倾向，若双亲之一是患者，其子女的风险率为15%～50%；若双亲均为患者，其子女的35%～75%会发病。该病的主要特征是精神活动贫乏（感情淡漠、意志减退），思维、情感、意志、行为间不协调，精神活动与外界环境统一性遭破坏，伴逃避现实的幻觉和幻想，多在16～40岁发病。

七、遗传病的预防

根据遗传病多具有先天性、终生性和遗传性的特点，除了要避免近亲结婚，进行产前诊断、禁止有些遗传病人结婚和生育外，还应从如下几方面进行预防。

1. 宣传、普及遗传病的知识

目前，人们对遗传和遗传病的知识了解较少，特别是农民。而我国农民又占大多数，宣传和普及遗传病知识的任务很艰巨。要想尽快普及遗传病的知识，首先要从教育学生入手，其次在群众中广为宣传，使大家懂得一些遗传和遗传病的基本知识，尤其是青年男女在确定自己婚姻大事时，都能从遗传学的角度加以考虑，这样一定能够降低遗传病的发病率，使我国的人口质量不断提高。

2. 减少致变剂的接触

由于导致遗传病发生的异常物质既可以是从双亲遗传而来的，也可能是自身遗传物质新突变的结果，而遗传物质的突变多与环境因素的影响有关。例如，电离辐射、"三废"和许多化学物质都可不同程度地造成遗传物质的改变，进而引起遗传异常。遗传学上把凡能诱发遗传物质改变的物质称为致变剂，按其作用的不同，致变剂又可分为诱变剂和染色体断裂剂。

诱变剂是能导致基因突变的一类物质。日常生活中经常接触到的这类物质有用于熏鱼、熏肉的着色剂亚硝酸盐；生产洗衣粉、洗头粉的乙烯亚胺类；农药除草剂 2，4- 滴；杀虫剂砷类等。

染色体断裂剂是能够诱发染色体畸变的一类物质。如咖啡因，可可碱，烷化剂（氮芥、环磷酰胺），抗生素（丝裂霉素 C、放线菌素 D、柔毛霉素），镇静剂（氯丙嗪、眠尔通），核酸类化合物（阿糖胞苷、5- 氧尿嘧啶），抗叶酸剂（甲氨蝶呤）等。

此外如酒精、尼古丁等也是重要的致变剂，尤其对生殖细胞的影响更为严重，引起精子或卵子的质量下降。因此，吸烟、酗酒不仅危害本人，还会殃及子女。

3. 普查携带者

在人群中，虽然有些人表型正常，却具有致病基因或易位染色体，能传递疾病给自己的子女，这种人遗传学上称之为携带者。检出这类携带者对遗传病的预防具有积极的意义。例如，许多隐性遗传病的发病率不高，但杂合体在人群中的比例却相当高，若能及时检出隐性致病基因携带者，就能行之有效地进行遗传咨询以及婚姻、生育指导和产前诊断，这将会降低遗传病的发病率。

4. 预防遗传病

有一些遗传性疾病要在特定的条件下才能发病，比如 6- 磷酸葡萄糖脱氢酶缺乏症患者在服用了抗疟药、解热止痛剂或进食蚕豆等之后才发生溶血。对这类遗传病，如果能在症状出现之前，尽早检出，禁止患者服用上述药物和不吃蚕豆等就可能避免此类遗传病的发生。

对某些有遗传病家族史的孕妇（包括丈夫）在孩子出生前采取一定的预防措施具有积极的意义。例如，给临产前的孕妇服少量苯巴比妥，可防止新生儿高胆红素血症；给怀孕后期的母亲服用维生素 B_2，可防止隐性遗传型癫痫；对苯丙酮尿症或高苯丙氨酸血症的孕妇实行低苯丙氨酸饮食，可明显降低小头畸形、先天性心脏病、子宫内发育迟滞和智能发育不全患儿的出生率。

值得提出的是，在医学科学较为发达的今天，许多遗传性疾病不再是不治之症，通过采用表型外科治疗、分子疗法、药物改变代谢、去掉过多底物、补充缺乏产物、用维生素替补辅酶、酶合成诱导、酶修饰和取代、DNA 替换等方法，可消除或减轻了许多遗传病患者的痛苦。随着医学科学和遗传学的进一步发展，更多的遗传性疾病将会被征服，遗传工程将在这方面显示其威力。

学习小结

（1）染色体是遗传物质的载体。它是由 DNA 和蛋白质等构成的遗传物质的载体。具有储存和传递遗传信息的作用。真核细胞的基因大部分存在于细胞核内的染色体上，通过细胞分裂，基因随着染色体的传递而传递，从母细胞传给子细胞，从亲代传给子代。

（2）能够说明基因复制、基因表达调控的机制。常见遗传病的发病机制，包括染色体显性遗传病、常染色体隐性遗传、常见多基因遗传病等。

（3）遗传病的预防。

复习思考题

（1）叙述基因复制的过程。

（2）遗传疾病如何预防？

第十七章 复习思考题答案   第十七章 单元测试题   第十七章 单元测试题答案

参 考 文 献

[1] 张燕燕 . 现代基础医学概论 [M].2 版 . 北京：科学出版社，2013.

[2] 李卫东 . 基础医学概论 [M].2 版 . 北京：科学出版社，2015.

[3] 赵铁建，朱大诚 . 生理学 [M].11 版 . 北京：中国中医药出版社，2022.

[4] 柏树令，丁文龙 . 系统解剖学 [M].9 版 . 北京：人民卫生出版社，2018.

[5] 崔慧生 . 系统解剖学 [M].6 版 . 北京：人民卫生出版社，2008.

[6] 周华，崔慧生 . 人体解剖生理学 [M].7 版 . 北京：人民卫生出版社，2016.

[7] 邵水金，朱大诚 . 解剖学生理学 [M].3 版 . 北京：人民卫生出版社，2021.

[8] 李新华，赵铁建 . 解剖学生理学 [M].3 版 . 北京：中国中医药出版社，2017.

[9] 孙红梅，包怡敏 . 正常人体学 [M].3 版 . 北京：人民卫生出版社，2021.

[10] 步宏，李一雷 . 病理学 [M].9 版 . 北京：人民卫生出版社，2018.

[11] 王建枝，钱睿哲 . 病理生理学 [M].9 版 . 北京：人民卫生出版社，2018.

[12] 周春燕，药立波 . 生物化学与分子生物学 [M].9 版 . 北京：人民卫生出版社，2018.

[13] 唐炳华 . 生物化学 [M].5 版 . 北京：中国中医药出版社，2021.

[14] 赵宗江 . 细胞生物学 [M]. 北京：中国中医药出版社，2017.

[15] 潘克俭 . 医学细胞生物学 [M]. 北京：人民卫生出版社，2020.

[16] 杨宝峰，陈建国 . 药理学 [M].9 版 . 北京：人民卫生出版社，2018.

[17] 曹雪涛 . 医学免疫学 [M].9 版 . 北京：人民卫生出版社，2018.

[18] 李凡，徐志凯 . 医学微生物学 [M].9 版 . 北京：人民卫生出版社，2018.

[19] 诸欣平，苏川 . 人体寄生虫学 [M].9 版 . 北京：人民卫生出版社，2018.

[20] 王庭槐 . 生理学 [M].9 版 . 北京：人民卫生出版社，2018.

[21] 李继承，曾园山 . 组织学与胚胎学 [M].9 版 . 北京：人民卫生出版社，2018.

[22] 吴立玲，刘志悦 . 病理生理学 [M].4 版 . 北京：北京大学医学出版社，2019.

[23] 丁文龙，刘学政 . 系统解剖学 [M].9 版 . 北京：人民卫生出版社，2018.

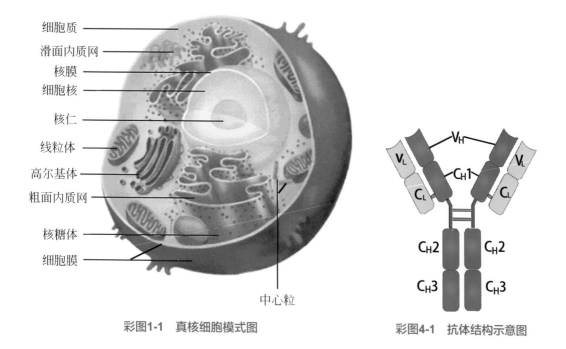

细胞质

滑面内质网

核膜

细胞核

核仁

线粒体

高尔基体

粗面内质网

核糖体

细胞膜

中心粒

彩图1-1　真核细胞模式图

彩图4-1　抗体结构示意图

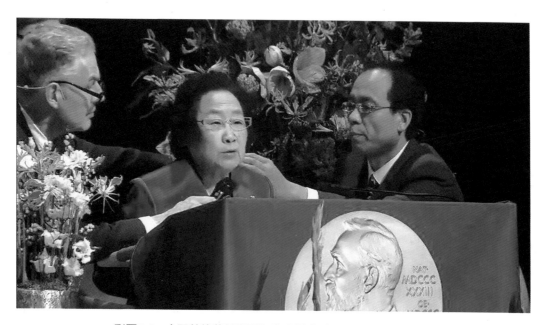

彩图5-1　中国首位获得诺贝尔生理学或医学奖的科学家屠呦呦

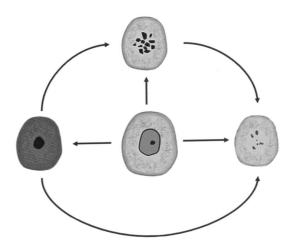

彩图6-2　坏死时细胞核形态变化示意图

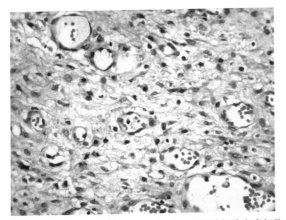

可见大量管腔扩张的新生毛细血管、成纤维细胞和炎细胞

彩图6-3　肉芽组织（光镜下）

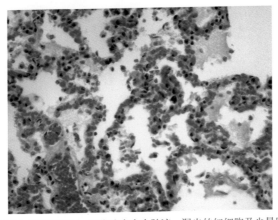

肺泡壁毛细血管扩张充血，肺泡腔内有水肿液、漏出的红细胞及少量巨噬细胞

彩图6-4　肺淤血（光镜下）

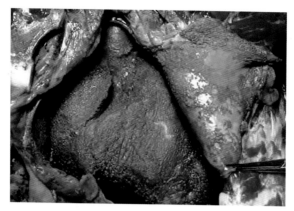

心包膜可见纤维素性渗出

彩图6-6　绒毛心（肉眼观）

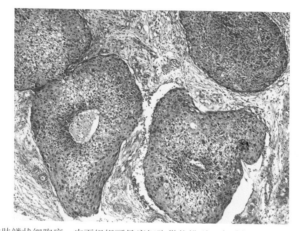

皮肤鳞状细胞癌，皮下组织可见癌细胞巢状排列，实质与间质分界清楚

彩图6-7　肿瘤的组织结构异型性（光镜下）

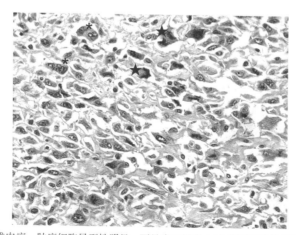

纤维肉瘤，肿瘤细胞异型性明显，可见瘤巨细胞（＊）和病理性核分裂象（★）

彩图6-8　肿瘤的细胞异型性（光镜下）

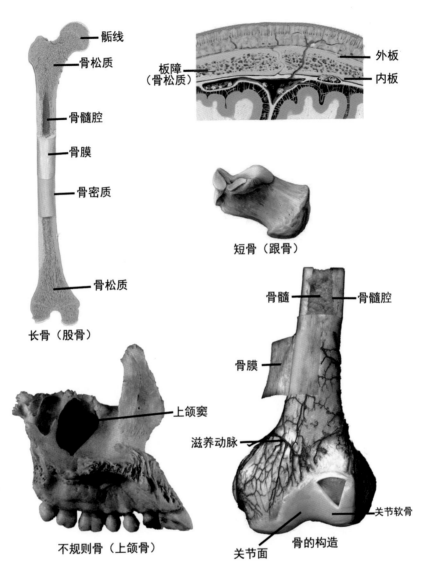

骺线
骨松质
骨髓腔
骨膜
骨密质
骨松质
长骨（股骨）

外板
板障
（骨松质）
内板

短骨（跟骨）

骨髓
骨髓腔
骨膜
滋养动脉
关节软骨
骨的构造
关节面

上颌窦
不规则骨（上颌骨）

彩图7-3　骨的形态、构造

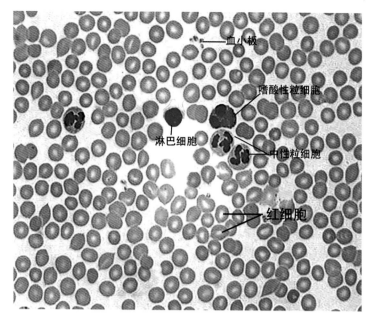

彩图8-1　血细胞形态

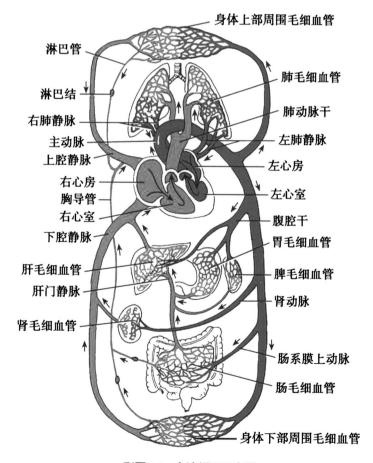

彩图9-1　血液循环示意图

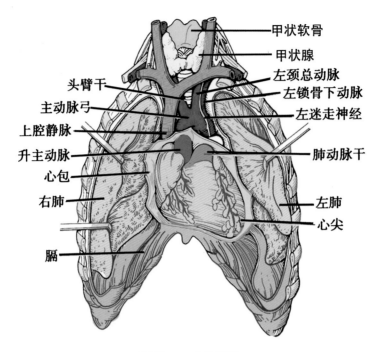

甲状软骨
甲状腺
左颈总动脉
左锁骨下动脉
左迷走神经
肺动脉干
左肺
心尖

头臂干
主动脉弓
上腔静脉
升主动脉
心包
右肺
膈

彩图9-2　心的位置

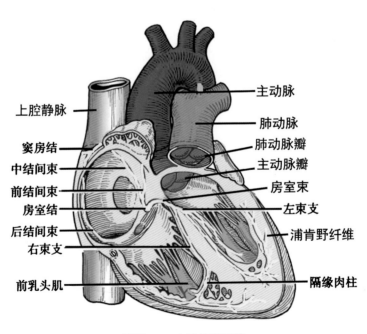

主动脉
肺动脉
肺动脉瓣
主动脉瓣
房室束
左束支
浦肯野纤维
隔缘肉柱

上腔静脉
窦房结
中结间束
前结间束
房室结
后结间束
右束支
前乳头肌

彩图9-3　心的传导系统

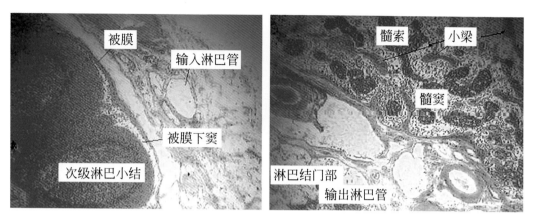

彩图9-4　淋巴结光镜像（HE染色）

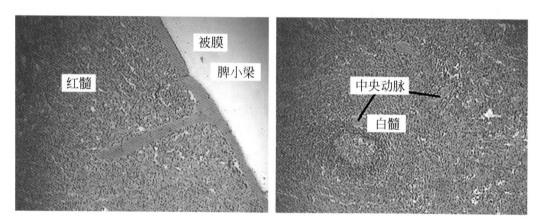

彩图9-5　脾光镜像（HE染色）

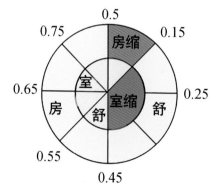

彩图9-6　心动周期中心房、心室活动的顺序和时间关系

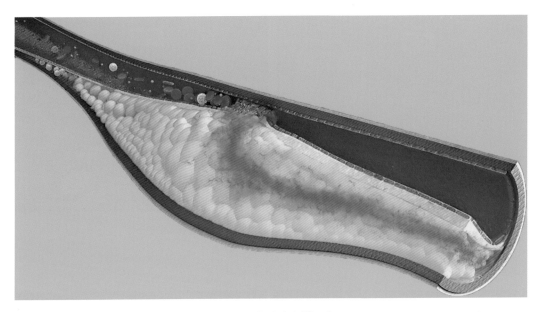

彩图9-8　主动脉粥样硬化

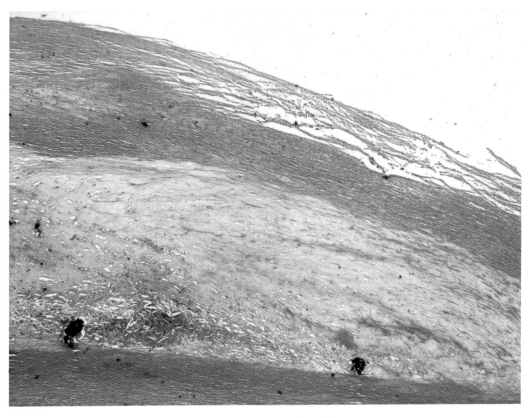

彩图9-9　粥样斑块（镜下）

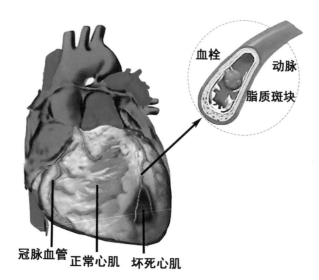

彩图9-10　心肌梗死

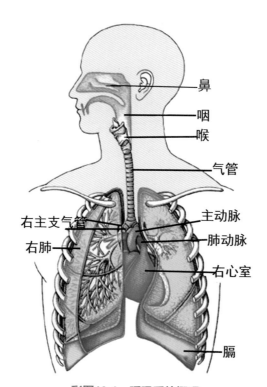

彩图10-1　呼吸系统概观

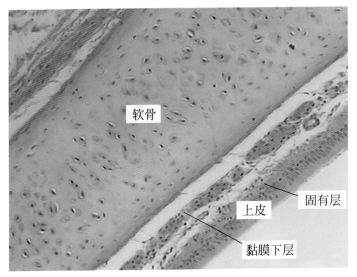

彩图10-2　气管结构（HE染色）

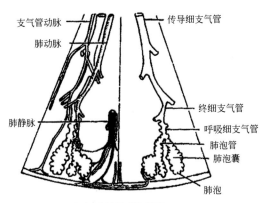

肺实质结构模式图

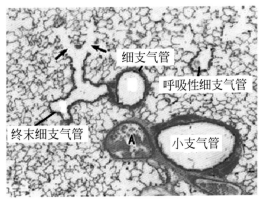

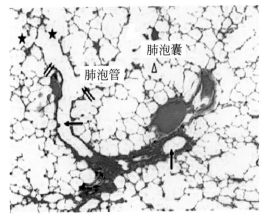

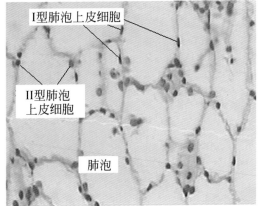

彩图10-3　肺　（HE染色）

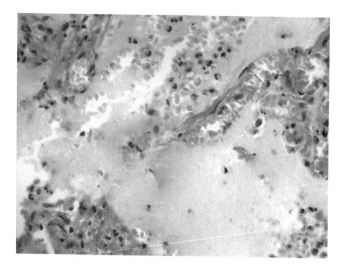

彩图10-5　大叶性肺炎充血水肿期（镜下）

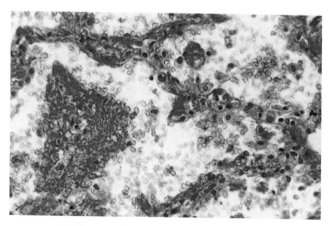

彩图10-6　大叶性肺炎（红色肝样变期）

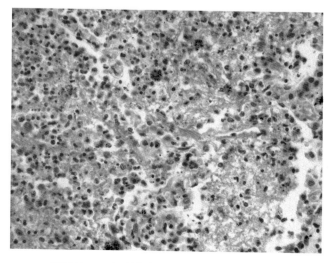

彩图10-7　大叶性肺炎灰色肝样变期（镜下）

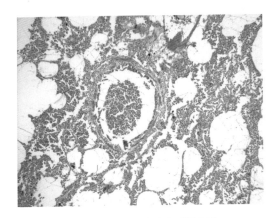

彩图10-8　小叶性肺炎（镜下）

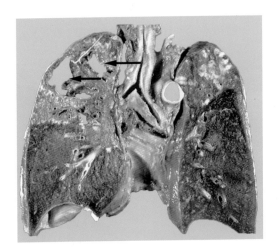

彩图10-9　慢性纤维空洞型肺结核

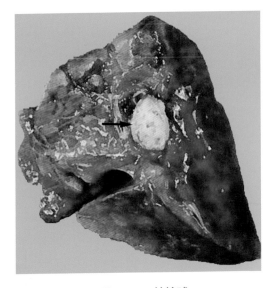

彩图10-10　结核球

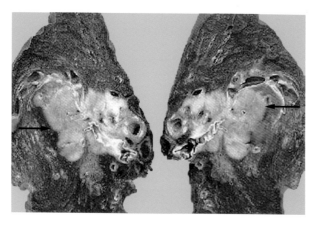

彩图10-11　中央型肺癌

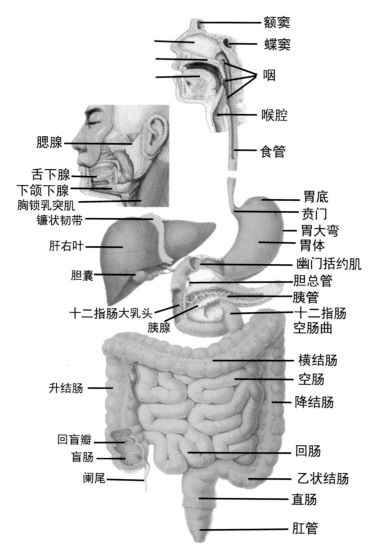

彩图11-1　消化系统概观

额窦
蝶窦
咽
喉腔
食管
腮腺
舌下腺
下颌下腺
胸锁乳突肌
镰状韧带
肝右叶
胆囊
十二指肠大乳头
胰腺
升结肠
回盲瓣
盲肠
阑尾
胃底
贲门
胃大弯
胃体
幽门括约肌
胆总管
胰管
十二指肠
空肠曲
横结肠
空肠
降结肠
回肠
乙状结肠
直肠
肛管

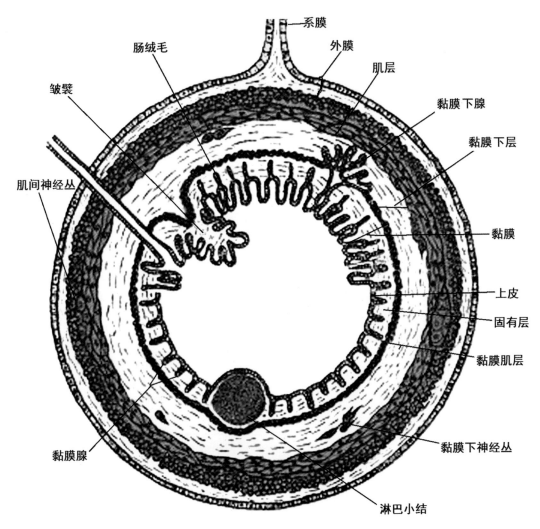

系膜
肠绒毛
外膜
肌层
皱襞
黏膜下腺
黏膜下层
肌间神经丛
黏膜
上皮
固有层
黏膜肌层
黏膜腺
黏膜下神经丛
淋巴小结

彩图11-2　消化管壁一般结构模式图

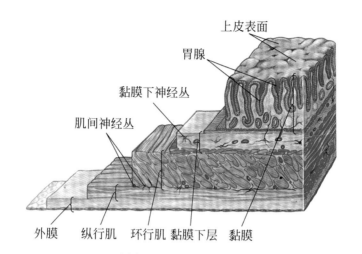

上皮表面

胃腺

黏膜下神经丛

肌间神经丛

外膜　　纵行肌　环行肌　黏膜下层　黏膜

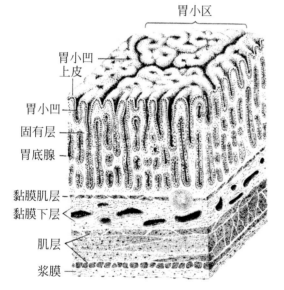

胃小区

胃小凹
上皮

胃小凹

固有层

胃底腺

黏膜肌层

黏膜下层

肌层

浆膜

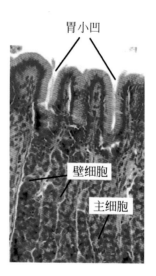

胃小凹

壁细胞

主细胞

彩图11-3　胃组织学结构

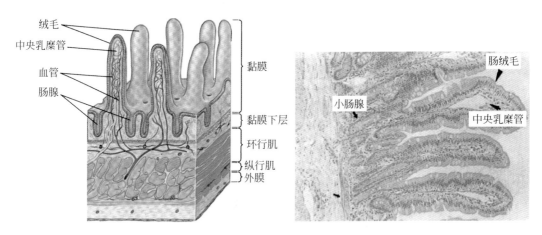

彩图11-4　小肠组织学结构

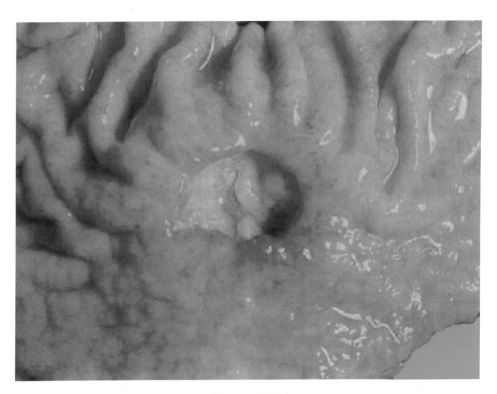

彩图11-6　胃溃疡

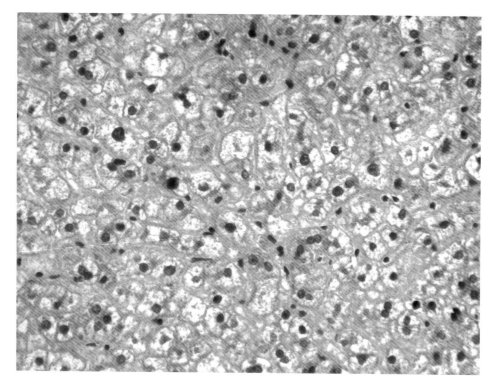

彩图11-7　肝细胞气球样变

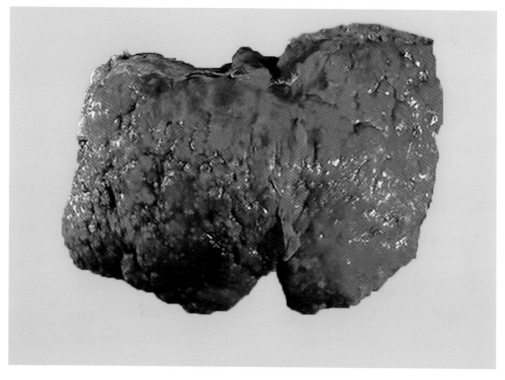

彩图11-8　大结节型肝硬化

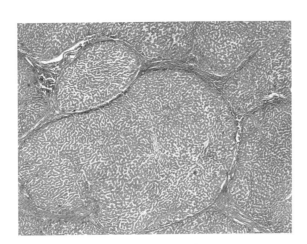

彩图11-9　假小叶

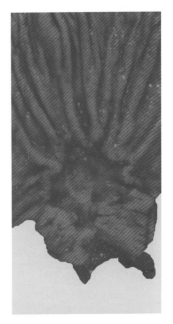

彩图11-10　溃疡型胃癌

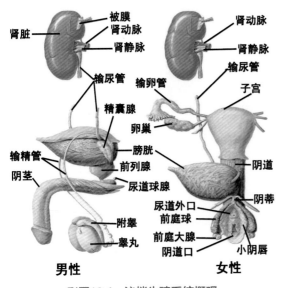

彩图12-1　泌悄生殖系统概观

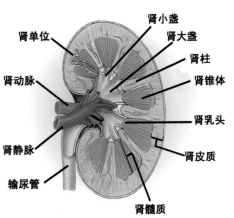

彩图12-2　左肾冠状切面

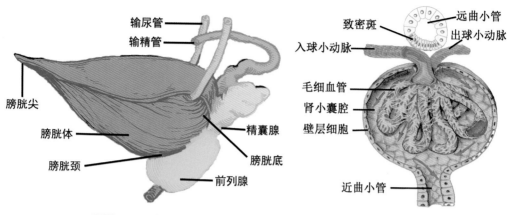

彩图12-3　膀胱结构

彩图12-4　肾小体模式图

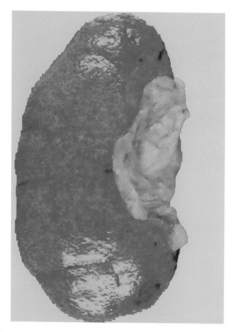

彩图12-17　毛细血管内增生性肾小球肾炎（大红肾）

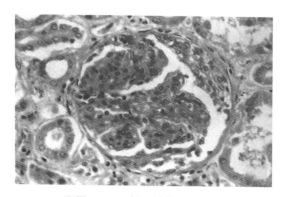

彩图12-18　新月体性肾小肾炎

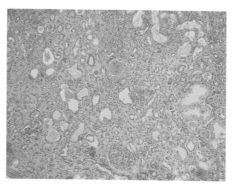

彩图12-19　慢性硬化性肾小球肾炎

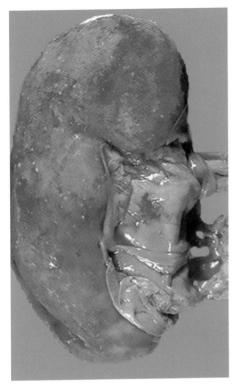

彩图12-20 急性肾盂肾炎

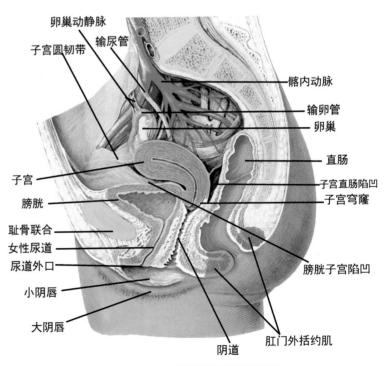

彩图13-1 女性骨盆正中矢状切面

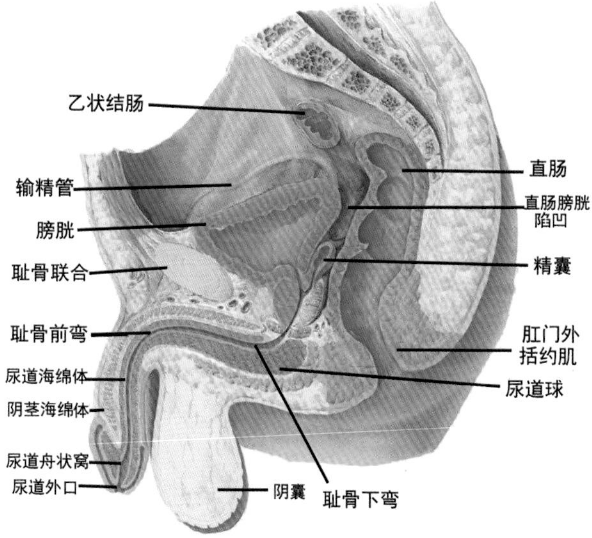

乙状结肠

输精管

膀胱

耻骨联合

耻骨前弯

尿道海绵体

阴茎海绵体

尿道舟状窝

尿道外口

直肠

直肠膀胱
陷凹

精囊

肛门外
括约肌

尿道球

阴囊

耻骨下弯

彩图13-7　男性骨盆正中矢状切面

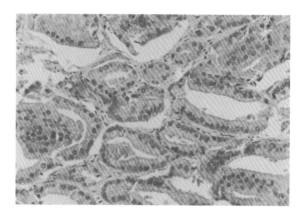

腺泡较规则，排列拥挤，由单层上皮细胞
构成，外层基底细胞阙如，可见较明显核仁

彩图13-13　前列腺癌（高分化）

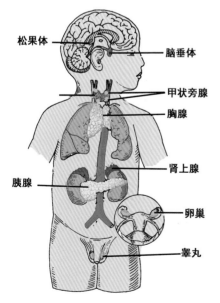

松果体

脑垂体

甲状旁腺

胸腺

肾上腺

胰腺

卵巢

睾丸

彩图14-1　全身内分泌腺

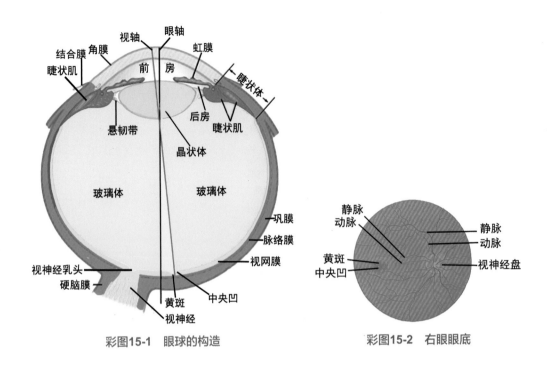

彩图15-1 眼球的构造

彩图15-2 右眼眼底

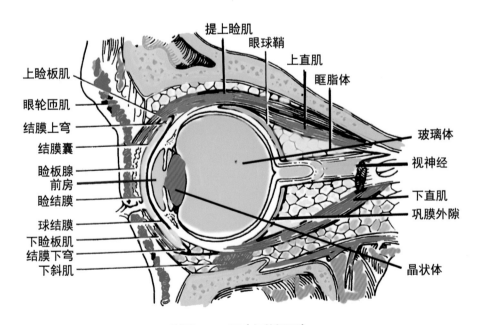

彩图15-3 眶（矢状切面）

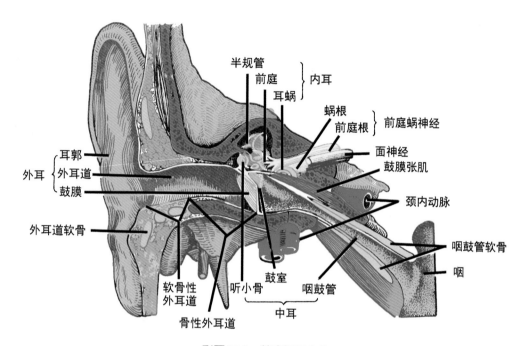

半规管
前庭
耳蜗
内耳
蜗根
前庭根
前庭蜗神经
面神经
鼓膜张肌
耳郭
外耳
外耳道
鼓膜
颈内动脉
外耳道软骨
咽鼓管软骨
咽
软骨性
外耳道
听小骨
鼓室
咽鼓管
骨性外耳道
中耳

彩图15-6　前庭蜗器全貌

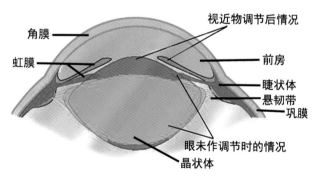

角膜
虹膜
视近物调节后情况
前房
睫状体
悬韧带
巩膜
眼未作调节时的情况
晶状体

彩图15-10　眼调节前后睫状体位置和晶状体形状的改变

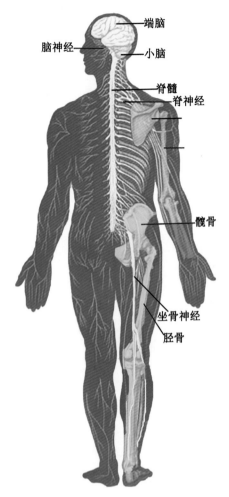

彩图16-1 人体神经系统分部

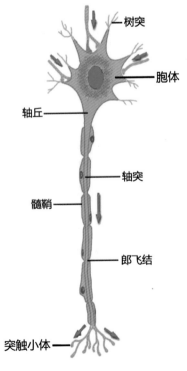

彩图16-2 神经元结构模式图

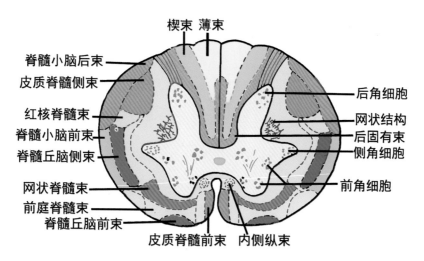

彩图16-5　脊髓的内部结构

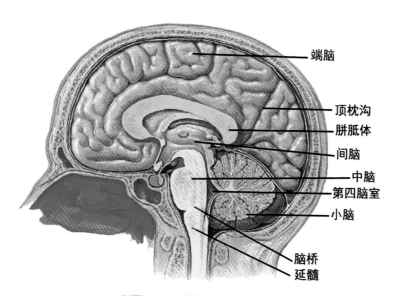

彩图16-15　脑的正中矢状切面

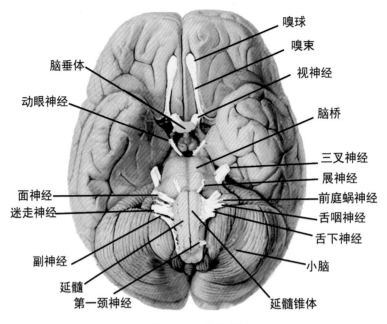

嗅球
嗅束
视神经
脑垂体
动眼神经
脑桥
三叉神经
展神经
面神经
前庭蜗神经
迷走神经
舌咽神经
舌下神经
副神经
小脑
延髓
延髓锥体
第一颈神经

彩图16-16　脑的底面

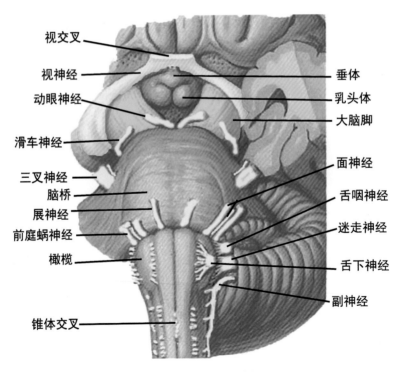

视交叉
视神经
动眼神经
滑车神经
三叉神经
脑桥
展神经
前庭蜗神经
橄榄
锥体交叉
垂体
乳头体
大脑脚
面神经
舌咽神经
迷走神经
舌下神经
副神经

彩图16-17　脑干的腹面

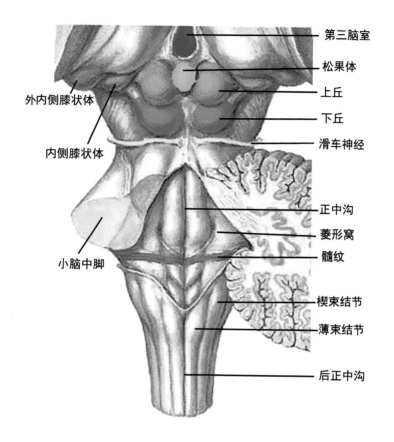

第三脑室
松果体
上丘
下丘
滑车神经
正中沟
菱形窝
髓纹
楔束结节
薄束结节
后正中沟

外内侧膝状体
内侧膝状体
小脑中脚

彩图16-18　脑干的背面

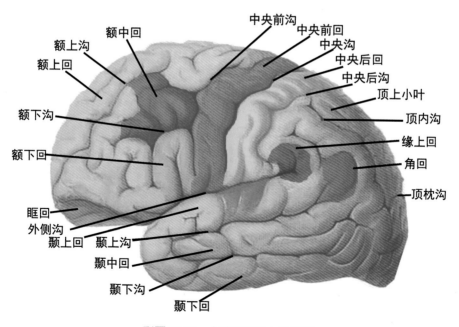

额中回
中央前沟
中央前回
额上沟
中央沟
额上回
中央后回
中央后沟
顶上小叶
额下沟
顶内沟
额下回
缘上回
角回
顶枕沟
眶回
外侧沟
颞上回　颞上沟
颞中回
颞下沟
颞下回

彩图16-24　大脑半球的上外侧面

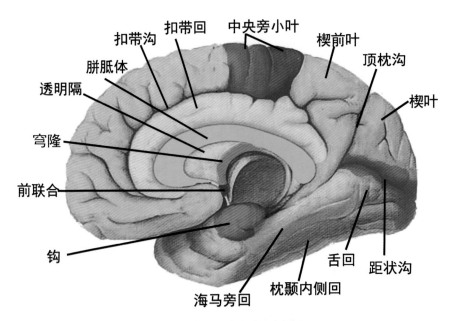

扣带沟　扣带回　中央旁小叶　楔前叶　顶枕沟
胼胝体　　　　　　　　　　　　　　　楔叶
透明隔
穹隆
前联合
钩
海马旁回　枕颞内侧回　舌回　距状沟

彩图16-25　大脑半球的内侧面

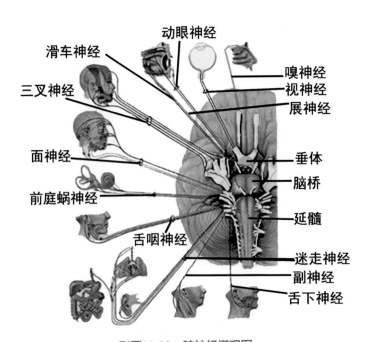

滑车神经　动眼神经
三叉神经　　　　　　　嗅神经
　　　　　　　　　　　视神经
　　　　　　　　　　　展神经
面神经　　　　　　　　垂体
前庭蜗神经　　　　　　脑桥
　　　　　　　　　　　延髓
舌咽神经
　　　　　　　　　　　迷走神经
　　　　　　　　　　　副神经
　　　　　　　　　　　舌下神经

彩图16-30　脑神经概观图

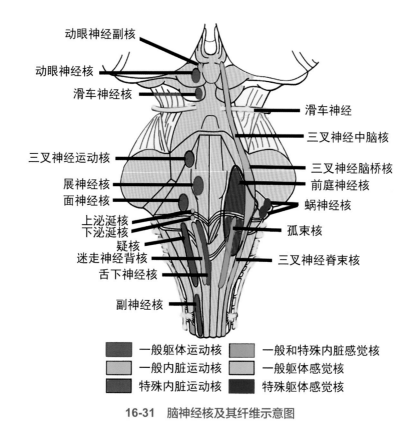

動眼神经副核

动眼神经核

滑车神经核

滑车神经

三叉神经中脑核

三叉神经运动核

三叉神经脑桥核

展神经核

前庭神经核

面神经核

蜗神经核

上泌涎核
下泌涎核

孤束核

疑核

迷走神经背核

三叉神经脊束核

舌下神经核

副神经核

	一般躯体运动核		一般和特殊内脏感觉核
	一般内脏运动核		一般躯体感觉核
	特殊内脏运动核		特殊躯体感觉核

16-31　脑神经核及其纤维示意图

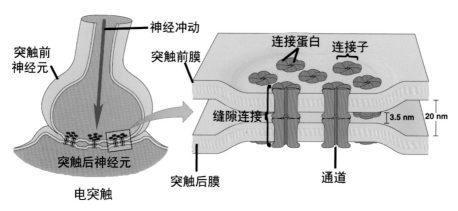

神经冲动

突触前
神经元

突触前膜

连接蛋白　连接子

突触后神经元

缝隙连接

3.5 nm　20 nm

电突触

突触后膜

通道

彩图16-33　兴奋性突触后电位（EPSP）产生机制示意图

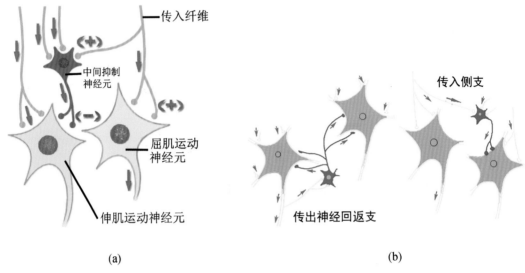

（a）   （b）

彩图16-38　突触后抑制示意图

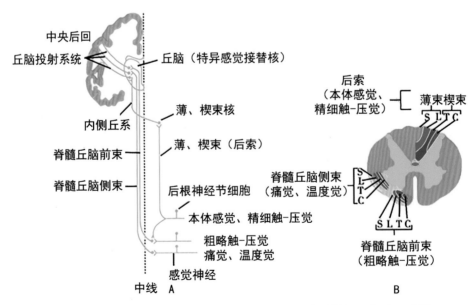

彩图16-39　躯体感觉传导通路（A）及感觉通路的脊髓横断面（B）示意图

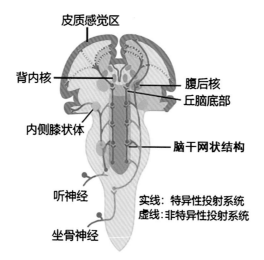

彩图16-40　丘脑的感觉投射系统示意图

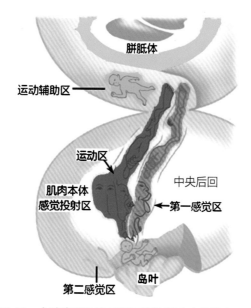

彩图16-41　大脑皮质体表感觉和躯体运动功能代表区示意图

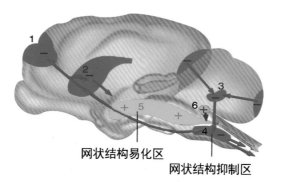

彩图16-42　猫脑干网状结构下行易化和抑制系统示意图

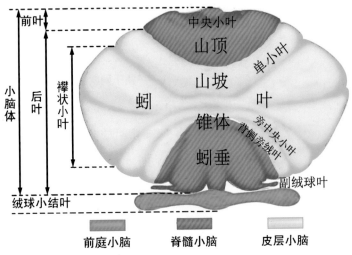

彩图16-43　小脑的功能分区示意图

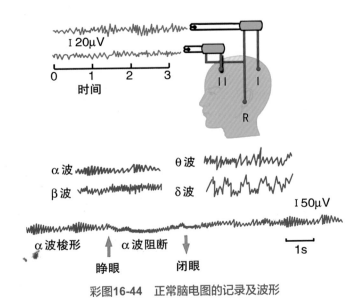

彩图16-44　正常脑电图的记录及波形